Springer-Verlag Berlin Heidelberg GmbH

Chirurgisches Forum 2002

für experimentelle und klinische Forschung

119. Kongreß der Deutschen Gesellschaft für Chirurgie
Berlin, 07.05. – 10.05. 2002

Herausgeber

J. R. Siewert
Präsident des 119. Kongresses
der Deutschen Gesellschaft für Chirurgie

E. Neugebauer
Vorsitzender der Sektion Chirurgische Forschung

W. Hartel
Generalsekretär der Deutschen Gesellschaft für Chirurgie

Schriftleitung

M. D. Menger unter Mitarbeit von
M. Laschke und J. Slotta

Forum-Ausschuß:

J. R. Siewert, München
(Vorsitzender)
W. Hartel, Berlin
E. Neugebauer, Köln
N. P. Haas, Berlin

M. D. Menger, Homburg/Saar
(Vorsitzender des
Wissenschaftlichen Beirates)
M. W. Büchler, Heidelberg
W. Ertel, Berlin
R. Függer, Linz
K. W. Jauch, Regensburg
K. Meßmer, München
H. K. Schackert, Dresden
L. Sunder-Plassmann, Ulm
B. Vollmar, Homburg/Saar

Herausgeber:

Prof. Dr. J. R. Siewert
Direktor der Chirurgischen Klinik der TU München
Klinikum rechts der Isar
Ismaninger Straße 22
81675 München

Prof. Dr. E. Neugebauer
Leiter der Biochemischen
und Experimentellen Abteilung
II. Chirurgischer Lehrstuhl Universität zu Köln
Ostmerheimer Straße 200, 51109 Köln

Professor Dr. W. Hartel
Generalsekretär
der Deutschen Gesellschaft für Chirurgie
Luisenstraße 58/59, 10117 Berlin

Schriftleitung:

Prof. Dr. M. D. Menger
Direktor der Abteilung
für Klinisch-Experimentelle Chirurgie
Universität des Saarlandes
66421 Homburg/Saar

Mitarbeiter der Schriftleitung:

M. Laschke
J. Slotta
Abteilung für
Klinisch-Experimentelle Chirurgie
Universität des Saarlandes
66421 Homburg/Saar

Mit 37 Abbildungen und 40 Tabellen

ISBN 978-3-540-43300-2   ISBN 978-3-642-56158-0 (eBook)
DOI 10.1007/978-3-642-56158-0

Die Deutsche Bibliothek – CIP-Einheitsaufnahme
Chirurgisches Forum 2002 für Experimentelle und Klinische Forschung /
Hrsg.: J. R. Siewert ... Unter Mitarb. von M. Laschke und J. Slotta. –
Berlin ; Heidelberg ; New York ; Barcelona ; Hongkong ; London ;
Mailand ; Paris ; Tokio : Springer, 2002
   (... Kongress der Deutschen Gesellschaft für Chirurgie ; 119)
   (Forumband... / Deutsche Gesellschaft für Chirurgie ; Bd. 31)
   ISBN 978-3-540-43300-2

Springer-Verlag ist ein Unternehmen der BertelsmannSpringer Science+Business Media GmbH
http://www.springer.de/medizin

Herstellung: PRO EDIT GmbH, 69126 Heidelberg
Satz: Konrad Triltsch, Print und digitale Medien GmbH, 97199 Ochsenfurt-Hohestadt
Gedruckt auf säurefreiem Papier   SPIN-Nr. 10868086   24/3130hs   543210

Professor Emil Sebastian Bücherl
ein visionärer Forscher und international erfolgreicher, klinischer Chirurg

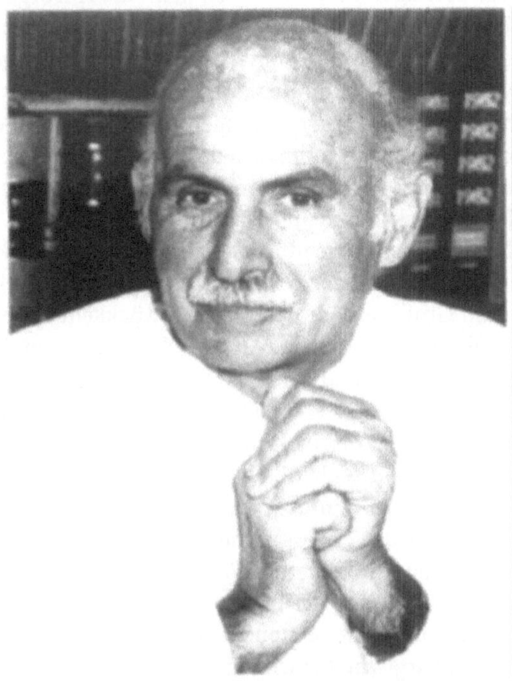

Am Donnerstag, den 28. Juni 2001 hat sich das Leben von Professor Emil Sebastian Bücherl im 82. Lebensjahr vollendet.

„Der Mann, der das Kunstherz erfand" war in den Zeitungen der letzten Tage zu lesen. Seine Hauptleistung, an die sich die Berliner erinnern, ist das künstliche Herz, mit dem er von Berlin aus eine Weltspitzenstellung hielt; sein nachhaltiges Wirken als Forscher und Kliniker im großen Fach Herzchirurgie ist jedoch viel breiter und bindet heute noch Patienten, Kliniker, Schüler und Forscher.

Wenn es überhaupt möglich ist, von außen ein Menschenleben zu beurteilen, darf man die Biographie von E. S. Bücherl kämpferisch, meistens glücklich und erfolgreich nennen.

Würde man die Geschichte der Nachkriegschirurgie in Deutschland schreiben, so besteht kein Zweifel, daß der Name Bücherl in der Herzchirurgie als einer der ideenreichsten, kreativsten Chirurgen einen wichtigen Platz einnehmen sollte.

E. S. Bücherl hat in vielen Bereichen – nicht nur im Gebiet künstliches Herz / künstliche Organe – der Chirurgie wichtige Impulse gegeben und international mit seiner Vision des temporären und permanenten Organersatzes chirurgische Konzepte von Deutschland aus propagiert, während andere chirurgische Standards vom Ausland in das kriegsbeschädigte Deutschland neu einführten.

Chirurgische Forschung und klinische Chirurgie waren für Bücherl zwei gleichberechtigte Seiten ein und derselben Medaille Chirurgie; er lebte diese Einheit in allen seinen Positionen vor und machte sie zum Programm für alle chirurgischen Mitarbeiter.

VIII

Was hat Emil Sebastian Bücherl dazu gebracht, Wegbereiter des modernen chirurgischen Faches zu werden, das chirurgische Forschung konzeptuell, organisatorisch und in die klinische Entscheidungsfindung einband? Nicht das Medizinstudium während der Kriegszeit in Heidelberg, Göttingen und Rom, auch nicht die chirurgische Grundausbildung im Städtischen Krankenhaus Amberg von 1945 bis 1948, sondern die Assistentenzeit im Physiologischen Institut der Universität Göttingen hat ihn, geführt durch den hoch angesehenen Physiologen Hermann Rein, wesentlich geprägt.

In Göttingen waren es vor allem Fragestellungen und Methodik der Blutzirkulation und der Lungenfunktion, in denen er Grundlagen der Hämodynamik und Organfunktion untersuchte; es wurden die ersten Perfusionspumpen zum Studium des Lungenkreislaufs und zur Aortenperfusion entwickelt und angewandt.

1951/52 hat er sich bei einem Forschungsaufenthalt in der Klinik von Crafford in Stockholm mit der Pathophysiologie der Organperfusion und Hämodynamik der Blutströmung in Aorta und im Großkreislauf befaßt. Nach Rückkehr bezog er eine Position in der Göttinger Chirurgischen Klinik unter Prof. Hellner, um von 1952 bis 1957 eine Laufbahn als chirurgischer Forscher und Kliniker, die Hellner wesentlich unterstütze, weiterzuführen. Von 1957 bis 1963 war er Assistent und nach der Habilitation Oberarzt an der Chirurgischen Klinik der FH Berlin, Klinikum Westend, die unter der Leitung von Prof. Fritz Linder stand. Seit dieser Zeit hat E. S. Bücherl chirurgische Forschung und klinische Chirurgie in unermüdlichem Einsatz parallel betrieben.

1964 wurde er zum Chefarzt der Chirurgischen Klinik im Städtischen Krankenhaus Neukölln gewählt und 1969 auf den Lehrstuhl für Chirurgie der Universitätsklinik und Poliklinik im Klinikum Charlottenburg der Freien Universität Berlin berufen.

In beiden Positionen war eine seiner ersten Handlungen die Einrichtung einer nichtselbständigen Einheit für chirurgische Forschung.

Während an den Universitäten Köln und München 1960/61 selbständige chirurgische Forschungseinheiten neben den chirurgischen Kliniken – in denen man forschen ließ – entstanden, war Bücherls Prinzip des forschenden Chirurgen die vom Chirurgen geführte, in die Klinik integrierte, in Forschungsgruppen strukturierte, offene Forschungsabteilung. Charakteristisch für dieses Konzept war, daß der junge Chirurg, der sich um eine Stelle bewarb, den Klinikchef nicht etwa im Sekretariat fand, sondern in die Forschungsabteilung im Städtischen Krankenhaus Neukölln verwiesen wurde und dort während einer Lungentransplantation ein Vorstellungsgespräch zu führen hatte. So erging es mir.

Sein Hauptthema in der Forschung waren in der Zeit zwischen 1964 und 1969 die Organtransplantation von Herz und Lunge, die operative Therapie von Herzrhythmusstörungen mittels Schrittmacher, das operative Trauma sowie Sepsis. Wesentliche Arbeiten zum Thema Herztransplantation und Lungentransplantation sowie metabolische und hämodynamische Veränderungen durch operatives Trauma, die national und international Bedeutung erlangten, stammen aus Bücherls Klinik im Städtischen Krankenhaus.

Die chirurgische Technik der Transplantation von Herz und Lunge war rasch und in ständiger Diskussion mit den entsprechenden nationalen und internationalen Forschungsgruppen erarbeitet und standardisiert. Die entscheidende Hürde war die Beherrschung der Transplantatabstoßung. Anhand der damals großen Probleme bei der Beherrschung der Abstoßungsreaktion nach Lungentransplantation kam Bücherl bereits in den 60er Jahren zu der Schlußfolgerung, daß der temporäre und permanente totale Organersatz eine prinzipielle Alternative zur Organtransplantation darstellen kann.

In die Schaffensperiode als Chirurg im Städtischen Krankenhaus Neukölln fielen zwei Pionierleistungen von hohem Rang, eine mit internationaler Bedeutung. Ab 1965 richtete er im Städtischen Krankenhaus eine herzchirurgische Einheit ein. Dies war eine gewaltige organisatorische Leistung, da 1965 erst wenige Universitätskliniken über eine etablierte herzchirurgische Abteilung bzw. Einheit verfügten. Als Ergebnis der chirurgisch-technischen und immunologischen Arbeiten zur Lungentransplantation wurde im Städtischen Krankenhaus 1968 die erste Lungentransplantation am Menschen in Deutschland ausgeführt. Der Patient überlebte 7 Tage.

Emil Sebastian Bücherl war ein ideenreicher, kreativer Denker und Chirurg. Nach seinem Ruf auf den Lehrstuhl für Chirurgie der Freien Universität Berlin im Klinikum Charlottenburg 1969 schaffte er Forschungsgruppen für künstliche Organe, insbesondere für temporären und definitiven Herzersatz, künstliche Lunge und später auch Projektgruppen für künstliche Trachea und künstlichen Ösophagus. Seine Forschungsschwerpunkte verlagerten sich von der Organtransplantation zum temporären und definitiven Herzersatz, vor allem zum künstlichen Herz.

Unter Weiterführung der experimentellen Forschungsprogramme zur Organtransplantation, insbesondere Herz und Lunge, kam es zu einer raschen Vergrößerung der Mitarbeiterzahl am Projekt „Temporärer und definitiver Herzersatz", so daß die vielen Kellerlabore – die Implantation des künstlichen Herzens fand schon in den ersten 70er Jahren am Großtier statt – zu beengt waren.

Die erste Berliner Herztransplantation am Menschen 1969 war ein begrenzter Erfolg, da der Patient nur kurze Zeit überlebte. Mit finanzieller Unterstützung der Freien Universität, von Senat und Bundesregierung wurde ein Forschungshaus geplant und realisiert, direkt angebunden an die Chirurgische Klinik. In atemberaubend kurzer Zeit stand das Forschungshaus für alle Projektgruppen mit einem Großtier-OP zur Verfügung.

Zur systematischen Bearbeitung der immunologischen Probleme bei der Herz- und Lungentransplantation, unter Einsatz immunologischer und molekularbiologischer Methoden, wurde eine Arbeitsgruppe mit dem Forschungsbereich Transplantationsimmunologie unter der Leitung von Frau Prof. Götz in der Klinik eingerichtet.

Emil Sebastian Bücherls Verdienste mit internationalem Rang im Bereich Herzchirurgie sind: erster klinischer und erfolgreicher Einsatz einer Herzunterstützungspumpe 1979, weltweit erster erfolgreicher Langzeiteinsatz eines künstlichen Herzens am Großtier; das Kalb Barbara lebte mehr als 150 Tage mit dem künstlichen Herzen. Nachdem De Vries 1982 erstmals in den USA erfolgreich ein künstliches Herz einem Menschen implantierte, hat Bücherl es erst zwischen 1986 und 1988 gewagt, sein künstliches Herz am Menschen zur Überbrückung bis zu einer Herztransplantation einzupflanzen.

Im Bereich künstliches Herz wuchs die Arbeitsgruppe zu einem Großunternehmen, da es Bücherl gelang, eine interdisziplinäre Forschungsgruppe mit einem Forschungsverbund aufzubauen, in dem Siemens, Messerschmidt-Bölko, Hellige und andere Industrieunternehmen zusammen mit Ingenieuren interdisziplinär forschten. Es wurden ingenieurwissenschaftliche Kompatibilitätsfragen der implantierten Biomaterialien sowie Organfunktionsänderungen in Arbeitsgruppen interdisziplinär bearbeitet. Das „Berlin heart", ein Ergebnis dieser Kooperation, hat bis heute als Kreislaufunterstützungssystem seine Bedeutung deutschlandweit behalten.

In den USA ist der Begriff „leadership" ein hoch angesiedeltes Leistungszertifikat in Wirtschaft und Forschung. Prof. John Kotter hat einen Lehrstuhl für Leadership in Business und Science an der Harvard Business School in Boston inne, er definiert in seinem

Buch *Leadership in Business and Sciences* „leadership" anhand von drei Kriterien: 1. Definition der Realität und Formulierung der Aufgaben/Fragen. 2. Motivierung der Mitarbeiter zur Bewältigung dieser Aufgabe, und 3. Bewältigung dieser Aufgabe trotz Schwierigkeiten. Auf E. S. Bücherl trafen diese Qualitäten der „leadership in sciences" in hohem Maße zu.

Emil Sebastian Bücherl war ein ehrgeiziger und hartnäckiger Forscher, der von sich und seinen Mitarbeitern, aber auch von den Verwaltungen und Politikern im Zusammenhang mit Forschungsfinanzierung viel verlangt hat.

Er ging zur Beschaffung von Forschungsgeldern auch unkonventionelle Wege, wie zur Finanzierung einer zweiten Herz-Lungen-Maschine Anfang der 80er Jahre.

Er nutzte dabei die Presse zu einem Aufruf an die Berliner Bevölkerung, Geld für eine zweite Herz-Lungen-Maschine zu sammeln, die auf normalem Weg nicht finanziert war; in kurzer Zeit kamen die DM 250 000,– zusammen, von der Berliner Bevölkerung z. T. in Pfenniggröße gespendet, und das Gerät wurde beschafft. Diese Art der Forschungsfinanzierung hat ihm nicht nur Freunde eingetragen.

Ein wesentlicher Faktor seiner Erfolge in der Forschung war seine Begabung, Mitarbeiter für seine Ziele zu motivieren. Die Faszination durch seine persönliche Ausstrahlung, seine offene Diskussion von Pro und Contra eines Projektes mit dem Gesprächspartner führten dazu, daß die meisten Mitarbeiter langjährig, ja über 10–20 Jahre mit ihm zusammen die Forschungsfragen vorantrieben.

Er war bei der Analyse von Ergebnissen äußerst kritisch und hat in der Diskussion immer Ergebnisse und Interpretation scharf getrennt. Schwierige Probleme wurden an der Tafel im Konferenzraum des Forschungshauses aufgezeichnet und mit einer hohen didaktischen Fähigkeit die Analyse bis zur Formulierung der nächsten Forschungsfrage, d. h. der Konzeptuierung einer weiterführenden Untersuchungsserie, geführt.

Die Diskussion um die Lösung eines Forschungsproblems im Bereich der Spitzenforschung ist immer international.

Regelmäßig waren daher in der Klinik und den Forschungslaboratorien im Klinikum Charlottenburg Diskussionen mit internationalen Forschern, wie Eiseman aus Denver, Kolf aus Salt Lake City und James Hardy oder Walter Brendel aus München. Die Gründung der European Society of Artificial Organs war eine logische Konsequenz von Bücherls internationalen Aktivitäten im Bereich künstliche Organe.

Emil Sebastian Bücherl war beim Operieren wie im Lebensstil ein Ästhet. Es war ein Genuß, mit ihm am OP-Tisch zu stehen; er operierte anatomisch orientiert, blutarm und organschonend.

Als Prüfer im Staatsexamen wie in seiner Emerituszeit hat er Porträts gezeichnet bzw. gemalt. Bei einem Besuch in seinem Haus in der Wangenheimstraße wurde mir die nahe Verwandtschaft zwischen Chirurgie und Kunst personengebunden deutlich.

Er zeigte mir Porträtzeichnungen von einigen seiner ca. 3 000 Kandidaten, die er im Staatsexamen geprüft und einige nebenbei gemalt hat; in der Emerituszeit hat er Tiere, z. B. Enten thematisiert und Landschaften in Aquarell und Öl gestaltet.

In der klinischen Chirurgie war Emil Sebastian Bücherl immer ein Gegner selbstherrlichen und unkritischen Handelns und verlangte von sich und seinen Mitarbeitern Bescheidung des Chirurgen auf das, was er tatsächlich beherrscht.

Interdisziplinäre Zusammenarbeit war täglich gelebte Realität.

Dabei ist interdisziplinäre Kooperation häufig ein unbequemer Weg, verbunden mit Auseinandersetzung und Fortentwicklung der Nachbardisziplinen, der man sich in der

Konsequenz einer klinischen Entscheidung für eine operative oder eine konservative Therapie nicht entziehen durfte.

Das individualisierte Therapieangebot an die Kranken, nach kritischer Abwägung der Indikation und Kontraindikation, war das Grundmuster seiner klinischen Entscheidungsfindung.

Sein enormes Lesepensum, sein Fleiß und sein Engagement waren erdrückend und für viele seiner Mitarbeiter beispielgebend.

Seine Grundeinstellung gegenüber Patienten war getragen von Anerkennung und Achtung des Leidens und nie fallbezogen. Unbequem war die Diskussion zur Indikationsbesprechung immer nur dann, wenn der Patient als „Fall" vorgetragen wurde.

Emil Sebastian Bücherl war als Forscher und Chirurg einer der ideenreichsten und erfolgreichsten herzchirurgischen Forscher im Nachkriegsdeutschland.

Trotz Ernst-Reuter-Medaille, Bundesverdienstkreuz und vielen anderen Auszeichnungen fand er seine Anerkennung überwiegend international.

Innerhalb der deutschen Chirurgen, insbesondere der Deutschen Gesellschaft für Chirurgie, war Bücherl mit seinem Spezialthema künstliche Organe wenig anerkannt; allerdings erfuhr er von der Deutschen Gesellschaft für Herz-, Thorax- und Gefäßchirurgie und der Berliner Chirurgenvereinigung die Auszeichung der Ehrenmitgliedschaft.

Als Kliniker und Forscher ist E. S. Bücherl trotz großer Erfolge und – im Bereich künstliches Herz – zeitweiser Weltspitzenleistung ein bescheidener, normaler Chirurg geblieben, wohl wissend, daß jede wissenschaftliche Wahrheit und jede chirurgische Leistung eine begrenzte Gültigkeitsdauer hat. Für ihn gilt, was Karl Popper als die höchste Auszeichnung eines Wissenschaftlers formulierte: seine mentale Grundhaltung in allen wissenschaftlichen Diskursen war durch „scientific humility" – wissenschaftliche Demut – geprägt.

Diese Grundhaltung als Botschaft haben nicht nur seine Mitarbeiter und Schüler dankbar aufgenommen.

Dr. Hans G. Beger
Prof. emerit. für Chirurgie
Prof. h.c.
Chirurgische Klinik,
Universität Ulm

Inhaltsverzeichnis

I. Fritz-Linder Preisträgersitzung

II. Molekulare Onkologie: Angiogenese

III. Molekulare Onkologie: Apoptose und Immuntherapie

IV. Molekulare Onkologie: Karzinogenese und Metastasierung

V. Onkologie: Prognose und Therapie

VI. Onkologie: Therapie

VII. Entzündliche Darmerkrankungen

VIII. Ösophagus, Magen, Darm

IX. Viscerale Chirurgie: Techniken und Modelle

X. Pankreas: Pankreatitis und Pankreaskarzinom

XI. Leber: Regeneration

XII. Transplantation: Immunologie I

XIII. Transplantation: Immunologie II

XIV. Transplantation: Ischämie/Reperfusion und Regeneration

XV. Ischämie/Reperfusion

XVI. Systemische Entzündungsreaktion und Sepsis

XVII. Trauma und systemische Entzündungsreaktion

XVIII. Unfallchirurgie

XIX. Poly-/Neurotrauma und Unfallchirurgie

XX. Tissue Engineering

XXI. Tissue Engineering und Wundheilung

XXII. Laparoskopische Chirurgie

XXIII. Herz/Gefäßchirurgie

XXIV. Kinderchirurgie

XXV. Klinische Studien

Lokoregionäre Chemotherapie in Kombination mit temporärer Mikroembolisation – eine neue Therapieoption bei Lungentumoren. Erste tierexperimentelle Erfahrungen

Regional chemotherapy combined with microembolization of the lung – a new horizon in therapy for lung tumors. First experimental results

P. Schneider[1], S. Kampfer[1], C. Loddenkemper[2], T. Foitzik[1] und H. J. Buhr[1]

[1] Chirurgische Klinik I, Allgemein-, Gefäß- und Thoraxchirurgie
[2] Institut für Pathologie, Universitätsklinikum Benjamin Franklin, Freie Universität Berlin

Abstract

The novel method of organ-specific drug application presented here is unilateral chemoembolization of the lung. The pulmonary artery is injected with degradable starch microspheres and cytotoxic drugs to improve tumor control in lung metastases. In a solitary metastasis rat model (CC531 adenocarcinoma), we studied the clinical tumor response. Fourteen days after tumor induction, animals were randomly assigned to four groups. Group I served as the control. Group II received carboplatin intravenously (45 mg/kg). Isolated lung perfusion (ILP) with buffered starch solution and carboplatin (15 mg/kg) was done in group III. Chemoembolization with carboplatin (15 mg/kg) was performed in group IV. Seven days later the difference in the tumor volume before and after treatment was $+422$ mm^3 (± 226) in group I, $+70$ mm^3 (± 31) in group II, -8 mm^3 (± 17) in group III and -17 mm^3 (± 16) in group IV ($p < 0.05$ groups III and IV vs groups I and II). No pleural spread was observed in groups III and IV. This is the first study to perform chemoembolization of the lung. Compared to intravenous therapy, chemoembolization was more effective and its efficacy was comparable to that of ILP, but less stressful for possible clinical application.

Einleitung

Die Behandlung von Lungenmetastasen solider Tumoren ist unbefriedigend. Auch nach Resektion in kurativer Intention, ist mit einem 5-Jahresüberleben von nur 25 – 50% zu rechnen [1]. Für die Resektion kommen aber nur etwa 30% der Patienten in Frage. Die meisten Patienten haben eine diffuse inoperable Metastasierung oder ein inoperables Rezidiv nach Resektion [2]. Die intravenöse Chemotherapie führt in diesen Fällen meistens nicht zu einer Verlängerung der Überlebenszeit und ist oft durch die systemische Toxizität limitiert. Bessere zytostatische Substanzen, aber auch eine gezieltere Therapie sind daher in Ergänzung zur chirurgischen Therapie zu fordern. Die lokoregionäre Applikation von Zytostatika ist daher eine alternative Methode, die Behandlung nicht resektabler Lungenmetastasen zu verbessern.

Nachdem es uns gelungen war, den Blutfluss im Rahmen der Mikroembolisation auf pulmonalarterieller und kapillärer Ebene zu charakterisieren, ist es Ziel der vorliegenden Arbeit, die Chemoembolisation der Lunge als eine neue Methode der lokoregionären Chemotherapie von Lungenmetastasen vorzustellen. Der Effekt soll in einem solitären Metastasenmodell bei der Ratte überprüft und mit der intravenösen Chemotherapie und der isolierten Lungenperfusion (ILP) verglichen werden.

Material und Methoden

Bei 20 Wag/Rij Ratten (250 – 280 g) wurde zunächst in Narkose eine solitäre Lungenmetastase durch subpleurale Injektion einer Suspension der Zelllinie CC531 auf der linken Seite induziert. Vierzehn Tage nach Tumorimplantation wurden die Tiere in *4 Therapiegruppen* randomisiert. Vor Therapiebeginn wurden die Tumore ausgemessen, dazu mussten alle Tiere thorakotomiert werden, auch die Gruppe, die nur intravenös behandelt wurde. Tiere mit einer Infiltration der Brustwand oder einer tumorösen Aussaat in der Pleurahöhle oder auf dem Perikard wurden für die weitere Therapie ausgeschlossen.

In *Gruppe I* (Kontrollgruppe) wurde eine ILP (siehe Gruppe III) mit 6% gepufferter Stärkelösung ohne Carboplatin durchgeführt.

In *Gruppe II* wurde über einen V. jugularis Katheter 45 mg/kg Carboplatin in 2 ml physiologischer Kochsalzlösung während 15 Minuten infundiert.

In *Gruppe III* wurde eine ILP durchgeführt mit 15 mg/kg Carboplatin. Dazu wurden die Tiere linksseitig thorakotomiert. Nach der Arteriotomie und Kanülierung der Pulmonalarterie unter dem Operationsmikroskop mit einem Silikonkatheter (0.3 mm ID, 0.6 mm OD) wurde die Pulmonalvene disseziert und ein Mikrogefäßclip an die Basis zum linken Vorhof gesetzt. Dann wurde eine kurze Venotomie angelegt. Carboplatin wurde in 7,5 ml Perfusat gemischt und anschließend in die Pulmonalarterie über den Silikonkatheter während 15 Minuten perfundiert. Das Effluat der Perfusion trat aus der Venotomie aus und wurde hier mit einem Absaugkatheter aus dem Operationsfeld abgesaugt.

Gruppe IV wurde eine Chemoembolisation mit DSM und Carboplatin vorgenommen. In dieser Gruppe wurde zunächst wie in der Gruppe III vorgegangen, eine Venotomie war hier jedoch nicht erforderlich. Nach Katheterisierung der Pulmonalarterie erfolgte die manuelle Injektion von 15 mg/kg Carboplatin zusammen mit 0.5 ml/kg DSM mit einer Flussrate von 0.5 ml/min.

7 Tage nach der Behandlung wurden alle Tiere in tiefer Narkose euthanasiert und die Tumorausdehnung evaluiert. Dabei wurden Tumorvolumen, lokale Tumorinfiltration in die Brustwand, und Tumoraussaat berücksichtigt.

Ergebnisse

5 Tiere pro Therapiegruppe wurden ausgewertet. Die Differenz des Tumorvolumens prä- zu posttherapeutisch betrug in Gruppe I $+ 422$ mm^3 (± 226), in Gruppe II $+ 70$ mm^3 (± 31),

in Gruppe III $-8\,\text{mm}^3$ (± 17) und in Gruppe IV $-17\,\text{mm}^3$ (± 16). Die beiden lokoregionären Therapieverfahren (Gruppe III und IV) waren der intravenösen Therapie signifikant überlegen. In diesen Gruppen waren die Tumoren auch auf die Lunge begrenzt, ohne Infiltration der Brustwand und ohne pleurale Metastasierung. Hingegen war in der intravenösen Gruppe bei 2 von 5 Tieren zusätzlich eine pleurale Metastasierung ohne Brustwandinfiltration zu beobachten. In Gruppe I waren bei allen Tieren pleurale Metastasen und eine lokale Tumorinfiltration der Brustwand zu erkennen.

Diskussion

Im solitären Metastasenmodell konnten wir zeigen, dass das Ansprechen der Tumoren auf die Chemoembolisation vergleichbar mit der ILP ist. Beide regionalen Therapieverfahren sind der intravenösen Therapie signifikant überlegen. Die Tumoren sind nach ILP nicht mehr gewachsen. Nach Chemoembolisation kam es sogar zu einer Tumorverkleinerung. Dieser Unterschied zwischen ILP und Chemoembolisation war statistisch jedoch nicht signifikant. Auch die pleurale Tumoraussaat war in den regionär behandelten Tieren im Gegensatz zur intravenösen Therapie nicht vorhanden. Eine lokale Tumorinfiltration in die Brustwand war in keiner Therapiegruppe im Gegensatz zur Kontrollgruppe zu beobachten.

Die ILP ist in der Literatur die einzige regionäre Chemotherapie der Lunge, die experimentell und klinisch beschrieben wird [3, 4]. Unsere Ergebnisse bestätigen die Angaben in der Literatur insofern, dass die regionär behandelten Tumoren besser als die systemisch behandelten ansprachen [5]. Bei vergleichbaren Ergebnissen hat die von uns erstmals beschriebene Chemoembolisation jedoch den entscheidenden Vorteil, dass diese Methode in der eventuellen klinischen Anwendung keine Thorakotomie erforderlich macht, sondern interventionell durchgeführt werden kann.

Schlussfolgerung

Erstmals wird gezeigt, dass die Methode der Chemoembolisation an einem Tumormodell der Lunge eingesetzt werden kann und auch hier signifikant bessere Ergebnisse zeigt, als die intravenöse Chemotherapie. Die zwei lokoregionären Verfahren, Chemoembolisation und isolierte Lungenperfusion, sind in ihrer Effektivität vergleichbar; die Chemoembolisation ist jedoch weniger invasiv.

Literatur

1. Vogt-Moykopf I, Krysa S, Buelzebruck H, Schirren J (1994) Surgery for pulmonary metastases. The Heidelberg experience. Chest Surg Clin N Am 4(1): 85 – 112
2. The International Registry of Lung Metastases, Writing Committee: Pastorino, U., Buyse M, Friedel G, Ginsberg RJ, Girard P, Goldstraw P, Johnston M, McCormack P, Pass H, Putnam JB Jr (1997) Long-term results of lung metastasectomy: prognostic analyses based on 5206 cases. J Thorac Cardiovasc Surg 113: 37 – 49
3. Weksler B, Schneider A, Ng B, Burt M (1993) Isolated single lung perfusion in the rat: an experimental model. J Appl Physiol Jun 74(6): 2736 – 9

4. Burt ME, Liu D, Abolhoda A, Ross HM, Kaneda Y, Jara E, Caspar ES, Ginsberg RJ, Brennan MF (2000) Isolated lung perfusion for patients with unresectable metastases from sarcoma: a phase I trial. Ann Thorac Surg 69: 1542 – 9
5. Ng B, Lenert JT, Weksler B, Port JL, Ellis JL, Burt ME (1995) Isolated lung perfusion with FUDR is an effective treatment for colorectal adenocarcinoma lung metastases in rats. Ann Thorac Surg 59(1): 205 – 8

Korrespondenzadresse: Dr. med. Paul Schneider, Chirurgische Klinik I, UK Benjamin Franklin, Freie Universität Berlin, Hindenburgdamm 30, 12200 Berlin, Tel.: 030 8445 2543, Fax: 030 84452740, e-mail: p.schneider@ukbf.fu-berlin.de

Rolle der selektiv leukozytären iNOS-Expression bei der Genese der septischen Atonie des Gastrointestinaltraktes

Role of selective leukocyte iNOS expression in the development of septic gastrointestinal dysmotility

A. Türler[1,2], B. A. Moore[1], J. C. Kalff[2], N. T. Schwarz[2], R. A. Hoffman[3], A. Hirner[2] und A. J. Bauer[1]

[1] Department of Medicine/Gastroenterology, University of Pittsburgh, USA
[2] Klinik und Poliklinik für Allgemein-, Viszeral-, Thorax- und Gefäßchirurgie, Rheinische Friedrich-Wilhelms-Universität Bonn
[3] Department of Surgery, University of Pittsburgh, USA

Abstract

Background: Lipopolysaccharide (LPS) induces massive muscularis inflammation in the small intestine that has been associated with iNOS expression and ileus. *Aims*: The objective of the study was to provide evidence that iNOS specifically expressed in gastrointestinal muscularis leukocytes plays a major role in the development of endotoxemic smooth muscle dysfunction of the entire gastrointestinal tract. *Methods*: We constructed iNOS knockout mice (iNOS$^{-/-}$), that generate iNOS only in their leukocytes by lethal irradiation and reconstitution with reciprocal wildtype (iNOS$^{+/+}$) bone marrow. iNOS$^{-/-}$ and iNOS$^{+/+}$ mice served as controls. Three hours after LPS challenge (15 mg/kg), iNOS mRNA was determined in jejunal muscularis extracts by RT-PCR. Histochemical and immunohistochemical analyses were performed on gastrointestinal muscularis whole mounts. In vitro smooth muscle function at 24 h was evaluated in a standard organ bath. *Results*: LPS significantly increased iNOS mRNA expression in iNOS$^{+/+}$ and iNOS$^{-/-}$ mice with iNOS$^{+/+}$ bone marrow, but not in iNOS$^{-/-}$ animals. The expression was similar within the stomach, the small intestine and the colon. iNOS protein was immunohistochemically localized in resident and recruited leukocytes. LPS challenged iNOS$^{+/+}$ mice exhibited a significant (43 – 53%) suppression of bethanechol stimulated contractions of the circular muscularis in vitro. iNOS-deficient mice presented with a significant improvement of postoperative gastrointestinal smooth muscle contractility, whereas replacement with iNOS$^{+/+}$ completely prevented this improvement. *Conclusion*: iNOS, selectively expressed in leukocytes within the entire gastrointestinal muscularis plays a key role in the development of LPS-induced smooth muscle dysfunction and endotoxemic ileus.

Einleitung

Die Freisetzung von Stickstoffmonoxid durch die induzierbare Stickstoffmonoxid-Synthase (iNOS) spielt bei septischen Komplikationen eine wesentliche Rolle [1]. NO ist darüber hinaus ein bedeutender inhibitorischer Neurotransmitter des non-cholinergen, non-adrenergen enterischen Nervensystems [2]. Die motorische Funktion des Dünndarmes wird durch eine Endotoxinämie beeinträchtigt und es ist gezeigt worden, dass die iNOS nach Lipopolysaccharid (LPS)- Gabe in der intestinalen Muskularis aufreguliert wird [3]. Verschiedene Zellpopulationen, wie Endothel, Neurone, Muskelzellen und Leukozyten können potentiell für die beobachtete iNOS Expression in der Tunica muscularis verantwortlich sein [4]. Die Beobachtung, dass LPS zu einer ausgeprägten Entzündungsreaktion in der intestinalen Muskularis führt [5], hat zu der Annahme geführt, dass die leukozytäre iNOS Expression in der Dünndarmmuskularis die Schlüsselrolle bei der LPS-induzierten Minderung der Kontraktilität der glatten Darmmuskulatur spielt. Wir haben außerdem die Hypothese aufgestellt, dass dieser Mechanismus auch in der Muskularis des Magens und des Kolons seine Gültigkeit hat, und somit zu der septischen Atonie des Gastrointestinaltraktes wesentlich beiträgt.

Methodik

Durch letale Bestrahlung von iNOS Knockout-Mäusen mit nachfolgender Wildtyp-Knochenmarkstransplantation wurden Knochenmarks-Chimären erzeugt, die iNOS selektiv nur in ihren Leukozyten bilden können. Als Kontrollen dienten iNOS-Knockout- und Wildtyp-Mäuse. LPS wurde intraperitoneal injiziert (15 mg/kg KG). Untersucht wurde die Tunica muscularis des Magens, des Dünndarmes und des Kolons. Mittels semiquantitativer RT-PCR wurde die iNOS mRNA Expression 3 Stunden nach der LPS-Applikation bestimmt. Die histochemischen und immunhistochemischen Untersuchungen wurden an Muskularispräparaten 24 Stunden nach der LPS-Gabe durchgeführt. In vitro Kontraktilitätsuntersuchungen erfolgten in einem Organbad mit Bethanechol-Stimulation in ansteigender Dosierung, ebenfalls nach 24 Stunden. Statistik: Student-t-Test, Signifikanzniveau: $p < 0{,}05$.

Ergebnisse

Die LPS-Gabe führte bei den Wildtyp-Mäusen und den iNOS-Knockout-Mäusen mit Wildtyp-Knochenmark zu einer signifikanten Aufregulation der iNOS mRNA in der Muskularis aller untersuchten gastrointestinalen Abschnitte. Bei vollständig iNOS-defizienten Mäusen zeigte sich dagegen kein iNOS mRNA-Signal. Die LPS-Gabe führte in allen untersuchten Organabschnitten zu einer Zunahme der Infiltration mit myeloperoxidase-positiven Zellen. Immunhistochemisch war das iNOS-Protein nach der LPS-Applikation nur in den Muskularispräparaten der Wildtyp-Mäuse und denen der Knochenmarks-Chimären nachweisbar. Die iNOS-Immunreaktivität fand sich gleichermaßen in aktivierten residenten Muskularis-Makrophagen und rekrutierten Leukozyten (Monozyten und neutrophile Granulozyten). Funktionell führte die LPS-Gabe bei den Wildtyp-Mäusen zu einer signifikanten Minderung der kontraktilen Spontanaktivität und der Bethanechol-stimulierten Kontraktionskraft (Minderung bei 100 µM Bethanechol: Magen: 50%, Dünndarm: 53%, Kolon: 51%). Im Vergleich zu diesen Tieren zeigten LPS behandelte iNOS-Knockout-Mäuse eine signifikant verbesserte Kontraktionskraft, die im Magen und Kolon Kontrollwerte erreichte und im Dünndarm nur 23% unter der Kontraktionskraft der Kontrollmuskulatur lag. Dahingegen verhinderte die Wildtyp-

Knochenmarkstransplantation in iNOS-Knockout-Mäuse vollständig diese beobachtete Kontraktionskraftverbesserung: die Kontraktionskraftwerte der LPS-behandelten Chimären unterschied sich statistisch nicht von denen der LPS-behandelten Wildtyp-Mäuse.

Schlussfolgerung

Die LPS-Applikation führt in der Muskularis des Magens, des Dünndarmes und des Kolons zu einer iNOS vermittelten Atonie. Als primäre Quelle für die funktionell relevante iNOS Produktion wurden in der gastrointestinalen Muskularis aktivierte residente Makrophagen und rekrutierte Leukozyten identifiziert.

Die Arbeit wurde durch ein Stipendium der Deutschen Forschungsgemeinschaft (TU 116/2-1) und durch das National Institute of Health (R01-GM-58241 und P50-GM-53789) unterstützt.

Literatur

1. Strunk V, Hahnenkamp K, Schneuing M, Fischer LG, Rich GF (2001) Selective iNOS inhibition prevents hypotension in septic rats while preserving endothelium-dependent vasodilation. Anesth Analg 92: 681 – 687
2. Christinck F, Jury J, Cayabyab F, Daniel EE (1991) Nitric oxide may be the final mediator of nonadrenergic, noncholinergic inhibitory junction potentials in the gut. Can J Physiol Pharmacol 69: 1448 – 1458
3. Eskandari MK, Kalff JC, Billiar TR, Lee KK, Bauer AJ (1999) LPS-induced muscularis macrophage nitric oxide suppresses rat jejunal circular muscle activity. Am J Physiol 277: G478 – G486
4. Xie QW, Cho HJ, Calaycay J, Mumford RA, Swiderek KM, Lee TD, Ding A, Troso T, Nathan C (1992) Cloning and characterization of inducible nitric oxide synthase from mouse macrophages. Science 256: 225 – 228
5. Eskandari MK, Kalff JC, Billiar TR, Lee KK, Bauer AJ (1997) Lipopolysaccharide activates the muscularis macrophage network and suppresses circular smooth muscle activity. Am J Physiol 273: G727 – G734

Korrespondenzadresse: Dr. med. Andreas Türler, Division of Gastroenterology, University of Pittsburgh, S847 Scaife Hall, 3550 Terrace Street; 15261 Pittsburgh, PA, U.S.A., Tel.: 001 (412) 648-8799, Fax: 001 (412) 648-9731, e-mail: tuerler@pitt.edu

Die physiologische Bedeutung der akuten portalen Mehrbelastung als Triggermechanismus der Leberregeneration

The physiological role of acute portal overload as a trigger mechanism for liver regeneration

L. Mueller, J. Meyer, Y. Vashist, J. Goettsche, C. Wilms, D. C. Broering und X. Rogiers

Abteilung für Hepatobiliäre Chirurgie, Universitätsklinikum Hamburg-Eppendorf

Abstract

The impact of portal hypertension on hepatic growth kinetics and molecular priming events is not clear. Since portal branch ligation is known to cause an analogous regenerative response in the portal hyperperfused lobes to that observed after partial hepatectomy without acute liver tissue loss, comparison of both models allows identification of the role of portal hemodynamic changes on the expression of immediate-early genes such as early growth response-1 (Egr-1) and phosphatase of regenerating liver-1 (PRL-1). Operative procedures were carried out in male Wistar rats. Egr-1- and PRL-1-mRNA expression was assessed by RT-PCR and northern blotting techniques. Growth kinetics were measured by liver weight indices and S-phase-specific mRNA level of H2B histone protein (H2B). Growth patterns were similar in both models with the exception of a faster increase in liver volume and an earlier replicative H2B expression following partial hepatectomy. Egr-1 was specifically induced in non-deprived lobes 1 h following portal branch ligation, and to a higher extent following partial hepatectomy. PRL-1 expression peaked 3 h after partial hepatectomy and portal branch ligation in the non-deprived lobes. In conclusion, portal hemodynamic forces apparently affect the expression of Egr-1 and PRL-1 and may thus represent an important physiological trigger in liver regeneration.

Einleitung

Die kompensatorische Leberregeneration nach partieller Hepatektomie (PH) ist ein komplex reguliertes Geschehen, welches einer Vielzahl extra- und intrazellulärer Steuermechanismen unterliegt und als Antwort auf den Parenchymverlust angesehen wird. Bereits innerhalb einer Stunde nach partieller Hepatektomie der Ratte kommt es zu einer verstärkten Transkription zahlreicher Gene, die in der ruhenden Leber nicht oder nur basal exprimiert werden. Diese sogenannten Immediate early response-Gene, wie zum Beispiel *c-myc*, *c-jun*, *c-fos*, *IGFBP-II*, *PAI-1*, *EGR-1* und *PRL-1*, werden als bedeutsam im Rahmen der G0-G1 Transition der ruhenden Hepatozyten angesehen [1]. Im Modell der Pfortaderastligatur (PAL) kommt es zu einer analogen regenerativen Antwort im nicht ligierten Leberteil. Im Gegensatz zur PH lassen sich hier frühe molekulare Prozesse für die Leberregeneration bei konstantem Gesamtlebervolumen erforschen, so dass der Vergleich beider Modelle die Möglichkeit eröffnet, portale Hämodynamik und akuten Parenchymverlust als potentielle physiologische Trigger isoliert zu betrachten. Hier haben wir die frühe Expression des Zink-Finger Transkriptionsfaktors *Early-Growth-Response-1* (Egr-1) und der Tyrosin-Kinase *Phosphatase of Regenerating Liver-1* (PRL-1) nach PH und PAL sowie nach Scheinoperation (SO) untersucht. Beiden Proteinen wird anhand von zahlreichen in-vivo- und in-vitro-Studien eine wichtige Rolle bei Proliferationsvorgängen in einer Vielzahl von Zellen und Geweben zugeschrieben.

Methodik

Die Operationen erfolgten an insgesamt 133 männlichen Wistar-Ratten mit einem Gewicht von 200 – 250 Gramm. Die Expression von Egr-1 und PRL-1 wurde mittels RT-PCR, Northern Blot-Hybridisierungen und Immunhistochemie im Verlauf von 1 Stunde bis 8 Tage nach den Operationen untersucht. Die Kinetik der Leberregeneration wurde durch Lebergewichtsbestimmungen ermittelt. Die Analyse der mRNA-Expression von *Histone Protein 2B* (H2B) diente als Marker zur DNA-Replikation. Die Resultate aus jeweils 4 – 6 Versuchen wurden statistisch auf Mittelwert, Standardabweichung und Signifikanzniveau (Student's t-Test) analysiert.

Ergebnisse

Die Regenerationskinetik ist in beiden Modellen ähnlich, allerdings tritt nach PH eine schnellere Volumenzunahme sowie eine frühere Expression von H2B ein. Im Northern-Blot war der mRNA-Gehalt von Egr-1-spezifischen Transkripten eine Stunde nach PH sowie nach PAL im nicht-ligierten Lappen maximal induziert ($14 +/- 5$fach ($p < 0,001$) und $8 +/- 2$fach ($p < 0,05$) gegenüber Kontrollebergewebe). Nach Scheinoperation fand sich keine signifikant verstärkte Egr-1-Genexpression. Nach PAL im ligierten Lappen trat eine Erhöhung der Egr-1 Expression zwischen 6 und 96 Stunden auf. PRL-1 wurde früh unspezifisch hochreguliert und fand sich später ausschließlich verstärkt in regenerierendem Lebergewebe. Diese Ergebnisse legen nahe, dass die akute portale Mehrbelastung nach PH und PAL als physiologischer Triggermechanismus für die Expression von Egr-1 zu werten ist. Da Egr-1 als Transaktivator von PRL-1 gilt, könnte die erhöhte PRL-1 Expression nach PH und PAL im regenerierenden Leberteil Ausdruck dieses Mechanismus sein.

Diskussion und Schlussfolgerung

Hämodynamische Einflüsse und deren molekulare Signalintegration spielen vermutlich eine wichtige Rolle für die Gewebshomöostase der Leber. Morphologische Studien sprechen für erhebliche Auswirkungen einer portalen Mehrbelastung nach partieller Hepatektomie auf die Lebergewebsarchitektur mit Aufweitungen der Sinusoide, des Disse'schen Raums und Auflockerungen der Parenchymzellverbände [2]. Dagegen sind molekulare Signalintegrationsmechanismen von Baro- und Abscherkräften bislang noch nicht am Lebergewebe nachgewiesen worden, während solche Mechanismen in vaskulären Endothelzellen und Myofibroblasten gezeigt werden konnten [3]. Aufgrund der klinischen

Relevanz im Rahmen von *Small-for-Size*-Transplantationen und erweiterten Leberresektionen sollten diese Zusammenhänge weiter intensiv erforscht werden.

Literatur

1. Haber BA, Mohn KL, Diamond RH, Taub R (1993) Induction patterns of 70 genes during nine days after hepatectomy define the temporal course of liver regeneration. J Clin Invest 91: 1319 – 26
2. Morsiani E, Aleotti A, Ricci D (1998) Haemodynamic and ultrastructural observations on the rat liver after two-thirds partial hepatectomy. J Anat 192: 507 – 15
3. Chiu JJ, Wung BS, Hsieh HJ, Lo LW, Wang DL (1999) Nitric oxide regulates shear stress-induced early growth response-1 – Expression via the extracellular signal-regulated kinase pathway in endothelial cells. Circ Res 85: 238 – 46

Korrespondenzadresse: Dr. med. Lars Müller, Abteilung für Hepatobiliäre Chirurgie, Universitätsklinikum Hamburg-Eppendorf, Martinistrasse 52, 20246 Hamburg, Tel.: 040-42803-6680, Fax: 040-42803-3431, e-mail: l.mueller@uke.uni-hamburg.de

Embryonale Stammzellen unterdrücken die Graft-versus-Host Reaktion nach allogener Knochenmarktransplantation im Rattenmodell

Embryonic stem cells suppress graft-versus-host reactions after allogeneic bone marrow transplantation in the rat

F. Fändrich[1], X. Lin[1], M. Schulze[1], C. Ostermann[1], B. Dresske[1] und M. Bader[2]

[1] Klinik für Allgemeine Chirurgie und Thoraxchirurgie, Universität Kiel
[2] Max-Delbrück-Center für Molekulare Medizin, Berlin-Buch

Abstract

Successful application of bone marrow or blood stem cells for the treatment of hematological or autoimmune diseases depends on reliable engraftment of the injected cells in allogeneic hosts. Moreover, the frequency of the T cell population transferred with the graft determines the risk of serious graft-versus-host reactions in myeloablated or otherwise conditioned hosts. Here we show that the use of embryonic stem-cell-derived suppressor cells (SC-C12) of WKY-origin [RT1.^{l}] support the engraftment of non-T cell depleted allogeneic bone marrow cells of DA origin [RT1.^{av1}] in LEW recipients [RT1.^{l}] while, simultaneously, T cell-associated graft-versus-host reactions are suppressed. Noteworthy, combined injections of donor (DA)-derived bone marrow cells (1×10^8) together with 1×10^6 MHC-mismatched SC-12 (WKY) cells resulted in donor (DA) chimerism ($> 95\%$ donor cells) or mixed chimerism ($15 - 35\%$ donor cells) in myeloablated and non-myeloablated LEW host rats, respectively. These findings open a new field for the use of embryonic-derived suppressor cells as „bystander cells" for stable engraftment of MHC-unrelated bone marrow stem cells in the field of allogeneic bone marrow transplantation.

Einleitung

Der erfolgreiche Einsatz allogener Knochen- oder Blutstammzellen zur Behandlung hämatologischer oder autoimmuner Erkrankungen hängt zwingend vom Anwachsen der Stammzellen im Wirtsorganismus ab [1]. Der Anteil der im Transplantat verbliebenen T-Zellen bestimmt dabei einerseits das Ausmaß der Graft-versus-Leukämie Reaktion und andererseits das Risiko der Graft-versus-Host Reaktion [1]. Durch *in vivo* Einsatz einer aus embryonalen Stammzellen des WKY-Inzuchtrattenstamms [RT1.^{l}] entwickelten Suppressorzelle, (Klon SC-12), die *in vitro* in der Lage ist, aktivierte MHC-disparate T-Lymphozyten durch Apoptose zu eliminieren [2], sollte deren Effizienz im Hinblick auf das Angehen des Stammzelltransplantates und zur Unterdrückung der Graft-versus-Host Reaktion nach allogener Knochenmarktransplantation (BMTx) von nicht-T-Zell-depletiertem Knochenmark von DA [RT1.^{av1}] Ratten in letal konditionierten LEW [RT1.^{l}] Empfängerratten untersucht werden.

Material und Methodik

Die Präparation der embryonalen Zelllinien erfolgte *ex situ* aus 4,5 Tage alten Blastozyten des Uterus tragender WKY [RT1.^{l}] Ratten, wie bereits von unserer Arbeitsgruppe beschrieben [3]. Die Zellen wurden durch eine sogenannte „feeder cell line", die sich aus Fibroblasten von 14 Tage alten Embryonen herleitet, in Kultur expandiert. Die Fibroblasten selbst waren in Trypsin-EDTA (0,25% Trypsin und 0,04% EDTA) vorbehandelt und wurden anschließend zur Hemmung der Proliferationsaktiviät mit Mitomycin C koinkubiert. Die Konditionierung von LEW [RT1.^{l}] Empfängerratten erfolgte myeloablativ durch die Gabe von 90 mg Cyclophosphamid (Cyc)/kg KG, i. v., Tag − 2 und − 1 und 35 mg Busulfan (Bu)/ kg KG, i. v., Tag − 1 vor allogener BMTx von 1×10^8 DA-Knochenmarkzellen (BMC), die aus Humerus- und Femorknochen von DA-Spenderratten isoliert und teilweise, zur Depletion der T-Zellpopulation, mit CD2-gekoppelten beads aufgereinigt wurden [3]. Die Evaluierung des induzierten Chimerismus erfolgte mit MHC-Klasse I spezifischen monoklonalen Antikörpern (MN4: DA-spezifisch, I1.69: LEW-spezifisch). Kompletter Spenderchimerismus wurde angenommen, wenn mehr als 95% der MHC-Klasse I-exprimierenden Zellen im peripheren Blut der Empfängertiere den Spenderhaplotyp exprimierten. Das Vorliegen eines gemischten Chimerismus wurde bei relativen Häufigkeiten von 15 – 35% postuliert. Folgende Versuchsgruppen (n = 6) wurden gegeneinander verglichen: 1. DA (1×10^8 BMC) → LEW (Cyc/Bu), 2. DA (1×10^8 BMC, T-Zell-depletiert) → LEW (Cyc/Bu), 3. DA (1×10^8 BMC) → LEW (unkonditioniert), 4. DA (1×10^8 BMC + 1×10^6 WKY-SC-12) → LEW (Cyc/ Bu), 5. WKY (1×10^6 SC-12) → LEW (Cyc/Bu), 6. DA (1×10^8 BMC + 1×10^6 WKY-SC-12) → LEW (unkonditioniert) und 7. syngene Kontrollgruppe LEW (1×10^8 BMC) → LEW (Cyc/ Bu). Als Endpunkte der Versuchsreihen diente das Überleben der Empfängertiere und der durch die Behandlungsprozedur induzierte Chimerismus.

Ergebnisse

Die mittleren Überlebensdaten der verschiedenen Versuchsgruppen sind in Tabelle 1 zusammengefasst. Wie zu erwarten, führte die Gabe von 1×10^8 nicht-T-Zell-depletierten Knochenmarkzellen von DA Spendertieren zur letalen GVHD in konditionierten (Cyc/Bu) LEW Ratten, die im Mittel nach $11,0 \pm 1,6$ Tagen verstarben. Dagegen überlebten 4/6 konditionierte LEW-Tiere, wenn der Anteil an T-Zellen im Knochenmarktransplantat < 1% ausmachte, siehe Gruppe 2. Diese Empfängertiere entwickelten einen kompletten

Tabelle 1

Exp. Gruppe	GvHR	Chimerismus	Mittlere Überlebenszeit (Tage)
1. DA (BMC) → LEW (kond.)	Letal	Nein	11.0 ± 1.6
2. DA (BMC/T-depl.) → LEW (kond.)	Leicht	Komplett [a]	76.0 ± 37.2
3. DA (BMC) → LEW (unkond.)	Nein	Nein	>100
4. DA (BMC + SC-12) → LEW (kond.)	Leicht	Komplett	91.7 ± 13.7
5. WKY (SC-12) → LEW (kond.)	Nein	Nein	13.5 ± 1.5
6. DA (BMC + SC-12) → LEW (unkond.)	Nein	Gemischt [b]	>100
7. LEW (BMC) → LEW (kond.)	Nein	Ja	>100

[a] >95% Spenderzellen; [b] 15% – 35% Spenderzellen im peripheren Blut

Spenderchimerismus, wodurch belegt ist, dass das generierte Knochenmark genügend hämatopoetische Stammzellen enthalten hat. Die Konditionierung selbst war notwendig, da nicht myeloablativ vorbehandelte LEW Ratten keinen nachweisbaren Spenderchimerismus entwickeln konnten (Gruppe 3/Tabelle 1). Die Kombinationsbehandlung mit DA abgeleiteten nicht T-Zell-depletierten Knochenmarkzellen mit aus WKY Ratten generierten embryonalen Suppressorzellen führte in 6/6 Tieren zu einem kompletten Chimerismus, der nur mit einer leichten GvHD einherging, die ihrerseits jedoch keinen Gewichtsverlust > 10% zur Folge hatte (Gruppe 4/Tabelle 1). Konditionierte LEW-Ratten, die singulär mit 1×10^6 SC-12 Zellen rekonstituiert wurden, verstarben an mangelndem „engraftment" nach $13,5 \pm 1,5$ Tagen. Die Suppressorzelllinie selbst war nicht in der Lage, einen alle Blutzelllinien umfassenden hämatopoetischen Chimerismus zu induzieren (Gruppe 5/Tabelle 1). Interessanterweise fand sich aber nach kombinierter Gabe von DA-Knochenmarkzellen und WKY-abgeleiteten SC-12 Zellen ein gemischter hämatopoetischer Chimerismus in nicht konditionierten LEW Ratten. Der etablierte Chimerismus war stabil, da langfristig (> 100 Tage) zwischen 18 und 30 Prozent DA-MHC-exprimierende Zellen im Empfängerblut nachweisbar waren (Gruppe 6/Tabelle 1). Die Gabe von 1×10^8 nicht-T-Zell-depletierten männlichen Knochenmarkzellen in konditionierte weibliche LEW-Zellen etablierte einen kompletten Spenderchimerismus wie über FISH-Analyse Y-Chromosom-positiver Zellen nachzuweisen war (Gruppe 7/Tabelle 1).

Schlussfolgerungen

Die aus embryonalen Stammzellen der Ratte abgeleiteten Suppressorzellen des Klons C12 sind in der Lage, eine letal konditionierte Empfängerratte nach Gabe eines nicht T-Zell-depletierten allogenen Knochenmarktransplantats vor der letalen Graft-versus-Host Erkrankung zu schützen, ohne dabei das Knochenmarktransplantat selbst abzustoßen. In früheren Arbeiten konnten wir bereits nachweisen, dass die SC-12 Zellen *in vitro* die Fähigkeit haben, Mitogen oder IL-2 aktivierte T-Zellen durch einen FasL-assoziierten programmierten Zelltod der Apoptose zuzuführen. Wir können also eine Eliminierung jener T-Zellpopulation im DA-Knochenmark unterstellen, die im immuninkompetenten Empfängertier nach Aktivierung durch Empfängerantigen als aktive Effektorzellen die GvHD auslösen. Umgekehrt schützen die Zellen des Klons SC-12 allogene Knochenmarkstammzellen vor akuter Abstoßung in nicht myeloablativ-konditionierten LEW-Empfängerratten. SC-12 Zellen erlauben daher als „bystander-cells" ein breiteres Anwendungsspektrum für die allogene Stammzelltherapie maligner und autoimmuner Erkrankungen, zum Gentransfer und als Konditionierungsmaßnahme zur Toleranzinduktion im Rahmen der Lebendorganspende.

Literatur

1. Dreger P, Apperley J, Glass B, Uharek L, Zeis M, Schmitz N (1996) Allogeneic transplantation of mobilized peripheral blood progenitor cells. Blood 87: 51–58
2. Fändrich F, Lin X, Chai G, Kremer B (2000) Chimerismus- und Toleranzinduktion ohne Empfängerkonditionierung durch embryonalen Stammzelltransfer. Langenbecks Arch Chir I, 173–177

3. Fändrich F, Schlemminger M, Glass B, Suttorp M, Henne-Bruns D, Kremer B. (1999) Spezifische Toleranzinduktion nach Empfängerkonditionierung mit Spenderstammzellen: Ein Klinik-relevantes Modell für die Lebendorganspende solider Organe. Langenbecks Arch Chir I, 240 – 244

Korrespondenzadresse: Prof. Dr. med. F. Fändrich, Klinik für Allgemeine Chirurgie und Thoraxchirurgie, UKK, Arnold-Heller-Strasse 7, 24105 Kiel, Fax: 0431-597-4586, e-mail: ffaendrich@surgery.uni-kiel.de

Rekombinantes humanes Hämoglobin rHb2.0 erlaubt Hämodilution ohne Beeinträchtigung der Mikrozirkulation

Hemodilution with a novel recombinant human hemoglobin solution does not elicit disturbances in the microcirculation

J. Hutter, G. Juri, J. Hermann und K. Meßmer

Institut für Chirurgische Forschung, Ludwig-Maximilian-Universität München

Abstract

Introduction: Infusion of stroma-free hemoglobin preparations causes arteriolar vasoconstriction and capillary perfusion deficit. Scavenging of NO is perceived as a key factor, but cannot be eliminated by crosslinking or polymerization of hemoglobin. Recombinant technology allows for specific steric modifications of the hemoglobin molecule itself. The novel formulation rHb2.0 is based on a genetically modified human hemoglobin molecule and provides reduced NO-scavenging capacity. Here, we present the first data on the effect of rHb2.0 on macro- and microcirculation. *Material and Methods*: Awake Syrian golden hamsters fitted with dorsal skinfold chambers were hemodiluted to a hematocrit of 30% with either Dextran 60 (Medisan, Uppsala, Sweden), rHb1.1 (normal NO-scavenging capacity; Baxter Healthcare Corp., Boulder, Colo., USA) or rHb2.0 (reduced NO-scavenging capacity; Baxter Healthcare Corp.) ($n = 7$ in each group). Arteriolar and venular diameter, venular red blood cell velocity, functional capillary density and leukocyte-endothelium interaction were determined by intravital fluorescence microscopy; in addition, macrohemodynamics and blood gases were assessed. Values are given as mean $\pm$ SD. Friedman ANOVA and Dunnett's test were used for multiple comparisons vs baseline, α was set to 5%. *Results*: In comparison to hemodilution with dextran, rHb1.1 elicited an increase of mean arterial blood pressure, a reduction of FCD and enhanced leukocyte-endothelium interaction. These changes were absent when rHb2.0 was used for isovolemic hemodilution. *Conclusion*: The novel recombinant hemoglobin solution rHb2.0 with reduced NO-scavenging capacity is void of vasopressor activity in our model and does not compromise the microcirculation. In this respect, it appears as a suitable oxygen carrier for volume replacement.

Einleitung

In der Vergangenheit mussten klinische Studien mit stromafreien Hämoglobinlösungen wegen unerwünschter Nebenwirkungen abgebrochen werden. Die Infusion dieser künstlichen Sauerstoffträger führt zu einer Abnahme der kapillaren Perfusion infolge arteriolärer Vasokonstriktion, wodurch die Sauerstoffversorgung der Organe potentiell in Mitleidenschaft gezogen wird. Scavenging von Stickstoffmonoxid (NO) durch das Hämoglobinmolekül wird als zentraler Auslöser für diese mikrovaskulären Störungen diskutiert. Mit der Entwicklung von rekombinantem Hämoglobin (rHb) ist es erstmals möglich, gezielte Strukturänderungen am Hämoglobinmolekül selbst vorzunehmen. Die neuartige Hämoglobinlösung rHb2.0 basiert auf einem rekombinanten, modifizierten humanen Hämoglobinmolekül mit *reduzierter NO-Scavenging-Kapazität* [2]. In der vorliegenden Studie wurden erstmals die Effekte von rHb2.0 in der Makro- und Mikrozirkulation untersucht.

Material und Methoden

Syrischen Goldhamstern (50 – 70 g) wurden in Narkose (i. p. Ketamin-Xylazin, 130 mg/kg bzw. 20 mg/kg) eine Titan-Rückenhautkammer sowie Katheter in die A. carotis und V. jugularis implantiert. Zwei Tage nach dem Eingriff wurde bei den wachen Tieren eine isovolämische Hämodilution bis zu einem Hämatokrit von 30% durchgeführt. Dabei wurde für den Austausch entweder eine rHb2.0-Lösung (10 g/dl, reduzierte NO-Scavenging-Kapazität; Baxter Healthcare Corp., Boulder, Colorado, USA) oder eine rHb1.1-Lösung (10 g/dl, normale NO-Scavenging-Kapazität; Baxter Healthcare Corp.) bzw. Dextran 60 (6%, MW 60000; Medisan, Uppsala, Schweden) verwendet (n = 7 pro Gruppe). Jeweils 15, 30 und 60 min nach Erreichen des Zielhämatokrits wurden mit Hilfe der intravitalen Fluoreszenzmikroskopie die funktionelle Kapillardichte (FKD), die Durchmesser von Arteriolen und Venolen, die Erythrozytenfließgeschwindigkeit in Venolen und die Leukozyten-Endothelzell-Interaktion bestimmt. Weiterhin wurden der mittlere arterielle Blutdruck (MAP), die Herzfrequenz, arterielle Blutgase, die arterielle Laktatkonzentration, sowie der Hämatokrit und die Hämoglobinkonzentration bestimmt. Unterschiede innerhalb der Gruppen im Zeitverlauf wurden mit einer Friedman ANOVA und dem Dunett's Test auf Signifikanz ($p < 0,05$) geprüft. Angegeben sind Mittelwerte $\pm$ SD. Die Versuche waren durch die Regierung von Oberbayern genehmigt.

Ergebnisse

Im Gegensatz zur Hämodilution mit Dextran 60, führte der Blutersatz mit der rHb1.1-Lösung zu einem Anstieg des MAP von $93,1 \pm 7,9$ mmHg auf $105.0 \pm 11,6$ mmHg (15 min) bzw. $104,0 \pm 7,5$ mmHg (30 min) (jeweils $p < 0,05$) sowie zu einer Abnahme der FKD von 172 ± 18 cm/cm^2 auf 150 ± 30 cm/cm^2 (30 min) bzw. 140 ± 40 cm/cm^2 (60 min) (jeweils $p < 0,05$). Die Blutflussgeschwindigkeit in den Venolen nahm tendenziell um im Mittel 24% ab, darüber hinaus wurde eine Zunahme der Leukozyten-Endothelzell Interaktion im Sinne einer inflammatorischen Reaktion beobachtet (Zunahme adhärenter Leukozyten von $21,3 \pm 17,2$ mm^{-2} auf $94,1 \pm 45,8$ mm^{-2} (30 min) bzw. $89,6 \pm 58,4$ mm^{-2} (60 min), jeweils $p < 0,05$). Erfolgte die Hämodilution dagegen mit der neuartigen Hb-Lösung mit reduzierter NO-Scavenging-Kapazität (rHb2.0), so fanden sich weder ein Anstieg des MAP und der Zahl adhärenter Leukozyten, noch ein Abfall der Kapillarperfusion.

Diskussion und Schlussfolgerung

Frühere Studien haben gezeigt, dass beim Volumenersatz mit stromafreier Hämoglobinlösung auch dann Störungen der mikrovaskulären Perfusion auftreten, wenn durch chemische Modifikation eine Quervernetzung von Hb-Monomeren bzw. Polymerisation von Hb-Tetrameren vorgenommen worden war [1, 3). Die in dieser Studie angewandte rHb1.1-Lösung beruht auf einem rekombinanten humanen Hämoglobin mit unverminderter NO-Scavenging-Kapazität und löste dennoch eine unerwünschte Vasokonstriktion aus. Mit rHb2.0 dagegen, einer Hämoglobinlösung mit reduzierter NO-Scavenging-Kapazität, konnten sowohl Blutdruckanstieg als auch die Störung der mikrovaskulären Perfusion verhindert werden. Die rHb2.0-Lösung stellt daher einen eindeutigen Fortschritt auf dem Wege zur Einführung eines künstlichen Sauerstoffträgers für die Blutersatztherapie dar.

Literatur

1. Botzlar A, Nolte D, Messmer K (1996) Effects of ultra-purified polymerized bovine hemoglobin on the microcirculation of striated skin muscle in the hamster. Eur J Med Res 1: 471 – 478
2. Doherty DH, Doyle MP, Curry SR, Vali RJ, Fattor TJ, Olson JS, Lemon DD (1998) Rate of reaction with nitric oxide determines the hypertensive effect of cell-free hemoglobin. Nat Biotechnol 16: 672 – 676
3. Nolte D, Botzlar A, Pickelmann S, Bouskela E, Messmer K (1997) Effects of diaspirin-cross-linked hemoglobin (DCLHb) on the microcirculation of striated skin muscle in the hamster: a study on safety and toxicity. J Lab Clin Med 130: 314 – 327

Korrespondenzadresse: Dr. med. J. Hutter, Institut für Chirurgische Forschung, Ludwig-Maximilians-Universität München, Marchioninistrasse 27, 81366 München, Tel.: +49 89 7095 4357, Fax: +49 89 7095 8897, e-mail: Joerg.Hutter@icf.med.uni-muenchen.de

Rekombinantes humanes Bone Morphogenetic Protein-2 (rhBMP-2, Dibotermin-alfa) bei offenen Tibiaschaftfrakturen: Ergebnisse einer prospektiv randomisierten kontrollierten Studie an 450 Patienten

Recombinant human bone morphogenetic protein-2 (RhBMP-2; dibotermin-alpha) in the management of open tibia fractures: a prospective, randomized, controlled study in 450 patients

M. J. Raschke[1], BESTT Study Group, Cristina Csimma[2] und A. Valentin[2]

[1] Unfall- und Wiederherstellungschirurgie Charité, Humboldt Universität Berlin
[2] Genetics Institute, 87 Cambridge Park Drive, Cambridge, MA 02140, USA

Abstract

Purpose: Tibial shaft fractures are difficult to treat and often result in re-operations. This clinical study evaluated the osteoinductive potential of rhBMP-2 to improve outcomes in patients with open tibia fractures. *Methods:* 450 patients were enrolled in this prospective, controlled, randomized trial. All patients received standard care (SC: intramedullary nail fixation and routine soft tissue management) and were randomized to 1of 3 groups: SC or SC plus rhBMP-2 (0.75 or 1.5 mg/mL) implanted on an absorbable collagen sponge (ACS), at the time of definitive wound closure. The primary efficacy endpoint was the proportion of patients requiring secondary interventions to promote fracture healing within 12 months postoperatively. Other outcome measures included fracture and soft tissue healing rates and safety assessments. *Results:* Ninety-four percent of patients completed the 12-month follow-up. Patients treated with rhBMP-2/ACS experienced significantly fewer secondary interventions (dose-dependent overall rate reduction; $P = 0.0017$). Patients receiving rhBMP-2/ACS (1.50 mg/mL) had a 44% reduced risk of secondary intervention compared to SC control patients ($RR = 0.56$; 95% $CI = 0.40$ to 0.78; pairwise $P = 0.0005$). The rhBMP-2/ACS 1.50 mg/mL group showed a 59% reduction in the number of invasive interventions (bone grafting and exchange nailing) compared with SC controls ($P = 0.0264$; chi-square test for goodness of fit). Significantly fewer secondary interventions were required for Gustilo IIIB injuries among patients who received rhBMP-2 1.50 mg/mL (52% reduction; $P = 0.0074$) and rhBMP-2 0.75 mg/mL (49% reduction; $P = 0.0157$) compared with SC controls. rhBMP-2 was effective across all groups irrespective of recent smoking history. A significantly greater proportion of patients in the rhBMP-2/ACS 1.50 mg/mL group was healed compared with SC controls at all visits, from 10 to 52 weeks postoperatively. Fracture healing time (Kaplan-Meier analysis) was significantly reduced among rhBMP-2/ACS 1.50 mg/mL patients compared to SC controls (probability of healing for 50% of patients was observed at 145 days vs.184 days; $P = 0.0022$ [Wilcoxon]). Infection rates were comparable between groups. Furthermore, a significantly decreased incidence of infections in the limb under study was observed among Gustilo IIIA and IIIB fractures in the rhBMP-2/ACS 1.50 mg/mL group compared with standard care ($P = 0.0219$). The rhBMP-2/ACS 1.50 mg/mL group also experienced significant reductions in hardware failure ($P = 0.0174$), and pain after the first month of follow-up ($P = 0.0343$), and a significantly higher rate of wound healing at 6 weeks (83% versus 65%; $P = 0.001$) compared with SC controls. *Conclusion:* This study demonstrated that rhBMP-2/ACS (1.50 mg/mL) improves the probability and rate of bone and soft tissue healing. rhBMP-2/ACS (1.5 mg/mL) was safe and significantly more effective than current standard of care. The observed reduction in infection rate, acceleration in soft-tissue healing, and reduction in pain may relate to an increased vascular supply in newly induced bone.

Einleitung

Die Therapie offener Tibiaschaftfrakturen stellt trotz aller Fortschritte in der Frakturbehandlung ein Problem dar, welches sowohl frakturspezifische Faktoren (Pseudarthroserate – Fehlstellungen und Infektionen), als auch die Funktion und sozioökonomische Gesichtspunkte (Lebensqualität – Behandlungskosten) betrifft.

In einer prospektiv randomisierten kontrollierten Studie wurde die Wirkung des osteoinduktiven rekombinanten humanen Wachstumsfaktors – rekombinantes humanes Bone Morphogenetic Protein – 2 (rhBMP-2) bei Patienten untersucht, die wegen offener Tibiaschaftfrakturen mittels Verriegelungsmarknagelung operativ therapiert wurden. Der potentielle Therapieerfolg wurde anhand der Frakturheilungsrate und der Rate sekundärer Komplikationen, die während der Behandlung auftraten, ermittelt.

Methodik

Es wurde eine prospektiv kontrollierte randomisierte multinationale Studie durchgeführt, in die insgesamt 450 Patienten (364 Männer; 86 Frauen; durchschnittliches Alter 35.7 Jahre; 49% Raucher) mit offenen Tibiafrakturen (AO – 42A – 42C; Gustilo-Anderson I, II, IIIA und IIIB) aufgenommen wurden. Die Patienten wurden in drei Gruppen randomisiert:

I.   *Kontrollgruppe:* Standardbehandlung (intramedulläre Markraumstabilisierung und Routine – Weichteilbehandlung).
II. *Dosierung 0.75 mg/ml:* Standardbehandlung (intramedulläre Markraumstabilisierung und Routine – Weichteilbehandlung) – Implantation eines rhBMP-2-getränkten Kollagenschwammes (0.75 mg/ml) an die Frakturzone zum Zeitpunkt des definitiven Wundverschlusses
III. *Dosierung 1.50 mg/ml:* Standardbehandlung (intramedulläre Markraumstabilisierung und Routine – Weichteilbehandlung) – Implantation eines rhBMP-2 – getränkten Kollagenschwammes (1.50 mg/ml) an die Frakturzone zum Zeitpunkt des definitiven Wundverschlusses

Definierte Endpunkte der Studie waren die Anzahl der sekundären Interventionen, die sich in dem Beobachtungszeitraum von 12 Monaten postoperativ bei verzögerter Frakturheilung oder Pseudarthrosen durchgeführt werden mussten. Es wurden Maßnahmen wie Spongiosatransplantationen, Re – Nagelung, Nageldynamisierung und Ultraschallanwendung erfasst und zwischen kleineren Eingriffen (Ultraschall – Dynamisierung) und größeren Eingriffen (Re – Nagelung – Spongiosatransplantation) unterschieden. Weitere

Parameter waren der Zeitpunkt der Frakturheilung, Weichteilheilung, Anzahl und Invasivität der Interventionen zur Beeinflussung der Frakturheilung, sowie Sicherheitsaspekte (Serumparameter), die regelmäßig erfasst wurden. Die Frakturheilung wurde durch eine unabhängige Gruppe von neutralen Radiologen erfasst und nach knöcherner Durchbauung der vier Kortikales (a. p. und laterale Röntgenprojektion) beurteilt. Statistische Analysen erfolgten mit dem Chi-Quadrat-Test und einem t- Test. $p < 0.05$ wurde als statistisch signifikant gewertet.

Ergebnisse

94% der Patienten konnten über den Beobachtungszeitraum von zwölf Monaten nachuntersucht werden. Die drei Gruppen waren untereinander vergleichbar, bis auf die Rate von gebohrten und ungebohrten Verriegelungsmarknägel, die in der Gruppe III (1.50 mg/ml) 41% gebohrte Nägel im Vergleich zur Kontrollgruppe 27% betrug ($P = 0.0131$). Diese Ungleichgewicht erklärt sich durch die zentrale Randomisierung, bei der mehr rhBMP-2-behandelte Patienten Zentren zugewiesen wurden, die vornehmlich eine gebohrte Marknagelung durchführten. Patienten, welche mit dem rhBMP-2-getränkten Kollagenschwamm behandelt wurden, wiesen signifikant weniger sekundäre Interventionen auf (dosisabhängige Reduktion; p = 0.0004). Die mit der Dosierung 1.50 mg/ml behandelten Patienten (Gruppe III) zeigten eine um 44% gesenkte Rate an sekundären Interventionen im Vergleich zur Kontrollgruppe (Gruppe I) (RR = 0.56; 95% CI = 0.40 zu 0.78; paarweise p = 0.0005).

Die Patienten der Gruppe III (1.50 mg/ml) wiesen außerdem eine um 59% reduzierte Rate an invasiven Interventionen (Spongiosatransplantation und Re-Nagelung) im Vergleich zur Kontrollgruppe (Gruppe I) auf (p = 0.0264; chi-quadrat test for goodness of fit).

Bei näherer Betrachtung der höhergradig offenen Frakturen (Gustilo IIIB) ergab sich eine signifikante Verringerung sekundärer Interventionen in der Gruppe III (rhBMP-2 1.50 mg/ml) Reduktion um 52% (p = 0.0074) und der Gruppe II (rhBMP-2 0.75 mg/ml) Reduktion um 49% (p = 0.0157) im Vergleich zum Kontrollkollektiv. Ein Effekt von rekombinantem humanen BMP-2 ließ sich in sämtlichen Untergruppen nachweisen – so zeigte sich ein positiver Effekt auch bei Rauchern. In einem kombinierten Score aus klinischen und radiologischen Daten, bei dem sowohl radiologische Kriterien der Frakturheilung, als auch klinische Daten (Verringerung sekundärer Interventionen) berücksichtigt wurden, konnte gezeigt werden, dass die Gruppe III (rhBMP-2 1.50 mg/ml) mit einer Wahrscheinlichkeit von p = 0.0042 im Vergleich zur Kontrollgruppe I verbessere Resultate aufwies.

Im Vergleich zur Kontrollgruppe (Gruppe I) waren Patienten der Gruppe III (rhBMP-2 1.50 mg/ml) bei den klinischen Visiten (10 bis 52 Wochen postoperativ) früher verheilt. So waren nach 6 Monaten 58% der Patienten aus der Gruppe III knöchern konsolidiert, im Vergleich zu 38% der Kontrollpatienten. Basierend auf der Kaplan-Meier Analyse, war die Frakturheilung der Patienten der Gruppe III (rhBMP-2/ACS 1.50 mg/ml) im Vergleich zu den Kontrollpatienten signifikant verbessert. So betrug die Wahrscheinlichkeit für eine 50%ige Frakturheilung in der Gruppe III 145 Tage – im Vergleich zu 184 Tagen in der Gruppe I (p = 0.0022 [Wilcoxon]).

Die Infektraten der Versuchsgruppen waren vergleichbar. Bei Betrachtung der höhergradig offenen Frakturen (Gustilo IIIA and IIIB) zeigte sich jedoch in der Gruppe

III, im Vergleich zur Kontrollgruppe, eine signifikante (p = 0.0219) Verringerung der Infekte. Weiterhin wies die Gruppe III eine signifikante Verringerung (p = 0.0174) an Implantatversagern (Nagel- und Bolzenbrüche), eine Verringerung der postoperativen Schmerzen im ersten Monat der Nachuntersuchung (p = 0.0343), sowie eine signifikante Verbesserung der Wundheilungsrate nach 6 Wochen post-Op im Vergleich zur Kontrollgruppe (83% versus 65%; p = 0.001) auf. Bezüglich heterotoper Ossifikationen ließ sich in den untersuchten Gruppen kein Unterschied nachweisen. Die temporäre Rate an Antikörperbildung gegen rhBMP-2 betrug $\leq 6\%$ in den Versuchsgruppen, die gegen Rinderkollagen $\leq 20\%$ in den Versuchsgruppen und war ohne weitere klinische Bedeutung.

Diskussion

Trotz zahlreicher Verbesserungen im Management offener Tibiaschaftfrakturen (minimal invasive Techniken – Ultraschall etc.) verbleiben hohe Komplikationsraten, welche die Notwendigkeit der Verbesserung der klinischen Ergebnisse unterstreichen. Zwar konnte der osteoinduktive Effekt von rhBMP-2 bereits in zahlreichen präklinischen Modellen (Hunde – Schafe – Primaten) nachgewiesen werden, ein eindeutiger Beweis der rhBMP-2-Applikation am Patienten stand bisher noch aus. Die angegebenen Daten aus der bisher größten prospektiv randomisierten Untersuchung in der Traumatologie weisen auf eine deutlich beschleunigte Frakturheilung und einen günstigeren Verlauf der Patienten, die mit rhBMP-2 therapiert wurden, hin.

Diese Studie beweist einen deutlichen Vorteil der mit der Dosierung 1.50 mg/ml rhBMP-2 – behandelten Patienten (Gruppe III) hinsichtlich des Zeitpunktes der definitiven Wund- und Frakturheilung. Der beobachtete Effekt der reduzierten Infektionsraten, beschleunigter Fraktur- und Weichteilheilung sowie der reduzierten Schmerzen kann im Zusammenhang mit einer vermehrten Gefäßversorgung, welche bereits in präklinischen Studien gesehen wurde, gedeutet werden.

Zusammenfassung

Bei den untersuchten Konzentrationen (0.75 mg/ml und 1.50 mg/ml) erwies sich die höhere Konzentration an rekombinantem humanen Bone morphogenetic Protein-2 (rhBMP-2) als die effektivere Dosierung. Die Anwendung bei Patienten mit offenen Tibiaschaftfrakturen erwies sich als sicher, gut verträglich und zeigte statistisch signifikante Effekte im Vergleich zum Kontrollkollektiv hinsichtlich:

- einer reduzierten Anzahl an Folgeoperationen bei verzögerter Frakturheilung
- geringerer Infektionsraten bei höhergradig offenen Frakturen
- beschleunigter Frakturheilung
- weniger Implantatversagen
- keiner nachweisbaren systemischen Nebenwirkungen

Korrespondenzadresse: PD Dr. Michael J. Raschke, Unfall- und Wiederherstellungschirurgie Charité, Humboldt Universität zu Berlin, Augustenburger Platz 1, 13353 Berlin, Fax: 030-4505-52901, e-mail: michael.raschke@charite.de

VEGF-RII nicht aber VEGF-RI Expression korreliert mit Tumordifferenzierung, Angiogenese und Tumorzell-Wachstum beim Pankreaskazinom

VEGF-RII but not VEGF-RI expression correlates with tumor differentiation, angiogenesis and tumor cell growth in pancreatic cancer

P. Büchler[1], H. Friess[1], M. W. Müller[1], H. A. Reber[2], O. J. Hines[2] und M. W. Büchler[1]

[1] Abteilung für Allgemeine, Viszerale, Unfallchirurgie und Poliklinik, Chirurgische Universitätsklinik, Universität Heidelberg
[2] University of California at Los Angeles, School of Medicine, Department of Surgery, California, USA

Abstract

Vascular endothelial growth factor (VEGF) and its receptors are key regulators of tumor neoangiogenesis. VEGF is overexpressed in human pancreatic cancer (PaCa), its receptors, however, were thought to be expressed by endothelial cells only. In the present study we further investigated expression of VEGF-RI and -RII in human pancreatic cancer and evaluated cancer cell proliferation during antisense oligonucleotide treatment against both VEGF receptors. The majority of cancer specimens expressed VEGF-RI and VEGF-RII mRNA. Both receptors were found in blood vessels as well as in cancer cells. The presence of VEGF-RII correlated with poor tumor differentiation. Pancreatic cancer cell lines increased DNA synthesis upon VEGF stimulation, which was inhibited by antisense oligonucleotides against VEGF-RII, but not by those against VEGF-RI. Therefore VEGF represents an autocrine growth factor in human pancreatic cancer. VEGF-RII appears to be a key protein in angiogenesis and mitogenesis and its blockade offers a new therapeutic target.

Einleitung

Das humane Pankreaskarzinom ist gegenwärtig die vierthäufigste Krebstodesursache in den USA und nach dem kolorektalen Karzinom die zweithäufigste Todesursache bei gastrointestinalen Tumoren [1]. Die Mehrzahl der Patienten befindet sich bereits bei Diagnosestellung in einem fortgeschrittenen Tumorstadium, so dass eine operative Therapie für die meisten Patienten nicht in Frage kommt [2]. Das fehlende Ansprechen auf konventionelle Therapien, wie Chemo- oder Strahlentherapie, aber auch das aggressive Tumorwachstum, erklärt die infauste Prognose dieser Patienten [2]. Eine antiangiogene Therapie stellt eine neue Therapiemodalität dar, die nicht direkt Tumorzellen, sondern endotheliale Zellen attackiert [3]. Hierdurch kann die Gefäßneubildung, welche für die

Blutversorgung von Tumorzellen essentiell ist, beeinflusst werden. Wesentliche Faktoren, die bei der Tumorneoangiogenese beteiligt sind und diese zentral steuern sind vascular endothelial growth factor (VEGF) und seine beiden Rezeptoren (VEGF-RI, VEGF-RII) [4]. Für das Pankreaskarzinom konnte eine vermehrte Produktion von VEGF bereits nachgewiesen werden [5]. Die Expression der VEGF Rezeptoren und deren Rolle in der Pathogenese des Pankreaskarzinoms ist bisher nicht untersucht und man postulierte, dass diese Rezeptoren nur auf endothelialen Zellen vorhanden sind. Bekannt ist jedoch, dass in anderen Tumorarten z. B. beim Kaposi Sarkom die Blockade dieses Regelkreises das Tumorwachstum reduzieren kann. Die vorliegende Studie soll klären, ob VEGF Rezeptoren beim humanen Pankreaskarzinom exprimiert sind und welchen Einfluss diese Rezeptoren für das Wachstum und die Progression dieses Tumors spielen.

Methodik

Die mRNA Expression von VEGF-RI und VEGF-RII in humanem Gewebe wurde mittels Northern Blot Analyse quantifiziert und ihre Lokalisation wurde immunhistochemisch bestimmt. *In vitro* wurden 7 PaCa Zelllinien und eine endotheliale Zelllinie analysiert. Rekombinantes humanes VEGF Protein diente zur Wachstumsstimulation und vier Antisense Oligonukleotide (AS-O) zur funktionellen Blockade der VEGF Rezeptoren. Das Tumorwachstum *in vivo* wurde nach Gabe von AS-O mit einem orthotopen PaCa Modell (Nacktmaus) evaluiert.

Ergebnisse

VEGF-RI und VEGF-RII mRNA waren in den meisten Tumorpräparaten exprimiert. Immunhistochemisch waren die Rezeptoren in Tumorblutgefäßen und in den Krebszellen nachweisbar. Der Nachweis von VEGF-RII nicht aber von VEGF-RI korrelierte negativ mit der Tumordifferenzierung. VEGF stimulierte das Wachstum von kultivierten Pankreaskarzinomzellen. Dieser mitogene Effekt konnte durch zwei AS-O gegen VEGF-RII inhibiert werden. AS-O gegen VEGF-RI hatten dagegen keinen anti-mitogenen Effekt. Im Nacktmausmodell führte die Behandlung von Pankreastumoren zu einer signifikanten Verlangsamung des lokalen Tumorwachstums und der intraabdominellen Metastasierung.

Diskussion

Im Gegensatz zu früheren Annahmen werden VEGF-RI und VEGF -RII nicht nur von endothelialen Zellen, sondern auch von Pankreaskarzinomzellen exprimiert, was mit einer Proliferationssteigerung durch VEGF einher geht. Dieser Effekt kann durch Blockade des VEGF-RII rückgängig gemacht werden. VEGF stellt somit beim PaCa einen neuen dualen autokrinen Wachstumsfaktor dar, der nicht nur die Versorgung des Tumors mit Blutgefäßen sicherstellt, sondern zusätzlich das Krebswachstum direkt stimuliert. Die Blockade des VEGF-Regelkreises stellt daher ein neues Behandlungskonzept beim Pankreaskarzinom dar, welches die Tumorzellproliferation wie auch die Tumorangiogenese blockiert.

Literatur

1. Parker SL, Davis KJ, Wingo PA, Ries LA, Heath CW Jr. (1998) Cancer statistics by race and ethnicity. *Ca: a Cancer Journal for Clinicians* 48: 31 – 48
2. Neoptolemos JP, Dunn JA, Stocken DD, Almond J, Link K, Beger H, Bassi C, Falconi M, Pederzoli P, Dervenis C, Fernandez-Cruz L, Lacaine F, Pap A, Spooner D, Kerr DJ, Friess H, Buchler MW. (2001) Adjuvant chemoradiotherapy and chemotherapy in resectable pancreatic cancer: a randomised controlled trial. *Lancet* 358: 1576 – 85
3. Skobe M, Rockwell P, Goldstein N, Vosseler S, Fusenig NE. (1997) Halting angiogenesis suppresses carcinoma cell invasion. *Nature Medicine* 1222 – 7
4. Millauer B, Wizigmann-Voos S, Schnürch H, Martinez R, Møller NP, Risau W, Ullrich A. (1993) High affinity VEGF binding and developmental expression suggest Flk-1 as a major regulator of vasculogenesis and angiogenesis. *Cell* 72(6): 835 – 46
5. Itakura J, Ishiwata T, Friess H, Fujii H, Matsumoto Y, Büchler M, Korc M. (1997) Enhanced expression of vascular endothelial growth factor in human pancreatic cancer correlates with local disease progression. *Clinical Cancer Research* 3: 1309 – 16

Korrespondenzadresse: Dr. med. P. Büchler, Abteilung für Allgemeine, Viszerale, Unfall-chirurgie und Poliklinik, Chirurgische Universitätsklinik, Universität Heidelberg, Im Neuenheimer Feld 110, 69120 Heidelberg, Tel.: (06221) 56 6900, Fax: (06221) 56 6903, e-mail: peter_buechler@med.uni-heidelberg.de

Einfluss des vaskulären Permeabilitätsfaktor VEGF auf die Tumorzelldissemination bei Patienten mit Ösophaguskarzinom

Influence of vascular permeability factor on tumor cell dissemination in patients with esophageal cancer

A. Rehders[1], S. B. Hosch[1], J. C. Diercks[1], W. T. Knoefel[1], P. Scheunemann[1], S. Ergün[2] und J. R. Izbicki[1]

[1] Klinik und Poliklinik für Chirurgie, Abteilung für Allgemeinchirurgie
[2] Institut für Anatomie, Universitätsklinikum Hamburg-Eppendorf

Abstract

VEGF does not only induce neo-angiogenesis of malignant tumors but also increases vascular permeability and might facilitate tumor cell dissemination. The expression of VEGF, microvessel count and the incidence of micro-disseminated tumor cells in lymph nodes and bone marrow were analysed immunohistochemically in 78 patients with esophageal cancer. VEGF was detected using a polyclonal anti-VEGF rabbit antibody while vascular density was assessed by endothelial staining with an anti-CD31 antibody. Isolated tumor cells in lymph nodes and bone marrow aspirates were detected using the anti-epithelial antibodies Ber-EP4 and A45 respectively. In 50 (64.1%) patients a strong VEGF staining signal was detected, while 12 (15.4%) exhibited an intermediate and 16 patients (19.2%) a weak VEGF expression. The vascular density of the primary tumor was low in 16 (20%) patients, moderate in 23 (29.3%), intermediate in 26 (33.3%) and strong in 13 (17.3%) of the cases. Nodal micro-dissemination was detected in 52 (66.6%) patients while in 18 (42.9%) patients epithelial cells were found in bone marrow aspirates. Altered vascular density as well as the T-stage of the primary tumor exhibited a significant correlation with increased VEGF expression $p = 0.003$ and $p = 0.001$ respectively. However there was no association between VEGF and the incidence of lymphatic or haematogenous tumor cell dissemination. We concluded that local tumor progression is significantly associated with elevated VEGF expression. The relevance of this molecule for neo-angiogenesis is underlined by the correlation with micro-vessel density. Despite of the increased vascular permeability caused by VEGF the influence on tumor cell dissemination seems to be low, as no association with the incidence of micro-dissemination was detectable.

Einleitung

Das Wachstum eines malignen Tumors erfordert das Einsprossen neuer Kapillaren in das Tumorstroma. Diese Neo-Angiogenese wird u. a. durch das endotheliale Mitogen VEGF vermittelt. Mit einer sehr unvollständigen, teils fehlenden Basallamina weisen die durch VEGF induzierten Gefäße nur einen geringen Reifegrad auf und verfügen über eine deutlich gesteigerte Permeabilität. Dies könnte neben einem beschleunigten Tumorwachstum die Durchwanderung der Gefäßwände erleichtern und somit eine Tumorzelldissemination begünstigen [1]. Neben einer Korrelation mit dem lokalen Tumorwachstum zeigte sich mit zunehmender VEGF-Expression auch eine erhöhte Inzidenz von Fernmetastasen [2, 3]. Um zu untersuchen, ob diese Neoangiogenese mit einer vermehrten Tumorzelldissemination einhergeht, haben wir die VEGF-Expression, die Mikrokapillardichte und die Inzidenz mikrodisseminierter Tumorzellen in Knochenmark und Lymphknoten von Patienten mit Ösophaguskarzinom untersucht.

Methodik

Bei 78 Patienten mit Ösophaguskarzinom wurde die VEGF-Expression und die Mikrokapillardichte der Primärtumoren immunhistochemisch untersucht. Als Primärantikörper dienten ein polyklonaler anti-VEGF Kaninchenantikörper (Santa Cruz Biotechnology, USA) und zur Markierung der Kapillarendothelien ein monoclonaler anti-CD31 Mausantikörper (Dako, Hamburg). Die Auswertung erfolgte semiquantitativ. Die Gefäßdichte in sogenannten Hot Spot Regionen wurde durch Auszählen aller Kapillaren in einem definierten Gesichtsfeld ermittelt. Disseminierte Tumoreinzelzellen in Lymphknoten und Knochenmark wurden durch Markierung mit dem hochspezifischen anti-epithelialen Antikörper Ber-EP4 (Dako, Hamburg), bzw. dem Panzytokeratinantikörper A45 nachgewiesen.

Ergebnisse

50 (64,1%) Patienten zeigten eine starke VEGF Expression, während 12 (15,4%) eine mittelgradige und 16 (19,2%) Patienten eine schwache VEGF Expression aufwiesen. Lediglich bei einem Patienten war VEGF negativ. Die Gefäßdichte in sogenannten Hot Spot Regionen des Primärtumors war bei 16 Patienten (20%) gering, bei 23 (29,3%) mäßig, bei 26 (33,3%) mittelgradig und bei 13 (17,3%) stark ausgeprägt. Nodale Tumoreinzelzellen fanden sich in 52 (66,6%) Fällen, während im Knochenmark 24 (57,1%) Patienten immunhistochemisch auffällig waren. Die VEGF Expression korrelierte signifikant mit der Mikrokapillardichte (p = 0,003) und dem Tumorstadium (p = 0,001). Bezüglich der Tumorzelldissemination sowie der Prognose der Patienten war kein signifikanter Einfluss erkennbar. Weitere signifikante Zusammenhänge mit klinisch-pathologischen Tumorcharakteristika, wie Grading und Zelltyp des Primärtumors zeigten, sich nicht.

Schlussfolgerungen

Lokaler Tumorprogress ist signifikant mit einer vermehrten VEGF Expression assoziiert. Die Relevanz dieses Moleküls für die Tumorneoangiogenese zeigt sich in der signifikanten Korrelation mit der intratumoralen Mikrokapillardichte. Trotz der bekannten Steigerung der Gefäßwandpermeabilität scheint der Einfluss von VEGF auf die Tumorzelldissemination gering zu sein, da auch bei starker VEGF Expression und hoher Gefäßdichte keine vermehrte Disseminationsrate erkennbar war.

Literatur

1. Melnyk O, Shuman MA, Kim KJ. Vascular endothelial growth factor promotes tumor cell dissemination by a mechanism distinct from its effect on primary tumor growth. Cancer Res. 1996; 56: 921 – 924
2. Kanai T, Konno H, Furutani M, Harada T, Mizumoto M, Mori A, Onodera H, Imamura M. Predictive Value of vascular endothelial growth factor in metastasis and prognosis of human colorectal cancer. Brit. J. Cancer 1998; 78: 1379 – 1384
3. Meada K, Kang SM, Ogawa M, Onoda N, Sawada T, Nakata B, Kato Y, Chung YS. Sowa M. Combined analysis of VEGF and platelet-derived endothelial growth factor expression in gastric carcinoma. Int. J. Cancer 1997; 74: 545 – 550

Korrespondenzadresse: Dr. med. A. Rehders, Abt. für Allgemeinchirurgie, UKE, Martinistraße 52, 20246 Hamburg, Tel.: 040/42803-5407, e-mail: RehdersS@aol.com

BCL-2 bedingte Zelltodsuppression fördert die Hypoxie induzierte Tumorangiogenese in humanen Pankreaskarzinomzellen

BCL-2 mediated suppression of cell death promotes hypoxia-induced tumor angiogenesis in human pancreatic cancer cells

C. J. Bruns[1], M. T. Harbison[2], P. M. Schneider[3], A. H. Hölscher[3] und D. J. McConkey[2]

[1] Klinik und Poliklinik für Chirurgie, Universität Regensburg
[2] Klinik und Poliklinik für Visceral- und Gefässchirurgie, Universität Köln
[3] Department of Cancer Biology, University of Texas M. D. Anderson Cancer Center, Houston, Texas, USA

Abstract

Increased expression of BCL-2 has been linked to increased pathogenesis in many systems including our own observations in isogeneic metastatic pancreatic carcinoma cell lines. The fundamental effect of BCL-2 is to prevent apoptotic and necrotic cell death. BCL-2 may have additional effects on the cellular level, which may influence overall tumorigenicity. We investigated the link between BCL-2 and the process of angiogenesis.

We transfected human pancreatic adenocarcinoma cell line MiaPaCa-2 with human BCL-2 and investigated its effect on the growth of intrapancreatic tumors following orthotopic injection of 1×10^6 tumor cells into the pancreas of nude mice. Primary pancreatic tumor samples were harvested 23 days after tumor cell injection. By immunohistochemistry, we determined cell proliferation (*Ki*67), cell death (DNA fragmentation, TUNEL), microvessel density (CD31), and tumor cell produktion of vascular endothelial cell growth factor (VEGF). By electrophoretic motility shift assay (EMSA) and confocal microscopy we evaluated in vitro the transcriptional activity of NFκB (nuclear factor kappa B) and HIF-1α/ARNT (hypoxia inducible factor) in human pancreatic cancer cells following stimulation by hypoxia.

Results: Tumors derived from three different BCL-2 transfectants revealed marked increase in tumor weights. However, despite their massive size histological examination showed virtually no central necrosis. Furthermore, TUNEL staining for DNA fragmentation *in situ* revealed sharply reduced levels of cell death consistent with the known effects of BCL-2. Proliferation was enhanced as measured by PCNA staining. Tumors from BCL-2 tumors were stained with CD-31, an endothelial cell antigen, and blood vessels were quantified. Both mean microvessel density and size were significantly increased in BCL-2 tumors. These effects were associated with enhanced VEGF staining. *In vitro* exposure of the transfectants to hypoxia confirmed their ability to protect from cell death. The VEGF production in the BCL-2 transfectants was slightly elevated than in the controls. However, hypoxia induced VEGF production was markedly higher at both the mRNA and protein levels. One candidate for hypoxia induced VEGF production is HIF-1α/ARNT. Confocal microscopy and electrophoretic motility shift assays (EMSA) demonstrated that the parental cell line exhibited extensive nuclear localization of ARNT. Surprisingly, the transfectants exhibited no nuclear localization of ARNT. Therefore we investigated the role of NFκB that it plays in cell survival and angiogenesis. Confocal microscopy and EMSA confirmed that hypoxia induced an increase in nuclear localization of p65Rel protein in BCL-2 transfectants. Stable transfection of parental lines with dominant active inhibitor of NFκB (IκB) completely blocked both basal and hypoxia induced VEGF expression confirming that BCL-2 mediated NFκB activation was required.

Our results indicate that BCL-2 may have additional effects on tumor pathogenecity beyond its anti-apoptotic functions. In fact, it may aid in regulating other factors that may enhance tumor survival. We have demonstrated that increased levels of BCL-2 in pancreatic carcinoma cell lines dramatically effects transcription factor activity leading to upregulation of VEGF under hypoxic conditions and a subsequent increase in microvessel density in tumors. These results provided additional insight into the effects of increased expression of BCL-2 in tumors.

Einleitung

Der fundamentale Effekt von BCL-2 ist es, den apoptotischen und nekrotischen Zelluntergang zu verhindern [1, 2]. Klinische und immunhistochemische Untersuchungen haben ein signifikant schlechteres Überleben der Patienten mit Adenokarzinom des Pankreas gezeigt, in deren Tumorpräparate immunhistochemisch eine starke Anreicherung von BCL-2 nachgewiesen werden konnte. Sauerstoffminderversorgung (Hypoxie) ist neben Azidose einer der Schlüsselregulatoren für Angioneogenese [3], und induziert einen Komplex von Signaltransduktionsvorgängen, unter anderem die Aktivierung und Stabilisierung des Transkriptionsfaktors, hypoxia-inducible factor-1α (HIF-1α) [4].

Unser Ziel war es, die Interaktion zwischen BCL-2 Expression und Angiogenese beim Pankreaskarzinom zu bestimmen.

Material und Methoden

Humane Pankreaskarzinomzellen (MiaPaCaII) wurden mit humanem BCL-2 transfiziert und anschliessend orthotop in Nacktmäuse injiziert (1×10^6). Immunohistochemisch wurde Zellproliferation (*Ki*67), Zelluntergang (DNA Fragmentation, TUNEL), Gefässdichte (microvessel density, CD31) und Produktion von vascular endothelial cell growth factor (VEGF) gemessen. Durch electrophoretic motility shift assay (EMSA) und konfocale Mikroskopie wurde die Aktivität der Transkriptionsfaktoren NFκB und HIF-1α/ARNT gemessen.

Ergebnisse

23 Tage nach ortotoper Tumorzellinjektion wurde ein signifikanter Unterschied im Tumorgewicht zugunsten der BCL-2 transfizierten MiaPaCaII-Zellen festgestellt (1.5 – 2.5 g vs. 0.4 g). Makroskopisch waren die Tumoren ausgehend von BCL-2 transfizierten MiaPaCaII Zellen wesentlich vascularisierter und zeigten keine zentralen Nekrosen im Vergleich zu den Parentalzelltumoren. Immunohistochemische Analysen der Tumor-

schnitte demonstrierten deutlich weniger sterbende Tumorzellen (TUNEL), einen signifikanten Anstieg an proliferierenden Zellen (PCNA), deutlich vermehrte VEGF Produktion und eine erhöhte Gefässdichte in BCL-2 transfizierten Pankreastumoren. Hypoxie induzierte VEGF mRNA Expression (Hypoxie für 12 Stunden) und Proteinproduktion (Hypoxie für 16 Stunden) war signifikant hoeher in BCL-2 transfizierten Zellen als in den Parentalzellen. Mit Hilfe konfokaler Mikroskopie und EMSA Technik zeigte sich nach 6 – 12 Stunden unter hypoxischen Verhältnissen eine deutliche nukleare Lokalisation von ARNT in den Parentalzellen, während die BCL-2 transfizierten Zellen überraschenderweise keine nukleare Lokalisation von ARNT zeigten, allerdings eine signifikant vermehrte nukleäre Lokalisation von p65Rel Protein (NFκB). Stabile Transfektionen mit einem dominant aktiven Inhibitor von NFκB, IκB-α, fuehrte fast vollständig zur Blockade der basalen und Hypoxie induzierten VEGF Expression und Produktion, was vermuten lässt, dass BCL-2 bedingte NFκB Aktivität zum Teil für die Hypoxie induzierte VEGF Expression benötigt wird.

Zusammenfassung

Wir konnten demonstrieren, dass eine erhöhte BCL-2 Expression in humanen MiaPaCaII Pankreaskarzinomzellen durch Aktivierung spezieller Transkriptionsfaktoren (NFκB) unter hypoxischen Konditionen zu einem Anstieg der VEGF Produktion führen. *In vivo* ist demnach die erhöhte Gefäßdichte in humanen MiaPaCaII Pankreastumoren zum Teil auf BCL-2 bedingte Zelltodsuppression zurückzuführen. Inwieweit BCL-2 die VEGF Produktion in Tumorzellen direkt durch Einwirkung auf die VEGF Promoteraktivität beeinflusst, wird zur Zeit erarbeitet.

Literatur

1. Shimizu S, Eguchi Y, Kosaka H, Kamiike W, Matsuda H, Tsujimoto Y (1995) Prevention of hypoxia-induced cell death by BCL-2 and BCL-XL. Nature 374, 811 – 813
2. Reed JC (1997) double identity for proteins of BCL-2 family. Nature 387, 773 – 776
3. Bunn HF and Poyton RO (1996) Oxygen sensing and molecular adaptation to hypoxia. Physiological Reviews 76, 839 – 885
4. Wang GL, Semenza GL (1993) General involvement of hypoxia-inducible factor 1 in transcriptional response to hypoxia. Proc Natl Acad Sci USA 90 (9): 4304 – 4308

Korrespondenzadresse: Dr. Christiane J. Bruns, Klinik und Poliklinik für Chirurgie, Universität Regensburg, Franz-Josef-Strauss-Allee 11, D-93053 Regensburg, Fax: 0941-9446802, Tel.: 0941-944-0, e-mail: CHJBRUNS@aol.com

Evaluierung einer neuen antiangiogenen Kombinationstherapie für das Pankreaskarzinom: VEGF-Blockade und Matrixmetalloproteinase-Inhibition im Tiermodell

Novel antiangiogenic combination therapy for pancreatic cancer: effect of VEGF blockade and MMP inhibition in vivo

H. G. Hotz[1], T. Foitzik[1], B. Hotz[1], O. J. Hines[2], H. A. Reber[2] und H. J. Buhr[1]

[1] Chirurgie I, Universitätsklinikum Benjamin Franklin, Freie Universität Berlin
[2] Dept. of Surgery, University of California Los Angeles, USA

Abstract

Blockade of the proangiogenic vascular endothelial growth factor (VEGF) and inhibition of matrix metalloproteinases (MMP) are promising novel treatment strategies for cancer. This study assessed the effects of a neutralizing anti-VEGF antibody (A4.6.1) and a MMP inhibitor (BB-94) on pancreatic cancer (PaCa) in vivo in an orthotopic nude mouse model. Monotherapy with either A4.6.1 and BB-94 significantly reduced tumor size, metastatic spread, and microvessel density in PaCa derived from two cell lines (HPAF-2, AsPC-1), thereby increasing survival. Combined VEGF blockade and MMP inhibition elicited additive effects in tumors derived from moderately differentiated HPAF-2 cells. This study adds further evidence for the therapeutic potential of antiangiogenic VEGF blockade and MMP inhibition in experimental PaCa.

Einleitung

Das Pankreaskarzinom ist nach wie vor die Krebserkrankung mit der niedrigsten 5-Jahresüberlebensrate (unter 5%) und stellt mittlerweile die fünfthäufigste Krebstodesursache in der westlichen Welt dar. Diese Zahlen sowie das Fehlen effektiver adjuvanter wie palliativer Therapiekonzepte unterstreichen die Notwendigkeit für neue Therapiestrategien [1]. Die Blockade des proangiogenen Schlüsselfaktors Vascular Endothelial Growth Factor (VEGF) sowie die Inhibierung von Matrixmetalloproteinasen (MMP) hemmen Wachstum und Angiogenese einer Vielzahl von malignen Tumoren im Experiment sowie in ersten klinischen Studien [2, 3]. Ziel dieser Arbeit war die Evaluierung einer antiangiogenen Kombinationstherapie mit einem neutralisierenden anti-VEGF Antikörper (A4.6.1; Genentech, Inc.) und einem MMP-Inhibitor (BB-94; British Biotech Pharmaceuticals Ltd.) in einem klinisch relevanten orthotopen Modell des humanen Pankreaskarzinoms.

38

Methodik

Jeweils 5×10^6 Zellen zweier humaner Pankreaskarzinom-Zellinien (HPAF-2; mittelgradig differenziert und AsPC-1; schlecht differenziert) wurden subkutan in Nacktmäuse injiziert. 1 mm³ große Fragmente der resultierenden subkutanen Donor-Tumore wurden orthotop in das Pankreas von Empfängermäusen implantiert [4]. Diese Tiere wurden in eine Kontroll- und 3 Therapiegruppen randomisiert: A4.6.1 (100 µg intraperitoneal, zweimal pro Woche), BB-94 (50 mg/kg intraperitoneal, jeden zweiten Tag) und eine Kombination aus beiden Therapien (A4.6.1 + BB-94). Die Behandlung wurde 3 Tage nach Tumorimplantation begonnen und 14 Wochen oder bis zum Tod der Mäuse durchgeführt. Das Volumen des Primärtumors, lokale Infiltration und systemische Metastasierung (quantifiziert in einem Disseminierungsscore) sowie Aszitesbildung wurden bei der Autopsie bestimmt. Die mikrovaskuläre Gefäßdichte (MVD) als Parameter der Neoangiogenese der Primärtumore wurde mittels Immunhistochemie für den Endothelzellmarker CD-31 erfasst.

Ergebnisse

Monotherapie sowohl mit A4.6.1 als auch BB-94 reduzierte das Volumen der Primärtumore signifikant in der HPAF-2 und der AsPC-1 Gruppe (Tabelle 1). Lokale Infiltration und Fernmetastasierung wurde durch Behandlung mit BB-94 signifikant vermindert. A4.6.1 inhibierte die Tumordisseminierung signifikant in HPAF-2 Tumoren und tendenziell in der AsPC-1 Gruppe. Beide Therapieformen vermochten die mikrovaskuläre Gefäßdichte signifikant zu reduzieren, wobei dieser Effekt bei der VEGF-Blockade durch A4.6.1 stärker ausgeprägt war. Monotherapie mit A4.6.1 und BB-94 vermochte darüber hinaus die Aszitesbildung zu vermindern und verbesserte tendenziell das Überleben der Versuchstiere. Die Therapiekombination aus A4.6.1 und BB-94 zeigte in der Gruppe der HPAF-2 Tumore additive Effekte hinsichtlich des Tumorvolumens und der Aszitesbildung (Tabelle 1). In der AsPC-1 Gruppe erbrachte die Kombination beider Therapiemodalitäten keine zusätzlichen Effekte.

Tabelle 1. Effekte der VEGF-Blockade (A4.6.1), MMP-Inhibition (BB-94) und Kombinationstherapie (Komb) auf Primärtumor-Volumen (TU-Volumen), Metastasierung (D-Score), Aszitesbildung, mikrovaskuläre Gefäßdichte (MVD) und 14-Wochen-Überleben beim experimentellen Pankreaskarzinom

Tumor	Gruppe	TU-Volumen (mm³)	D-Score (Pkt.)	Aszites (n/n)	MVD (/0,74 mm²)	Überleben (n/n)
HPAF-2	Kontrolle	3920 ± 495	$7,2 \pm 1,3$	5/8	$81,9 \pm 6,7$	4/8
	A4.6.1	$413 \pm 71*$	$1,7 \pm 0,7*$	2/8	$27,0 \pm 2,3*^{\#}$	8/8
	BB-94	$553 \pm 27*$	$3,0 \pm 0,3*$	2/8	$56,9 \pm 7,5*^{\circ}$	8/8
	Komb	$206 \pm 43*^{\#\circ}$	$1,5 \pm 0,4*^{\#}$	0/8*	$32,5 \pm 5,3*^{\#}$	8/8
AsPC-1	Kontrolle	1359 ± 148	$18,8 \pm 2,0$	4/8	$70,9 \pm 5,7$	1/8
	A4.6.1	$709 \pm 107*^{\#}$	$12,7 \pm 2,2$	3/8	$29,2 \pm 3,2*^{\#}$	3/8
	BB-94	$374 \pm 41*^{\circ}$	$8,5 \pm 1,1*$	2/8	$49,8 \pm 4,6*^{\circ}$	4/8
	Komb	$450 \pm 57*$	$8,8 \pm 0,4*$	2/8	$24,2 \pm 2,7*^{\#}$	4/8

($p < 0.05$: * vs. Kontrolle, ° vs. A4.6.1, # vs. BB-94)

Diskussion und Schlussfolgerung

Vascular Endothelial Growth Factor und Matrixmetalloproteinasen spielen wichtige Rollen in verschiedenen Phasen der Angiogenese, Invasion und Metastasierung von malignen Tumoren und interagieren miteinander [5]. Sowohl die Blockade von VEGF, als auch die Inhibition von MMP führt zur Reduktion von Primärtumorgröße, Metastasierung sowie der Angiogenese und verbessert das Überleben beim experimentellen humanen Pankreaskarzinom. Die Kombination der beiden Therapiemodalitäten führt bei mittelgradig differenzierten HPAF-2 Tumoren zu additiven Effekten. Diese experimentelle Studie zeigt in Übereinstimmung mit anderen Arbeiten und ersten klinischen Untersuchungen, dass Monotherapien mit neuen antiangiogenen Substanzen zu signifikanten Therapieeffekten, jedoch nicht zu einer Tumoreradikation führen. Substanzkombinationen können zumindest bei Untergruppen von Malignomen die therapeutische Effektivität steigern.

Literatur

1. Lieberman SM, Horig H, Kaufman HL (2001) Innovative treatments for pancreatic cancer. Surg Clin North Am 81(3): 715 – 39
2. Ferrara N (2001) Role of vascular endothelial growth factor in regulation of physiological angiogenesis. Am J Physiol Cell Physiol 280: C1358 – C1366
3. Heath EI, Grochow LB (2000) Clinical potential of matrix metalloprotease inhibitors in cancer therapy. Drugs 59(5): 1043 – 1055
4. Hotz HG, Reber HA, Hotz B, Sanghavi PC, Yu T, Foitzik T, Buhr HJ, Hines OJ (2001) Angiogenesis inhibitor TNP-470 reduces human pancreatic cancer growth. J Gastrointest Surg 5(2): 131 – 138
5. Bergers G, Brekken R, McMahon G, Vu TH, Itoh T, Tamaki K, Tanzawa K, Thorpe P, Itohara S, Werb Z, Hanahan D (2000) Matrix metalloproteinase-9 triggers the angiogenic switch during carcinogenesis. Nat Cell Biol 2(10): 737 – 744

Korrespondenzadresse: Dr. H. G. Hotz, Chirurgische Klinik I, Universitätsklinikum Benjamin Franklin, FU Berlin, Hindenburgdamm 30, 12200 Berlin, Tel.: 030/8445-2541, Fax: 030/8445-2740, e-mail: hotz@ukbf.fu-berlin.de

Ein neuer Angiogenese-Inhibitor (DBP-maf) inhibiert die Endothelzell-Biologie und das Tumorwachstum im Maus-Model

The new angiogenic inhibitor (DBF-maf) inhibits endothelial biology and tumor growth in a mouse model

O. Kisker[1,2], C. Becker[2], S. Onizuka[2], S. Pirie-Shepherd[2], I. Celik[3] und J. Folkman[2]

[1] Klinik für Visceral-, Thorax und Gefäßchirurgie, Philipp-Universität Marburg
[2] Surgical Research Laboratories, Children's Hospital, Harvard Medical School, Boston, USA
[3] Institut für Theoretische Chirurgie, Philipp-Universität Marburg

Abstract

Background: Tumor growth is dependent upon the balance of positive and negative regulators of angiogenesis. At least three antiangiogenic molecules have been previously isolated from conditioned media of tumors where these tumors have shown antiangiogenic potential in a mouse model. *Methods and Results:* BxPc-3 conditioned media (containing 5% fetal calf serum) was applied to a heparin Sepharose column and eluted with a 0.5 M NaCl steps. Fractions that inhibited capillary endothelial cell proliferation were further purified using Q-Sepharose and monoQ anion exchange chromatography. The inhibitory activity was associated with a protein of 53 kD. Sequence analysis revealed identity to Vitamin D binding protein (DBP). Purified DBP itself had no significant effect on endothelial cell proliferation. Therefore we tested the ability of serum free conditioned media from BxPC3 cells to process DBP by incubating DBP in conditioned media. The converted DBP specifically inhibited endothelial proliferation and was able to stimulate macrophages. Vitamin D binding protein-macrophage activating factor (DBP-*maf*) was able to suppress tumor growth in a dose dependent manner significantly. Immunhistological analysis showed a significantly reduced micovessel density and a elevated apoptotic rate and an unchanged proliferation rate. *Conclusions:* Human pancreatic cancer cell line express enzymatic activity which converts DPB to DBP-*maf*. This molecule inhibits endothelial cell biology *in vitro* and angiogenesis *in vivo* and is therefore a new candidate for antiangiogenic tumor therapy.

Einleitung

Das Tumorwachstum ist abhängig von der Balance zwischen positiven und negativen Regulatoren der Angiogenese. Einige bekannte antiangiogene Proteine wie z.B. Angiostatin sind aus dem konditioniertem Medium von Tumorzellen isoliert worden [1, 2]. In dieser Studie haben wir untersucht, ob die humane Pankreaskarzinom Zelllinie BxPC-3, welche in einem Tumormausmodell in der Lage war, einen sekundär implantierten Zweittumor im Wachstum zu inhibieren [2], an der Generierung eines neuen Angiogeneseinhibitors beteiligt ist.

Methodik

Die humane Pankreaskarzinom-Zelllinie BxPC-3 wurde für 48 Stunden mit RPMI 1640 + 5% FCS inkubiert (konditioniertes Medium(CM)). Dieses CM wurde auf Heparin-Sepharose Säulen gegeben und mit steigenden 0,5 M NaCl- Schritten eluiert. Die erhaltenen Fraktionen wurden auf antiproliferative Aktivität im Endothelzellproliferationsassay überprüft. Die weitere Aufreinigung erfolgte durch eine Kombination aus Q-Sepharose und monoQ Anionen Austausch Chromatographie. Anschließend wurde eine Sequenzierung der Fraktion mit antiendothelialer Aktivität durchgeführt. Als Kontrolle wurde serumhaltiges Medium (nicht inkubiert mit BxPC-3) verwendet. Nach Identifizierung des Proteins (Vitamin D bindendes Protein = DBP), welches keine antiendotheliale Aktivität aufwies, inkubierten wir DBP mit serumfreiem BxPC-3-Medium, welches anschließend im Endothel- und Makrophagen-Stimulationsassay überprüft wurde. Das konvertierte DBP wurde dann zur Therapie von s. c. implantierten humanen Pankreaskarzinomen (BxPC-3) in SCID-Mäusen verwendet. Nachdem die Tumoren ca. 100 mm^3 groß waren, erfolgte die *i. p.* Behandlung mit 4 ng/kg/Tag oder 4 µg/kg/Tag DBP-*maf*. Die Kontrollgruppe erhielt NaCl 0,9%. Das Verhältnis des Tumorvolumens zwischen behandelten und Kontroll-mäusen wurde berechnet. Zusätzlich wurden die Tumoren immunhistologisch auf Mikrogefäßdichte (CD31), Proliferation (PCNA) und Apoptose (TUNEL) untersucht.

Ergebnisse

Die nicht an Heparin gebundene Fraktion des konditionierten Mediums zeigte eine antiendotheliale Aktivität. Die weitere Purifikation ergab eine Fraktion mit antiendothelialer Aktivität, welche zwei Banden im SDS-PAGE enthielt. Die Sequenzierung beider Banden ergab zum einen bovines Albumin und zum anderen bovines Vitamin D bindendes Protein (DBP). Medium, welches nicht mit BxPC-3-Zellen inkubiert wurde und die gleichen Purifikationsschritte durchlief, enthielt die gleichen Proteine, bei welchen jedoch keine antiendotheliale Aktivität nachweisbar war. Nach Zugabe von purifiziertem DBP zu konditioniertem serumfreien Medium von BxPC-3-Zellen fanden wir wiederum die antiendotheliale Aktivität. Weiterhin zeigte sich, dass dieses Medium Makrophagen stimulierte, während unbehandeltes DBP diese Aktivität nicht aufwies, sodass es sich um einen Makrophagen-aktivierenden Faktor handelt, der vom Vitamin D bindenden Protein (DBP) abstammt (DBP-*maf*). Intraperitoneal verabreichtes DBP-*maf* (4 µg/kg/Tag) im SCID-Mausmodell supprimierte im Vergleich zur Kontrollgruppe das Tumorwachstum um 98%, während DBP-*maf* (4 ng/kg/Tag) das Tumorwachstum um 70% inhibierte. Immunhistologische Untersuchungen der mit DBP-*maf* behandelten Tumoren wiesen eine signifikant reduzierte Mikrogefäßdichte (p < 0,001), eine unveränderte Proliferationsrate, sowie eine signifikant erhöhte Apoptoserate im Vergleich zur Kontrollgruppe auf.

Diskussion und Schlussfolgerung

Nach selektiver Zuckerabspaltung vom Vitamin D bindenden Protein entsteht ein Makrophagen stimulierender Faktor *(DBP-maf)*. Dieses geschieht *in vivo* durch ein Zusammenspiel spezifischer Enzyme von aktivierten B und T-Lymphocyten [3]. Das daraus entstandene Protein ist ein potenter Aktivator von Makrophagen [3]. Frühere Daten haben gezeigt, dass durch die Applikation von *DBP-maf* die Überlebenszeit von Mäusen im Ehrlich Aszites Tumormodell signifikant gesteigert werden konnte. Es wurde postuliert, dass *DBP-maf* Makrophagen stimuliert, welche dann die Tumorzellen direkt zerstören [4]. Wir haben gezeigt, dass dieses Molekül die Endothelzell-Biologie *in vitro* und die Tumorangiogenese *in vivo* inhibiert. Die Daten zeigen weiterhin, dass DBP-*maf* ein neues und vielversprechendes Protein zur Tumortherapie ist.

Literatur

1. Judah Folkman. (2001) Angiogensis. In: Braunwald E, Fauci AS, Kasper DL, Hauser SL, Longo DL, Jameson JL, (Hrsg) Harrison's Textbook of Internal Medicine, 15th Edition, McGraw-Hill; S. 517 – 530
2. Kisker O, Onizuka S, Banyard J, Komiyama T, Becker CM, Achilles EG, Barnes CM, O'Reilly MS, Folkman J, Pirie-Shepherd SR (2001) Generation of multiple angiogenesis inhibitors by human pancreatic cancer, Cancer Research 61: 7298 – 304
3. Yamamoto N, Kumashiro R (1993) Conversion of vitamin D3 binding protein (group-specific component) to a macrophage activating factor by the stepwise action of beta-galactosidase of B cells and sialidase of T cells. J Immunol 151: 2794 – 802
4. Yamamoto N, Naraparaju VR (1997) Immunotherapy of BALB/c mice bearing Ehrlich ascites tumor with vitamin D-binding protein-derived macrophage activating factor. Cancer Res 57: 2187 – 92

Korrespondenzadresse: Dr. med. Oliver Kisker, Klinik für Visceral-, Thorax und Gefäßchirurgie der Philipps-Universität Marburg, Baldingerstraße, 35033 Marburg, Tel.: 06421-2862229, Fax: 06421-2868926, e-mail: kisker@mailer.uni-marburg.de

Antiangiogenese zur adjuvanten Therapie nach Resektion kolorektaler Lebermetastasen – Erste Ergebnisse einer Phase I/II-Studie mit einem monoklonalen anti-Integrin-Antikörper

Anti-angiogenesis as adjuvant treatment after resection of colorectal liver metastases: first results of a phase I/II study with a monoclonal anti-integrin antibody

H.-R. Raab[1] und G. Riethmüller[2]

[1] Klinik für Viszeral- und Transplantationschirurgie, Medizinische Hochschule Hannover
[2] Institut für Immunologie, Ludwig-Maximilian-Universität München

Abstract

Introduction: Liver resection offers the only chance of cure for patients with colorectal liver metastases. Nevertheless, recurrences occur in up to 80%. No adjuvant therapy is established. *Methods*: Within this study 16 patients with high risk of recurrence received an adjuvant treatment after resection of colorectal liver metastases with a chimeric monoclonal antibody against $\alpha v \beta 3$ and $\alpha IIb \beta 3$ integrins. Main criteria for evaluation were toxicity, tumour-free survival, and overall survival. *Results*: After a median follow-up of 18 months the only observed toxicity was severe thrombocytopenia in 3 of the 16 patients combined with an anaphylactic reaction in one of these. All recovered without complications, especially without bleeding. Recurrences and deaths were observed in 25% and 6% respectively. Considering the high-risk situation, this was at most half of the expected rate in this group. *Discussion and Conclusion*: With this regimen acute toxicity in terms of thrombocytopenia was high. Nevertheless, oncologic results are encouraging to further follow up that path.

Einleitung

Die chirurgische Therapie ist die beste Option zur Behandlung von Lebermetastasen, wenn eine vollständige Tumorentfernung möglich ist. Dennoch erleiden bis zu 80% der Patienten im weiteren Verlauf ein Tumorrezidiv [2, 4]. Bislang ist keine adjuvante Therapie etabliert, die dieses Risiko mindern könnte. Aus verschiedenen Gründen, insbesondere wegen des mit der Leberregeneration einhergehenden Angiogeneseschubes, erscheint der Weg einer Antiangiogenese-Therapie attraktiv. Integrine, besonders die der $\beta 3$-Subfamilie, nehmen in der Metastasierung und der Neoangiogenese eine Schlüsselposition ein [3]. Damit sind sie ein vielversprechender therapeutischer Angriffspunkt.

Methodik

Verwendet wurde das Fab-Fragment (c7E3Fab, Abciximab) eines chimärischen monoklonalen Antikörpers (7E3) gegen $\alpha v\beta 3$ und $\alpha IIb\beta 3$ Integrin. Mit diesem Ak besteht eine breite klinische Erfahrung zur Thrombozyteninhibition in der Kardiologie. Die antiangiogenetische Wirkung ist in Tierversuchen dokumentiert [5].

Im Rahmen einer Phase I/II-Studie wurden 16 Patienten mit hohem Rezidivrisiko (Mehrfach-Leberresektionen, knapper Resektionsrand, R1-Resektionen etc.) insgesamt 3 mal im Abstand von 2 Wochen, beginnend in der zweiten Woche nach der Operation mit dem Antikörper behandelt (25 mg/kg KG als Bolus, danach 0,125 µg/kg KG/min über 24 h). Zielkriterien waren Toxizität, tumorfreies Überleben und Gesamtüberleben.

Ergebnisse

Bei 3 von 16 Patienten zeigte sich im Rahmen der 2. Infusion eine schwere Thrombopenie, in einem Fall kombiniert mit einer anaphylaktischen Reaktion, die jedoch in allen Fällen folgenlos ausheilte. Es traten keine Blutungen und auch keine sonstigen Toxizitäten auf. Nach einer medianen Beobachtungszeit von 18 Monaten wurden 4 Rezidive (= 25%; 1 mal Leber, 3 mal Lunge) beobachtet. Zwei von diesen hatten einen Sicherheitsabstand von ≤ 1 mm (definitionsgemäß also eine R1-Resektion). Zusätzlich handelte es sich bei einem dieser beiden Patienten bereits um die 3. Leberresektion. Eine Patientin (6%) verstarb 18 Monate postoperativ am Tumorleiden. 12 Patienten (75%) leben rezidivfrei. Keiner der drei Patienten mit der Thrombopenie erlitt ein Rezidiv.

Diskussion

Wegen der Thrombopenien, die nach wiederholter Gabe von Abciximab deutlich häufiger auftraten als bislang von der 1×-Gabe des Antikörpers bekannt [1], wird das Therapieschema für eine Nachfolgestudie noch einmal überdacht und wahrscheinlich modifiziert werden.

Die Ergebnisse hinsichtlich Überleben und tumorfreiem Überleben sind ermutigend. Im Hinblick darauf, dass es sich um eine Selektion von Hochrisikopatienten handelte, sind 25% Rezidive nur etwa die Hälfte und 6% Todesfälle nur etwa ein Drittel des erwarteten Wertes. Aufgrund der großen publizierten Serien von Leberresektionen wegen kolorektaler Metastasen würde man nach 18 Monaten ca. 45 – 50% Rezidive (also 7 – 8 von 16) und ca 20% Verstorbene (also ≥ 3 von 16) erwarten [2, 4].

Schlussfolgerungen

In Anbetracht der positiven onkologischen Ergebnisse, auch wenn diese zunächst noch präliminär sind, erscheint es sehr vielversprechend, den eingeschlagenen Weg weiterzuverfolgen. Dabei sollten Strategien zur Vermeidung bzw. erheblichen Verminderung des Thrombopenie-Risikos entwickelt werden.

Literatur

1. Berkowitz SD, Harrington RA, Rund MM, Tcheng JE (1997) Acute profound thrombocytopenia after c7E3 Fab (Abciximab) therapy. Circulation 95: 809 – 813
2. Nordlinger B, Guiguet M, Vaillant J-C, Balladur P, Boudjema K, Bachellier P, Jaeck D, Association Française de Chirurgie (1996) Surgical resection of colorectal carcinoma metastasesto the liver: A prognostic scoring system to improve case selection, based on 1568 patients. Cancer 77: 1254 – 1262
3. Ruoslahti E (1999) Fibronectin and its integrin receptors in cancer. Adv. Cancer Res. 76: 1 – 20
4. Scheele J, Altendorf-Hofmann A, Grube T, Hohenberger W, Stangl R, Schmidt K (2001) Resektion colorectaler Lebermetastasen. Chirurg 72: 574 – 560
5. Varner JA, Nakada MT, Jordan RE, Coller BS (1999) Inhibition of angiogenesis and tumor growth by murine 7E3, the parent antibody of c7E3 Fab (abciximab). Angiogenesis 3: 53 – 60

Korrespondenzadresse: Prof. Dr. med. Hans-Rudolf Raab, Klinik für Allgemein- und Viszeralchirurgie, Klinikum Oldenburg, Dr.-Eden-Str. 10, 26133 Oldenburg (Oldbg.), Tel.: 0441/403-2254, e-mail: Raab.Rudolf@Klinikum-Oldenburg.de

Resistenz gegenüber CD95-vermittelter Apoptose im duktalen Pankreasadenokarzinom: Die Rolle der Proteinkinase Cμ

Resistance to CD95-mediated apoptosis in ductal pancreatic adenocarcinoma: The role of protein kinase Cμ

A. Trauzold, H. Wermann, S. Schmiedel, M. Christgen, H. Kalthoff und H. Ungefroren

Forschungsgruppe Molekulare Onkologie, Klinik für Allgemeine Chirurgie und Thoraxchirurgie, Christian-Albrechts-Universität, Kiel

Abstract

Prompted by the observation that the lack of CD95 surface staining in pancreatic tumor tissue as well as the low surface expression on pancreatic carcinoma cell lines correlated with both high resistance to CD95-induced apoptosis and strong expression of PKCμ, we analyzed the possible role of PKCμ as an anti-apoptotic factor in CD-95-induced apoptosis. Inhibition of PKCμ by Gö6983 dramatically enhanced apoptosis in PancTuI, Panc89 and Colo357 cells in response to anti-CD95 stimulation. Stable overexpression of PKCμ in Capan 1 cells, though not altering total CD95 protein levels, strongly decreased CD95 cell surface staining and, in parallel, sensitivity to CD95-induced apoptosis. These data suggest that PKCμ may exert its anti-apoptotic function, at least in part, by reducing the fraction of CD95 on the cell surface.

Einleitung

Die Prognose des duktalen Pankreasadenokarzinoms ist bei über 95% der Patienten infaust. Neben der chirurgischen Therapie gibt es derzeit keine überlebensverlängernden Behandlungsalternativen. Die Resistenz dieser Tumorentität gegenüber Radiochemotherapie beruht dabei auch auf der Apoptoseresistenz der Tumorzellen, welche das Resultat einer gestörten Signaltransduktion des Todesrezeptors CD95 (Fas/APO-1) sein kann. Kürzlich wurde gezeigt, dass die Stimulierung von CD95-resistenten Pankreastumorzelllinien mit anti-CD95 zu einer Induktion von Proteinkinase C (PKC) und NF-κB führt und dass diese Induktion einen Apoptoseschutzmechanismus darstellt [1]. Von der PKCμ Isoform ist bekannt, dass sie in resistenten Pankreastumorzellen stark exprimiert wird [1] und über die Induktion von NF-κB zu einer Hemmung der TNF-α-vermittelten Apoptose führen kann [2]. In dieser Studie untersuchten wir einen Zusammenhang zwischen der Apoptosesensitivität, einer verminderten Oberflächenexpression von CD95 und der Expression der PKCμ in Pankreastumorzellen.

Methodik

Der Nachweis von CD95 erfolgte mit dem anti-CD95 Antikörper DX-2. Die zelluläre Verteilung wurde immunhistochemisch an 40 duktalen Pankreasadenokarzinomen bestimmt, die Oberflächenexpression und subzelluläre Verteilung von CD95 bei den Pankreasadenokarzinomzelllinien Capan-1, Panc89 und Panc-1 mittels konfokaler Laser Scanning Mikroskopie respektive FACS Analyse. Die Empfindlichkeit gegenüber CD95-induzierter Apoptose wurde mit dem anti-CD95 Antikörper CH11 im JAM-DNA-Fragmentierungs-Assay gemessen. Die Gesamt-Expression der PKCμ wurde im Western Blot bestimmt, die Oberfächen-Expression von CD95 im FACS mit dem anti-CD95 Antikörper APO-1-3. Die Analyse der funktionellen Rolle der PKCμ bei der CD95-induzierten Apoptose erfolgte nach stabiler Transfektion einer PKCμ-GFP cDNA in Capan-1 Zellen und anschliessender CH11 Stimulierung im JAM-Assay.

Ergebnisse

In 9 von 40 Pankreastumoren konnte in der Immunhistochemie keine CD95-spezifische Färbung detektiert werden, in 11 nur eine fokale Färbung ($<$ 50% positive Tumorzellen), während in 20 Tumoren über 50% der Tumorzellen positiv waren. Keiner der 20 CD95-positiven Tumoren wies eine membranständige Lokalisation von CD95 auf. Ein hohes Verhältnis von intrazellulärem zu membranständigem CD95 zeigte sich auch bei den untersuchten Pankreaskarzinomzelllinien und korrelierte mit der Resistenz dieser Zelllinien gegenüber CD95-induzierter Apoptose (Apoptose nach CH11-Behandlung [100 ng/ml, 24 h], PancTuI/resistent: 5,4%, Panc89/resistent: 10,4%, Colo357: 33,1%; Capan-1/sensitiv: 70%). Da die Resistenz wiederum mit einer hohen Expression der PKCμ einherging, untersuchten wir die Frage, ob die PKCμ die subzelluläre Lokalisation von CD95 und, als Folge davon, die Apoptoseempfindlichkeit dieser Zellen beeinflussen kann. Die Hemmung von PKCμ durch Gö6983 (20 μM, 0,5 h Vorinkubation) erhöhte die CD95-induzierte Apoptose relativ zu unbehandelten und Gö6983-behandelten Zellen bei PancTuI um 58,8%, bei Panc89 um 62,8% und bei Colo357 um 76,3%. Um die Rolle der PKCμ genauer zu untersuchen, wurden – niedrig PKCμ exprimierende – Capan-1 Zellen mit einem PKCμ/GFP-Vektor und Kontrollzellen nur mit dem pcDNA3/GFP stabil transfiziert. Die Überexpression von PKCμ in Pools von stabilen Transfektanten wurde im Western Blot bestätigt. Die Capan-1-PKCμ-GFP Transfektanten exprimierten eine stark verminderte Menge von CD95 auf der Zelloberfläche (37.5% positiv) im Vergleich zu Wildtyp Zellen (94% positiv) oder vektor-transfizierten Kontrollzellen (94.1% positiv), wohingegen sich die Gesamtmengen an CD95 Protein zwischen parentalen und transfizierten Zellen nicht unterschieden. Die erzwungene Expression von PKCμ in den Capan-1 Zellen führte zu einer stark erhöhten Resistenz dieser Zellen gegenüber anti-CD95-induzierter Apoptose (Capan-1-PKCμ-GFP: 35,3%; Capan-1-Vektor: 85.0%; Capan-1: 69,7%).

Diskussion und Schlussfolgerung

Befunde an Tumorgeweben und -zelllinien lassen vermuten, dass eine verminderte Oberflächenexpression von CD95 auch bei Pankreastumoren einen Apoptoseresistenzmechanismus darstellen könnte. Expressions-Korrelationen und funktionelle Analysen zeigen, dass die PKCμ ihre anti-apoptotische Wirkung zumindest partiell über eine Reduzierung der membranständigen CD95 Fraktion entfaltet. Ein ähnlicher Wirkmechanismus wurde kürzlich auch für das mit CD95 interagierende anti-apoptotische FAP-1 Protein vorgeschlagen [3] und deutet darauf hin, dass Phosphorylierungs-/Dephosphorylierungreaktionen bei der Steuerung des intrazellulären CD95 „Trafficking" eine große Bedeutung besitzen. In beiden Fällen ist jedoch nicht bekannt, über welchen Signalweg der CD95 Transport beeinflusst wird und welche Proteine dabei als Substrate oder Bindungspartner fungieren. Eine pharmakologische Intervention mit dem Ziel, die Zahl an funktionellen CD95 Rezeptoren auf der Zelloberfläche zu erhöhen, wäre gegebenenfalls ein vielversprechender neuer Therapieansatz für das Pankreaskarzinom.

Literatur

1. Trauzold A, Wermann H, Arlt A, Schütze S, Schäfer H, Oestern S, Röder C, Ungefroren H, Lampe E, Heinrich M, Walczak H, Kalthoff H (2001) Activation of protein kinase C and NF-κB by anti-CD95 and TRAIL contribute to apoptosis resistance in pancreatic carcinoma cells. Oncogene 20: 4258 – 4269
2. Johannes FJ, Horn J, Link G, Haas E, Siemienski K, Wajant H, Pfizenmaier K (1998) Protein kinase Cμ downregulation of tumor-necrosis-factor-induced apoptosis correlates with enhanced expression of nuclear-factor-κB-dependent protective genes. Eur J Biochem 257: 47 – 54
3. Ungefroren H, Kruse ML, Trauzold A, Röschmann S, Henne-Bruns D, Kalthoff H (2001) FAP-1 in pancreatic cancer cells: Functional and mechanistic studies on the inhibitory role in CD95-mediated apoptosis. J Cell Sci 114: 2735 – 2746

Korrespondenzadresse: Dr. rer. nat. Anna Trauzold, Forschungsgruppe Molekulare Onkologie, Klinik für Allgemeine Chirurgie und Thoraxchirurgie, Christian-Albrechts-Universität, Arnold-Heller Strasse 7, 24105 Kiel, Tel.: 0431-597-1937, Fax: 0431-597-1939, e-mail: atrauzold@email.uni-kiel.de

Der physiologische Östrogenmetabolit 2-Methoxyestradiol induziert tumorspezifische Apoptose bei Zellen humaner hepatozellulärer Karzinome und führt zu Tumorhemmung in vivo

The physiological estrogen metabolite 2-methoxyestradiol induces tumor specific apoptosis in human hepatocellular carcinoma cells and inhibits tumor growth in vivo

S. Scheunert[1], A. K. Nüssler[1], A. Rüggeberg[2], M. G. Bachem[3], A. R. Müller[1], K. P. Platz[1], H. Gerlach[2], P. Neuhaus[1] und G. Schumacher[1]

[1] Klinik für Allgemein-, Viszeral- und Transplantationschirurgie
[2] Klinik für Anästhesie, Charité, Virchow Klinikum, Humboldt Universität Berlin
[3] Abteilung für Klinische Chemie, Universität Ulm

Abstract

Surgery remains the only treatment option with a potential cure for hepatocellular carcinoma. Thus, novel treatment options need to be investigated. 2-Methoxyestradiol (2-ME), a physiological metabolite of estrogen, has been shown to induce apoptosis and to reduce tumor growth in various different tumors. We examined the efficiency of 2-ME in tumor growth inhibition in human hepatoma cell lines. Proliferation assays, staining for apoptosis, and FACS analysis were performed. A subcutaneous tumor model in nude mice was used to assess the in vivo efficacy of 2-ME. We found a growth inhibition from 90% to 98% in all cells after treatment with 2 µM 2-ME for 5 days. Growth inhibition appeared to be caused by induction of apoptosis as shown by specific staining in all cell lines after 2 days of treatment. In contrast, no induction of apoptosis was seen in normal hepatocytes. 2-ME treated mice showed a 45% lower average tumor volume when compared to non treated control mice. Three out of 10 mice in the 2-ME treated group had no tumor, whereas all control mice carried measurable tumors. Our data show that 2-ME is effective in the treatment of human hepatoma cells, which may be tumor specific.

Einleitung

Das hepatozelluläre Karzinom ist das weltheit häufigste primäre Karzinom mit der höchsten Inzidenz in Ostasien. Neben der Chirurgie als einziges Verfahren mit kurativer Aussicht kommen weitere lokale Verfahren wie die Chemoembolisation oder die Radiofrequenzablation zum Einsatz. Die lokalen Verfahren führen in einem hohen Prozentsatz zu Rezidiven. Chemotherapie mit signifikanter Tumorhemmung hat bislang keine wesentliche Tumorhemmung gezeigt. Aus den beschriebenen Gründen besteht ein hoher Bedarf an neuen Substanzen, die wachstumshemmend auf das HCC wirken. 2-Methoxyestradiol ist ein physiologischer Östrogenmetabolit mit wachstumshemmender

Wirkung auf verschiedene Tumoren (Schumacher und Neuhaus 2001). Wir zeigen hier einen wachstumshemmenden Effekt von 2-ME auf mehrere Zelllinien humaner hepatozellulärer Karzinome in vitro und in vivo.

Methodik

Zelllinien und Zellkultur

Drei humane Zelllinien von hepatozellulären Karzinomen wurden verwendet. Sie wurden von ATCC (American Type Culture Collection, Rockville, MD, USA) erworben. Hep-3B und PLC/PRF/5 Zellen exprimieren mutiertes p53, hingegen tragen die SK-Hep1 Zellen ein wild-typ p53. Das Medium war MEM mit 10% fetalem Rinderserum, Glutamin, Antibiotika, Antimykotika, Natrium-Pyruvat und nicht essentiellen Aminosäuren.

Proliferation

Die Zellen wurden in 24-well Platten in einer Menge von 1×10^4 pro well aufgesetzt. Zwei Tage später wurde das Medium gewechselt und mit unterschiedlichen Dosen 2-ME oder 16-Epiestriol inkubiert. Die Zellen wurden an den Tagen 1, 3 und 5 nach Behandlung gezählt. Alle Zellzählungen erfolgten 3-fach. Jeder Versuch wurde 3 mal durchgeführt.

Nachweis der Apoptose

Die Färbungen zum Nachweis von apoptotischen Zellen wurde nach Standardprotokollen durchgeführt. Die Hoechst-Färbung diente der Kernfärbung und der anschließenden morphologischen Einschätzung typischen Merkmale apoptotischen Zelltodes. TUNEL, Apo-2.7 und Annexin V zeigen spezifische Färbungen für andere apoptotische Zeichen wie fragmentierte DNA.

FACS-Analysen

Zur Bestätigung von Apoptose und zur Untersuchung der verschiedenen Zellzyklusphasen nach Behandlung mit 2-ME wurden die Zellen nach einem Standardprotokoll untersucht.

In-vivo Versuche

Weibliche athymische Nacktmäuse wurden für ein subcutanes Tumormodell benutzt. 2×10^6 Hep3B-Zellen wurden in 100 µl PBS subcutan in die linke Flanke von 20 Mäusen gespritzt. Drei Tage nach der Injektion folgte nach Randomisierung in zwei Gruppen die tägliche Fütterung von 1 mg 2-ME in 50 µl Lösung in der Behandlungsgruppe, was in etwa 75 mg/kg KG entspricht. Vom 20. – 30. Tag erfolgte die Messung der Tumorgröße. Der Durchschnitt der Tumorgrößen wurde berechnet und statistisch ausgewertet.

Ergebnisse

Starke Wachstumshemmung durch 2-ME

Ein exponentielles Wachstum der Zellen wurde ohne Behandlung ausgezählt. Nach Inkubation mit 2-ME kam es zu einer dosisabhängigen Wachstumshemmung aller drei Zelllinien. 1,5 und 2 μM 2-ME reduzierte das Wachstum um 80–90% nach 5 Tagen. Das Kontrollöstrogen 16-Epiestriol zeigte keinen Effekt auf die Wachstumsraten.

Induktion von Apoptose

Die spezifische Färbung für Apo 2.7, Annexin V und die TUNEL-Färbung zeigt apoptotischen Zelltod in allen 3 Zelllinien. Morphologisch konnten diese Ergebnisse mit mit der Hoechst-Färbung korreliert werden. Eine Bestätigung der Apoptose wurde durch die FACS-Analysen erreicht. Apoptotische Zellen fanden sich in der sub-G1 Phase des Zellzyklus, was kleinfragmentierter DNA, einem Charakteristikum der Apoptose, entspricht.

In-vivo Wirksamkeit von 2-ME

In der mit 2-ME behandelten Gruppe (n = 10) konnte eine um 45% geringere Tumorgröße im Vergleich zur nicht behandelten Gruppe (n = 10) beobachtet werden. Drei der Mäuse aus der Behandlungsgruppe hatten nach Abschluss des Versuches keinen Tumor nachweisbar. In der Kontrollgruppe zeigten alle 10 Mäuse einen messbaren Tumor. Nach dem Whitney-Mann-U-Test besteht eine Signifikanz mit $p < 0.04$. Keine apparente Toxizität wurde beobachtet.

Diskussion

2-ME scheint eine Substanz zu sein, die eine starke Wirksamkeit auf das humane HCC hat. Dies hat besondere Bedeutung in Anbetracht der geringen Wirksamkeit anderer zytostatisch wirksamen Substanzen. Bei anderen Tumoren wurde bereits ebenfalls eine deutliche Tumorhemmung ähnlichen Ausmaßes bei verschiedenen Tumoren beobachtet (Schumacher und Neuhaus 2001). Wie durch verschiedene Nachweismethoden gezeigt, ist die Tumorreduktion durch die Induktion von Apoptose bedingt. Diese kann p53 abhängig (Mukhopadhyay und Roth 1998) oder p53 unabhängig (Schumacher et al. 1999) sein. Unsere Zellen weisen ebenfalls einen unterschiedlichen p53 Mutationsstatus bei gleicher Sensibilität auf, so dass ein p53 unabhängiger Mechanismus vorzuliegen scheint. Welcher Mechanismus hier zum Tragen kommt, ist noch unklar und bedarf weiterer Untersuchungen. In unserer und anderen Untersuchungen konnte keinerlei Toxizität festgestellt werden. Eine Toxizitätsstudie an Ratten und Hunden ergab selbst bei sehr hohen Dosen von bis zu 300 mg/kg KG nur geringe Laborveränderungen der Leberwerte und geringe Verkleinerungen des Hodens und des Uterus (McCormick et al. 2000). Eine Phase I Studie am metastasiertem Mammakarzinom ergab eine gute Verträglichkeit der Substanz.

Schlussfolgernd ist 2-ME eine Substanz, die bei vielen Tumoren, einschließlich dem HCC eine starke tumorhemmende Wirkung zeigt, so dass weitere Untersuchungen von großer klinischer Bedeutung sind. Durch die scheinbar gering oder nicht vorhandene Toxizität und die orale Verabreichung wäre es eine Substanz für den ambulanten Einsatz. Auch Kombinationen mit gängigen anderen Zytostatika sind denkbar, um die Wirksamkeit zu erhöhen und gleichzeitig die Nebenwirkungen zu reduzieren.

Literatur

1. Mukhopadhyay T, Roth JA. (1998) Superinduction of wild-type p53 protein after 2-methoxyestradiol treatment of Ad5p53-transduced cells induces tumor cell apoptosis. Oncogene 17: 241 – 6
2. Schumacher G, Kataoka M, Roth JA, Mukhopadhyay T. (1999) Potent antitumor activity of 2-methoxyestradiol in human pancreatic cancer cell lines. Clin Cancer Res 5: 493 – 9
3. McCormick DL, Johnson WD, Pribluda VS, Green SJ, Tomaszewski JE, Smith AC. (2000) Preclinical development of 2-methoxyestradiol [Abstract] Proc Am Assoc Cancer Res 41: 2080: 328
4. Schumacher G, Neuhaus P. (2001) The physiological estrogen metabolite 2-Methoxyestradiol reduces tumor growth and induces apoptosis in human solid tumors. J Cancer Res Clin Oncol 127: 405 – 410

Korrespondenzadresse: Dr. Guido Schumacher, Klinik für Allgemein-, Viszeral- und Transplantationschirurgie, Charité, Campus Virchow Klinikum, Humboldt Universität, Augustenburger Platz 1, 13353 Berlin, Tel: 030-450-552001, Fax: 030-450-552900, e-mail: guido.schumacher@charite.de

Adenoviraler Transfer von bax unter der Kontrolle des CEA Promotors induziert Apoptose in Kolonkarzinomzellen *in vitro* und in *vivo*

Adenoviral transfer of bax under the control of the CEA promoter induces apoptosis in colon cancer cell lines in vitro and in vivo

A. Beham[1], M. Vogel[1], M. Rentsch[1], T. Dobner[2], T. J. McDonnell[3], A. Fürst[1], E. K. Geissler[1] und K. W. Jauch[1]

[1] Chirurgische Klinik und Poliklinik
[2] Mikrobiologisches Institut, Universität Regensburg
[3] M. D. Anderson Cancer Center, Houston, Texas, USA

Abstract

Genetic alterations in apoptotic pathways impair the ability of cancer cells to undergo programmed cell death compared to normal tissue. Development of a cancer treatment strategy that specifically targets neoplastic cells, and that triggers downstream apoptotic pathways insensitive to alteration, could be optimally effective. To test the feasibility of this approach we put the proapototic bcl-2 family member bax under control of a promoter from the CEA gene that is frequently expressed by colon cancer cells. More specifically, we engineered an adenoviral construct, which places the fragment from -244 to -1 of the CEA promoter in front of the bax cDNA. After cloning the CEA promoter-bax in the pAdTrack vector, recombination and virus amplification was performed. Results showed by western blot and immunohistochemical analysis that virally infected CEA positive LoVo, HT29 and DLD1 cells expressed elevated bax protein levels after 24, 36 and 56 h, while CEA negative 293 or HepG2 control cells showed no enhancement of bax expression. Furthermore the higher bax expression in LoVo cells was associated with increased cell death, as demonstrated by flow cytometry after propidium iodide staining in vitro. In vivo treatment of LoVo liver metastases showed specific bax expression compared to normal liver after viral infection. Additional bax expression in LoVoliver metastases was associated with positive TUNEL staining. In conclusion, our data suggest that induction of programmed cell death by overexpression of bax, under the control of the CEA promoter, could be a useful therapeutic approach for colon cancer therapy.

Einleitung

Eine Vielzahl an Untersuchungen stützen die Hypothese, dass die Entstehung maligner Erkrankungen durch die Ansammlung genetischer Veränderungen im Erbgut einer Zelle bedingt sind, die unter anderem das Apoptoseverhalten der Tumorzellen verändern. Die Fähigkeit von Tumorzellen, Zellstress besser zu tolerieren, stellt eines der entscheidenden Probleme in Therapie maligner Erkrankungen dar. Die genetische Regulation des programmierten Zelltodes sind ebenso wie die genetischen Veränderungen, die zum veränderten Apoptoseverhalten von Tumorzellen führen gut charakterisiert. Therapeutische Intervention sollten daher soweit distal im Apoptose-Signaltransduktionsweg wie möglich wirksam sein, um eventuelle genetische Alterationen zu umgehen. Weiterhin sollte die Therapie spezifisch für die Tumorzellen sein.

Ziel unserer Untersuchungen war es deshalb, Apoptose in kolorektalen Lebermetastasen durch den adenoviralen Transfer des proapoptotischen Gens bax unter der Kontrolle des CEA Promotors zu induzieren.

Material und Methoden

Zur Herstellung des replikationsunfähigen Adenovirus wurde das von Vogelstein [1] et al. beschriebene System verwendet. Nach Klonierung des CEA Promotors-bax Konstrukts und Rekombination wurde der Adenovirus entsprechend amplifiziert (advCEA/bax). Die Expression von bax wurde nach advCEA/bax Behandlung in den CEA positiven Zellen (LoVo, DLD1 und HT29) sowie CEA negativen Zellen (HepG2 und 293) durch Westernblot Analyse (Santa Crux Δ 21) untersucht. Die Apoptoseraten (A_o) wurden durchflusszytometrisch nach PI und Apo2.7 Färbung evaluiert. Weiterhin wurden Lebermetastasen 7 Tagen nach portaler Injektion von CEA positiven LoVo Zellen in Nacktmäusen durch direkte Injektion von advCEA/bax behandelt. Die erfolgreiche Infektion von Tumor- und Lebergewebe wurde durch ein im Virus vorhandenes GFP Konstrukt nachgewiesen. Die Expression von bax wurde immunhistochemisch und die Apoptoseraten durch eine TUNEL Färbung untersucht.

Ergebnisse

24 h, 36 h und 56 h nach advCEA/bax wurde bax Protein in CEA positiven Zelllinien, aber nicht in CEA negativen Zelllinien, exprimiert. Dies war sowohl morphologisch als auch durchflusszytometrisch mit dem Nachweis von Apoptose in CEA positiven Zelllinien vergesellschaftet. Durch die direkte Injektion von advCEA/bax in Lebern, in denen LoVo Tumoren wuchsen, wurde eine Infektion sowohl von Lebergewebe als auch von LoVo Zellen bewirkt. Eine Expression von bax war jedoch nur in den CEA positiven LoVo Zellen nachzuweisen. Weiterhin konnte in den Tumoren eine bis auf 43% erhöhte Apoptoserate nachgewiesen werden.

Diskussion

Durch unsere Untersuchungen konnten wir zeigen, dass nach adenoviralen Transfer einer CEA Promotor/bax DNA in Kolonkarzinomzellen die Expression von bax induziert wird. Die Expression von bax ist spezifisch für CEA positive Zellen in *vitro* und in *vivo*. Somit ist eine Expression des Apoptose induzierenden Genes bax in Tumorzellen, nicht aber in umgebenden Leberzellen, gewährleistet. Weiterhin ist die Überexpression von bax mit der tumorspezifischen Induktion von Apoptose vergesellschaftet.

Durch die Identifikation von genetischen Alterationen auf molekularem Niveau und der Entwicklung entsprechender Vektoren [1], wie Adenoviren, wird die Möglichkeit gegeben, molekulare Läsionen in Tumorzellen [3] sicher und gleichzeitig sehr spezifisch zu behandeln. Da bei einer systemischen Gabe von Adenoviren nicht mit einer hohen Infektionsrate des Tumors zu rechnen ist, wurden in unserem Model die adenoviralen Vektoren durch direkten Injektion der Viren in Lebermetastasen appliziert. Dadurch konnte eine homogene Infektion sowohl der Tumorzellen als auch der Leberzellen gewährleistet werden, wie durch die Expression von GFP nachzuweisen war. Die mangelnde Spezifität des Vektors wurde durch den Einsatz eines für Tumorzellen spezifischen Promotors umgangen. Kolonkarzinome exprimieren in 50% CEA. Dieses Protein wird als Tumormarker für kolorektale Karzinome verwendet und hohe CEA Spiegel lassen auf eine entsprechende Regulation durch den CEA Promotor schließen. CEA wird nicht in Leberzellen exprimiert und ist somit im Falle der Behandlung von Metastasen kolorektaler Karzinome [5] eine ausgezeichnete Möglichkeit eine spezifische Expression eines proapoptotischen Genes in den entsprechenden Läsionen zu erreichen. Neben der homogenen Expression von CEA in kolorektalen Karzinomen ist die Expression des Genes auf transkriptioneller Ebene reguliert [4], das heißt der CEA Promotor wird aktiviert. Eine regionäre Therapie von Lebermetastasen durch Expression von Genen unter CEA Kontrolle erscheint erfolgversprechend [6].

Literatur

1. He T-C ZS, da Costa LT, Yu J, Kinzler KW, Vogelstein B (1997) A simplified system for generating recombinant adenoviruses. Proc Natl Acad Sci USA: 2509 – 2515
2. Korsmeyer SJ, Shutter, JR, Veis, DJ, Merry, DE, Oltvai, ZN (1993) Bcl-2/Bax: a rheostat that regulates an anti-oxidant pathway and cell death. Semin. Cancer Biol 4: 327 – 332
3. Roth JA, Nguyen D, Lawrence DD (1996) Retrovirus-mediated wid-type p53 transfer to tumors of patients with lung cancer. Nat Med 2: 985 – 991
4. Abrassi AM, Chester KA, MacPherson AJS, Boxer GM, Bergent RHJ (1992) Localisation of CEA messenger RNA by in situ hybridisation in normal colonic mucosa and colorectal adenocarcinomas. J Pathol 168: 405 – 411
5. Jessup JM, Thomas P (1989) Carcinoembryonic antigen: Function in metastasis in colorectal carcinoma. Cancer Metastases 8: 263 – 280
6. Jothy S, Yuan, S-Y, Shirota K (1993) Transcription of carcinoembryonic antigen in normal colon and colon carcinoma. In situhybridisation study and implication for a new in vivo functional model. Am J Pathol 143: 250 – 256

Korrespondenzadresse: Dr. A. Beham, Chirurgische Klinik und Poliklinik, Universität Regensburg, Franz-Josef-Strauß-Allee 11, 93053 Regensburg

Verbesserung der immunstimulatorischen Wirkung von Tumorantigenen durch liposomale Vektoren

Liposome based vectors improve the immunostimulatory capacity of synthetic epitopes from human tumor associated antigens

M. Adamina, M. Bolli, G. C. Spagnoli und M. Heberer

Departement Chirurgie, Chirurgische Forschungsabteilung, Universitätskliniken Basel, Schweiz

Abstract

Introduction: Immunodominant epitopes from tumor associated antigens (TAA) are currently used as soluble peptides (SP) in clinical trials in spite of an acknowledged low immunogenicity. We asked whether encapsulation into liposomes (LP) could improve their immunogenic capacity. *Materials and Methods*: The HLA-A2 restricted melanoma associated epitope $Mart_{26-35}$ was synthesized and included into sterically stabilized liposomes, characterized by prolonged bio-availability in biological fluids in comparison with conventional reagents. Proliferation, cytokine production and cytotoxicity induced by either LP or SP in $Mart_{26-35}$ specific CTL clones were evaluated by 3H-thymidine incorporation, ELISA and ^{51}Cr release assays. To assess the induction of specific CTL, peripheral blood mononuclear cells (PBMC) from healthy donors were stimulated with autologous antigen presenting cells and LP or SP. Cytotoxic activity was evaluated by ^{51}Cr release. *Results*: Proliferation of CTL clones could be comparably stimulated by saturating doses (> 100 ng/ml) of either SP or LP. At limiting concentrations (< 50 ng/ml), however, only LP were effective. IFN-γ production by specific CTL was also enhanced by LP as compared to SP stimulation. Furthermore, LP displayed a significantly higher capacity of sensitizing target cells to the cytotoxic effects of specific CTL clones as compared to SP. Most importantly, LP were able to induce specific cytotoxic activity in healthy donors PBMC, following a limited number of restimulation courses ($n = 2$). In the same conditions SP was totally ineffective. *Conclusion*: These data indicate that the specific immunostimulatory capacity of $Mart_{26-35}$ melanoma associated epitope can be significantly improved by encapsulation into sterically stabilized liposomes.

Einleitung

Frei lösliche Tumorantigene werden zur Immuntherapie eingesetzt. Allerdings ist die Stimulation einer Immunantwort *in vivo* limitiert [1]. Aus diesem Grunde wurden Tumorantigene in Liposomen integriert und *in vitro* Versuchen mit frei löslichen Antigenen verglichen.

Methodik

Das synthetische, HLA-A2.1 spezifische Epitop Mart_{26-35} wurde in sterisch stabile Liposomen aus Cholesterol, Distearylphosphatidylcholine und Distearylphosphatidylethanolamine-polyethyleneglycol integriert.

Versuche: Melanomzelllinien, Monocyten, unreife und reife dendritische Zellen (DC) wurden als Antigen präsentierende Zellen (APC) bei der Stimulation von CTL verwendet. Die Proliferation wurde mit inkorporiertem 3H-Thymidin gemessen. Zytokine (IFN-γ und IL-4) wurden im Überstand mit ELISA nachgewiesen. Die Zytotoxizität spezifischer CTL Klone wurde nach Behandlung der Zielzellen mit freiem Mart_{26-35} oder mit Mart_{26-35} Liposomen anhand der ^{51}Cr Freisetzung bestimmt. Tumor infiltrierende Lymphozyten (TIL) aus einer Melanom Biopsie wurden entweder mit freiem Mart_{26-35} oder mit Mart_{26-35} Liposomen stimuliert, bevor die spezifische Zytotoxizität der TIL anhand der ^{51}Cr Freisetzung bestimmt wurde. Sämtliche Versuche wurden mindestens zweimal durchgeführt.

Ergebnisse

Im Vergleich zu freiem Mart_{26-35} Peptid wurde mit Mart_{26-35} Liposomen eine bis zu 4-fach höhere Proliferation ($p < 0.05$) erreicht. Die Vorteile der Liposomen waren bei tiefen

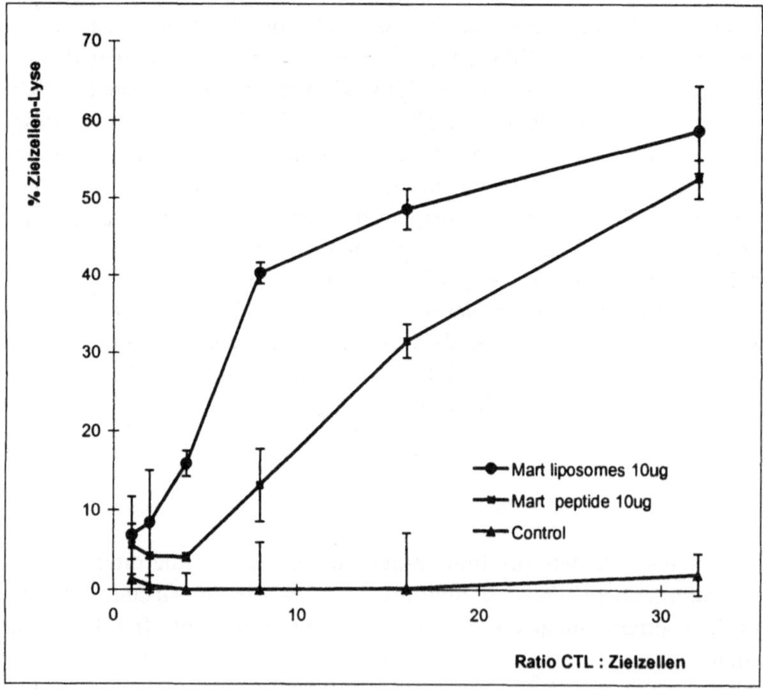

Abb. 1. Verbesserte antigenspezifische Antwort nach Stimulation mit Liposomen: Zytotoxicität eines spezifischen CTL-Klones nach Stimulation mit Mart_{26-35} Liposomen bzw. frei löslichem Mart_{26-35} Peptid

Antigenkonzentrationen (Werte zwischen 0.0125 und 0.2 µg/ml, 9821 ± 1155 vs. 2628 ± 560 cpm bei 30 ng/ml) sowie nach längerem Zusammenführen der Antigene mit den APC während 0 – 24 h, bevor CTL hinzugegeben werden, (1 µg/ml $Mart_{26-35}$, 11758 ± 822 vs. 1186 ± 396 cpm, $(p < 0.01)$ am deutlichsten. Die gemessene IFN-γ Produktion war nach Stimulation von CTL mit $Mart_{26-35}$ Liposomen höher (350 pg/ml vs 200 pg/ml) als nach Stimulation mit freiem Peptid. Die spezifische Aktivität zytotoxischer CTL war höher (40% versus 12%, Dosis 10 µg/ml, E : T ratio 8 : 1, $p < 0.05$, Abb. 1) nach Stimulation der Zielzellen mit $Mart_{26-35}$ Liposomen als nach Stimulation mit freiem $Mart_{26-35}$ Peptid. In reinem menschlichem Serum wurde eine spezifische Aktivität zytotoxischer CTL ausschließlich nach Stimulation mit $Mart_{26-35}$ Liposomen zu beobachten. CTL Induktion wurde bei 2 gesunden Spendern angestrebt: nach 3 h Stimulation von PBMC mit $Mart_{26-35}$ Liposomen konnte eine spezifische Zytotoxicität festgestellt werden (62% versus 35%, E:T ratio 120 : 1, $p < 0.05$). Freies $Mart_{26-35}$ Peptid konnte lediglich eine schwache spezifische Immunantwort hervorrufen. Ebenso wurde eine höhere, spezifische Zytotoxizität (45% vs 32%, E:T 200 : 1) für TIL nach Stimulation mit $Mart_{26-35}$ Liposomen beobachtet.

Diskussion und Schlussfolgerung

$Mart_{26-35}$ Liposomen stimulieren in vitro eine signifikant stärkere CTL Antwort als freie $Mart_{26-35}$ Epitope. Diese spezifische stärkere CTL Antwort wird bei langen Inkubationzeiten und in reinem menschlichem Serum noch deutlicher. Liposomen sind rein synthetisch [2] und haben weder auf APC noch auf CTL einen toxischen Einfluss [3]. Aus diesen Gründen könnten sterisch stabile $Mart_{26-35}$ Liposomen als Antigenträger in einer spezifischen Melanom Immuntherapie eine sinnvolle Alternative zu der Behandlung mit frei löslichem Tumorantigen darstellen.

Literatur

1. Weber JS, Aparicio A (2001) Novel immunologic approaches to the management of malignant melanoma. Curr Opin Oncol 13 (2): 124 – 8
2. Wassef NM, Alving CR, Richards RL (1994) Liposomes as carriers for vaccines. Immunomethods 4 (3): 217 – 22
3. Harrington KJ, Lewanski CR, Stewart JS (2000) Liposomes as vehicles for targeted therapy of cancer: clinical development. Clin. Oncol 12 (1): 16 – 24

Korrespondenzadresse: Dr Michel Adamina, Departement Chirurgie, Chirurgische Forschungsabteilung, Zentrum für Lehre und Forschung Lab. 403, Hebelstrasse 20, CH-4031 Basel, Fax: 0041 61 265 39 90, e-mail: madamina@uhbs.ch

Aktivierende anti-CD40-Antikörper führen zu intratumoraler T-Lymphozytenmigration und Wachstumshemmung beim experimentellen Leberkarzinom

Activation of lymphocytes by anti-CD40 antibodies induces inhibition of tumor growth in experimental liver cancer

E. Schmidt[1], E. Ryschich[1], J. Schmidt[1], S. M. Maksan[1], Th. Löffler[1], M. M. Gebhard[2], Ch. Herfarth[1] und E. Klar[1]

[1] Chirurgische Klinik
[2] Abteilung für Experimentelle Chirurgie, Universität Heidelberg

Abstract

Introduction: As could be shown previously anti-CD40 antibodies activate CD40 molecules and improve the antigen presentation of malignant tumor cells. The aim of our study was to investigate the effect of anti-CD40 antibodies in liver cancer. *Methods:* The model of hepatocellular cancer (MH 3924) in the rat liver was used. The animals received anti-CD40 antibodies or 0.9% NaCl solution i. p. On day 6 tumor volume was measured and intravital microscopy (IVM) was performed quantifying leukocyte adherence and blood flow in the postcapillary venules. After IVM the hepatoma was removed and immunohistological analysis of CD4- and CD8-T-lymphocyte migration was performed. *Results:* The tumor volume was significantly decreased in the treated animals compared with the untreated animals ($p < 0.01$). The mean blood flow in the tumor venules was not changed significantly ($p > 0.5$). The high-affinity and low-affinity leukocyte-endothelium interaction in the tumor and in the tumor surrounding area was significantly increased in the treated animals ($p < 0.01$). The number of cytotoxic CD8-T cells and CD4-T cells in the tumor and in the tumor surrounding area were significantly increased ($p < 0.01$) in the treated animals compared with the untreated animals. *Conclusion:* Therapy with anti-CD40 antibodies results in an increase of leukocyte-endothelium interaction, migration of CD4-/CD8-T cells into the tumor and inhibition of tumor growth. We postulate that these effects of anti-CD40 antibodies therapy could be utilized in the immunotherapy of liver cancer.

Einleitung

Die Aktivierung der CD40-Moleküle durch Anti-CD40-Antikörper verbessert die Tumorantigenpräsentation durch dendritische Zellen, führt zur direkten Tumorzellapoptose und Aktivierung von zytotoxischen T-Zellen (1,2). Untersuchungen zur Wirkung von Anti-CD40-Antikörper auf das experimentelle Leberzellkarzinom der Ratte sind bislang nicht durchgeführt worden (1).

Ziel der Untersuchung war, die Wirkung der Anti-CD40-Antikörper auf die Immunantwort beim experimentellen Leberzellkarzinom zu evaluieren.

Methodik

Die Induktion des Leberzellkarzinoms erfolgte durch Inokulation von Morris-hepatoma-Zellen (MH 3924) in den linken Leberlappen von männlichen ACI-Ratten (Gewicht 244 ± 15 g). Am 7. und 8. Tag nach der Tumorimplantation wurden der therapierten Gruppe (6 Tiere) AntiCD40-Antikörper und der Kontrollgruppe (7 Tiere) 0.9%-NaCl-Lösung i. p. injiziert (1 mg/kg/K.G.). Am 13. Tag nach Tumorimplantation wurde intravitale Auflichtfluoreszenzmikroskopie durchgeführt. Es wurde die Leukozytenadhärenz quantifiziert sowie das Tumorvolumen gemessen. CD4+ T-Helfer-Zellen und CD8+ zytotoxische T-Zellen wurden auf den Kryoschnitten immunhistochemisch gefärbt. Bei der Auswertung wurde die Tumor-Leber-Grenze in 1 mm² große Quadratfelder aufgeteilt und die Lymphozyten in den Quadratfeldern (mm²) im Tumorgewebe und angrenzendem Parenchym ausgezählt. Die statistische Analyse beschreibt die Mittelwerte; die Signifikanzanalyse erfolgte mittels Wilcoxon-Mann-Whitney-U-Test.

Ergebnisse

Das Tumorvolumen war nach Anti-CD40-Antikörper-Therapie signifikant kleiner als bei nicht therapierten Tieren (102 ± 43 mm³ vs. 257 ± 107 mm³ (n = 6), p < 0,01). Bei nicht behandelten Tieren fanden wir bei 2 Tieren Lokalmetastasen im peritumoralen Leberparenchym, bei behandelten Tieren wurden dagegen keine Metastasen festgestellt.

Die Leukozytenadhäsion niedriger und hoher Affinität waren signifikant erhöht (Roller (R.): 8,96 ± 3,40 R./100 µm vs. 1,63 ± 1,00 R./100 µm; Sticker (S.): 8,21 ± 3,71 S./100 µm vs. 1,07 ± 0,55 S./100 µm; (n = 6), p < 0,01).

Der Blutfluss in den postkapillären Gefäßen war im Tumor sowohl bei therapierten als auch bei nicht therapierten Tieren vergleichbar groß (1,40 ± 0,51 nl/min ohne Therapie vs. 1,22 ± 0,29 mit Therapie (n = 6); p > 0,05). Im peritumoralen Lebergewebe dagegen war er bei therapierten Tieren signifikant niedriger (1,30 ± 0,85 nl/min ohne Therapie vs. 0,7 ± 0,16 mit Therapie (n = 6); p < 0,05).

CD4+ und CD8+ T-Lymphozyten waren nach der Therapie sowohl im peritumoralen Leberparenchym als auch im Tumor signifikant erhöht (*Peritumoral, CD4+*: 49 ± 34 Zellen/mm² ohne Therapie vs. 122 ± 51 Zellen/mm² (n = 6) mit Therapie, p < 0,01; *CD8+*: 147 ± 66 Zellen/mm² ohne Therapie vs. 354 ± 112 Zellen/mm² (n = 6) mit Therapie, p < 0,01), (*Intratumoral, CD4+*: 318 ± 207 Zellen/mm² ohne Therapie vs. 1494 ± 392 Zellen/mm² (n = 6) mit Therapie, p < 0,01; *CD8+*: 386 ± 141 Zellen/mm² ohne Therapie vs. 987 ± 454 Zellen/mm² (n = 6) mit Therapie, p < 0,01).

Diskussion

Der CD154/CD40-Interaktion wird eine Schlüsselrolle bei der Tumorantigenpräsentierung durch dendritische Zellen und B-Lymphozyten und anschließender zytotoxischen T-Zellen-Aktivierung im Sinne einer Immunantwort auf maligne Erkrankungen zugeordnet [1, 2, 3]. CD154 erhöht deutlich die Expression der endothelialen Adhäsionsmoleküle im Endothel bei verschiedenen Tumoren, führt zu Aktivierung von B-Lymphozyten und dendritischen Zellen, Stimulation zytotoxischer T-Lymphozyten sowie Tumorzell-Apoptose [1, 2, 3].

In der vorliegenden Studie konnte gezeigt werden, dass die Stimulation von CD40-Rezeptoren durch Anti-CD40-Antikörper zu einer Aktivierung des Tumorendothels, zur Verstärkung der Leukozytenadhäsion, zu einer Migration von zytotoxischen CD8+ T-Zellen und CD4+ T-Helfer-Zellen in den Tumor und letztlich zur Wachstumshemmung des experimentellen Leberkarzinoms führt.

Wir postulieren, dass diese Effekte einer Anti-CD40-Antikörper-Behandlung möglicherweise für die Verbesserung der Immuntherapie mit zytotoxischen T-Zellen beim Leberkarzinom eingesetzt werden können.

Literatur

1. Grewal IS, Flavell RA (1998) CD40 and CD154 in cell-mediated immunity. Annu Rev Immunol 16: 111
2. Nakajama A, Kodama T, Morimoto S, Azuma M, Takeda K, Oshima H, Yoshino S, Yagita H, Okumura K (1998) Antitumor effect of CD40 Ligand: Elicitation of local and systemic antitumor responses by IL-12 and B7. J Immunol 161: 1901
3. Costello RT, Gastaut J-A, Olive D (1999) What is the real role of CD40 in cancer Immunotherapy? Immunol Today 20: 488

Korrespondenzadresse: Dr. Eduard Schmidt, Chirurgische Universitätsklinik, Im Neuenheimer Feld 110, 69120 Heidelberg, e-mail: eschmidt1@gmx.de

Analyse der Immunantwort nach neoadjuvanter Immuntherapie mit dem humanen monoklonalen Antikörper SC-1 beim Magenkarzinom

Immunresponse after neoadjuvant human monoclonal SC-1 antibody therapy in patients with gastric cancer

U. Lorenz[1], B. Illert[1], K. Ullrichs[1], H. B. Reith[1], W. Timmermann[1], H. P. Vollmers[2] und A. Thiede[1]

[1] Chirurgische Klinik und Poliklinik
[2] Pathologisches Institut, Universität Würzburg

Abstract

Background: Neoadjuvant therapy for gastric cancer patients with the apoptosis inducing human monoclonal antibody SC-1 might be a new therapeutical approach. For further evaluation of antibody SC-1 the perioperative immune function of patients was explored in this prospective study. *Methods*: Twenty one gastric cancer patients who underwent total gastrectomy divided into 11 patients (mean (SD) age 64.9 (10.3) years) with neoadjuvant SC-1 antibody therapy (study group) and 10 patients (mean (SD) age 63.6 (9.3) years) without antibody therapy (control group) were investigated for immunologic alterations based on the change of cytokine levels such as tumor necrosis factor (TNF)-α, sFas ligand, interleukin-6 (IL-6), interferon (IFN)-γ, interleukin-12 (IL-12), neopterin and rantes. Additionally, blood lymphocyte subsets were characterized according to the following cluster of differentiation (CD) numbers: CD3, CD4, CD8, CD14, CD19, CD16/56 and quantified as a percentage of total lymphocytes. *Results*: The level of TNF-α was significantly increased after SC-1 antibody therapy. The perioperative course of other cytokine concentrations were not significantly changed after delivery of SC-1 antibody. There was no significant relationship between change of lymphocyte subsets and antibody therapy. *Conclusions*: Regarding the data, the delivery of antibody SC-1 leads not to a profound alteration neither in circulating cytokines nor lymphocytes. Especially perioperative immune function in gastric cancer patients with SC-1 antibody therapy seems to be not impaired.

Einleitung

Der neoadjuvante Einsatz des Tumorapoptose induzierenden humanen monoklonalen Antikörpers SC-1 könnte eine neue Therapieoption in der Behandlung des Magenkarzinoms sein. Die Tumorregression durch Apoptose nach der Gabe des SC-1 Antikörpers konnte in vitro und in vivo gezeigt werden [1, 2]. Neben der Wirksamkeit ist die Interaktion des Antikörpers mit dem Immunsystem der Gegenstand von Untersuchungen. Ziel der Studie war es deshalb, mit Hilfe der Messung von Zytokinen im Serum und mit der

Bestimmung von Lymphozytensubpopulationen die systemische Immunantwort nach der Gabe des SC-1 Antikörpers zu analysieren.

Methodik

In die prospektive Studie wurden 21 Patienten mit einem Magenkarzinom eingeschlossen. Alle Patienten erhielten eine Gastrektomie mit Lymphadenektomie und Y-Roux Rekonstruktion. Die Studiengruppe mit 11 Patienten (mittleres (SD) Alter 64.9 (10.3) Jahre) erhielt den humanen monoklonalen Antikörper SC-1 (30 mg) 48 h präoperativ. In der Kontrollgruppe mit 10 Patienten (mittleres (SD) Alter 63,6 (9.3) Jahre) wurde zur Operation keine zusätzliche Therapie durchgeführt. In beiden Gruppen wurden perioperativ (präoperativ, 7. p. o. Tag, 14. p. o. Tag) die Zytokine Tumornekrosefaktor (TNF)-α, sFas Ligand, Interleukin-6 (IL-6), Interferon (IFN)-γ, Interleukin-12 (IL-12), Neopterin und Rantes bestimmt. Der Prozentsatz der Lymphozytensubpopulationen positiv für CD3-, CD4-, CD8-, CD14-, CD19-, und CD16/56-Antigen wurde mittels Durchflusszytometrie ermittelt.

Ergebnisse

Die Serumkonzentrationen der gemessenen Zytokine sind in Tabelle 1 dargestellt.

Ausschließlich für die Konzentration von TNF-α konnte in der Studiengruppe nach der SC-1 Antikörpergabe ein signifikanter Anstieg gezeigt werden. Sowohl in der Studien- als auch in der Kontrollgruppe bestanden für die Konzentration von TNF-α und IL-6 postoperativ signifikante Anstiege. Für die Serumkonzentration der Zytokine IFN-γ, IL-12, Neopterin und Rantes waren keine signifikanten Unterschiede nach der Antikörpergabe nachweisbar. Für die funktionellen Subpopulation von Lymphocyten wie T-Helferzellen,

Tabelle 1. Zytokine (Mittelwert, Min. – Max.)

	Studiengruppe (n = 11)				Kontrollgruppe (n = 10)		
	präop.	präop. n. SC-1 Ak.	7. p. o. Tag	14. p. o. Tag	präop.	7. p. o. Tag	14. p. o. Tag
TNF-α	26,94	**37,99***	**39,18***	**39,16***	28,13	32,3	**40,7***
(pg/ml)	22,1 – 37,2	24,1 – 56,5	19,4 – 86,8	18,9 – 87,8	20,8 – 40,0	25 – 45,6	25,5 – 62,2
IL-6	11,41	18,04	**54,12***	**44,19***	17,12	**57,0***	**45,74***
(pg/ml)	2,37 – 59,9	2,26 – 42,1	11,1 – 23,3	7,1 – 80,2	3,1 – 64,2	12,9 – 38,9	7,6 – 152,8
IFN-γ	0,37	0,48	0,55	0,58	1,25	1,12	1,27
(IU/ml)	0,15 – 0,73	0,2 – 0,95	0,2 – 0,86	0,2 – 1,08	0,76 – 2,07	0,77 – 1,61	0,76 – 2,01
IL-12p70	27,97	30,16	27,38	28,54	18,64	18,15	14,0
(pg/ml)	5,93 – 80,8	4,3 – 92,8	2,6 – 61,7	6,5 – 58,1	4,91 – 30,1	4,49 – 42,7	3,48 – 24,5
sFasL	4,55	3,96	4,26	3,8	1,29	1,44	1,35
(ng/ml)	1,77 – 9,2	1,15 – 10,5	0,9 – 8,13	0,9 – 6,11	0,31 – 3,1	0,81 – 2,6	0,67 – 1,96
Neopterin	16,66	19,87	16,17	19,31	6,3	11,42	13,73
(nmol/l)	1,7 – 33,58	3,2 – 38,91	3,3 – 38,4	1,46 – 56,2	1,74 – 19,5	1,26 – 45,0	1,97 – 58,8
Rantes	9,6e + 4	9,99e + 4	6,68e + 4	11,2e + 4	7,96e + 4	7,3e + 4	8,94e + 4
(pg/ml)	5,7 – 14,9e + 4	4,6 – 15,3e + 4	4,9 – 11,0e + 4	3,3 – 14,4e + 4	4,9 – 11,0e + 4	3,3 – 14,3e + 4	6,1 – 11,2e + 4

* P < 0,05 (Students t-test), vs präop.

zytotoxischen T-Zellen, B-Zellen, natürlichen Killerzellen und myelomonozytischen Zellen konnten ebenfalls keine signifikanten Antikörperbedingten Veränderungen dargestellt werden (Daten nicht gezeigt).

Schlussfolgerung

Die Induktion von Apoptose in Magenkarzinomzellen durch den humanen monoklonalen Antikörpers SC-1 konnte bereits nachgewiesen werden [1, 3]. Neben der Effektivität der Antikörpertherapie am eigentlichen Wirkungsort der Tumorzelle sind sekundäre imunologische Reaktionen nach systemischer Applikation des Antikörpers von Interesse. Die Aufrechterhaltung einer suffizienten Funktion des Immunsystems nach chirurgischem Trauma ist gerade bei Patienten mit einer tumorbedingten Immunsuppression bedeutsam. Im Rahmen der Studie konnte gezeigt werden, dass die systemischen Gabe des Antikörpers SC-1 zu keiner wesentlichen Beeinträchtigung der perioperativen Immunfunktion führte. Der Anstieg für TNF-α nach Antikörpergabe, als Zeichen einer möglichen Makrophagenaktivierung zur Beseitigung von apoptotischen Tumorzellen, konnte gezeigt werden.

Literatur

1. Vollmers HP, Dämmrich J, Ribbert H, Wozniak E und Müller-Hermelink HK (1995) Apoptosis of stomach carcinoma cells induced by a human monoclonal antibody. Cancer 76: 550–558
2. Vollmers HP, Zimmermann U, Krenn V, Timmermann W, Illert B, Hensel F, Hermann R, Thiede A, Wilhelm M, Rückle-Lanz H, Reindl L und Müller-Hermelink HK (1998) Adjuvant therapy for gastric adenocarcinoma with the apoptosis-inducing human monoclonal antibody SC-1: first clinical and histopathological results. Oncol. Rep. 5: 549–552
3. Hensel F, Hermann R, Schubert C, Abé N, Schmidt K, Franke A, Shevchenko A, Mann M, Müller-Hermelink HK und Vollmers HP (1999) Characterization of Glycosylphosphatidylinositol-linked Molecule CD55/Decay-accelerating Factor as the Receptor for Antibody SC-1-induced Apoptosis. Cancer Research 59: 5299–5306

Korrespondenzadresse: Dr. Udo Lorenz, Chirurgische Klinik und Poliklinik, Universität Würzburg, Josef-Schneider Strasse 2, 97080 Würzburg, Tel.: ++49-931-2011, e-mail: u.lorenz@mail.uni-wuerzburg.de

Hohe Mutationsfrequenz in der mitochondrialen DNA D-Loop Region bei Adenocarcinomen im Barrett-Ösophagus

High frequency of mutations in the mitochondrial DNA D-loop region in adenocarcinoma in Barrett's esophagus

P. M. Schneider[1], F. Miyazono[1,3], R. Metzger[1], U. Warnecke-Eberz[1], P. H. Collet[1], S. E. Baldus[2], H. Schäfer[1], T. Aikou[3] und A. H. Hölscher[1]

[1] Klinik und Poliklinik für Visceral- und Gefässchirurgie
[2] Institut für Pathologie, Universität Köln
[3] 1. Chirurgische Klinik der Universität Kagoshima, Japan

Abstract

Mitochondrial DNA (mtDNA) is known for high mutation rates caused by lack of protective histones, inefficient DNA repair systems, and continuous exposure to mutagenic effects of oxygen radicals.

In the present study, we examined the frequency of mutations in the mtDNA D-loop region in 20 patients with Barrett's carcinoma and associated Barrett's epithelium by automated DNA sequencing. Mutations were detected in 8 of 20 (40%) patients in tumor and/or tumor-associated Barrett's epithelium. There was no association of mtDNA D-loop mutations with histopathological stage of disease (UICC) or tumor grading.

We present the first report on frequent occurrence of mutations in the mtDNA D-loop regions in adenocarcinomas in Barrett's esophagus. Furthermore, this study strongly supports the hypothesis that oxidative damage is an important mechanism for the induction of adenocarcinoma in Barrett's esophagus.

Einleitung

Mitochondriale DNA (mtDNA) des Menschen ist ein doppelsträngiges, zirkuläres extrachromosomales Molekül von 16569 bp das für 37 Gene kodiert und in hoher Kopienzahl (10^3 – 10^4 Kopien) pro Zelle vorhanden ist [1]. Sie zeigt eine hohe Mutationsfrequenz gegenüber mutagenen Effekten von Sauerstoff-Radikalen [2, 3]. Die D-Loop Region ist die Steuerungseinheit der mtDNA Expression mit zwei hypervariablen Regionen HV1 und HV2 [1]. Der Barrett-Ösophagus entsteht als Komplikation der duodeno-gastro-ösophagealen Refluxkrankheit und Sauerstoffradikale sind im Rahmen der chronischen Inflammationsprozesse im Barrett-Ösophagus nachgewiesen worden [4]. Ziel der vorliegenden Pilotstudie war es, potentielle Mutationen in der mtDNA-D-Loop als Folge des oxidativen DNA-Schadens im Barrett-Carcinom oder assoziierten Vorläuferläsionen nachzuweisen.

Methodik

20 Patienten mit Adenocarcinom im Barrett-Ösophagus wurden endoskopisch biopsiert und Proben aus dem Tumor, peritumoralen Epithel und normaler Ösophagus- und Magenmucosa wurden standardisiert histomorphologisch aufgearbeitet und einer DNA Extraktion unterzogen. Mittels zweier spezifischer Primerpaare [5] wurden die hypervariablen Regionen HV1 und HV2 der mtDNA D-Loop Region mittels PCR amplifiziert und anschließend wurde eine automatische DNA Sequenzierung (ABI Prism 377) mit dem TaqFS Big Dye Terminator Cycle Sequencing Kit (Applied Biosystems) durchgeführt.

Ergebnisse

Mutationen in der mtDNA D-Loop wurden in 8/20 (40%) der Patienten im Tumor und/oder tumor-assoziierten Barrett-Epithel nachgewiesen. Die Ergebnisse sind in Tabelle 1 zusammengefasst dargestellt. Im Barrett-Epithel fanden sich diese Mutationen nur in der niedriggradigen oder hochgradigen Dysplasie. Es ergab sich keine Assoziation mit dem histopathologischen Tumorstadium und dem Grading des Primärtumors.

Tabelle 1. mtDNA Mutationen bei 8 positiven Patienten

Ptn. Nummer	BE-1	BE-2	Tumor	
1	(–)	n.v.	A to G	(16051)
			A to G	(16161)
			$(C)^8$ to $(C)^7$	(303 – 309)
2	(–)	n.v.	C to T	(186)
3	(–)	n.v.	T to C	(311)
			T to C	(320)
4	(–)	n.v.	G to T	(16239)
			G to T	(16264)
5	T to C (16093)	n.v.	(–)	
6	T to C (310)	C to T (308)	T to C	(310)
	C to G (314)	T to C (310)	C to T	(311)
7	(–)	(–)	C to T	(310)
			T to C	(311)
8	(–)	(–)	$(C)^9$ to $(C)^8$	(303 – 309)

n.v.: nicht vorhanden, (–): keine Mutation, (Zahl): Nucleotid-Position der Mutation. BE-1: peritumorales Barrett-Epithel, BE-2: Barrett-Epithel mit der grössten Distanz zum Tumor. Das Nucleotid-Nummerierungssystem wurde übernommen aus MITOMAP: A Human Mitochondrial Genome Database, Center for Molecular Medicine, Emory University, Atlanta, GA (www.gen.emory.edu/mitomap.html.)

Diskussion und Schlussfolgerung

Wir konnten erstmalig Mutationen in den hypervariablen Regionen der mtDNA D-Loop in Barrett-Carcinomen und tumor-assoziierten dysplastischen Vorläuferläsionen nachweisen. Diese Studie unterstützt nachhaltig die Hypothese, dass der oxidative DNA-Schaden ein wesentlicher Mechanismus für die Induktion von Barrett-Carcinomen sein könnte. Da Mutationen auch im tumor-assoziierten dysplastischen Epithel nachgewiesen wurden, sollte ihre Bedeutung als Marker des maligenen Potentials des Barrett-Epithels untersucht werden.

Literatur

1. Taanman JW (1999) The mitochondrial genome: structure, transcpription, translation and replication. Biochim Biophys Acta 1410: 103 – 123
2. Wallace DC (1994) Mitochondrial DNA sequence variation in human evolution and disease. Proc Natl Acad Sci USA 91: 8739 – 8746
3. Richter C, Park JW, Ames BN (1988) Normal oxidative damage to mitochondrial and nuclear DNA is extensive. Proc Natl Acad Sci USA 85: 6465 – 6467
4. Olyaee M, Sontag S, Salman W, Schnell T, Mobarhan S, Eiznhamer D, Keshavarzian A (1995) Mucosal reactive oxygen species production in oesophagitis and Barrett's oesophagus. Gut 37: 168 – 173
5. Wilson MR, Polanskey D, Butler J, DiZinno JA, Replogle J, Budowle B (1995) Extraction, PCR amplification and sequencing of mitochondrial DNA from human hair shafts. BioTechniques, 18: 662 – 669

Korrespondenzadresse: Priv. Doz. Dr. Paul M. Schneider, Klinik und Poliklinik für Visceral- und Gefäßchirurgie der Universität zu Köln, Joseph-Stelzmann-Straße 9, 50931 Köln, Fax: 0221-4786258, e-mail: Paul.Schneider@Medizin.Uni-Koeln.de

Zentrosomendefekte korrelieren mit Aneuploidie und implizieren einen eigenen Karzinogenesemechanismus beim kolorektalen Karzinom

Centrosome instability occurs in aneuploid, but not in diploid colorectal carcinomas and implicates a different pathway in carcinogenesis

B. M. Ghadimi[1,2], T. Ried[2] und H. Becker[1]

[1] Klinik für Allgemeinchirurgie, Universitätsklinikum Göttingen, Georg-August Universität Göttingen
[2] National Cancer Institute, NIH, Bethesda, USA

Abstract

Measurement of the nuclear DNA content allows classification of human cancers as either diploid or aneuploid. To gain further insight into mechanisms of aneuploidy, we compared the cytogenetic profile of mismatch-repair deficient diploid versus mismatch-repair proficient aneuploid colorectal carcinoma cell lines using comparative genomic hybridization (CGH) and spectral karyotyping (SKY). Aneuploid carcinomas, most of which had p53 tumor suppressor gene mutations, revealed an average of 19 chromosomal imbalances per cell line. Such numerical aberrations were exceedingly scarce in the diploid tumors. This pattern of chromosomal aberrations is consistent with a mechanism involving the impairment of chromosome segregation fidelity during mitotic cell division. In support of this idea, we demonstrate the exclusive occurrence of centrosome amplification and instability in all of the aneuploid tumor cell lines analyzed. Of note, all diploid tumors contained centrosomes that were functionally and structurally indistinguishable from those in normal human fibroblasts. Due to the observed differences in centrosomes between these two classes of tumors, we performed toxicity assays using the microtubule-depolymerizing drugs nocodazole and griseofulvin. Our results revealed that the aneuploid tumor lines had an increased sensitivity to these reagents compared with diploid tumors and normal controls. Our observations support the notion that the integrity of the centrosome plays a central role in the development of aneuploidy and defines this particular pathway of carcinogenesis.

Einleitung

Kolorektale Karzinome können aufgrund des DNA-Gehaltes in zwei Gruppen eingeteilt werden. Der geringere Anteil kolorektaler Karzinome hat einen diploiden Chromosomensatz (2n), weist aber einen Defekt im Mismatch-Repair-System auf und kann dadurch genetische Veränderungen in relevanten Onkogenen und Tumorsuppressorgenen akkumulieren. Die weitaus größere Gruppe kolorektaler Karzinome dagegen hat einen aneuploiden Chromosomensatz (ungleich 2n) mit einer Vielzahl numerischer und struktureller Chromosomenalterationen [1]. Die folgenden Experimente beschäftigten sich mit der Frage, inwieweit strukturelle und funktionelle Veränderungen in den

Mitosespindeln (Zentrosomen) die Entstehung numerischer chromosomaler Alterationen in kolorektalen Karzinome bewirken könnten [2].

Methodik

Zelllinien: Folgende Zelllinien wurde untersucht: SW48, HCT, DLD-1, SW837, SW480, LoVo, HT-29, COLO-201, T-84 und Caco2.

Die molekularzytogenetischen Analysen wurden mit der Comparativen Genomischen Hybridisierung (CGH) und Spectral Karyotyping (SKY) nach Standardmethoden durchgeführt. Die Bildakquisition sowie Analyse wurde mit Leica DMRXA-Mikroskopen, der Leica-Q-FISH Software sowie SkyView Software von Applied Spectral Imaging vorgenommen [3]. Die strukturelle Charakterisierung der Zentrosomen erfolgte durch γ-Tubulin-Immunofluoreszenz. Dabei wurde polyclonaler anti γ-Tubulin Antikörper benutzt. Die funktionellen Analysen erzielten wir durch α-Tubulin Nukleations- sowie Griseofulvin-Toxizitäts-Assays. Bei dem α-Tubulin Nukleations-Assay wurde zunächst eine Depolymerisierung der Microtubuli durch Inkubation mit Nocadozole vorgenommen, sowie die Renukleationskapazität der einzelnen Zelllinien nach unterschiedlich langen Auswaschzeiten mit Hilfe von Immunfluoreszenz gegen α-Tubulin Microtubuli bestimmt.

Ergebnisse

Nach molekularzytogenetischer Charakterisierung von 10 kolorektalen Zelllinien konnten zwei Gruppen definiert werden. Die eine Gruppe war Mismatch-Repair defizient (n = 3) und diploid, während die zweite (n = 7) Mismatch-Repair-profizient und eine große Anzahl an numerischen Chromosomenveränderungen aufwies. Die durchschnittliche Anzahl an chromosomalen Veränderungen (ANCA-Wert) lag bei den diploiden Zelllinien bei 3.7 und stieg sprunghaft auf 19.5 bei den aneuploiden Zelllinien an. Mit Immunofluoreszenzfärbungen gegen γ-Tubulin konnten wir zeigen, dass alle diploiden Zelllinien zwei Zentrosomen aufwiesen und sich damit von den Kontrollfibroblasten nicht unterschieden. Bei den aneuploiden Zelllinien konnten wir dagegen demonstrieren, dass 6 der 7 aneuploiden Zelllinien morphologisch Zentrosomenamplifikationen aufwiesen. Die Zentrosomenzahl lag bei diesen Zelllinien zwischen 3 – 7 Zentrosomen pro Zelle und erschienen häufig strukturell unregelmäßig geformt und in ihrer Größe sehr unterschiedlich. In den funktionellen Assays (α-Tubulin Nukleations-Assay) zeigten die Kontrollfibroblasten sowie die diploiden kolorektalen Zelllinien eine beginnende Renukleation der Microtubuli ausgehend von den intakten Zentrosomen nach 2 Minuten. Der Microtubulusapparat war dann nach 30 Minuten in allen Zellen wieder voll rekonstituiert. Bei den aneuploiden Zelllinien dagegen konnte eine Rekonstitution des Microtubulusapparates nach 30 Minuten in weniger als 5% der Tumorzellen beobachtet werden. In den Toxizitäts-Assays zeigte sich eine erhöhte Sensitivität der aneuploiden Zelllinien bezüglich der Zentrosomen-bindenden Substanz Griseofulvin im Vergleich zu den diploiden Zelllinien. Schon bei einer Konzentration von 10 µg/ml Griseofulvin hörten die aneuploiden Zelllinien auf mitotisch aktiv zu sein, während die diploiden Tumorzelllinien sowie die Kontrollfibroblasten sich weiterhin teilten.

Diskussion

Die vorgestellten Experimente zeigten, dass aneuploide Zelllininen eine große Anzahl karyotypischer Alterationen aufweisen, die mit einem mehr als fünffach erhöhten ANCA-Wert einhergehen. Die aneuploiden Zelllinien wiesen insbesondere, wenn man ausschließlich numerische Alterationen betrachtet, 60 mal mehr chromosomale Alterationen auf als die diploiden Zelllininen, was ein hohes Maß an chromosomaler Instabilität bedeutet. Diese Chromosomenteilungsstörungen korrelieren direkt mit strukturellen und insbesondere funktionellen Zentrosomenstörungen, die ausschließlich in aneuploiden kolorektalen Zelllinien auftreten. Instabile und funktionell veränderte Zentrosomen könnten ein möglicher Mechanismus sein, der diese chromosomale Instabilität bei den MMR-profizienten Zelllinien verursacht [4]. Diese Ergebnisse sprechen für einen eigenen Weg der Karzinogenese aneuploider Tumoren, der sich deutlich von dem Mismatch-Repair defizienter kolorektaler Tumoren unterscheidet und auch durch die Resultate der durchgeführten Toxizitäts-Assays neue therapeutische Optionen eröffnen könnte [5].

Literatur

1. Eshleman JR, Casey G, Kochera ME, Sedwick WD, Swinler SE, Veigl ML, Willson JKV, Schwartz S, Markowitz SD (1998) Chromosome number and structure both are remarkedly stable in RER colorectal cancers and are not destabilized by mutations of p53. Oncogene 17, 719 – 725
2. Lingle WL, Lutz WH, Ingle JN, Maihle NJ, Salisbury JL (1998) Centrosome hypertrophy in human breast tumors: implications for genomic stability and cell polarity. Proc Natl Acad Sci USA 95, 2950 – 2955
3. Ried T, Liyanage M, du Manoir S, Heselmeyer K, Auer G, Macville M., Schröck E (1997) Tumor cytogenetics revisited: comparative genomic hybridization and spectral karyotyping. J Mol Med 75, 801 – 814
4. Fukasawa K, Choi T, Kuriyama R, Rulong S, Vande Woude GF (1996) Abnormal centrosome amplification in the absence of p53. Science 271, 1744 – 1747
5. Zhou H, Kuang J, Zhong L, Kuo WL, Gray JW, Sahin A, Brinkley BR, Sen S (1998) Tumour amplified kinase STK15/BTAK induces centrosome amplification, aneuploidy and transformation. Nat Genet 20, 189 – 193

Korrespondenzadresse: Dr. med. B. Michael Ghadimi, Klinik für Allgemeinchirurgie, Universitätsklinikum Göttingen, Robert-Koch-Straße 40, 37075 Göttingen, e-mail: mghadimi@surgery-goettingen.de

Chromosomale DNA Gewinne und Verluste von Mikrometastasen aus Knochenmark und Lymphknoten bei Patienten mit operablen Ösophaguskarzinomen

Chromosomal DNA gains and losses of micrometastases from bone marrow and lymph nodes in patients with operable esophageal cancer

N. H. Stoecklein[1,2], M. Petronio[1], S. B. Hosch[2], J. R. Izbicki[2] und C. A. Klein[1]

[1] Institut für Immunologie, Ludwig-Maximilians-Universität München
[2] Abteilung für Allgemeinchirurgie, Universitätsklinikum Hamburg-Eppendorf

Abstract

Background: The detection of micrometastatic tumor cells in bone marrow (BM) and lymph nodes (LN) is an independent and prognostic significant parameter for metastatic relapse and survival for patients with operable esophageal cancer. However, so far little is known about the biology of these cells. Therefore, we were interested in the genomic alterations of these tumor cells in esophageal carcinoma patients. *Methods*: We screened the BM and the LN of 51 patients with operable esophageal carcinoma (pT1 – 3, pN0 – 1, M0) for micrometastatic cancer cells. Twenty-eight epithelial cells identified by immunocytochemistry were isolated from BM and LN of 15 patients using micromanipulation. We globally amplified the genomic DNA of disseminated tumor cells using the Mse-adapter PCR method and performed comparative genomic hybridization (CGH) for the genome-wide screening of DNA gains and losses. *Results*: Chromosomal alterations were frequently detected in single micrometastatic tumor cells of patients with esophageal carcinoma. The mean number of chromosomal aberrations per cell was 6.9 and the observed chromosomal alterations were typical for tumors of this entity (deletions at 5q, 13q, 17p and amplifications at 8p, 17q). Interestingly, amplifications of the HER-2/neu locus on chromosome 17 were observed in 30% of the single micrometastatic tumor cells. The gene product of HER-2/neu is currently tested as anti-cancer therapy. *Conclusion*: Our study provides a description of genomic alterations in minimal residual tumor cells detected in BM and LN of patients with operable esophageal carcinoma. The genomic data confirms the malignant tumorous origin of cells detected by cytokeratin antibodies in BM and EpCAM antibodies in LN. The altered chromosomal regions of the micrometastatic tumor cells may help to identify genes that regulate the growth of metastases. Moreover, genomic aberrations of disseminated tumor cells may become new prognostic markers and may help to discover new therapeutic targets for patients with esophageal cancer.

Einleitung

Häufig kommt es bei Ösophaguskarzinom-Patienten mit einer lokoregionär beschränkten Erkrankung frühzeitig zu einem Tumorrezidiv [1], welches sich überwiegend als fernmetastatisches Rezidiv manifestiert. Hauptursache hierfür scheint eine frühe okkulte Tumorzelldissemierung zu sein, die sowohl hämatogen als auch lymphogen erfolgen kann. Der Nachweis solcher Tumorzellen sowohl in Knochenmark, als auch Lymphknoten ist bei Ösophaguskarzinompatienten mit einer signifikant erhöhten Rezidivrate und einem reduzierten Gesamtüberleben assoziiert [1, 2].

Über die Biologie dieser Zellen ist bisher jedoch wenig bekannt. Ziel dieser Studie ist es daher, an einem größeren Patientenkollektiv das Genom von disseminierten Tumorzellen möglichst umfassend zu charakterisieren.

Methodik

Bisher wurden 51 Patienten mit operablen Ösophaguskarzinomen (pT1-3, pN0-1, M0) auf disseminierte Tumorzellen hin untersucht. Für die immuncytochemische Detektion von Tumorzellen im Knochenmark wurde der monoklonale anti-Cytokeratin Antikörper A45/ BB3 verwendet und für die Detektion von Tumorzellen in Lymphknoten der anti-EpCAM Antikörper Ber-EP4. Die immuncytochemisch detektierten epithelialen Tumor-Einzelzellen wurden dann mittels Mikromanipulation aus Knochenmark und Lymphknoten isoliert. Die DNA der Einzelzellen wurde zunächst mit einer Adapter-Linker PCR global amplifiziert und dann mit Hilfe der Komparativen Genomischen Hybridisierung (CGH) analysiert [3]. Mit dieser Methode können gleichzeitig DNA- Gewinne (Amplifikationen) und -Verluste (Deletionen) erfasst und den einzelnen Chromosomen zugeordnet werden.

Ergebnisse

Im Knochenmark konnten isolierte Tumorzellen bei 37% (n = 19) der Patienten detektiert werden. Bei zwei weiteren Patienten fanden sich isolierte Tumorzellen ausschließlich in regionären Lymphknoten. Insgesamt konnten 28 immuncytochemisch detektierte epitheliale Zellen von 15 Patienten mittels Mikromanipulation isoliert werden.

Die Analyse der Tumorzellen aus Knochenmark und Lymphknoten ergab im Mittel 6,9 chromosomale Aberrationen pro Tumorzelle. Die CGH-Profile der Tumoreinzelzellen ähneln denen der Primärtumore dieser Entität, wie z.B. Deletionen bei 5q, 13q, 17p und Amplifikationen bei 8p und 17q. Interessanterweise fand sich auf Chromosom 17 in 30% der Zellen eine Amplifikation im Bereich von HER-2/neu. Das Genprodukt von HER-2/neu wird derzeit als Zielstruktur für Karzinom-Therapien getestet.

Zusammenfassung/Diskussion

Mit unserer Untersuchung konnten wir erstmalig bei einer größeren Anzahl von Ösophaguskarzinompatienten zeigen, dass es sich bei den mit anti-Cytokeratin Antikörpern und anti-EpCAM Antikörpern detektierbaren Zellen tatsächlich um Tumorzellen handelt. Einige entdeckte chromosomale Veränderungen der disseminierten Tumorzellen scheinen beim Metastasierungsprozess von zentraler Bedeutung sein. Daher ist es ein weiteres Ziel unserer Studie, zu untersuchen, ob diese chromosomalen Aberrationen von prognostischer Bedeutung sind und inwieweit sich diese für therapeutische Zwecke nutzen lassen.

Literatur

1. Izbicki JR, Hosch SB, Pichlmeier U, et al. (1997) Prognostic value of immunohistochemically identifiable tumor cells in lymph nodes of patients with completely resected esophageal cancer. N Engl J Med 337: 1188 – 1194
2. Thorban S, Roder JD, Nekarda H, Funk A, Siewert JR, Pantel K (1996) Immunocytochemical detection of disseminated tumor cells in the bone marrow of patients with esophageal carcinoma, J Natl Cancer Inst 88: 1222 – 1227
3. Klein CA, Schmidt-Kittler O, Schardt JA, Pantel K, Speicher MR, Riethmüller G (1999) Comparative genomic hybridization, loss of heterozygosity, and DNA sequence analysis of single cells, Proc Natl Acad Sci USA 96: 4494 – 4499

Korrespondenzadresse: Dr. med. Nikolas H. Stoecklein, Institut für Immunologie, AG Klein, Goethestraße 31, 80336 München, Fax: 0180-505255894885, e-mail: Nikolas.Stoecklein@ifi.med.uni-muenchen.de

Carcinoembryonales Antigen (CEA) induziert metastatisches Wachstum von Colonkarzinom Zellen vermutlich aufgrund anti-apoptotischer Eigenschaften

Carcinoembryonic antigen (CEA) promotes metastatic growth of colon cancer cells assumingly by its anti-apoptotic properties

L. Laguinge[1], T. Wirth[1], E. Soeth[2] und H. Juhl[1]

[1] Department of Oncology and Surgery, Lombardi Cancer Center, Georgetown University Medical Center, Washington DC 20007, USA
[2] Chirurgische Universitätsklinik, Christian-Albrechts-Universität Kiel

Abstract

Carcinoembryonic antigen (CEA) is a membrane anchored 180 kDa glycoprotein which is widely used as a serum tumor marker in colon cancer patients. High CEA levels indicate metastatic relapse after an apparently curative surgical intervention. The biological function of CEA is barely understood. The aim of this study was to analyze the role of CEA in colon cancer progression.

To study CEA's biological function, we used human HT29 colon cancer cells expressing CEA targeted ribozymes under control of a tet-off promoter. This model allowed us to regulate endogeneous CEA levels by 50% and, thus, to analyze the CEA-related phenotype (addition of tetracycline inhibits ribozyme expression and, subsequently, restores CEA levels).

An aggregate formation assay confirmed an adhesive function of CEA because ribozyme expression (low CEA levels) reduced the aggregate formation rate by 70%. While CEA did not affect the proliferation rate we observed a significantly increased apoptotic rate in CEA diminished cells when treated with various inducers of apoptosis such as 5-Fluorouracil, gamma-interferon, UV-light and confluent growth. The impact of CEA's protective function was also reflected by a 30 – 50% increase in colony formation and metastatic rate *in vivo*. Western blot analysis indicated that CEA binds to a tyrosine phosphorylated 80 kDa protein forming a ~ 250 kDa complex with this protein and, thus, suggests this molecule as a signaling partner for CEA.

Our studies indicate that CEA participates in signal transduction and promotes metastatic growth of colon cancer cells assumingly by protecting tumor cells from undergoing apoptosis.

Einleitung

Das carcinoembryonale Antigen (CEA), ein membranständiges 180 kDa Glykoprotein ist das älteste bekannte tumor-assoziierte Antigen und findet als prognostisch relevanter Tumormarker breite Anwendung in der klinischen Behandlung von Colonkarzinompatienten. Obgleich zahlreiche klinische Studien gezeigt haben, dass die Überexpression von CEA mit einer schlechten Prognose korreliert [1], haben experimentelle Studien bisher die biologische Bedeutung von CEA nicht entschlüsseln können. Verschiedene Arbeiten deuten darauf hin, dass CEA als prometastatisches Adhäsionsmolekül die Bindung von Tumorzellen in der Leber fördert [2, 3]. Wir konnten kürzlich belegen, dass CEA bei Colonkarzinomzellen als 'Survivalfactor' agiert und die Aktivierung des Apoptosepathways inhibiert [4]. Ziel unserer Arbeit ist es, die Bedeutung von CEA für die Metastasierung zu analysieren und zu untersuchen, inwieweit CEA direkt in die Signaltransduktion von Colonkarzinomzellen eingreift.

Methodik

Humane HT29 Colonkarzinomzellen wurden mit CEA-angreifenden Ribozymen unter Kontrolle eines Tetrazyklin-regulierten Promoters stabil transfiziert [4]. Als Kontrollen dienten in allen Experimenten HT29 Wildtyp Zellen. Dieses Modell erlaubt die gesteuerte Reduktion von endogenem CEA in Colonkarzinomzellen um 50% auf mRNA Ebene (NorthernBlot) und Protein Ebene (WesternBlot-, FACS-Analyse) und damit die Untersuchung des CEA-abhängigen Phenotyps (Gabe von 1 µg/ml Tetrazyklin (= tet) inhibiert die Ribozymbildung, wodurch die CEA-mRNA nicht mehr degradiert und damit der CEA-Protein Spiegel normalisiert wird) [4].

Im Rahmen der *in vitro* Analytik erfolgte die Bestimmung der Proliferationsrate mit Hilfe der WST-1 Färbung und photometrischer Messung. Die Colonienformation wurde mit Hilfe des Softagarassays bestimmt, die Apoptoserate durch AnnexinV/Propidiumjodid und FACS Analyse ermittelt. Durch Aufnahme der Zellen in Softagar und Bild Analyse erfolgte die Quantifizierung einer CEA abhängigen Aggregatformation. WesternBlot Analysen wurden verwendet um CEA bindende, signalvermittelnde Proteine zu identifizieren (Nachweis phosphorylierter Proteine, Coimmunopräzipitation von CEA und potentiellen signalvermittelnden Rezeptoren). Die CEA-abhängige Metastasenbildung *in vivo* wurde unter Verwendung von Nacktmäusen bestimmt (Schwanzveneninjektion von 2×10^6 Zellen, nach 6 Wochen mikroskopische Identifikation und Quantifizierung von (Mikro-)Metastasen nach immunhistochemischer Färbung von Lungengewebe für humanes Zytokeratin).

Ergebnisse

CEA-abhängige Tumorzellaggregation. Die Aggregatbildung (Anzahl der Tumorzellverbände > 80 µm Durchmesser nach 20 Minuten Inkubation von Einzelzellen) unter Ribozymexpression (− tet) war um 70% gegenüber Zellen mit normal hohen CEA Spiegeln (+ tet) reduziert.

CEA abhängige Apoptoserate. Die Apoptoserate von semiconfluent gewachsenen Tumorzellen unterschied sich nicht zwischen Zellen mit hohen (+ tet) und niedrigen (− tet) CEA Spiegeln. Wurden diese Zellen jedoch mit 50 µg 5-FU, 25 U/ml gamma-Interferon oder 200 Joule UV Licht behandelt bzw. bis zur Konfluenz in Kultur gehalten, so stieg die Apoptoserate in Zellen mit niedrigen CEA Spiegeln (− tet = Ribozymexpression) signifikant um 30 – 50% an.

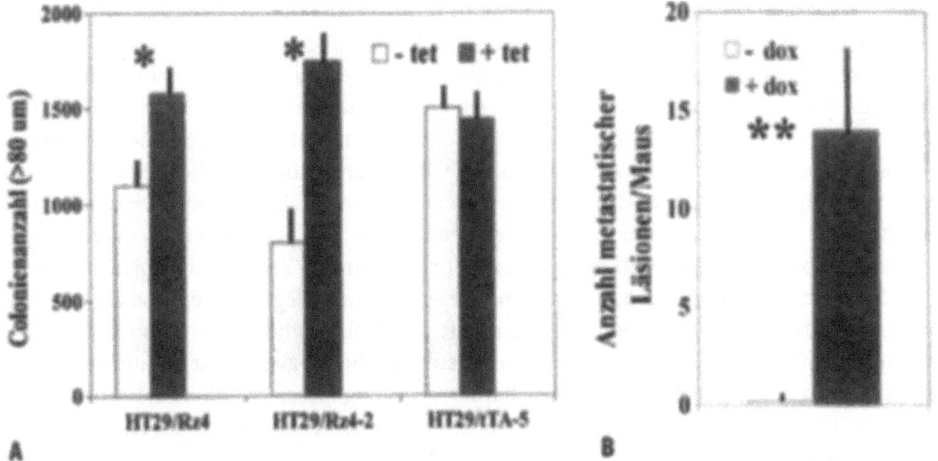

Abb. 1. A zeigt die Colonienformationsrate von zwei verschiedenen Ribozym-transfizierten HT29 Colonkarzinomzelllinien (HT29/Rz4 und HT29/Rz4-2) mit hohen ($+$tet) und niedrigen ($-$tet) CEA Spiegeln, sowie der Kontrollzelllinie HT29/tTA-5 (keine Ribozymtransfektion). '*' = $p < 0{,}05$. B zeigt die Anzahl der Lungenmetastasen bestimmt durch humane Zytokeratinfärbung von 5 verschiedenen Lungengewebsschnitten pro Maus (je Gruppe n = 5), 6 Wochen nach Tumorzellinjektion. Verglichen wurde die Metastasenrate von HT297Rz4 Zellen mit hohen (Fütterung mit Doxyzyklin-haltiger Nahrung, $+$dox) und niedrigen CEA Spiegeln ($-$dox). '**' = $p < 0{,}001$

CEA-abhängige Tumorbildung. Die veränderte Apoptoserate resultierte *in vitro* in einer um 30 – 50% signifikant erhöhten Colonienformationsrate im Softagarassay (Abb. 1a). Im Tierversuch zeigte sich, daß Nackt-Mäuse (n = 5), die zur dauerhaften Inhibition der Ribozymexpression ($=$hohe CEA-Spiegel) mit Doxyzyklin-haltiger Nahrung ($+$dox) gefüttert wurden, 6 Wochen nach Tumorzellinjektion eine signifikant höhere Lungenmetastasenzahl gegenüber unbehandelten Tieren (n = 5; 50% inhibierte CEA-Expression, $-$ dox) aufzeigten (Abb. 1b).

CEA-bindende Signalmoleküle. Nach Immunopräzipitation von CEA zeigte die WesternBlot Analytik einen Komplex von $\sim$250 kDa der sowohl positiv für CEA als auch phosphoryliertes Tyrosin ist. Darüber hinaus findet sich ein $\sim$80 kDa tyrosinphosphoryliertes Protein. Die gleichen Moleküle finden sich nach Immunopräzipitation für Tyrosin-phosporylierte Proteine und anschließender CEA-Färbung.

Diskussion

Das von uns verwendete Zellmodell der Ribozym-gesteuerten Regulation der CEA Expression hat entscheidende Vorteile für das Studium der CEA-Funktion. Ribozyme erlauben eine hochspezifische Inhibition der Proteinbildung, die sich dadurch erklärt, dass sie ihre mRNA-spaltende Wirkung bereits bei einem Missmatch von 2 Nukleotiden verlieren [5]. Mithilfe der regulierten Ribozym-Expression erfolgt die Analyse CEA-vermittelter Effekte durch Veränderung der CEA-Spiegel in den gleichen Zellen. Probleme einer clonalen Variation sind damit weitgehend ausgeschlossen. Darüber hinaus wird mit unserem Ansatz, z. B. gegenüber der Gabe CEA-bindender Antikörper, nicht nur membrangebundenes CEA, sondern der gesamte Pool endogenen CEA inhibiert.

Unsere Untersuchungen belegen eine multifunktionale Rolle von CEA. Eine Inhibition der Aggregatbildung bereits bei einer 50%igen CEA Reduktion zeigt, dass physiologische CEA-Spiegel die Tumorzellaggregation signifikant fördern. Mit unseren Studien beschreiben wir zudem eine neue CEA Funktion, da CEA offensichtlich in die Regulation der Apoptose eingreift und damit das Tumorzellwachstum fördert. Es ist bemerkenswert, dass bereits eine Rücknahme der CEA-Bildung um 50% die Apoptoserate unter einer Stresssituation (z.B. Zytostatikagabe) verdoppelt, während Zellen mit normal hohen CEA Spiegeln nicht in die Apoptose gehen. Diese Ergebnisse legen nahe, dass CEA in die Signalkaskade der Apoptoseregulation eingreift. Die Coimmunopräzipitation mit einem tyrosinphosphorylierten 80 kDa Protein unterstreicht die mögliche Interaktion von CEA mit signalvermittelnden Proteinen. Die Charakterisierung dieses Proteins hat für uns hohe Priorität, da sich aus diesen Ergebnissen möglicherweise neue molekulare Therapeutika ableiten lassen.

Literatur

1. Vogel I, Francksen H, Soeth E, Henne-Bruns D, Kremer B, Juhl H (2001) The carcinoembryonic antigen and its prognostic impact on immunocytologically detected intraperitoneal colorectal cancer cells. Am J Surg 181: 188–193
2. Benchimol S, Fuks A, Jothy S, Beauchemin N, Shirota K, Stanners CP (1989) Carcinoembryonic antigen, a human tumor marker, functions as an intercellular adhesion molecule. Cell 57: 327–334
3. Jessup JTP (1998) CEA and metastasis: a facilitator of site-specific metastasis. In: CS, ed. Cell adhesion and communication mediated by CEA family, 1 ed. Amsterdam: Harwood Academic Publishers, S. 195–222
4. Soeth E, Wirth T, List HJ, Kumbhani S, Neumaier M, Czubayko F, Juhl H (2001) Controlled ribozyme targeting demonstrates an antiapoptotic effect of carcinoembryonic antigen in HT29 colon cancer cells. Clin Cancer Res 7: 2022–2030
5. Werner M, Uhlenbeck OC: The effect of base mismatches in the substrate recognition helices of hammerhead ribozymes on binding and catalysis. Nucleic Acids Res 1995; 23: 2092–2096

Korrespondenzadresse: Dr. Luciana Laguinge, Dept. of Oncology, Lombardi Cancer Center, Georgetown University Medical Center, 3970 Reservoir Rd., NW, NRB Room 316, Washington DC 20007, USA, Fax: 202-687 4821; e-mail: 1ml7@georgetown.edu

Der Tumorsuppressor PTEN reguliert metastatische Tumorzelladhäsion bei Kolonkarzinomzellen

The tumor suppressor PTEN regulates metastatic tumor cell adhesion of colon carcinoma cells

J. Haier[1,2], N. Senninger[1] und G. L. Nicolson[2]

[1] Molekularbiologisches Labor, Klinik für Allgemeinchirurgie, Universitätsklinikum Münster
[2] Institute for Molecular Medicine, Huntington Beach, CA, USA

Abstract

The regulation of integrin-mediated cell adhesion and its stabilization involves different phosphorylation and dephosphorylation events. Focal adhesion kinase (FAK) has been recently found to be a substrate of the dual-specific phosphatase PTEN in glioma cells, where it appears to be involved in regulation of cell spreading and migration as part of focal adhesions. We have investigated the role of PTEN in cell adhesion of HT-29 human colon carcinoma cells under static and hydrodynamic conditions of fluid flow. PTEN coprecipitated with FAK and paxillin dependent on the formation of adhesions to collagens. This corresponded with an adhesion-dependent increase in Tyr-phosphatase activity of PTEN. Using preparations of native FAK and PTEN from HT-29 cells in a specific Tyr-phosphatase assay, FAK was identified as substrate for this dephosphorylation. If expression of PTEN was reduced using antisense oligonucleotides, cell adhesion under dynamic conditions of laminar flow, but not under static conditions, was significantly increased. In addition, cell spreading was increased in cells with reduced PTEN expression. We conclude that PTEN appears to be involved in the regulation of integrin-mediated adhesion through dephosphorylation of FAK. This phosphatase might play a role as a negative regulator for the formation of stable HT-29 cell adhesion to extracellular matrix.

Einleitung

Die Ausbildung von Adhäsionen zirkulierender Tumorzellen im mikrovaskulären Gefäßsystem von Wirtsorganen und die Stabilisierung dieser adhäsiven Wechselwirkungen sind wesentliche Schritte bei der Formierung von Fernmetastasen maligner Tumoren. Bei kolorektalen Karzinomen sind spezifische Integrin-vermittelte Adhäsionen mit der nachfolgenden intrazellulären Signalübertragung, wie z.B. der Aktivierung der Focal Adhesion Kinase FAK, von entscheidender Bedeutung in der metastatischen Kaskade [1]. Der Regulation der Bindungsaffinität der Integrine kommt dabei eine zentrale Rolle zu. In der vorliegenden Studie untersuchten wir, inwieweit die dual wirksame Phosphatase PTEN [2], die als Produkt des Tumorsuppressorgens an der Downstream-Signalübertragung durch Integrine wesentlich beteiligt ist [3, 4], auch an der Regulation der Integrin-vermittelten Adhäsion von Kolonkarzinomzellen unter statischen und hydrodynamischen Bedingungen mitwirkt.

Methodik

In HT-29 Kolonkarzinomzellen wurde die adhäsionsabhängige Kolokalisation von FAK und PTEN durch Immunpräzipitation ermittelt. Die Veränderungen der Tyr-Phosphataseaktivität von PTEN in Abhängigkeit von Integrin-Bindung an Komponenten der extrazellulären Matrix wurde in einem Assay für phosphoryliertes FAK bestimmt. In HT-29 Zellen wurde mittels Antisense-Oligonukleotiden die Expression von PTEN herunterreguliert. Das Adhäsionsverhalten der Antisense-Zellen wurde im Vergleich zu Sense-Oligonukleotiden unter statischen und hydrodynamischen Bedingungen analysiert. Statische Adhäsionsassays wurden mittels fluoreszenz-markierter Zellen vorgenommen. Adhäsion unter Flow wurde mit Hilfe objektivierbarer Parameter quantifiziert [5]. Zellspreading wurde mittels eines quantitativen Scores bestimmt. Alle Adhäsionsexperimente wurden als Mittelwerte aus mindestens drei unabhängigen Experimenten ausgewertet.

Ergebnisse

Es war eine adhäsionsabhängige Kopräzipitation von FAK und PTEN nachweisbar. Diese ging mit der Fähigkeit der Dephosphorylierung von FAK durch PTEN einher, die bei nichtadhärenten Zellen oder unspezifischen Adhäsionen nicht nachweisbar war. Die Protein- und RNA-Expression in PTEN-Antisense-behandelten Zellen betrug 34% bzw. 30% im Vergleich zu unbehandelten oder Sense-behandelten Zellen. Die Reduktion der PTEN-Expression führte unter hydrodynamischen Bedingungen des Flüssigkeitsstroms zu einer signifikant verstärkten Adhäsion ($p < 0{,}001$) und Adhäsionsstabilisierung ($p < 0{,}005$) an Komponenten der extrazellulären Matrix (Tabelle 1), die unter statischen Bedingungen nicht verändert waren. Gleichzeitig wurde bei Antisense-behandelten Zellen ein signifikant stärkeres Zellspreading ($p < 0{,}005$) festgestellt.

Diskussion

Unsere Ergebnisse zeigen, dass der Tumorsuppressor PTEN an der Regulation der Adhäsion und Adhäsionsstabilisierung zirkulierender Kolonkarzinomzellen wesentlich

Tabelle 1. Einfluss von PTEN auf die Zelladhäsion an Kollagen Typ I unter hydrodynamischen Bedingungen. HT-29 Kolonkarzinomzellen adhärierten in einer Parallelplatten-Laminarflow-Kammer an Kollagen Typ I (C I)- oder Albumin (BSA)-beschichteten Oberflächen. Mit Hilfe des Adhäsionsschwellenwertes (WSAT), der dynamischen Adhäsionsrate (DAR) und der Adhäsionsstabilisierungsrate (ASR) wurden die adhäsiven Interaktionen unter verschiedenen Flowraten quantifiziert. Zellen mit antisense-vermittelter Downregulation von PTEN wiesen signifikant stabilere Adhäsionen an C I als kontrollbehandelte Zellen auf

	BSA –	C I –	C I PTEN-AS1	C I PTEN-AS control
WSAT [dyn/cm²]	2.9 ± 0.5*	4.2 ± 0.4	5.0 ± 0.4*	4.0 ± 0.0
DAR [Zellen]	5 ± 3*	81 ± 13	163 ± 26*	66 ± 8
ASR [%]	11 ± 19*	75 ± 10	80 ± 5	74 ± 8

* $p > 0.005$

beteiligt zu sein scheint. Durch Interaktionen mit der Schlüsselkinase FAK kann PTEN als negativer Regulator der Integrin-vermittelten Adhäsion wirken. Des weiteren kann PTEN Querverbindungen von Integrin-vermittelter Signalübertragung zu anderen Rezeptorkinasen vermitteln. Über diese Mechanismen kann PTEN, das in kolorektalen Adenomen und Karzinomen häufig mutiert ist, an der Entwicklung von Fernmetastasen bei Patienten mit Kolonkarzinomen teilnehmen.

Literatur

1. Haier J, Nicolson GL (2000) Tumor cell adhesion of human colon carcinoma cells with different metastatic properties to extracellular matrix under dynamic conditions of laminar flow. J Cancer Res Clin Oncol 126: 699 – 706
2. Li J, Yen C, Liaw D, Podsypanina K, Bose S, Wang SI, Puc J, Miliaresis C, Rodgers LL, McCombie R, Bigner SH, Giovanella BC, Ittmann M, Tycko B, Hibshoosh H, Wigler MH, Parsons R (1997) PTEN, a putative protein tyrosine phosphatase gene mutated in human brain, breast and prostate cancer. Science 275: 1943 – 1947
3. Gu J, Tamura M, Yamada KM (1998) Tumor suppressor PTEN inhibits integrin- and growth factor-mediated mitogen-activated protein (MAP) kinase signaling pathway. J Cell Biol 143: 1375 – 1383
4. Tamura M, Gu J, Danen EH, Takino T, Miyamoto S, Yamada KM (1999) PTEN interactions with focal adhesion kinase and suppression of the extracellular matrix-dependent phosphatidylinositol 3-kinase/ Akt cellsurvival pathway. J Biol Chem 274: 20693 – 20703
5. Haier J, Nasralla M, Nicolson GL (1999) β1-integrin mediated dynamic adhesion of colon carcinoma cells to extracellular matrix under laminar flow. Clin Exp Metastasis 17: 377 – 388

Korrespondenzadresse: Dr. J. Haier, Molekularbiologisches Labor, Klinik und Poliklinik für Allgemeine Chirurgie, Universitätsklinikum Münster, Waldeyerstraße 1, 48149 Münster, Tel.: (0251) 8356326, Fax: (0251) 8358424, e-mail: haier@uni-muenster.de

Die Laserinduzierte Thermotherapie (LITT) experimenteller Lebermetastasen induziert im Vergleich zur chirurgischen Resektion eine erhöhte mRNA Expression von TIMP-1 in residualem unbehandeltem Tumor mit konsekutiv vermindertem Metastasenwachstum

Compared to surgical resection, laser-induced thermotherapy (LITT) of experimental liver metastases induces increased mRNA expression of TIMP-1 in residual untreated tumor and subsequently reduced metastatic growth

C. Isbert[1], J.-P. Ritz[1], K. Thomsen-Mund[1], D. Schuppan[2], H. J. Buhr[1] und C.-T. Germer[1]

[1] Chirurgische Klinik I. Abteilung für Allgemein-, Gefäß- und Thoraxchirurgie, Freie Universität Berlin
[2] Medizinische Klinik I, Friedrich-Alexander-Universität Erlangen-Nürnberg

Abstract

Objective: It is known that laser-induced thermotherapy (LITT) of liver metastases causes local synthesis of the extracellular matrix (ECM) around the thermally damaged tissue. Of importance here is the induction of specific tissue inhibitors (TIMP = tissue inhibitor of metalloproteinases) of matrix-degrading enzymes (matrix-metalloproteinases = MMP), since they play an essential role in micrometastasis. The aim of the study was to compare metastatic growth of untreated residual tumors after LITT and surgical resection as well as to examine differences in the expression of ECM components.

Material and Methods: Two liver tumors per animal were induced in WAG rats. Only one of the two tumors (*therapy* tumor) was treated either by LITT ($n = 25$) or left hemihepatectomy ($n = 25$). The second tumor was left untreated (*control* tumor). In the control group ($n = 25$), both tumors remained untreated. After 24, 48, 96 h and 14 d, 5 animals from each group were killed and the control tumors were measured and cryopreserved. In situ hybridisation was used for mRNA detection of collagen 1, TIMP-1 and MMP-1. Collagen I, III, IV and VI expression was immunohistochemically examined. Tumor proliferation was determined by the anti-BrdU test.

Results: In the laser and resection group, the *therapy* tumor was completely eradicated (negative BrdU incorporation) in all cases. Control tumor volume in the LITT, resection and control groups did not differ before the intervention ($p > 0.01$). After 14 d, the control tumor volumes in the LITT group (232 ± 40 mm [3] were about 5 times smaller than in the resection group (1233 ± 118 mm^3) and the control group (978 ± 87 mm^3) [$p < 0.001$ each]. Immunohistochemically, collagen I, III, IV and VI molecules were expressed around the control tumors. Already after 96 h, mRNA expression of TIMP-1 was higher in the LITT group with 93.9 ± 4.6 cells/mf than in the resection group with 72.0 ± 5.0 cells/mf ($p < 0.01$) and remained clearly higher even after 14 d with 112 ± 10.7 vs. 73.7 ± 2.6 cells/mf ($p < 0.001$).

Conclusions. 1) LITT reduced the growth of untreated residual tumors compared to surgical resection. 2) Reduced tumor growth after LITT is associated with increased mRNA expression of TIMP-1 in the tumor. 3) LITT-induced local synthesis of the ECM seems to have a suppressive effect on the growth of untreated residual tumor tissue via upregulation of TIMP-1.

Einleitung

Bekannt ist, dass die laserinduzierte Thermotherapie (LITT) von Lebermetastasen um das hyperthermisch geschädigte Gewebe eine lokale Synthese von extrazellulärer Matrix (EZM) induziert [1 – 4]. Von Bedeutung ist dabei die Induktion spezifischer Gewebsinhibitoren (TIMP = tissue inhibitor of metalloproteinases) der Matrix abbauenden Enzymen (matrix-metalloproteinases = MMP), da sie eine entscheidende Rolle bei der Mikrometastasierung spielen [5]. Ziele der Studie waren, das Metastasenwachstum residualer unbehandelter Tumore nach LITT und chirurgischer Resektion zu vergleichen und Unterschiede der Expression von Bestandteilen der EZM zu untersuchen.

Methodik

Bei WAG-Ratten erfolgte die Induktion von 2 Lebertumoren/Tier. Lediglich einer der beiden Tumore (*Therapie*tumor) wurde entweder durch LITT (n = 25) oder durch Hemihepatektomie links (n = 25) therapiert. Der zweite Tumor blieb unbehandelt (*Kontroll*tumor). In einer *Kontroll*gruppe (n = 25) blieben beide Tumore unbehandelt. Nach 24, 48, 96 h sowie 14 d wurden je 5 Tiere/Gruppe getötet und die Kontrolltumore wurden vermessen und kryoasserviert. Der mRNA-Nachweis von Kollagen 1, TIMP-1 und MMP-1 erfolgte mittels in-situ Hybridisierung. Immunhistochemisch wurde die Expression von Kollagen I, III, IV und VI untersucht. Die Tumorproliferation wurde mittels Anti-BrdU-Test ermittelt.

Ergebnisse

In den Gruppen Laser und Resektion gelang in allen Fällen eine vollständige Tumorerradikation des *Therapie*tumors (negative BrdU-Inkorporation). Die präinterventionellen Volumina der *Kontroll*tumore der Gruppen LITT, Resektion und Kontrolle waren nicht unterschiedlich (p > 0,01). Nach 14 d waren die Volumina der Kontrolltumore in der Gruppe LITT (232 ± 40 mm³) ca. 5 mal kleiner als in den Gruppen Resektion (1233 ± 118 mm³) und Kontrolle (978 ± 87 mm³) [je p < 0,001]. Immunhistochemisch zeigte sich im Bereich der Kontrolltumore eine Expression der Moleküle Kollagen I, III, IV und VI. Die quantitative Auswertung der mRNA-Expressionen (cells/mf) von MMP-1 und TIMP-1 in den Kontrolltumoren sind in Tabelle 1 tabellarisch angegeben.

Tabelle 1. Tabellarische Darstellung der quantitativen Auswertung der mRNA-Expressionen (cells/mf) von MMP-1 und TIMP-1 in den Kontrolltumoren der Gruppen LITT, Resektion und Kontrolle

	Gruppe	24 h	48 h	96 h	14 d
MMP-1	LITT	$26,5 \pm 2,8$	$24,8 \pm 1,9$	$23,6 \pm 2,6$	$29,8 \pm 1,8$
	Resektion	$28,0 \pm 2,5$	$26,5 \pm 3,3$	$28,5 \pm 3,2$	$32,1 \pm 3,1$
	Kontrolle	$24,6 \pm 2,9$	$24,0 \pm 2,3$	$23,3 \pm 2,1$	$22,5 \pm 3,7$
TIMP-1	LITT	$72,9 \pm 6,6$	$75,6 \pm 6,2$	$93,9 \pm 4,6^*$	$4,12 \pm 10,7^*$
	Resektion	$93,7 \pm 3,6$	$78,8 \pm 0,8$	$72,0 \pm 5,0$	$73,7 \pm 2,6$
	Kontrolle	$62,5 \pm 6,0$	$67,5 \pm 5,8$	$65,2 \pm 5,8$	$64,1 \pm 5,0$

$^* = p < 0,05$, Kruskal-Wallis-Test

Diskussion und Schlussfolgerung

1) Nach LITT resultiert ein vermindertes Wachstum residualen unbehandelten Tumorgewebes im Vergleich zur chirurgischen Resektion. 2) Das verminderte Tumorwachstum nach LITT ist mit einer erhöhten mRNA Expression von TIMP-1 im Tumor assoziiert. 3) Die LITT-vermittelte lokale Synthese von EZM scheint, über Hochregulation von TIMP-1 einen suppressiven Effekt auf das Wachstum von residualem unbehandeltem Tumorgewebe zu induzieren.

Literatur

1. Isbert C, Roggan A, Ritz JP, Muller G, Buhr HJ, Lehmann KS, Germer CT (2001), Laser-induced thermotherapy: intra- und extralesionary recurrence after incomplete destruction of experimental liver metastasis. Surg Endosc: 15: 1320–1326
2. Germer CT, Isbert C, Albrecht D, Roggan A, Pelz J, Ritz JP, Muller G, Buhr HJ (1999), Laser-induced thermotherapy combined with hepatic arterial embolization in the treatment of liver tumors in a rat tumor model. Ann Surg: 230: 55–62
3. Germer CT, Isbert C, Albrecht D, Ritz JP, Schilling A, Roggan A, Wolf KJ, Muller G, Buhr H, (1998) Laser-induced thermotherapy for the treatment of liver metastasis. Correlation of gadolinium-DTPA-enhanced MRI with histomorphologic findings to determine criteria for follow-up monitoring. Surg Endosc 12: 1317–1325
4. Ritz JP, Roggan A, Isbert C, Muller G, Buhr HJ, Germer CT (2001), Optical properties of native and coagulated porcine liver tissue between 400 and 2400 mm. Lasers Surg Med 29: 205–212
5. Guenther U, Herbst H, Bauer M, Isbert C, Buhr HJ, Riecken EO, Schuppan D (2001), Collagen type XVIII/endostatin is differentially expressed in primary and metastatic colorectal cancers and ovarian carcinomas. Br J Cancer: 85: 1540–1545

Korrespondenzadresse: Dr. C. Isbert, Chirurgische Klinik I, Abteilung für Allgemein-, Gefäß- und Thoraxchirurgie, Freie Universität Berlin, Hindenburgdamm 30, 12200 Berlin

Response Prädiktion beim neoadjuvant therapierten Adenokarzinom des Ösophagus

Predictors of response and survival for neoadjuvant treated patients with esophageal adenocarcinoma

J. Theisen[1], K. Danenberg[3], A. Sendler[1], K. Ott[1], K. Becker[2], H. J. Stein[1], P. Danenberg[3], J. R. Siewert[1] und U. Fink[1]

[1] Chirurgische Klinik und Poliklinik
[2] Institut für Pathologie, Technische Universität München
[3] USC Norris Comprehensive Cancer Center, Los Angeles, USA

Abstract

Introduction: Mainly patients with advanced esophageal adenocarcinoma who respond to neoadjuvant chemotherapy show a significant survival benefit after resection. Therefore prediction of response before treatment is desirable. The aim of this study was to assess genetic predictors of response and survival for patients with esophageal adenocarcinoma prior to neoadjuvant therapy. *Patients and Methods*: Thirty-two patients with advanced esophageal adenocarcinoma who underwent neoadjuvant therapy with resection of their tumor were analyzed for TS, ERCC1 and GSTP-1 mRNA levels prior to the treatment. These results were analyzed in regard of response and survival. *Results*: In total 18 patients responded to the chemotherapy. Seventeen of those did show a gene expression level at or below the respective median of at least one gene. For TS and ERCC1 this had a profound impact on survival demonstrating an increase in survival for patients who have TS or ERCC1 mRNA level at or below the median. For GSTP-1 no difference in survival could be found. *Conclusion*: These results demonstrate a potential predictive value of a gene expression profile available prior to therapy. These data have to be confirmed by larger prospective trials.

Einleitung

Trotz vielfacher Verbesserungen in chirurgischer Technik und postoperativer Behandlungsstrategien bleibt das Karzinom des Ösophagus eine Erkrankung mit einer niedrigen 5-Jahres Überlebensrate von ca. 10%. Dies hat zur Einführung multimodaler Therapiekonzepte geführt. Dabei zeigte sich, dass nur Patienten, die auf eine neoadjuvante Vorbehandlung ansprechen, einen Überlebensvorteil haben. Daher konzentriert sich die Forschung auf die Identifizierung möglicher prädiktiver Faktoren, die vor Beginn einer Chemotherapie zur Verfügung stehen, um so den übrigen Patienten die neoadjuvante Therapie mit ihren Nebenwirkungen zu ersparen. Die meisten multimodalen Konzepte basieren auf 5-FU und Platin-haltigen Chemotherapeutika. Untersuchungen, insbesondere an Kolonkarzinom Patienten haben gezeigt, dass die Expression von TS (Thymidilate-Synthase) auf mRNA Ebene invers korreliert ist mit dem Ansprechen auf eine Chemotherapie. Für Cisplatin hat sich die Expression von ERCC1 (excision repair cross complementing), ein DNA Reparation Gen als potentieller Prädiktionsmarker erwiesen. GSTP-1 (Gluthation-s-transferase) spielt ebenfalls im Rahmen der DNA Reparation eine bedeutende Rolle. Jedoch gibt es bisher nur Studien mit einzelnen Genexpressionsprofilen, die Kombination mehrerer Gene ist noch unzureichend untersucht. Insbesondere für das ösophageale Adenokarzinom liegen noch kaum Daten zu diesem Thema vor.

Patienten und Methodik

Zweiunddreißig Patienten mit lokal fortgeschrittenem Adenokarzinom des Ösophagus (cT3, N +) wurden in neoadjuvanter Intention mit 5-FU, Cisplatin vorbehandelt und nachfolgend R0 reseziert. Das klinische Staging wurde mittels Endoskopie, endoskopischem Ultraschall und CT durchgeführt. Vor Beginn der Chemotherapie wurden Biopsien entnommen und mittels RT-PCR die semiquantitative Expression von TS, ERCC1 und GSTP-1 bestimmt. Dazu wurde eine automatisierte Methodik (TaqMan) benutzt. Beta-actin diente als Referenzgen. Diese Ergebnisse wurden mit klinischem Ansprechen und Überleben korreliert. Klinisches Ansprechen wurde ebenfalls mittels Endoskopie, endoskopischem Ultraschall und CT bestimmt.

Ergebnisse

Achtzehn Patienten waren klinische 'responder'. In 17 Fällen lag die Expression mindestens eines der 3 untersuchten Gene unterhalb des Medians. Für die Expression von TS fand sich ein statistisch signifikanter Unterschied (p = 0.037) von Patienten, die ein klinisches Ansprechen zeigten, im Gegensatz zu 'non – respondern'. Diese Signifikanz zeigte sich auch bei GSTP-1 (p = 0.02), allerdings ließ sich kein signifikanter Unterschied im Hinblick auf ERCC1 und Ansprechen feststellen. Das mediane Gesamtüberleben lag bei 17 Monaten. In Bezug auf TS ergab sich ein statistisch signifikanter Unterschied von Patienten ober- bzw. unterhalb des Median mit einer deutlich verlängerten Überlebenszeit für Patienten mit einem niedrigen TS Wert. Dies traf auch für ERCC1 zu, allerdings nicht für die Expression von GSTP-1.

Schlussfolgerung

Mit dieser Untersuchung konnte zum ersten Mal bei Patienten mit einem lokal fortgeschrittenen ösophagealen Adenokarzinom eine mögliche Prädiktion auf das Ansprechen auf eine neoadjuvante Chemotherapie gezeigt werden. Diese Ergebnisse sollten in einem nächsten Schritt anhand eines größeren Patientenkollektivs prospektiv untersucht werden.

Korrespondenzadresse: Dr. med. J. Theisen, Chirurgische Klinik und Poliklinik, Technische Universität München, Klinikum rechts der Isar, Ismaningerstraße 22, 81675 München, Fax 089 4140 4940, e-mail: theisen@nt1.chir.med.tu-muenchen.de

Erhöhte Expression von Matrix Metalloproteinase 9 (MMP-9) korreliert mit ungünstiger Prognose bei operablen nicht-kleinzelligen Bronchialkarzinomen

Increased expression of matrix metalloproteinase-9 correlates with unfavorable prognosis in non-small cell lung cancer

W. Sienel[1,2], J. Hellers[1], M. Jochum[1], O. Thetter[1,2], C. Klein[3], W. Mutschler[1] und B. Passlick[1,2]

[1] Chirurgische Klinik und Poliklinik, Klinikum der Universität München-Innenstadt
[2] Klinik für Thoraxchirurgie, Asklepios Fachkliniken München-Gauting
[3] Institut für Immunologie, Universität München

Abstract

The present study was performed to investigate the clinical impact of increased MMP-9 expression on early tumor cell dissemination and long-term survival in patients with operable NSCLC.

Primary tumors of 147 consecutive patients with completely resected NSCLC were examined for MMP-9 expression by immunohistochemical staining. Specimens that showed positive staining at least similar to the internal positive control in at least 95% of cancer cells were considered positive concerning increased expression of MMP-9. Data about minimal dissemination into regional lymph nodes and minimal dissemination into bone marrow was available in 86 and 90 patients, respectively, and was included into analysis of the clinical impact of increased MMP-9 expression.

Increased expression of MMP-9 was observed in 26 of 143 patients (18.2%) and did not correlate with clinicopathological parameters (4 specimens were excluded due to unspecific staining). Increased MMP-9 expression was an independent prognostic parameter for unfavorable outcome: Log rank analysis showed a significant association with shortened cancer-related survival (p = 0.04) and multivariate regression analysis revealed an independence of this prognostic impact (p = 0.03). In adenocarcinoma of the lung, increased MMP-9 expression was associated with minimal dissemination into lymph nodes and bone marrow (p = 0.01 and 0.05, respectively; chi-square test).

The present study revealed that increased MMP-9 expression predicts a poor prognosis in non-small cell lung cancer and correlates with dissemination of individual tumor cells in adenocarcinoma of the lung. This type of study may provide a basis for studies that examine the value of MMP-9 increased expression for the preselection of patients to be included in trials to investigate adjuvant therapy after surgery for NSCLC.

Einleitung

Selbst in frühen Stadien von operablen nicht-kleinzelligen Bronchialkarzinomen ist die 5-Jahresüberlebensrate mit 50 – 60% im Stadium I – II unbefriedigend. Um möglichst nur Patienten mit ungünstiger Prognose adjuvanten Therapieoptionen zuzuführen bedarf es Methoden zur Selektionierung dieser Hochrisikopatienten. Ein besseres Verständnis der molekularen Mechanismen der Tumorinvasion und Tumorzelldisseminierung könnte der Etablierung von neuen Methoden zur Selektionierung für adjuvante Therapieoptionen dienen. In der vorliegenden Studie wurde untersucht, welchen Einfluss eine erhöhte Expression von Matrix Metalloproteinase-9 (MMP-9) auf das Überleben von Bronchialkarzinompatienten und auf die Minimaldisseminierung in Knochenmark und Lymphknoten hat.

Methodik

Operationspräparate von 147 Patienten mit operablem nicht-kleinzelligen Bronchialkarzinom wurden mit Hilfe eines polyklonalen Antikörpers immunhistochemisch auf Expression von MMP-9 untersucht. Wenn mehr als 95% der Karzinomzellen mindestens genauso intensiv wie die interne Positivkontrolle gefärbt waren, wurde von einer erhöhten Expression von MMP-9 ausgegangen. 4 Patienten mit unspezifischer Färbung der Negativkontrollen mussten von weiteren Analysen ausgeschlossen werden. Von 86 Patienten wurden regionale Lymphknoten immunhistochemisch mit dem antiepithelialen Antikörper Ber-EP4 (Dako, Hamburg) auf disseminierte Tumorzellen untersucht [1]. Bei 90 Patienten waren präoperativ Knochenmarkaspirate gewonnen worden. Eine Minimaldisseminierung in das Knochenmark wurde durch Cytozentrifugation von gereinigtem Knochenmark und darauffolgender immuncytochemischer Färbung mit dem gegen Cytokeratin 18 gerichteten Antikörper CK 2 (Boehringer, Mannheim) nachgewiesen [2]. Die Krankheitsverläufe wurden über den Zeitraum von 10 Jahren im Rahmen der Tumornachsorge beobachtet und anhand von Kaplan-Meier-Überlebenskurven durch log-rank Analyse verglichen.

Ergebnisse

Eine erhöhte MMP-9 Expression wurde bei 26 Patienten (18,2%) beobachtet. Es bestand keine Korrelation zwischen erhöhter MMP-9 Expression und klinisch-pathologischen Parametern wie Tumorstadium, Lymphknotenstadium, Histologie, Differenzierungsgrad oder Geschlecht (Tabelle 1). Die Kaplan-Meier Überlebensanalyse zeigte jedoch eine signifikant erhöhte malignom-bedingte Todesrate ($p = 0{,}04$). Die multivariate Analyse ergab, dass die erhöhte MMP-9 Expression ein eigenständiger prognostischer Parameter ist ($p = 0{,}03$). Disseminierte Tumorzellen wurden im Lymphknoten von 16 (18,6%) der 86 untersuchten Patienten und im Knochenmark von 17 (18,9%) der 90 untersuchten Patienten nachgewiesen. Die Korrelation zwischen erhöhter Expression von MMP-9 und der Minimaldisseminierung war im gesamten Patientenkollektiv nicht signifikant (Tabelle 1), jedoch bestand bei Patienten mit Adenokarzinomen der Lunge ein signifikanter

Tabelle 1. Zusammenhang zwischen klinisch-pathologischen Parametern und erhöhter MMP-9 Expression

Parameter	Anzahl der Patienten	Anzahl der Patienten mit MMP-9 positiven [a] Tumoren	p-Wert [b]
Gesamtzahl	143	26 (18,2%)	
Tumorstadium			
pT1-pT2	115	18 (15,7%)	
pT3-pT4	28	8 (28,6 %)	0,11
Lymphknotenstadium			
pN0	74	10 (13,5%)	
pN1-pN2	69	16 (23,2%)	0,13
Differenzierungsgrad [c]			
G1-2	63	14 (22,2%)	
G3-4	54	8 (14,8%)	0,31
Histologie [d]			
Adenokarzinom	60	9 (15,0%)	
Plattenepithelkarzinom	57	13 (22,8%)	
Sonstige	26	4 (15,4%)	0,50
Geschlecht			
Frau	33	4 (12,1%)	
Mann	110	22 (20,0%)	0,30
Minimaldisseminierung in Lymphknoten			
negative	68	11 (16,2%)	
positive	18	5 (27,8%)	0,26
Minimaldisseminierung in Knochenmark			
negative	72	12 (16,7%)	
positive	18	5 (27,8%)	0,28

[a] Von einer erhöhten Expression von MMP-9 wurde ausgegangen, wenn mehr als 95% der Karzinomzellen mindestens genauso intensiv wie die interne Positivkontrolle gefärbt waren.

[b] Doppelseitige p-Werte wurden mittels doppelseitigem Chi-Quadrat Test ermittelt und zeigen eine mögliche Signifikanz des Zusammenhanges zwischen klinisch-pathologischen Parametern und erhöhter MMP-9 Expression.

[c] Bei großzelligen Karzinomen und histologischen Mischtypen wurden keine Differenzierungsgrade bestimmt (26 Patienten).

[d] 'Sonstige' steht für 13 histologische Mischtypen and 13 großzellige Karzinome.

Tabelle 2. Zusammenhang zwischen erhöhter MMP-9 Expression und Minimaldisseminierung in Knochenmark und Lymphknoten bei Adenokarzinomen der Lunge

MMP-9 Expressionserhöhung [a])	Minimaldisseminierung in Lymphknoten			Minimaldisseminierung in Knochenmark		
	Anzahl der Patienten	Patienten mit positiven Lymphknoten	p-Wert [b])	Anzahl der Patienten	Patienten mit positivem Knochenmark	p-Wert [b])
	36	9 (25,0%)		34	7 (20,6%)	
Positiv	4	3 (75,0%)		6	3 (50,0%)	
Negativ	32	6 (18,8%)	0,01	28	4 (14,3%)	0,05

[a] Von einer erhöhten Expression von MMP-9 wurde ausgegangen, wenn mehr als 95% der Karzinomzellen mindestens genauso intensiv wie die interne Positivkontrolle gefärbt waren. [b]) Doppelseitige p-Werte wurden mittels doppelseitigem Chi-Quadrat Test ermittelt und zeigen eine mögliche Signifikanz des Zusammenhanges zwischen erhöhter MMP-9 Expression und Minimaldisseminierung in Knochenmark und Lymphknoten.

Zusammenhang zwischen erhöhter Expression von MMP-9 und Minimaldisseminierung in Lymphknoten ($p = 0{,}01$) und Knochenmark ($p = 0{,}05$) (Tabelle 2).

Diskussion und Schlussfolgerung

Die vorliegende Arbeit zeigt, dass die immunhistochemisch nachgewiesene Erhöhung der MMP-9 Expression durch Tumorzellen mit ungünstigen klinischen Verläufen bei operablen nicht-kleinzelligen Bronchialkarzinomen assoziiert ist. Diese Ergebnisse stehen im Einklang mit Arbeiten welche zeigten, dass erhöhte Serumspiegel von MMP-9 bei Bronchialkarzinompatienten mit einer ungünstigen Prognose einhergehen [3]. Die Untersuchung von Operationspräparaten auf MMP-9 könnte zur Selektionierung für adjuvante Therapieoptionen geeignet sein.

Literatur

1. Passlick B, Izbicki JR, Kubuschok B, Nathrath W, Thetter O, Pichlmeier U, Schweiberer L, Riethmuller G, Pantel K (1994) Immunohistochemical assessment of individual tumor cells in lymph nodes of patients with non-small-cell lung cancer. J Clin Oncol 12: 1827 – 1832
2. Passlick B, Kubuschok B, Izbicki J, Thetter O, Pantel K (1999) Isolated tumor cells in bone marrow predict reduced survival in node-negative non-small cell lung cancer. Ann Thorac Surg 68: 2053 – 2058
3. Ylisirnio S, Hoyhtya M, Turpeenniemi-Hujanen T (2000) Serum matrix metalloproteinases -2, -9 and tissue inhibitors of metalloproteinases -1, -2 in lung cancer-TIMP-1 as a prognostic marker. Anticancer Res 20: 1311 – 1316

Korrespondenzadresse: Dr. Wulf Sienel, Chirurgische Klinik und Poliklinik Klinikum Innenstadt, Universität München, Nussbaumstraße 20, 80336 München, Tel.: ++49 89 5160 2511, Fax: ++49 89 5160 4454, e-mail: wulf.sienel@ch-i.med.uni-muenchen.de

Die Expression von MAGE Tumor assoziierten Antigenen in gut differenzierten, nicht kleinzelligen Lungenkarzinomen korreliert mit geringerem Überleben

Expression of MAGE tumor associated antigens correlates with poor prognosis in well-differentiated non-small cell lung carcinoma

M. Bolli[1], Th. Kocher[1], M. Adamina[1], G. Spagnoli[1], G. Sauter[2], F. Harder[1] und M. Heberer[1]

[1] Chirurgische Klinik
[2] Pathologisches Institut, Universitätskliniken, Basel, Schweiz

Abstract

Introduction: MAGE tumor associated antigens (TAA) belong to the so called cancer/testis TAA family characterized by expression in different types of cancer including non-small cell lung cancer (NSCLC). Recently developed tissue microarray technology (TMA) allows rapid visualization of molecular targets in hundreds of tissue samples at the DNA, RNA or protein level. We have studied the expression of MAGE proteins in a lung cancer tumor array and analyzed the correlation of TAA expression with histological and survival data. *Materials and Methods*: The expression of MAGE-A4 protein was evaluated with immunohistochemistry by using a monoclonal antibody, 57B [1], in a NSCLC tissue microarray. Clinical data were obtained from clinical and pathology records. Chi square tests and Kaplan-Meier plots were used for statistical analysis. *Results*: 57B staining was observed in 130 out of 301 (43.2%) NSCLC biopsies. With regards to histological classification, 97 out of 178 (55.1%) squamous cell and 12 out of 65 (18.4%) adenocarcinomas were 57B positive. MAGE-A4 protein was expressed in 19 out of 76 (25%) highly/moderately differentiated and in 110 out of 223 (49.3%) poorly differentiated carcinomas. The 5 years overall survival of patients bearing squamous cell carcinomas was 70% for 57B negative tumors vs. 45% (p = 0.027) for 57B positive tumors. For patients suffering a 57B positive highly/moderately differentiated squamous cell carcinoma 5 year overall survival was 42% vs. 80% for 57B negative tumors (p = 0.046). *Conclusions*: Correlation with poor survival suggests that MAGE-A4 expression represents a prognostic indicator in NSCLC.

Einleitung

TAA der MAGE Gen Familie wurden 1991 zum ersten mal beschrieben [2]. Sie definieren die sogenannte Cancer/Testis Gruppe und werden in verschiedenen Malignomen, unter anderem auch im nicht-kleinzelligen Lungenkrebs exprimiert [3]. Mittels tissue array Technologie wurde die Expression von MAGE Genen in nicht-kleinzelligen Lungen-karzinom Biopsien untersucht und anschließend geprüft, ob ein Zusammenhang zwischen MAGE Expression und klinischem Verlauf besteht.

Methodik

Mit der tissue array [4] Technologie wurden 301 Paraffin-fixierte nicht-kleinzellige Lungenkarzinom Biopsien aus Spenderblöcken auf einen Paraffin-Empfängerblock übertragen. Von diesem wurden Schnitte angefertigt die somit jeweils Hunderte verschiedener Biopsien repräsentieren. Mittels monoklonalem Antikörper 57B [1] und Immunhistochemie wurde die Expression von MAGE-A4 Genprodukten nachgewiesen und anschließend mikroskopisch ausgewertet. Die klinischen Verlaufsdaten wurden der Krankengeschichte entnommen und retrospektiv analysiert. Zur statistischen Auswertung wurde der Chi Quadrat, der log rank Test sowie die Kaplan-Meier Methode verwendet.

Ergebnisse

Die insgesamt 301 analysierten Lungenmalignome enthielten 178 Plattenepithel- und 65 Adenokarzinome. 76 von 301 waren gut (G1) und 223 von 301 mäßig (G2) differenziert (zwei nicht klassifiziert). In 130 von 301 (43.2%) untersuchten Biopsien waren MAGE Genprodukte mittels 57B Antikörper darstellbar. 98 von 178 (55.1%) Plattenepithel- und 12 von 65 (18.4%) Adenokarzinome waren 57B positiv ($p < 0.001$). Bei 161 von 178 Plattenepithelkarzinomen waren die klinischen Verlaufsdaten aus der Krankengeschichte verfügbar. Aus diesen wurde eine 5 Jahres Überlebensrate von 45% für Patienten mit 57B

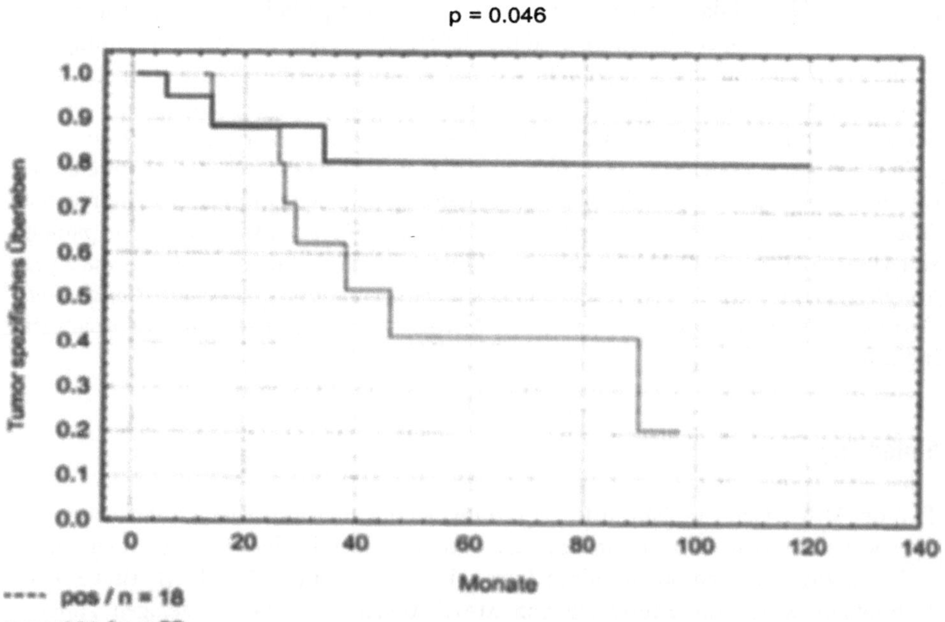

Abb. 1. Medianes Überleben bei gut differenziertem Plattenepithelkarzinom. *neg:* 57B negatives Plattenepithelkarzinom, *pos:* 57B positives Platenepithelkarzinom

positivem Plattenepithelkarzinom gegenüber 70% bei 57B negativem Plattenepithelkarzinom errechnet (p = 0.027). Für Patienten mit einem G2, 57B positiven Plattenepithelkarzinom war die 5 Jahres Überlebensrate 42% gegenüber 60% bei 57B negativen G2 Plattenepithelkarzinom (p = 0.15). 42% betrug die 5 Jahres Überlebensrate für Patienten mit einem G1, 57B positivem Plattenepithelkarzinom gegenüber 80% bei 57B negativem, G1 Plattenepithelkarzinom (p = 0.046), Abb. 1.

Diskussion und Schlussfolgerung

Patienten mit einem MAGE Genprodukt exprimierenden Plattenepithelkarzinom der Lunge haben eine geringere 5 Jahres-Überlebensrate. Der Unterschied zwischen der 5 Jahres-Überlebenserwartung ist bei Patienten mit gut differenzierten, 57B positiven Plattenepithelkarzinomen gegenüber Patienten mit einem gut differenzierten 57B negativen Plattenepithelkarzinon am ausgeprägtesten. Die MAGE Expression ist für das Plattenepithelkarzinom der Lunge als prognostischer Parameter verwendbar.

Literatur

1. Kocher T, Schultz-Thater E, Gudat F, Schaefer C, Casorati G, Juretic A, Willimann T, Harder F, Heberer M, Spagnoli GC. (1995) Identification and intracellular location of MAGE-3 gene product. Cancer Res 55:2236–2239
2. van der Bruggen P, Traversari C, Chomez P, Lurquin C, De Plaen E, Van den Eynde B, Knuth A, Boon T. (1991) A gene encoding an antigen recognized by cytolytic T lymphocytes on a human melanoma. Science 254: 1643–1647
3. Jungbluth AA, Busam KJ, Kolb D, Iversen K, Coplan K, Chen YT, Spagnoli GC, Old LJ. (2000) Expression of MAGE-antigens in normal tissues and cancer. Int J Cancer 85: 460–465
4. Kononen J, Bubendorf L, Kallioniemi A, Barlund M, Schraml P, Leighton S, Torhorst J, Mihatsch MJ, Sauter G, Kallioniemi OP. (1998) Tissue microarrays for high-throughput molecular profiling of tumor specimens. Nat Med 4: 844–847

Korrespondenzadresse: Dr. med. Martin Bolli, Chirurgische Forschung, ZLF, Lab. 401, Universitätskliniken Basel, Hebelstrasse 20, CH-4031 Basel, Fax: 0041 61 265 39 90, e-mail: mbolli@uhbs.ch

Lymphangiosis carcinomatosa: unabhängiger Prognosefaktor bei Patienten mit Plattenepithelcarcinom des Oesophagus

Lymphatic vessel invasion: independent prognostic factor in patients with squamous cell carcinoma of the esophagus

B. L. D. M. Brücher[1], H. J. Stein[1], M. Werner[2] und J. R. Siewert[1]

[1] Chirurgische Klinik und Poliklinik
[2] Institut für Allgemeine Pathologie und Pathologische Anatomie, Klinikum rechts der Isar, Technische Universität, München

Abstract

Background: The objective of this study was to clarify the presence and prognostic impact of LVI in a large number of patients resected for esophageal squamous cell carcinoma (SCC) at one surgical center. *Methods*: Therefore, 366 patients, which had a primary resection for SCC, were analysed by uni- and multivariate analysis. Follow-up is complete for 93.7% patients with a median follow-up of 8.3 years. *Results*: The total rate of LVI was 39.1% ($n = 143$). Univariate analysis revealed a significant relationship between LVI and different T-categories ($p = 0.001$), N-categories ($p < 0.0001$), M-categories ($p < 0.0001$), UICC-stages ($p < 0.0001$) and residual tumor ($p < 0.0001$). Multivariate analysis of the R0-resected patients proved LVI as an independent prognostic factor. The 2-, 5- and 10-year-survival-rates in patients with LVI were 28.5%, 11.1% and 9.2% compared to 63.4%, 46.6% and 27% without LVI ($p < 0.0001$). Patients with LVI had a median-survival-time of 11.4 months compared to 28.6 months without LVI ($p < 0.0001$). R0-resected patients without LVI had a median-survival-time of 54.1 months compared to 12.1 months in patients with LVI ($p < 0.0001$) and compared to 11.3 months in R1-resected patients ($p < 0.0001$). *Conclusions*: These data clearly show, that LVI is an independent prognostic factor in patients with SCC and confirm the importance of a systematic histopathological workup. The prognosis of R0-resected patients with LVI is equal to patients with an incomplete tumor resection. This supports the inclusion of LVI in the UICC-classification system for esophageal carcinoma.

Einleitung

Bekannte unabhängige prognostische Faktoren beim Plattenepithelcarcinom des Oesophagus sind die R0-Resektion und der postoperative Lymphknotenstatus [1]. Obwohl die Lymphgefäßinvasion in die Klassifikation der UICC inkludiert wurde [2] liegen kaum Daten bezüglich der prognostischen Relevanz einer lymphatischen Gefäßinvasion [3 – 5], insbesondere des Plattenepithelcarcinoms des Oesophagus vor. Zielsetzung dieser Untersuchung war es die Präsenz und den prognostische Einfluss der LVI in einer großen Anzahl von Patienten, welche aufgrund eines Plattenepithelcarcinoms des Oesophagus an einem chirurgischen Zentrum reseziert wurden, zu klären.

Methodik

366 Patienten, welche sich einer primären Oesophagektomie aufgrund eines Plattenepithelcarcinoms des Oesophagus unterzogen, wurden univariat und multivariat untersucht. Der Nachbeobachtungszeitraum ist für 93,7% komplett mit einem medianen Nachbeobachtungszeitraum von 8,3 Jahren.

Ergebnisse

Die Gesamtrate an vorhandener LVI betrug 39,1% ($n = 143$). Die univariate Analyse offenbarte eine signifikante Beziehung zwischen einer LVI und verschiedenen T-Kategorien ($p = 0.001$), N-Kategorien ($p < 0.0001$), M- Kategorien ($p < 0.0001$), UICC-Stadien ($p < 0.0001$) und dem Residualtumorstatus ($p < 0.0001$). Eine multivariate Analyse von R0-resezierten Patienten bewies die lymphatische Gefäßinvasion als unabhängigen prognostischen Faktor. Die 2-, 5- und 10-Jahresüberlebensraten betrugen für Patienten mit LVI 28,5%, 11,1% und 9,2% im Vergleich zu 63,4%, 46,6% und 27% ohne LVI ($p < 0.0001$). Patienten mit LVI wiesen eine mediane Überlebenszeit von 11,4 Monaten im Vergleich zu 28,6 Monaten ohne LVI ($p < 0.0001$). R0-resezierte Patienten ohne LVI hatten eine mediane Überlebenszeit von 54,1 Monaten, Patienten mit LVI eine mediane Überlebenszeit von 12,1 Monaten ($p < 0.0001$), wohingegen Patienten mit R1-Resektion eine mediane Überlebenszeit von 11,3 Monaten aufwiesen ($p < 0.0001$).

Schlussfolgerung

Diese Daten zeigen klar, dass eine lymphatische Gefäßinvasion (LVI) ein unabhängiger prognostischer Faktor bei Patienten mit Plattenepithelcarcinom des Oesophagus ist. Auch bestätigen diese Ergebnisse die Wichtigkeit einer systematischen histopathologischen Aufarbeitung des Präparates. Die Prognose von R0-resezierten Patienten mit einer LVI entspricht der Prognose von Patienten mit inkompletter Tumorresektion (R1-Resektion). Zusammenfassend unterstützen unsere Ergebnisse die Einbeziehung der LVI in die UICC-Klassifikation [2] von Oesophaguscarcinomen.

Literatur

1. Siewert JR, Brücher BLDM, Stein HJ, Fink U (1998) [Esophagus carcinoma – systemic or local risk of recurrence – which perioperative measures are successful?]. Langenbecks Arch Chir Suppl Kongressbd 115: 290 – 294
2. Sobin LH, Wittekind C. [TNM classification of malignant tumors. 5th edition]. Wiley-Liss 1997
3. Tang R, Wang JY, Tsao KC, Ho YS (1999) Lymphangiosis as a predictor of outcome in patients with primary diffusely infiltrative adenocarcinoma of the colon and rectum. Arch Surg 134: 157 – 160
4. Nakahara H, Ishikawa T, Itabashi M, Hirota T (1992) Diffusely infiltrating primary colorectal carcinoma of linitis plastica and lymphangiosis types. Cancer 69: 901 – 906
5. Sarbia M, Bittinger F, Porschen R, Dutkowski P, Willers R, Gabbert HE (1996) Tumor vascularization and prognosis in squamous cell carcinomas of the esophagus. Anticancer Res 16: 2117 – 2121

Korrespondenzadresse: Dr. B. L. D. M. Brücher, Chirurgische Klinik und Poliklinik, Klinikum rechts der Isar, Technische Universität München, Ismaninger Straße 22, 81675 München, e-mail: bruecher@lrz.tu-muenchen.de

Potential der ERCC1 und c-erbB-2 Genexpression zur Prädiktion des Responseverhaltens auf die neoadjuvante Radiochemotherapie beim Ösophaguscarcinom

Potential of ERCC1 and c-erbB-2 gene expression as predictor of response to neoadjuvant radiochemotherapy in esophageal cancer

R. Metzger[1], P. M. Schneider[1], U. Warnecke-Eberz[1], F. Miyazono[2], S. Baldus[3], H. Schäfer[1] und A. H. Hölscher[1]

[1] Klinik und Poliklinik für Visceral- und Gefäßchirurgie, Universität Köln
[2] First Department of Surgery, Kagoshima University School of Medicine, Kagoshima Japan
[3] Institut für Pathologie, Universität Köln

Abstract

Objective: ERCC1 encodes for a nucleotide excision repair (NER) gene involved in repair of radiation and chemotherapy induced DNA-damage, especially cis-platinum (CDDP) mediated interstrand crosslinks. The c-erbB-2 gene also known as HER2/neu is coding for a transmembrane glycoprotein (p185) with tyrosine kinase activity being a member of the type 1 growth factor receptor family. We examined the potential of ERCC1 as well as c-erbB-2 mRNA expression to predict response and non-response in patients with locally advanced esophageal cancer treated with neoadjuvant radiochemotherapy. *Methods*: 30 patients with resectable, locally advanced esophageal cancer (cT3,Nx,M0) underwent neoadjuvant radiochemotherapy (CDDP, 5-FU, 36Gy). All tumors were resected by transthoracic en bloc esophagectomy and objective histomorphologic regression was defined: Grade I: minor response/no change ($< 50\%$ regression), II: partial response with $10 - 50\%$ residual vital tumor cells, III: near complete response with $< 10\%$ residual vital tumor cells, and grade IV with histomorphologic complete remission (pCR, ypT0). Objective histomorphologic regression was defined as major response when $< 10\%$ residual vital tumor cells or pathologic complete response (pCR) was accomplished (Grade III, IV).

Tissue samples were collected by endoscopic biopsy prior to treatment. Quantitation of ERCC1 and c-erbB-2 mRNA expression was performed using quantitative real time RT-PCR with specific primers using β-actin as internal control. Relative ERCC1 or c-erbB-2 expression was calculated as (ERCC1 or c-erbB-2/β-actin in tumor)/(ERCC1 or c-erbB-2/β-actin in paired normal tissue). *Results*: Comparison of quantitative gene expression to histomorphologic regression showed that relative ERCC1 and/or c-erbB-2 expression levels > 1.12 were not associated with major response (grade III, IV) to radiochemotherapy. With this approach 12/30 patients were identified having no major response after neoadjuvant radiochemotherapy. *Conclusion*: Our study shows that quantitative ERCC1 and c-erbB-2 mRNA expression could serve as a predictor of response identifying those patients with esophageal cancer who will not benefit from neoadjuvant radiochemotherapy.

Einleitung

Die neoadjuvante Radiochemotherapie (RTX/CTX) etabliert sich zunehmend als experimentelles Therapieverfahren der Wahl beim lokal-fortgeschrittenen (cT3/T4,Nx,M0) Ösophaguscarcinom [1]. Das Zielkriterium der neoadjuvanten Therapie ist das Erreichen einer höhergradigen histomorphologischen Remission mit dem optimalen Ergebnis einer histopathologisch kompletten Remission (pCR). ERCC1 kodiert für ein Excision-Repair-Gen, das Strahlen und cis-Platin induzierte DNA-Schäden behebt und damit limitierend auf die neoadjuvante Therapie wirken kann [2, 3]. Das c-erbB-2 (syn. HER2/neu) Gen kodiert für ein membranständiges Glycoprotein (p185) mit intrazellulärer Tyrosin-Kinase-Aktivität [4]. Untersucht wurde in unserer laufenden Studie das prädiktive Potential der mRNA-Expression von ERCC1 und c-erbB-2 hinsichtlich dem histomorphologischen Ansprechen auf die neoadjuvante Radiochemotherapie bei Patienten mit lokal-fortgeschrittenem Ösophaguscarcinom.

Methodik

30 Patienten mit lokal-fortgeschrittenem Ösophaguscarcinom (cT3,Nx,M0) erhielten eine neoadjuvante Radiochemotherapie (CDDP, 5-FU, 36 Gy). Die Probenentnahme erfolgte endoskopisch (Tumor/normales Ösophagusepithel) vor Einleitung der neoadjuvanten Therapie. Alle Patienten erhielten eine transthorakale en bloc Ösophagektomie; postoperativ erfolgte eine quantitative histomorphologische Evaluation der Regression: Grad I: minor response/no change ($<$ 50% Regression), II: partial response mit 10 – 50% vitalem Resttumor, III: near complete response mit $<$ 10% vitalem Resttumor, IV: histomorphologisch komplette Remission (pCR, ypT0). Als höhergradiger Response wurde ein Regressionsgrad III oder IV definiert.

Die Bestimmung der ERCC1- bzw. c-erbB-2 mRNA-Expression erfolgte mittels quantitativer real-time RT-PCR gegen β-Actin (house keeping gene). Die relative Gen-Expression im Tumor errechnete sich als Quotient ERCC1 bzw. c-erbB-2/β-Actin im Tumor zu ERCC1 bzw. c-erbB-2/β-Actin im korrespondierenden Normalgewebe.

Ergebnis

Der Vergleich von quantitativer Gen-Expression mit dem histomorphologischen Regressions-Grading zeigte, daß ab einer relativen ERCC1- und/oder c-erbB-2 Expression von $>$ 1,2 kein histomorphologisch höhergradiger Response der Grade III oder IV erreicht wurde. Damit können 12/30 behandelten Patienten identifiziert werden, die keinen höhergradigen Response erreichen.

Schlussfolgerung

Unsere Ergebnisse zeigen, dass die kombinierte Bestimmung der Genexpressionen von ERCC1 und c-erbB-2 ein vielversprechender neuer Parameter zur Vorhersage eines Non-Response auf die durchgeführte neoadjuvante Radiochemotherapie beim Ösophaguscarcinom ist. Sollten sich diese Ergebnisse an größeren Fallzahlen erhärten, könnte anhand dieser beiden Parameter ungefähr einem Drittel der nach unserem Protokoll behandelten Patienten die neoadjuvante Therapie wegen Wirkungslosigkeit erspart werden.

Diese Studie ist gefördert durch die Deutsche Krebshilfe/Dr. Mildred Scheel Stiftung (70-2300-ME I).

Literatur

1. Hölscher AH, Metzger R, Schneider PM (2000) Präoperative Radiochemotherapie des Ösophaguscarcinoms. Zentralbl Chir 125: 319 – 325
2. Houtsmuller AB, Rademakers S, Nigg AL, Hoogstraten D, Hoeijmakers JH, Vermeulen W (1999). Action of DNA repair endonuclease ERCC1/XPF in living cells. *Science* 284: 958 – 961
3. Metzger R, Leichman CG, Danenberg KD, Danenberg PV, Lenz HJ, Hayashi K, Groshen S, Salonga D, Cohen H, Laine L, Crookes P, Silberman H, Baranda J, Konda B, Leichman L (1998) ERCC1 mRNA levels complement thymidylate synthase mRNA levels in predicting response and survival for gastric cancer patients receiving combination cisplatin and fluorouracil chemotherapy. J Clin Oncol 16: 309 – 316
4. Kumar R, Yarmand-Bagheri R (2001) The role of HER2 in angiogenesis. Semin Oncol 28: 27 – 32

Korrespondenzadresse: Dr. Ralf Metzger, Klinik und Poliklinik für Visceral- und Gefäßchirurgie, Universität zu Köln, Joseph-Stelzmann Straße 9, 50931 Köln, Fax: 0221-478625, e-mail: Ralf.Metzger@medizin.uni-koeln.de

Mikrosatellitenanalyse und p53-Mutationsanalyse zur Responseprädiktion bei lokal fortgeschrittenen neoadjuvant therapierten Magenkarzinomen

Microsatellite analysis and p53-mutation analysis as predictive markers for neoadjuvant treated locally advanced gastric cancer

K. Ott[1], G. Keller[2], H. Vogelsang[1], U. Fink[1], K. Becker[2], H. Höfler[2] und J. R. Siewert[1]

[1] Chirurgische Klinik und Poliklinik
[2] Institut für Pathologie, Klinikum rechts der Isar, Technische Universtät, München

Abstract

Former published data of our group suggested that a high rate of LOH in the tumors including LOH at chromosome 17p13 might be associated with good clinical response to neoadjuvant cisplatinum-based chemotherapy in gastric cancer [1]. In this study we extended our analysis to evaluate the influence of chromosomal instability and p53-mutation on therapy response.

Pretherapeutic biopsies of 53 patients were studied at 11 microsatellite loci. A peak allele ration < 0.6 was considered as LOH. p53 mutation analysis was performed by DHPLC (denaturating high pressure chromatography) and direct sequencing.

53 patients were included. 49 Patients were resected. 21 were clinical responders. In respect to histopathological response 14 of the 49 resected patients were classified as responders. 3 tumors showed high microsatellite instability and were not included in LOH and FAL analysis. 15 of the 45 informative tumors exhibited LOH at TP 53. There was a strong assosiation of LOH and clinical response ($p = 0.014$) and histopathological response ($p = 0.02$). Tumors of 19 patients had p53 mutations. There was no correlation between response and p53 mutation. Patients with high rate of LOH (FAL > 0,25) showed a significant improved survival (59 vs. 22 months; $p = 0.008$).

Tumors with a high rate of LOH seem to be more sensitive to this type of therapy. In respect to p53 mutation no association was found.

Einleitung

Eine präoperative neoadjuvante Chemotherapie stellt eine Option der Tumorverkleinerung mit Steigerung der Rate residualtumorfreier Resektionen dar. Weniger als 50 Prozent der Patienten mit einer lokal fortgeschrittenen Magenkarzinomerkrankung zeigen ein relevantes Ansprechen auf eine etablierte cisplatinhaltige Polychemotherapie [2]. Derzeit existieren keine in der Klinik etablierten molekularen Marker zur Vorhersage des Ansprechens auf eine derartige Polychemotherapie. Im Rahmen von Studien zeigte die Expression von Thymidylatsynthase (5-FU-Stoffwechsel) und ERCC1 (Nukleotid-Exzisionsreparaturmechanismus) eine signifikante Korrelation mit Therapieansprechen [3].

Eine Voruntersuchung zeigte eine Assoziation von LOH am Chromosom 17p13 und einer generell hohen LOH-Rate (fractional allelic loss [FAL]) und klinischem Ansprechen neoadjuvant therapierter Magenkarzinome [1]. In dieser Studie soll der Einfluss der LOH-Rate im Tumor auf das Therapieansprechen in erhöhter Fallzahl überprüft werden. Weiterhin wird die Bedeutung des Tumorsuppressorgens p53 auf das Ansprechen auf neoadjuvante Therapie überprüft [4] [5].

Patienten und Methodik

Wir analysierten 11 Mikrosatellitenloci an 53 prätherapeutischen Biopsien. Die DNA wurde nach Mikrodissektion entsprechend Standardprotokollen isoliert. Die PCR der 11 Mikrosatellitenmarker wurde mit fluoreszenzmarkierten Primern und anschließender Detektion an einen automatischen Sequenziersystem durchgeführt. Eine Signalreduktion um mehr als 40% wurde als LOH bewertet. Der 'fractional allelic loss' (FAL) wurde aus dem Quotienten aus Anzahl der Marker mit LOH bezogen auf die Anzahl der informativen Marker pro Tumor berechnet. In Bezug auf die LOH-Rate wurden die Tumoren in Tumoren mit niedriger FAL ($< 0{,}25$) und hoher FAL-Rate ($> 0{,}25$) unterteilt. Die Mutationsanalyse der Exons 2 – 11 des p53 Gens wurde durch DHPLC (denaturating high-performance liquid chromotography) und direkte Sequenzierung durchgeführt.

Das mediane Überleben für alle Patienten beträgt 35 Monate. 28/53 Patienten leben mit einem medianen follow up von 21,5 Monaten (3,3 – 87 Mon.). Die klinischen Responder haben eine medianes Überleben von 50 Monaten, die histopathologischen Responder haben den Median noch nicht erreicht (42+ Monate).

Ergebnisse

53 Patienten (40 Männer, 13 Frauen, medianes Alter 55 Jahre), die mehr als 50% der Chemotherapiegesamtdosis bekommen hatten, wurden eingeschlossen. 38 der Tumoren waren im oralen Drittel lokalisiert, 26 waren von intestinalem Subtyp, 27 von nicht intestinalem Subtyp nach Lauren. 49 der 53 Patienten wurden reseziert. 21/53 (40%) Patienten waren klinische Responder, 14 von 48 (29%) evaluierbaren wurden mit weniger als 10% vitalen Tumorzellen im Resektat als histopathologische Responder klassifiziert. 3 Tumoren zeigten eine Mikrosatelliteninstabilität und wurden von LOH und FAL-Analyse ausgeschlossen. 15 von 45 (33%) der informativen Tumoren hatten einen LOH am TP53 (5/27 der Tumoren der Non-Responder und 10/18 der Responder, $p = 0{,}014$). 9 Patienten davon hatten eine p53-Mutation. Insgesamt hatten 19 Patienten 20 p53-Mutationen. 43% der klinischen und pathologischen Responder hatten eine p53 Mutation, im Gegensatz zu 31% der klinischen Non-Responder und 32% der pathologischen Non-Responder. Es gab keinen Zusammenhang mit Ansprechen und Art der Mutation. Von den 30 klinischen Non-Respondern hatten 19 niedrige FAL ($< 0{,}25$), 11 eine hohe FAL ($> 0{,}25$) und von den 20 klinischen Respondern 8 niedrige FAL ($< 0{,}25$), 12 eine hohe FAL ($> 0{,}25$).

Die Patienten mit LOH am TP53 zeigen eine signifikante Korrelation sowohl mit dem klinisch als auch dem histopathologischen Ansprechen, hatten jedoch keinen signifikanten Überlebensvorteil (Kaplan Meier; $p = 0{,}09$). Bei Patienten mit p53-Mutation war weder bezüglich Response noch Überleben eine Assoziation zu beobachten. Die Tumoren mit niedriger FAL-Rate zeigten ein signifikant schlechteres Überleben (Kaplan Meier; p = 0,008).

Diskussion und Schlussfolgerung

Die Daten weisen darauf hin, dass Ansprechen auf eine neoadjuvante cisplatinbasierte Polychemotherapie mit einem LOH am TP53 assoziiert ist. Die Häufigkeit der p53 Mutationen liegt im Bereich mit der in der Literatur vorliegenden Daten [4]. Ein Zusammenhang von p53-Mutation und Ansprechen wurde in unserem Kollektiv nicht beobachtet. Eine Korrelation von p53-Mutation und schlechterer Response bzw. Prognose wie in der Literatur für andere Tumorentitäten beschrieben wird, kann nicht bestätigt werden [5]. Die Tatsache, ob unterschiedliche Mutationstypen wie z.B 'gain of function' Mutationen des p53 eine Rolle spielen, kann bei der vorliegenden Fallzahl nicht analysiert werden. Ebenso kann keine Aussage über Gendosiseffekte getroffen werden.

Tumoren mit hoher FAL-Rate (FAL > 0,25) scheinen für diese Art von Chemotherapie sensibler zu sein [1]. Ob es sich bei dieser Tatsache um einen Faktor handelt, der zur Responseprädiktion geeignet ist oder ob es sich um einen unabhängigen Prognosefaktor handelt, könnte nur durch eine randomisierte Studie geklärt werden, in der ein Kontrollarm mit alleiniger Chirurgie durchgeführt wird.

Derzeit ist eine Responseprädiktion für neoadjuvante Chemotherapie bei lokal fortgeschrittenen Magenkarzinom durch molekularbiologischer Untersuchungen noch nicht möglich, so dass es Ziel für die Zukunft sein muss, eine Kombination von Markern zu entwickeln, die mit einer ausreichenden Sicherheit eine Responseprädiktion zulässt, um ineffektive und toxische Chemotherapieregimen zu vermeiden.

Literatur

1. Grundei T, Vogelsang H, Ott K, Mueller J, Scholz M, Becker K, Fink U, Siewert JR, Höfler H, Keller G (2000) Loss of heterozygosity and microsatellite instability as predictive markers for neoadjuvant treatment in gastric carcinoma. Clin Cancer Res 6: 4782 – 4788
2. Lowy AM, Mansfield PF, Leach SD, Pazdur R, Dumas P, Ajani JA (1999) Response to neoadjuvant chemotherapy best predicts survival after curative resection of gastric cancer. Ann Surg 229: 303 – 308
3. Metzger R, Leichmann CG, Danenberg KD, Danenberg PV, Lenz HJ, Hayashi K, Groshen S, Salonga D, Cohen H, Laine L, Crookes P, Silberman H, Baranda J, Konda B, Leichman L (1998) ERCC1 mRNA levels complement thymidylate synthase mRNA levels in predicting response and survival for gastric cancer patients receiving combination cisplatin and fluoruoracil chemotherapy. J Clin Oncol 16: 309 – 316
4. Uchino S, Noguchi M, Ochiai A, Saito T, Kobayashi M, Hirohashi S (1993) p53 Mutation in gastric Cancer: A genetic model for carcinogenesis is common to gastric cancer and colorectal cancer. Int J Cancer 54: 759 – 764
5. Cascinu S, Graziano F, Del Ferro E, Staccioli MP, Ligi M, Carnevali A, Muretto P, Catalano G (1998) Expression of p53 Protein and resistance to preoperative chemotherapy in locally advanced gastric carcinoma. Cancer 83: 1917 – 1922

Korrespondenzadresse: Dr. Katja Ott, Chirurgische Klinik und Poliklinik, Klinikum rechts der Isar der Technischen Universität München, Ismaninger Straße 22, 81675 München, Tel.: 089/4140/2095, e-mail: Katja.Ott@lrz.tum.de

Molekulare Reaktionsformen und bildgebende Diagnostik gastro-intestinaler Stromatumoren auf die Therapie mit Tyrosinkinase Inhibitor Imatinib (STI571)

Histological response pattern and MR imaging findings of gastrointestinal stromal tumors (GIST) during treatment with tyrosinkinase inhibitor imatinib (STI 571)

P. Hohenberger[1], U. Schneider[2], P. Reichardt[3], D. Pink[3] and C. Stroszcynski[4]

[1] Klinik für Chirurgie und Chirurgische Onkologie
[2] Pathologisches Institut
[3] Klinik für Hämatologie, Onkologie, und Tumorimmunologie
[4] Strahlenklinik, Universitätsklinikum Charité, Campus Berlin-Buch, Robert Rössle Klinik, Humboldt Universität Berlin

Abstract

Gastrointestinal stromal tumors (GISTs) are the most common mesenchymal tumors of the gastrointestinal tract, and are generally resistant to chemotherapy and radiation. Most GISTs express the KIT receptor tyrosine kinase protein (CD117) and the signal transduction inhibitor imatinib mesylate can be used for treatment. Immunohistochemic analysis of biopsies from humans during treatment with imatinib were analysed and revealed widespread hemorrhagia but no necrosis. Proliferative cell fraction decreased to nearly zero whereas expression of CD117 remained unchanged. Gadolinium-enhanced MRI allowed us to follow the changes in tumor architecture with cystic areas developing at the center in conjunction with a rim of well-perfused parenchyma only, while no major decrease in size developed. Functional imaging by MRI or PET is required to adequately assess the efficacy of tyrosine kinase inhibitor treatment of GISTs.

Einleitung

Gastrointestinale Stromatumoren (GIST) sind seltene Sarkome deren Zuordnung zu den interstitiellen Cajal-Zellen des Gastrointestinaltraktes erst vor kurzem geklärt wurde. Die Tumoren charakterisieren sich durch den immunhistochemischen Nachweis des c-Kit (CD117), einem PDGF (Platelet-Derived-Growth-Factor) – Rezeptor [1]. Die Mutation des Rezeptors bedingt den metastasierenden, malignen Phänotyp.

GIST sind nicht strahlen- oder chemotherapiesensibel. Eine Blockade des Rezeptors durch Imatinib-mesylat (STI571) stellt ein neuartiges Therapieprinzip dar [2]. Tumorregressionen wie unter cytostatischer Chemotherapie sind nicht zu erwarten, so dass ein funktionelles Imaging der Stoffwechselaktivität des Tumors bzw. seiner Perfusion zur frühzeitigen Beurteilung des Ansprechens auf die Therapie herangezogen werden muss. Über histologische Veränderungen im Tumor liegen bisher keine Untersuchungen vor [3].

Material und Methodik

Von März bis September 2001 wurden 13 Patienten mit einem histologisch gesicherten, metastasierten (n = 10) bzw. nicht-resektablen (n = 3) GIST untersucht. Primärtumorlokalisation waren Dünndarm (n = 7), Duodenum (n = 2), Magen (n = 2), und Colorektum (n = 2). Die Fernmetastasierung betraf die Leber in 7 sowie das Peritoneum in 6 Fällen (drei Patienten mit kombinierten Metastasen). Bei allen Tumoren war immunhistochemisch eine eindeutige Positivität des Tumors gegen den CD117 Rezeptor (DAKO-Antikörper) nachgewiesen worden. Die Patienten wurden einer medikamentösen Therapie mit Imatinib in einer Dosierung von 400 mg bzw. 800 mg/d p.o. unterzogen.

CT- bzw. ultraschall-gesteuerte Stanzbioptate (bei solitären solide Tumoren) bzw. konsekutive Resektionspräparate (bei peritonealer Sarkomatose) wurden in bis zu vier konsekutiven Präparaten histologisch das Ansprechen auf die Therapie untersucht. Dabei wurde die Mitosezahl/10 HPF ausgezählt, zusätzlich wurden immunhistologisch Marker der Proliferation (Ki-67, MIB-1) analysiert und zum klinischen Ansprechen korreliert. Durch MRT mit Gadolinium Kontrastmittel (KM)-applikation wurden Größenveränderungen sowie Perfusion der Tumoren in 2monatigen Abständen kontrolliert.

Ergebnisse

Klinisch und bildgebend (Tumorgröße) zeigten alle Patienten einen Stop des Tumorgrößenwachstums und wurden als Responder klassifiziert (SD n = 6, PR n = 7). Mittels ^{18}F-FDG-PET konnte der Stop der Proliferationsaktivität der Tumoren nachgewiesen werden (Rückbildung der SUV von median 8.7 auf 2.2).

Durch KM-gestützte MR-Tomografie ließ sich bei konstantem Tumordurchmesser eine Reduktion solider Anteile zugunsten einer zentralen Nekrotisierung mit cystischer Umwandlung sowie schmalem Parenchymsaum erkennen (Abb. 1a, b). Die KM-anreichernde Zone des Tumorrandbereiches verringerte sich.

Histologisch zeigte sich die Abfolge einer initialen hämorrhagischen Nekrose des Tumors mit ausgedehnter Einblutung, gefolgt von einer Fibrosierung der Tumorrandbereiche. Nach ca. 3 – 4 Monaten Behandlung zeigte sich eine myxoide Degeneration mit allenfalls minimalen, residuellen Tumorzellen. Die Zahl der Mitosen/10 HPF sowie die Zahl der MIB-1 positiven Zellen bildete sich nach 6 – 8 Wochen Therapie auf median 25% des Ausgangswertes und nach 3 – 4 Monaten auf unter 10% des Ausgangswertes zurück. Die Expression von CD117 und CD34 blieb unverändert.

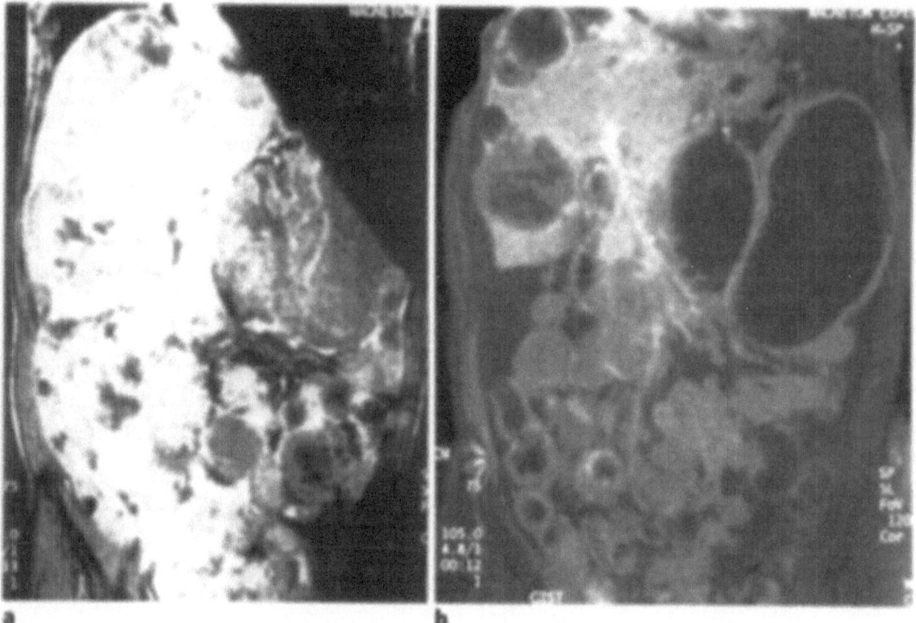

Abb. 1. a Peritoneal und hepatisch metastasierter GIST prätherapeutisch in der kontrastmittelverstärkten MRT (TR = 105). **b** Nach 4 Monaten Therapie annähernd größenkonstanter Tumorbefund der die Kriterien der partiellen Remission nicht erfüllt. Jedoch cystische Umwandlung des Tumorzentrums mit nur noch schmalem KM-anreicherndem Randwall in Leber- und peritonealen Metastasen

Schlussfolgerung

Die Therapie von metastasierten bzw. lokal fortgeschrittenen GIST mit Imatinib stellt ein gegen ein molekulares 'Target' eines Malignoms gerichtetes Behandlungsprinzip dar. Eine Nekrotisierung des Tumors wie nach cytotoxischer Chemotherapie kann nicht erwartet werden. Die Ansprechrate auf die Therapie beträgt etwa 90% und lässt sich histologisch als hämorrhagische Nekrose gefolgt von myxoider Degeneration und Verlust proliferierender Zellen verfolgen. Diese Veränderungen gehen Kriterien der Größenreduktion um Monate voraus. Tumoren, die einer multiviszeralen Resektion bedürften sollten zunächst einer neoadjuvanten Therapie mit STI571 unterzogen werden. Funktionelles Imaging durch KM-gestützte MRT oder 18FDG-PET sind zur Beurteilung des Ansprechens auf die Therapie erforderlich.

Literatur

1. Rubin BP, Singer S, Tsao C, Duensing A, Lux ML, Ruiz R, Hibbard MK, Chen CJ, Xiao S, Tuveson DA, Demetri GD, Fletcher CD, Fletcher JA (2001) KIT activation is a ubiquitous feature of gastrointestinal stromal tumors. Cancer Res 61: 8118–8121

2. Joensuu H, Roberts PJ, Sarlomo-Rikala M, Andersson LC, Tervahartiala P, Tuveson D, Silberman S, Capdeville R, Dimitrijevic S, Druker B, Demetri GD (2001) Effect of the tyrosine kinase inhibitor STI571 in a patient with a metastatic gastrointestinal stromal tumor. N. Engl J Med 344: 1052–1056
3. Tuveson DA, Willis NA, Jacks T, Griffin JD, Singer S, Fletcher CD, Fletcher JA, Demetri GD (2001) STI571 inactivation of the gastrointestinal stromal tumor c-KIT oncoprotein: biological and clinical implications. Oncogene 20: 5054–5058
4. Blanke CD, von Mehren M, Joensuu H, et al. (2001) Evaluation of the safety and efficacy of an oral molecularly-targeted therapy, STI157, in patients with unresectable or metastatic gastrointestinal stromal tumors expressing c-kit (CD117). Proc Am Soc Clin Oncol 20: A–1
5. Van Oosterom AT, Judson I, Verweij J, et al. (2001) STI 571, an active drug in metastatic gastro intestinal stromal tumors (GIST), an EORTC phase I study. Proc Am Soc Clin Oncol 20: A–2

Korrespondenzadresse: Univ.-Prof. Dr. med. Peter Hohenberger, Klinik für Chirurgie und Chirurgische Onkologie, Universitätsklinikum Charité, Robert-Rössle-Klinik am Max-Delbrück Centrum für Molekulare Medizin, Lindenberger Weg 80, 13125 Berlin, e-mail: hohenberger@rrk-berlin.de

Einfluss von Celebrex und Zyflo auf die Lebermetastasierung und die Lipidperoxidation beim Pankreaskarzinom im Syrischen Hamster

Effects of celebrex and zyflo on liver metastasis and lipidperoxidation in pancreatic cancer in syrian hamsters

F. A. Wenger[1], M. Kilian[1], I. Mautsch[1], J. I. Gregor[1], C. Kiewert[1], I. Schimke[2], H. Guski[3] und J. M. Müller[1]

[1] Klinik für Allgemein-, Viszeral-, Gefäß- und Thoraxchirurgie
[2] Medizinische Klinik für Kardiologie
[3] Institut für Pathologie, Charité, Campus Mitte, Humboldt-Universität Berlin

Abstract

Selective inhibition of eicosanoid synthesis is supposed to have effects on carcinogenesis. However, it is still unknown whether pancreatic cancer might be influenced as well. Therefore we evaluated the impact of selective cyclooxygenase-2 inhibitor Celebrex and selective 5-lipoxygenase inhibitor Zyflo on liver metastasis in a solid model of chemically induced pancreatic adenocarcinoma in Syrian hamsters. In week 33 the animals were sacrified and incidence of pancreatic carcinomas and liver metastases was determined. Furthermore, number and size of liver metastases were measured. Biochemically, activities of antioxidative enzymes and concentration of products of lipidperoxidation were determined in liver metastases and non-metastatic hepatic tissue. The incidence, number and size of liver metastases were decreased by combined therapy of Zyflo and Celebrex. Furthermore, activity of antioxidative enzymes was increased and concentration of lipidperoxidation was decreased in non-metastatic hepatic tissue. Accordingly, combined therapy increased lipidperoxidation in liver metastases. Thus the combination of Celebrex and Zyflo might be a new concept in advanced pancreatic cancer to decrease tumor growth in liver metastases.

Einleitung

Die Prognose des duktalen Pankreaskarzinoms ist nach wie vor infaust, da 50% der Patienten bei Diagnosestellung bereits eine Lebermetastasierung aufweisen [1]. Da weder Chemotherapie noch Radiatio zu einer deutlichen Prognoseverbesserung führen, erscheint die Entwicklung alternativer Therapiekonzepte für das fortgeschrittene Pankreaskarzinom erforderlich.

In der Literatur wird die Beteiligung der Eicosanoidsynthese an der Karzinogenese und Metastasierung diskutiert [2]. Dementsprechend könnte eine selektive Inhibition der Eicosanoidsynthese direkt zu einer Verminderung des Tumorwachstums und indirekt zu einer Reduktion des Radikalenstoffwechsels führen.

Daher haben wir den Einfluss von Celebrex, einem hochselektiven Cyclooxigenase-2-Inhibitor, und von Zyflo, einem selektiven 5-Lipoxygenase-Inhibitor, auf die Lebermetastasierung und die hepatische Lipidperoxidation beim duktalen Pankreaskarzinom des Syrischen Hamsters evaluiert.

Methodik

120 männliche Syrische Goldhamster wurden unter standardisierten Bedingungen [3] in Einzelkäfigen für 32 Wochen gehalten. Die Tiere wurden in 8 Gruppen randomisiert:

Gesunde Kontrollgruppen: Gr. 1: keine Therapie; Gr. 2: Celebrex; Gr. 3: Zyflo; Gr. 4: Zyflo + Celebrex.

Tumorgruppen: Gr. 5: keine Therapie; Gr. 6: Celebrex; Gr. 7: Zyflo; Gr. 8: Zyflo + Celebrex.

Während den Gr. 1 – 4 0,5 ml 0,9% NaCl subkutan wöchentlich über 16 Wochen injiziert wurden, erhielten die Gr. 5 – 8 wöchentlich 10 mg BOP (N-nitrosobis-2-oxo-propyl-amin) (Ash Stevens Chem., USA)/kg Körpergewicht subkutan über denselben Zeitraum zur Induktion eines duktalen Adenokarzinoms des Pankreas. Die Tiere wurden mit einer Hochfettdiät (21,4% Rohfett, Sniff, Soest, Deutschland) ernährt [3].

Die Therapie begann ab der 17. Woche. Hierfür wurde Celebrex (Pfizer, Zürich, Switzerland) in einer Dosierung von 7 mg und Zyflo (Abbott, Chicago, USA) in einer Dosierung von 28 mg täglich oral verabreicht. Die Tiere wurden nach 32 Wochen getötet. Histologisch wurden das Pankreas und die Leber auf Tumoren untersucht. Biochemisch wurden die Lipidperoxidation (thiobarbitursäure reaktive Substanzen), sowie die hepatischen Aktivitäten der Schutzenzyme Gluthationperoxidase (GSHPX) und Superoxiddismutase (SOD) bestimmt [3].

Ergebnisse

Die Inzidenz von Pankreaskarzinomen lag in den Gr. 5 – 8 bei 100%. Hingegen war die Lebermetastaseninzidenz, -anzahl und -größe unter der Kombinationstherapie mit Zyflo und Celebrex signifikant vermindert (Inzidenz Gr. 5 – 8: 100 vs. 90,9 vs. 86,7 vs. 54,5%). Darüber hinaus war die hepatische Aktivität der antioxidativen Schutzenzyme GSHPX und SOD extremetastatisch erhöht ($p < 0,05$). Ferner war die hepatische Lipidperoxidation intrametastatisch erhöht und extrametastatisch vermindert ($p < 0,05$).

Diskussion

Die Einzeltherapie mit Celebrex oder Zyflo hatte keinen Einfluss auf die Inzidenz, Größe oder Anzahl von Lebermetastasen. Hingegen führte die Kombinationstherapie zu einer signifikanten Verminderung.

Möglicherweise stärkte die Kombinationstherapie die antioxidative Abwehr in nicht-metastastatischem Lebergewebe. Dieser Mechanismus könnte das Lebergewebe gegen freie Radikale, die durch die Lipidperoxidation infolge der Hochfetternährung und Applikation von Nitrosaminen zur Tumorinduktion verursacht werden, geschützt haben.

Daher scheint die selektive Inhibition der Eicosanoidsynthese zu einer Verminderung der Metastasierung im extrametastatischen Lebergewebe geführt zu haben. Ferner wurden die intrametastatischen Aktivitäten der GSHPX und SOD unter der Kombinationstherapie nicht erhöht. Dies führte zu einem Anstieg der intrametastatischen Lipidperoxidation. Hierdurch wurden möglicherweise Membranschäden und eine Schädigung der Lebermetastasen verursacht.

Schlussfolgerung

Die Kombinationstherapie aus Celebrex und Zyflo führte beim Pankreaskarzinom zu einer Erhöhung der hepatischen Lipidperoxidationsschutzenzyme GSHPX und SOD sowie zu einem intrametastatischen Anstieg der Lipidperoxidation. Möglicherweise ist hierdurch die beobachtete Verminderung der Lebermetastasen-inzidenz, -anzahl und -größe bedingt.

Literatur

1. Warshaw AL, Fernandez-del Castillo C (1992) Pancreatic carcinoma. N Engl J Med 326: 455 – 465
2. Rice-Evans C, Burdon R (1993) Free radical lipid interactions and their pathological consequences. Prog Lipid Res 32: 71 – 110
3. Wenger FA, Kilian M, Jacobi CA, Schimke I, Guski H, Müller JM (2000) Does α-linolenic acid in combination with linoleic acid influence liver metastasis and hepatic lipid peroxidation in BOP-induced pancreatic cancer in Syrian hamsters? Prostaglandines Leukotrienes Essent Fatty Acids 62: 329 – 334

Korrespondenzadresse: F. A. Wenger, Klinik für Allgemein-, Viszeral-, Gefäß- und Thoraxchirurgie, Charité, Campus Mitte, Humboldt-Universität, Schumannstraße 20/21, 10117 Berlin

Cox-2 unabhängige Zielgene selektiver NSAIDs in kolorektalen Karzinomzellen

Cox-2 independent target genes of selective NSAIDs in colorectal carcinoma cells

E. Riede[1], C. Hanski[2], M. Zeitz[2], H. J. Buhr[1] und B. Mann[1]

[1] Chirurgische Klinik I
[2] Gastroenterologische Klinik, Universitätsklinikum Benjamin Franklin, Berlin

Abstract

Nonsteroidal anti-inflammatory drugs (NSAIDs) are able to inhibit the growth of colorectal cancer cells. This effect could be shown in cyclooxygenase-2$^+$ (COX-2$^+$) as well as in COX-2$^-$ cell lines. Therefore other effects than the known COX-2 inhibition must be also responsible for the tumoricidal activity of NSAIDs. To evaluate the involvement of COX-2-independent mechanisms we assessed the effects of Nabumetone and Celecoxib on cell survival, cell cycle and apoptosis in a COX-2$^+$ (HT29) and a COX-2$^-$ (DLD1) colorectal carcinoma cell line. Both drugs induced in both cell lines a G1 arrest. The cell death was detectable in both cell lines after Celecoxib but not after Nabumetone treatment. Increased expression of 5 genes on mRNA level was detectable in a cDNA array in both cell lines after treatment. The following genes were upregulated more than two-fold after treatment: GADD153, MIC1/NAG1, VEGF, DTR, PC4 homolog. This data indicate that several genes potentially involved in induction of cell arrest and/or apoptosis are activated by NSAIDs in a COX-2-independent manner. This may explain tumoricidal effects of NSAIDs in COX-2$^-$ cell lines.

Einleitung

Mehr als 80% aller kolorektaler Karzinome zeigen eine Überexpression von Cyclooxygenase-2 (COX-2) im Vergleich zur normalen Mukosa [1]. Dies resultiert in einer Dysregulation des Arachidonsäuremetabolismus und einer erhöhten Produktion von Prostaglandinen und somit in einem erhöhten Tumorpotential. Eine Behandlung mit nichtsteroidalen Antiphlogistika, welche eine enzymatische Hemmung der COX-2-Aktivität bewirken, führt in Patienten mit FAP zu einer deutlichen Reduktion der Anzahl und Größe der Polypen. Ebenso konnte gezeigt werden, dass eine Langzeiteinnahme von Aspirin zu einer verminderten Inzidenz von kolorektalen Karzinomen führt. Dieser Effekt lässt sich nicht alleine durch die enzymatische Hemmung der COX-2-Aktivität erklären, da *in vitro* Daten zeigen, dass die tumorizidale Aktivität von NSAIDs auch in COX-2$^-$ Zelllinien nachweisbar ist [2]. Neben der bekannten COX-2-Inhibition müssen also Mechanismen bestehen, die COX-2 unabhängig zu einer Hemmung des Zellwachstums führen.

Ziel unserer Untersuchung war es, COX-2 unabhängige Zielgene der NSAIDs-Behandlung kolorektaler Zelllinien zu identifizieren.

Material und Methoden

Eine COX-2$^+$ (HT29) und eine COX-2$^-$ (DLD1) Zelllinie wurden nach Ermittlung der IC$_{50}$ mittels MTT mit 2 unterschiedlichen NSAIDs behandelt (Nabumetone und Celecoxib). Der Wirkmechanismus beider Medikamente wurde mittels FACS-Analyse, Cell death detection ELISA und PARP-Western ermittelt. Nach mRNA-Isolation aus den behandelten Zellen erfolgte die Hybridisierung eines cDNA arrays. Die Überprüfung der im Array erhaltenen unterschiedlich exprimierten Gene erfolgte mittels RT-PCR, Northern und/oder Western blot.

Ergebnisse

Beide Medikamente zeigten in der COX-2$^+$ und COX-2$^-$ Zelllinie eine tumorizidale Wirkung. Während dieser Effekt nach Behandlung mit Nabumetone alleine durch einen G1-Arrest hervorgerufen wurde, wiesen Celecoxib-behandelte Zellen zusätzlich Apoptose auf.

Nach Auswertung der Membranen mittels photometrischer Messung und Abgleich der Haushaltsgen-Expression fanden sich 5 Gene, die unabhängig von der COX-2 Expression und des Medikamentes überexprimiert waren (Tabelle 1).

Des weiteren fanden sich 10 Gene, die allein durch die Behandlung mit Celecoxib verändert reguliert waren im Vergleich zu kontrollbehandelten Zellen. Als mögliche Verursacher des G1-Arrestes wurden GADD153 und MIC1/NAG1 mittels RT-PCR und Northern Blot untersucht. Beide Gene waren nach Behandlung mit Nabumetone oder Celecoxib überexprimiert. Auch die nach Celecoxib-Behandlung beobachtete Überexpression von STAT1 ließ sich mittels RT-PCR und Northern Blot bestätigen.

Diskussion

Wir konnten mit unserer Untersuchung zeigen, dass GADD153, NAG1 und STAT1 unabhängig von der COX-2-Expression bei den von uns ausgetesteten Medikamenten überexprimiert werden. GADD153 [3] und MIC1/NAG1 [4] können einen G1-Arrest hervorrufen. Während für NAG1 bereits von einem Zusammenhang mit der NSAIDs-

Tabelle 1. Veränderungen der Genexpression nach Behandlung mit Nabumetone oder Celecoxib

	Nabumetone		Celecoxib	
	COX-2$^+$*	COX-2$^-$*	COX-2$^+$*	COX-2$^-$*
GADD 153	3.4	4.7	2.9	5.8
MIC1/NAG1	3.2	9.7	8.3	6.1
VEGF	2.9	4.1	3.3	4.7
DTR	2.2	8.2	4.6	3.2
PC4 homolog	5.6	3.4	1.7	3.5

* Ratio NSAID- versus DMSO-behandelt nach Abgleich der Haushaltsgen-Expression

Behandlung in kolorektalen Zelllinien berichtet wurde [4], ist GADD153 ein neues Zielgen der Behandlung mit nichtsteroidalen Antiphlogistika. Die nach Behandlung mit Celecoxib beobachtete Apoptose könnte durch eine Überexpression von STAT1 hervorgerufen werden. Auch hierbei handelt es sich potentiell um ein neues Zielgen der Behandlung mit Celecoxib.

Literatur

1. Eberhart CE, Coffey RJ, Radhika A, Giardiello FM, Ferrenbach S, DuBois RN (1994) Up-regulation of cyclooygenase-2 gene expression in human colorectal adenomas and adenocarcinomas. Gastroenterology 107: 1183 – 1188
2. Grösch S, Tegeder I, Niederberger E, Bräutigam L, Geisslinger G (2001) COX-2 independent induction of cell cycle arrest and apoptosis in colon cancer cells by the selective COX-2 inhibitor Celecoxib. FASEB J 15: 2057 – 2072
3. Abramova NE, Davies KJ, Crawford DR (2000) Polynucleotide degradation during early stage response to oxidative stress is specific to mitochondria. Fee Radic Biol Med 28: 282 – 288
4. Baek SJ, Kim K, Nixon JB, Wilson LC, Eling TE (2001) Cyclooxygenase inhibitors regulate the expression of a TGF-β superfamily member that has proapoptotic and antitumorigenic activities. Mol Pharmacol 59: 901 – 908

Korrespondenzadresse: Dr. Eva Riede, Universitätsklinikum Benjamin Franklin, Abteilung für Allgemein-, Gefäß- und Thoraxchirurgie, Hindenburgdamm 30, 12200 Berlin, Fax: 030-8445 2740, e-mail: riede@ukbf.fu-berlin.de

Der Arylhydrocarbon Rezeptor als neue Zielscheibe zur Behandlung des Pankreaskarzinoms

The arylhydrocarbon receptor as a potential therapeutic target in pancreatic cancer

J. Kleeff[1], H. Friess[1], A. Koliopanos[1], S. Safe[2], A. Zimmermann[3] und M. W. Büchler[1]

[1] Abteilung Allgemeine, Viszerale, Unfallchirurgie und Poliklinik, Chirurgische Universitätsklinik, Universität Heidelberg
[2] Department of Veterinary Physiology and Pharmacology and Department of Biochemistry and Biophysics, Texas A&M University, USA
[3] Institut für Pathologie, Universität Bern, Inselspital, Bern, Schweiz

Abstract

The arylhydrocarbon receptor (AhR) was initially identified as a member of the adaptive metabolic and toxic response pathway to polycyclic aromatic hydrocarbons and to halogenated dibenzo-p-dioxins and dibenzofurans. In the present study, we sought to determine the functional significance of the AhR pathway in pancreatic carcinogenesis. AhR expression was analyzed by Northern blotting. The exact site of AhR expression was analyzed by in situ hybridization and immunohistochemistry. The effects of four selective AhR modulators on pancreatic cancer cell lines were investigated by growth assays, apoptosis assays, and induction of the cyclin-dependent kinase inhibitor p21. There was strong AhR mRNA expression in pancreatic cancer samples, weak expression in chronic pancreatitis tissues, and faint expression in all normal pancreata. In pancreatic cancer tissues, AhR mRNA and protein expression were localized in the cytoplasm of pancreatic cancer cells. The four AhR agonists inhibited pancreatic cancer cell growth in a dose-dependent manner, and decreased anchorage-independent cell growth. DAPI staining did not reveal nuclear fragmentation and CYP1A1 was not induced by AhR agonists. In contrast, AhR agonists induced the expression of the cyclin-dependent kinase inhibitor p21. In conclusion, the relatively non-toxic AhR agonists cause growth inhibition in pancreatic cancer cells with high AhR expression levels via cell cycle arrest. Inasmuch as almost all human pancreatic cancer tissues express this receptor at high levels, these or related compounds may play a role in the therapy of pancreatic cancer in the future.

Einleitung

Das Pankreaskarzinom ist trotz seiner relativ niedrigen Inzidenz von 9 – 10 Fällen pro 100,000 Personen eine der wichtigsten krebsbedingten Todesursachen in westlichen Industrienationen [1]. Die Gründe der hohen Mortalität liegen in der schwierigen Frühdiagnose, einem aggressiven Tumorwachstum und der niedrigen Resektionsrate bei Diagnosestellung. Zusätzlich sind Pankreaskarzinome relativ wenig sensibel gegenüber konventionellen onkologischen Strategien wie Chemo- und/oder Radiotherapie [2]. Es muss daher nach neuen Therapiewegen gesucht werden, mit denen das Pankreaskarzinom effektiv behandelt werden kann. Mit Hilfe von DNA Mikroarrays haben wir den Arylhydrocarbon Rezeptor (AhR) als ein Gen identifiziert, dessen Expression in vielen Pankreaskarzinomen im Vergleich zu gesundem Pankreasgewebe massiv heraufreguliert ist.

Der Arylhydrocarbon Rezeptor ist im Zytoplasma der Zellen lokalisiert, wo er verschiedene Substanzen binden kann [3]. Nach Bindung erfolgt die Translokation dieser Komplexe in den Zellkern, von wo die Transkription einer Reihe von Genen reguliert wird [3]. Viele Umweltgifte wie z.B. polyzyklische aromatische Kohlenwasserstoffe oder halogenierte aromatische Kohlenwasserstoffe (z. B. Dioxine) können an den Arylhydrocarbon Rezeptor binden, was zu einer Induktion von Entgiftungsenzymen wie Cytochrom P450 Monooxygenasen führt. Es ist seit längerem bekannt das 2,3,7,8-Tetrachlodibenzo-p-Dioxin, ein typischer AhR Agonist, embryotoxische, immunsuppressive und kanzerogene Eigenschaften besitzt [3]. Interessanterweise existieren jedoch auch antiproliferative Effekte von AhR-Agonisten in einigen Zellen. So zeigen z. B. bestimmte alkylierte Chlordibenzofurane Anti-Tumoreffekte in Brustkrebsmodellen [3]. In der vorliegenden Studie haben wir die funktionelle Signifikanz des AhR Rezeptors und antiproliferativer AhR Agonisten beim Pankreaskarzinom untersucht.

Methodik

Die Expression des AhR Rezeptors wurde mittels Northern Blot Analyse, in situ Hybridisierung und Immunohistochemie an humanen Gewebeproben von Pankreaskarzinomen, chronischer Pankreatitis und normalem Pankreas untersucht. Die Effekte von 4 selektiven AhR bindenden Molekülen an Pankreaskarzinomzellen wurden mittels Wachstumsassays, Apoptoseassays, und CYP1A1 und p21 Induktions-Experimenten ermittelt.

Ergebnisse

Stark erhöhte AhR mRNA Expression wurde in fast allen Pankreaskarzinomen beobachtet, wohingegen in chronischen Pankreatitis-Geweben schwache und in normalen Pankreasgeweben sehr schwache bis nicht vorhandene AhR mRNA Spiegel beobachtet wurden. AhR war hauptsächlich im Zytoplasma der Karzinomzellen lokalisiert. Die 4 selektiven AhR Agonisten hemmten das Wachstum der kultivierten Pankreaskarzinomzellen dosisabhängig und reduzierten die Fähigkeit dieser Zellen in Weichagar zu wachsen. Mit Hilfe von DAPI Färbungen konnte gezeigt werden, dass in den behandelten Zellen keine Apoptose induziert wurde. Außerdem induzierten die 4 selektiven AhR Agonisten nicht CYP1A1. Im Gegensatz dazu wurde der Zyklin-abhängige Kinase Inhibitor p21 durch die AhR Agonisten induziert, was darauf schließen lässt, das diese Agonisten ihre Wirkung durch einen Zellzyklusstop vermitteln.

Diskussion

AhR Agonisten wie z. B. Dioxin zeigen eine Reihe von toxischen Effekte beim Menschen, wie allergische Dermatitis, Übelkeit, Erbrechen, endokrine Störungen, Hepatotoxizität, Immunsuppression, Polyneuropathie und viele mehr [3]. Interessanterweise zeigt die größte Kohortenstudie von Dioxin exponierten Personen, dass das Risiko an einem Pankreaskarzinom zu erkranken in der Dioxin exponierten Gruppe reduziert ist [4]. Dies weist darauf hin, dass die Aktivierung des AhR Systems je nach Organ unterschiedliche Effekte ausüben kann. In unserer Studie zeigten sich massiv erhöhte AhR Expressions-Spiegel in Pankreaskrebszellen, was auf eine wichtige Rolle dieses Rezeptors beim Pankreaskarzinom hindeutet. Zusätzlich konnte das Wachstum von Pankreaskarzinom-zellen durch AhR Agonisten effektiv gebremst werden. Diese Effekte beruhten nicht auf der Toxizität der AhR Agonisten, da keine Induktion von Cytochrom P450 Enzymen, als Marker einer toxischen Antwort [5], beobachtet wurde. Vielmehr scheinen die wachs-tumsbremsenden Effekte auf einem Zellzyklustop zu beruhen was über eine Induktion des Zyklin-D abhängigen Kinaseinhibitors p21 vermittelt wird.

Zusammenfassend konnte also gezeigt werden, dass nicht-toxische AhR Agonisten das Wachstum von Pankreaskarzinomzellen durch Blockade des Zellzyklus inhibieren. Da fast alle Pankreaskarzinome diesen Rezeptor stark exprimieren, können AhR Agonisten als potentiell neue Chemotherapeutika in der Behandlung des Pankreaskarzinoms betrachtet werden.

Literatur

1. Parker SL, Tong T, Bolden S, Wingo PA (1997) Cancer statistics, 1997. CA Cancer J Clin 47: 5 – 27
2. Neoptolemos JP, Stocken DD, Dunn JA, Almond J, Beger HG, Pederzoli P, Bassi C, Dervenis C, Fernandez-Cruz L, Lacaine F, Buckels J, Deakin M, Adab FA, Sutton R, Imrie C, Ihse I, Tihanyi T, Olah A, Pedrazzoli S, Spooner D, Kerr DJ, Friess H, Büchler MW (2001) Influence of resection margins on survival for patients with pancreatic cancer treated by adjuvant chemoradiation and/or chemotherapy in the ESPAC-1 randomized controlled trial. Ann Surg. 234: 758 – 768
3. Safe S (2001) Molecular biology of the Ah receptor and its role in carcinogenesis. Toxicol 120: 1 – 7
4. Steenland K, Piacitelli L, Deddens J, Fingerhut M, Chang LI (1999) Cancer, heart disease, and diabetes in workers exposed to 2,3,7,8-tetrachlorodibenzo-p-dioxin. J Natl Cancer Inst 91: 779 – 786
5. Vang O, Jensen MB, Autrup H (1990) Induction of cytochrome P450IA1 in rat colon and liver by indole-3-carbinol and 5,6-benzoflavone. Carcinogenesis 11: 1259 – 1263

Korrespondenzadresse: Dr. med. J. Kleeff, Abteilung Allgemeine, Viszerale, Unfallchirurgie und Poliklinik, Chirurgische Universitätsklinik, Universität Heidelberg, Im Neuen-heimer Feld 110, 69120 Heidelberg, Tel.: (06221) 56 6900, Fax. (06221) 56 6903, e-mail: joerg_kleeff@med.uni-heidelberg.de

Oxaliplatin und CPT-11 sind wirksam in der Prävention jedoch nicht in der Behandlung experimentell erzeugter Peritonealkarzinomatose

Prevention and treatment of peritoneal carcinomatosis in experimental investigations with CPT-11 and oxaliplatin

F. Meyer[1], A. Hribaschek[1], H. Lippert[1] und K. Ridwelski[2]

[1] Klinik für Chirurgie, Otto-von-Guericke-Universität, Magdeburg
[2] Klinik für Chirurgie, Städtisches Klinikum, Dessau

Abstract

After surgical resection of colorectal carcinoma, the high local recurrence rate at the original tumor or the peritoneal site remains an unsolved problem. Currently, there are no established standardized therapy protocols for the prevention or treatment of peritoneal carcinomatosis. CPT-11 and Oxaliplatin are novel cytostatic agents, which can provide beneficial effects in the treatment of patients with advanced colorectal cancer. The aim of our study was to investigate whether these substances can inhibit intraperitoneal (i. p.) tumor growth using a rat model of experimental carcinomatosis. Animals were devided into three groups including controls. In group 1, antineoplastic agents were administered directly into the peritoneal cavity following tumor cell transfer, whereas in group 2, substances were given as early postoperative i.p. chemotherapy (d5, 10 & 15 after cell transfer) via port-a-cath. Group 3: i.p. chemotherapy (15 d interval after cell transfer) was administered with the intention of reducing a manifest peritoneal carcinomatosis. The results indicated that CPT-11 and Oxaliplatin were significantly effective in reducing intraperitoneal tumor growth after direct i.p. application during laparotomy for tumor cell transfer. In addition, i.p. administration of CPT-11 or Oxaliplatin also inhibited tumor growth using short postoperative intervals of i.p. chemotherapy. However, the chemotherapeutic protocol was not effective after manifestation of peritoneal carcinomatosis, showing that 1) CPT-11 and Oxaliplatin are potential agents for this setting and 2) it appears to be essential to focus on early administration of chemotherapy in particular for prevention of peritoneal carcinomatosis.

Einleitung

Nach chirurgischer Therapie des kolorektalen Karzinoms stellen hohe lokale Rezidivraten im ehemaligen Tumorbett und am Peritoneum ein ungelöstes Problem dar, jedoch standardisierte Protokolle zur Vermeidung oder Behandlung der Peritonealkarzinose existieren zur Zeit nicht. CPT-11 und Oxaliplatin zeigten hohe Wirksamkeit in der Behandlung von Patienten mit fortgeschrittenem kolorektalen Karzinom. Daher bestand das Ziel der Studie darin, ob diese zytostatischen Substanzen das intraperitoneale (i.p.)

Tumorwachstum in einem experimentellen Rattenmodell vermeiden oder mindern können.

Zielsetzung und Methodik

In einem tierexperimentellem Peritonealkarzinomatosemodell der Ratte wurde die Wirksamkeit von CPT-11 und Oxaliplatin hinsichtlich der Beeinflussung des i.p. Tumorwachstums nach i.p.-Applikation untersucht. Es sollte festgestellt werden, ob es durch i.p.-Applikation der beiden Zytostasen möglich ist, einer Peritonealkarzinose vorzubeugen oder eine Manifestation signifikant zu hemmen. Gleichzeitig sollten beide antineoplastische Substanzen hinsichtlich ihrer i.p. Wirksamkeit verglichen werden.

Eine Kolon-Karzinom-Zellinie (CC-531) wurde männlichen WAG-Ratten an den Mesenterialstamm mittels medianer Laparotomie transferiert. Nach 30 Tagen erfolgte die Tötung der Tiere unter Vollnarkose. Das Tumorgewicht in Mesenterium und Omentum majus wurde bestimmt. Durch histologische Aufarbeitung wurden mögliche Mikrometastasen in Peritoneum und Leber untersucht. Die Untersuchungen wurden an 3 Gruppen einschließlich Kontrollgruppe vorgenommen. In der ersten Gruppe wurden die Zytostatika direkt nach Tumorzellimplantation in die Peritonealhöhle appliziert. In der zweiten Gruppe wurde eine frühe postoperative i.p. Chemotherapie d5,d10,d15 nach Tumorzelltransfer durchgeführt. Eine späte i.p.-Chemotherapie (15 d nach Tumorzelltransfer) wurde in der dritten Gruppe vorgenommen, um eine bereits manifeste Peritonealkarzinose zu behandeln.

CPT-11(300 mg/m^2)	A1/d0	A2 (d5,d10,d15 n. TU-Zelltransfer)	A3 (d5,d10,d15 n. TU-Zelltransfer)
Oxaliplatin (60 mg/m^2)	B1/d0	B2 (d5,d10,d15 n. TU-Zelltransfer)	B3 (d5,d10,d15 n. TU-Zelltransfer)

Ergebnisse

	Gruppe A: CPT-11 (6 Tiere pro Gruppe)			
	A1 (d0)	A2 (d5,d10,d15)	A3(d5,d10,d15)	Kontrollgruppe
Omentum majus [g]	0,87* ± 0,84	1,01* ±0,80	3,89 ± 0,27	4,58 ± 0,55
Mesenterium [g]	2,64* ± 0,27	2,71* ± 0,15	3,97 ± 0,16	5,21 ± 0,60
Lebermetastasen	n = 0	n = 0	n = 3	n = 6
Histologie	+n = 6	+ +n = 4/+n = 2	+ + +n = 6	+ + +n = 6

	Gruppe B: Oxaliplatin (6 Tiere pro Gruppe)			
	B1 (d0)	B2 (d5,d10,d15)	B3(d5,d10,d15)	Kontrollgruppe
Omentum majus/g	0,94* ± 0,13	1,11* ± 0,99	4,13 ± 0,57	4,58 ± 0,55
Mesenterium	2,47* ± 0,34	2,93* ± 0,11	4,19 ± 0,23	5,21 ± 0,60
Lebermetastasen	n = 0	n = 1	n = 5	n = 6
Histologie	+n = 4/+ +n = 2	+ +n = 6	+ + +n = 6	+ + +n = 6

+low grade tumor growth / + +medium tumor growth / + + +high grade tumor growth, * $P < 0{,}05$ T-Test (Vergleich Therapie- gegen Kontrollgruppe; SPSS)

Diskussion

In der vorliegenden Studie konnte durch direkte, d. h. intraoperative i.p. und späte postoperative i.p. Chemotherapie die peritoneale Tumorzellaussaat signifikant reduziert werden. Die Vermeidung von Lebermetastasen konnte eindrucksvoll erzielt werden. Ähnlich gute Ergebnisse wurden von verschiedenen Autoren unter der Verwendung von Cisplatin oder Kombinationstherapien erzielt. Eine französische Arbeitsgruppe konnte nach i.p. Cisplatinapplikation in Kombination mit zytoreduktiver Chirurgie eine deutliche Reduktion des i.p. Tumorwachstums in BDXI-Ratten erreichen [1]. Maruyama *et al.* [2] verglichen eine intravenöse(i.v.-) gegen i.p.-Kombinationtherapie mit 5-FU und MTX, wobei die i.p. Tumorzellaussaat in der i.p.-Gruppe signifikant geringer als in der i.v.-Gruppe war [2].

Über eine gute Wirkung zur Vermeidung des i.p. Tumorwachstums wurde auch von neueren Substanzen aus der Gruppe der Matrixmetalloproteinaseinhibitoren und Angiogeneseinhibitoren berichtet. Der Matrixmetalloproteinaseinhibitor Batimastat erwies sich in einem tierexperimentellen Modell als hoch effektiv, das i.p. Tumorwachstum nach früher postoperativer i.p.-Applikation zu unterdrücken [3]. Die peritoneale Tumorzelldissemination konnte nach i.p.-Spülung mit dem Angiogeneseinhibitor TNP-470 in einem Maus-Tumormodell signifikant supprimiert werden. [4].

In der vorliegenden Studie hingegen war es nicht möglich, eine bestehende Peritonealkarzinose durch i.p.- Applikation von CPT-11 oder Oxaliplatin signifikant zu reduzieren. Es ist davon auszugehen, dass die Zytostatika in bestehende Tumorknoten eine nicht ausreichende Diffusion erzielen. Dies wurde auch in der experimentellen Studie von Shiu *et* Fortner [5]. beschrieben. Nach hyperthermer direkter intraoperativer und früher postoperativer i.p.-Chemotherapie konnte eine signifikante Reduktion der i.p. Tumorzellaussaat in Buffallo-A-Ratten erzielt werden, allerdings war es auch in dieser Studie nicht möglich, eine bestehende Peritonealkarzinose zu beeinflussen [5]. Die Autoren waren der Ansicht, dass das Zentrum der bestehenden Tumorknoten nicht erreicht wird und damit der Misserfolg in der vorgenommenen späten i.p. hyperthermen Chemotherapie zu suchen ist.

Schlussfolgerung

Die vorliegende Studie kann mit Sicherheit die Problematik der Peritonealkarzinose nicht vollkommen lösen. Sie zeigt dennoch deutlich die hohe Wirksamkeit, nach intraoperativer und früher postoperativer i.p.-Applikation von CPT-11 oder Oxaliplatin, die i.p. Tumorzellaussaat zu reduzieren. Die Untersuchungen tragen dazu bei, die existierenden Lücken im Rahmen der experimentellen Forschung zur Peritonealkarzinose zu schließen. Es ist zu beachten, dass die Studie einen tendentiellen (statistisch nicht signifikanten) Vorteil für die i.p. Anwendung von CPT-11 ergab.

Literatur

1. Benoit L, Duvillard C, Beltramo JL, Brunet-Lecomte P, Chauffert B (2000) Intraperitoneal cisplatin plus epinephrine and surgical debulking for the treatment of advanced peritoneal carcinomatosis in the rat. Gastroenterol Clin Biol 24: 26 – 30

136

2. Maruyama M, Takamatsu S, Sugano N, Ebuchi M, Endo M, Yuasa Y (1997) Experimental Study on intraperitoneal sequential MTX/5-FU therapy for peritoneal seeding in comparison with intravenous administration. Gan To Kagaku Yoho 24: 2131–2136
3. Aparicio T, Kermorgant S, Dessirier V, Lewin MJ, Lehy T (1999) Matrix metalloproteinase inhibition prevents colon cancer peritoneal carcinomatosis development and prolongs survival in rats. Carcinogenesis 20: 1445–1451
4. Hotz HG, Reber HA, Hotz B *et al.* (2001) Angiogenesis inhibtor TNP reduces human pancreatic cancer growth. J Gastrointest Surg 5: 131–138
5. Shiu M, Fortner J (1980) Intraperitoneal hyperthermic treatment of implantated peritoneal cancer in rats. Cancer Res 40: 4081–4048

Korrespondenzadresse: Dr. Arndt Hribaschek, Klinik für Chirurgie, Otto-von-Guericke-Universität Magdeburg, Leipziger Straße 44, 39120 Magdeburg, Tel.: #49 391-67-15500, Fax: #49-391-67-15570, e-mail: arndth@t-online.de

Intravitalmikroskopische und pharmakokinetische Untersuchung zur Anreicherung von 5-FU-PEG-Liposomen sowie dynamisches MRT-Monitoring des Langzeitverlaufs an CC-531 lebertumortragenden WAG-Ratten

Intravital microscopic and pharmacokinetic study on the enrichment of 5FU-PEG liposomes and dynamic MRI monitoring of the long-term course in CC-531 liver tumor-bearing WAG rats

U. Pohlen[1], R. Rezska[2], H. J. Buhr[1], B. Hotz[1], T. Foitzik[1] and G. Berger[1]

[1] Chirurgische Klinik I, Universitätsklinikum Benjamin Franklin, Freie Universität Berlin
[2] Institut für Molekularbiologie, Max Delbrück Centrum, Berlin/Buch

Abstract

Controversy still exists for therapy of inoperable colorectal liver metastases. Regional therapy has been considered a promising approach because several clinical studies demonstrated prolonged survival. The aim of this study was to investigate tumor targeting of the most frequently used cytostatic 5-fluouracil by modifying systemic and regional therapy by liposome encapsulation. Our results demonstrate that encapsulation of 5-FU in SUV-PEG liposomes increased tumor concentration by the factor 25 fold with systemic and factor 85 with regional therapy. Reduction of blood flow by starch microspheres (SMS) during regional chemotherapy with liposome-encapsuled 5-FU resulted in an additional 4000 fold increase in 5-FU tumor concentration.

Long-term results showed that 5FU-PEG liposomes + SMS led to a 50% tumor recurrence 2 weeks after therapy, while there was a 10- to 19-fold tumor increase in the i.v. groups.

These results are substantiated by intravital microscopy which revealed the highest fluorescence in tumor tissue in the group receiving 5FU-PEG liposomes/starch microspheres.

Einleitung und Zielsetzung

Einen neuen Ansatz stellt die regionäre Gabe von liposomal verkapseltem 5-FU bei der Therapie von Lebermetastasen dar [1]. Eine Konzentrationssteigerung kann durch Flussreduzierung mit Stärkemikrospheren erreicht werden. Ziel der Arbeit war, Konzentrationen von 5-FU mit der HPLC zu messen und intravitalmikroskopisch darzustellen. Des weiteren wurde im Langzeitversuch das Tumorwachstum verschiedener Applikationsformen von 5-FU mittels MRT-Volumenmessungen verglichen.

Material und Methoden

Versuchstierpräperation: 120 männlichen WAG/RIJ-Ratten wurden 4×10^6 vitale Tumorzellen eines CC 531 Adenokarzinoms in den linken Leberlappen injiziert und gleichzeitig ein Mini-Port-System über die A. gastroduodenalis in die A. hepatica mit einer subcutanen Portkammer implantiert.

Kontrolle des Tumorwachstums mit der Magnetresonanztomographie (MRT): Die Tumorwachstumskontrolle erfolgte über die Magnetresonanztomographie an einem Bruker Biospec BMT 24/40 mit einer Spin-Echo-Sequenz (TR = 300 ms, TE = 15 ms, FOV = 15 cm, Schichtdicke 5 mm, Anzahl der Akkumulationen = 2). Bei einer Tumorgröße > 1 cm wurden die Tiere in 6 Gruppen randomisiert und je nach Gruppenzugehörigkeit therapiert.

Liposomenpräperation: 5-FU (10 mg/ml) wurde in SUV-PEG Liposomen der Zusammensetzung hydriertes Soja-Phosphatidylcholin (HSPC 50 mg/ml), molares Verhältnis (1:1:0,1) verkapselt. Die Präparation erfolgte durch Vereinigung der in Chloroform gelösten Lipide (Rundkolben) und anschließende Herstellung eines Lipidfilmes durch Abdampfen des Lösungsmittels unter Vakuum (Rotationsverdampfer). Durch Zugabe des in Phosphatpuffer gelösten 5-FU und nachfolgendes Schütteln (24 h) dispergiert man den Lipidfilm. Auf die Abtrennung des nicht verkapselten 5-FU wurde verzichtet und das Zytostatikum per HPLC bestimmt. Die Größenbestimmung dieser Vesikel erfolgte auf Grundlage der quasielastischen Lichtstreuung am Coulter Counter N4 + .

Therapiegruppen: Die Tiere wurden in 6 Gruppen randomisiert:

Gruppe 1: 10 mg 5-FU regional i.a. (n = 15)
Gruppe 2: 10 mg 5-FU-SUV-PEG-Liposomen regional i.a. (n = 15)
Gruppe 3: 10 mg 5-FU mit Stärkemikrosphären (STÄ) regional i.a. (n = 15)
Gruppe 4: 10 mg 5-FU-SUV-PEG-Liposomen mit Stärkemikrosphären (STÄ) regional i.a.
       (n = 15)
Gruppe 5: 10 mg 5-FU i.v. (n = 15)
Gruppe 6: 10 mg 5-FU-SUV-PEG-Liposomen i.v. (n = 15)

Je nach Gruppenzugehörigkeit wurde 10 mg 5-FU intraarteriell oder i.v. mit oder ohne Verkapselung in SUV-PEG-Liposomen (mit oder ohne Stärkemikrospheren in den i.a.-Gruppen) appliziert. Konzentrationen von 5-FU wurden bei je 15 Tieren pro Gruppe in Tumor und Leber mittels HPLC bestimmt. Intravitalmikroskopische Untersuchungen mit Fluoreszenz markierten 5-FU wurden in jeder Gruppe durchgeführt. Volumenbestimmungen erfolgten bei weiteren 5 Tieren pro Gruppe mit einem normierten CC-531-Lebertumor. Vor Beginn der Therapie sowie wöchentlich wurde das Tumorvolumen mittels MRT bestimmt.

Intravitalmikroskopie: In jeder Gruppe wurde die ausgelagerte Leber mit CC 531-Tumor unter 250-facher Vergrößerung bei Gabe von Fluoreszenz-markiertem freiem- oder liposomal- verkapseltem 5-FU intravitalmikroskopisch im Auflicht untersucht. Zusätzlich wurde in den Gruppen 3 und 4 noch Fluoreszenz-markierte Stärkemikrosphären appliziert.

Ergebnisse

Gruppe 1: Regionale Injektion von 10 mg 5-FU ergab eine messbare Tumorkonzentration über 240 min. AUC (240 min) 655 µg/g. Die AUC Leberparenchym betrug 1705 µg/g. Im Langzeitversuch zeigte sich nach 2 Wochen eine Tumorzunahme um das 3,8-fache. Gruppe 2: Regionale Injektion von 10 mg SUV-PEG-5-FU-Liposomen zeigte eine messbare Tumorkonzentration über 24 Stunden. AUC (24 Std.) 2889 µg/g. Die AUC Leberparenchym betrug 501 µg/g. Im Langzeitversuch zeigte sich nach 2 Wochen eine Tumorzunahme um das 2,1-fache. Gruppe 3: Regionale Injektion von 10 mg 5-Fu + Stärkemikrosphären zeigte eine messbare Tumorkonzentration über 4 Stunden. AUC (4 Std.) 62655 µg/g. Die AUC Leberparenchym betrug 27822 µg/g. Im Langzeitversuch zeigte sich nach 2 Wochen eine Tumorzunahme um das 6,2-fache. Gruppe 4: Regionale Injektion von 10 mg SUV-PEG-5-FU-Liposomen + Stärkemikrosphären zeigte eine messbare Tumorkonzentration über 72 Stunden. AUC (72 Std.) 131897 µg/g. Die AUC Leberparenchym betrug 649 µg/g. Im Langzeitversuch zeigte sich nach 2 Wochen eine Tumorabnahme um das 0,5-fache. Gruppe 5: Nach i.v. Bolusinjektion von 10 mg 5-FU zeigte sich eine messbare Tumorkonzentration nur bis 20 min. nach Applikation. AUC (30 min) 35 µg/g. Die AUC Leberparenchym betrug 366 µg/g. Im Langzeitversuch zeigte sich nach 2 Wochen eine Tumorzunahme um das 10,5-fache. Gruppe 6: Nach i.v. Bolusinjektion von 10 mg SUV-PEG-5 FU-Liposomen zeigte sich eine messbare Tumorkonzentration über 120 min. AUC (120 min.) 820 µg/g. Die AUC Leberparenchym betrug 105 µg/g. Im Langzeitversuch zeigte sich nach 2 Wochen eine Tumorzunahme um das 19,7-fache. Intravitalmikroskopisch konnten die Ergebnisse der Konzentrationsmessungen bestätigt werden. In der Gruppe 4 zeigte sich die höchste Fluoreszenz.

Diskussion

SUV-PEG-Liposomen haben nach unserer Studie einen Carriereffekt für Zytostatika. Sie erhöhen schon bei i.v.-Gabe die intratumorale Konzentration um den Faktor 25. Werden diese Liposomen i.a. gegeben und zusätzlich mit Stärkemikrosphären kombiniert, so

Tabelle 1. Konzentrationsmessungen von 5-FU in Leber und Tumor sowie Tumorvolumenbestimmung von normierten CC531-Tumoren. PEG-5-FU = 5-FU-SUV-PEG Liposomen, STÄ = Stärkemikrosphären

	Gr. 1 i.a 5-FU	Gr. 2 i.a PEG-5-FU	Gr. 3 i.a 5-FU + STÄ	Gr. 4 i.a PEG-5-FU + STÄ	Gr. 5 i.v. 5-FU	Gr. 6 i.v. PEG-5-FU
Konzentration (µg/g*min) MW	n = 15	n = 15	n = 15	n = 15	n = 15	n = 15
Tumorgewebe	655 ± 35	2889 ± 172	501,6 ± 124,6	131897 ± 1776	35.57 ± 14.3	820,6 ± 75,6
Leber	1705 ± 154	501 ± 124	27822 ± 1020	649 ± 143	366 ± 32	105 ± 16
Tumorvolumenbestimmungen (MRT)	n = 5	n = 5	n = 5	n = 5	n = 5	n = 5
pre OP	1,00	1,00	1,00	1,00	1,00	1,00
2. Woche	3,8 ± 1,3	2,1 ± 1,8	6,2 ± 3,0	0,5 ± 0,2	10,5 ± 5,2	19,7 ± 8,5
4. Woche	9,59 ± 0,7	6,98 ± 2,1	17,92 ± 1,2	1,8 ± 0,4	23,1 ± 8,3	25,9 ± 8,6

kommt es zu einer Steigerung um den Faktor 4000. PEG-Liposomen haben den Vorteil, länger zu zirkulieren als andere Liposomen und auf Grund Ihrer Polyethylenglykol-Hülle vom RES nicht erkannt werden [2]. Scheinbar bleibt das Konstrukt aus Liposomen und Stärkemikrosphären im Tumorkapillarnetz liegen und gelangt sukzessive in den Tumor. Dies ließ sich über die Intravitalmikroskopie beobachten indem es zu einer deutlichen Steigerung der Fluoreszenz durch liposomales 5-FU kam. Weiter gesteigert werden konnte die Fluoreszenz durch Zugabe von Stärkemikrosphären. Die tumoraffinen Eigenschaften verstärken sich durch Stärkemikrosphären. Dieser Effekt der Konzentrationserhöhung im Tumorgewebe geht über eine Flussverlangsamung durch Stärkemikrosphären hinaus und muss auf eine Adhärenz zwischen dem Liposomen-Stärkemikrosphärenkomplex und Tumorzellen zurückgeführt werden, welcher in der Intravitalmikroskopie zu visualisieren war. Der Langzeitverlauf bestätigt die Konzentrationsmessungen und die intravitalmikroskopischen Beobachtungen. Durch 5-FU-PEG-Liposomen + STÄ kam zu einer 50% Tumorregredienz 2 Wochen nach Therapie während der Tumor in den i.v-Gruppen um das 10 – 19-fache zunahm.

Literatur

1. Berger G, Pohlen U, Reszka R, Lippmann M, Päuser S, Buhr HJ (1996) Pharmakokinetik von liposomal verkapselten Carboplatin. Vergleich verschiedener lokoregionärer Anwendungen. Eine tierexperimentelle Studie am VX-2 Lebertumor. Langenbecks Arch Chir Suppl I: 533 – 536
2. Päuser S, Wagner S, Lippmann M, Pohlen U, Reszka R, Wolf KJ, Berger G (1996) Evaluation of Efficient Chemoembolisation by Magnetic Resonance Imaging Therapy Monitoring: An Experimental Study on the VX-2 Tumor in rabbit liver. Cancer Res 56: 1863 – 1867

Korrespondenzadresse: Dr. med. Uwe Pohlen, Chirurgische Klinik I, Universitätsklinikum Benjamin Franklin, Hindenburgdamm 30, 12200 Berlin, Tel.: 030/8445-2543, Fax.: 030/ 8445-2740, e-mail: pohlen@ukbf.fu-berlin.de

Kolitis induzierende T-Zellen migrieren verstärkt in den Appendix

T-Cells inducing colitis migrate predominantly into the appendix

S. Farkas[1], M. Hornung[1], K. Edtinger[2], C. Sattler[2], H. Herfarth[3], E. Geissler[1], K.-W. Jauch[1] und M. Anthuber[1]

[1] Klinik und Poliklinik für Chirurgie
[2] Chirurgische Forschung
[3] Klinik und Poliklinik für Innere Medizin I, Universität Regensburg

Abstract

Background: Previous studies showed a distinct role of the cecum and appendix in the development of colitis [3] [2]. Transferred CD45RBhigh T cells targeting the colon induce colitis in scid mice [4]. However, the proportional distribution of migrating cells into colon, cecum and appendix has not been clarified. Purpose of the study was to investigate the proportion of migrated T cells into appendix and cecum vs. colon in vivo. *Methods*: CD4+ cells were isolated from the spleen of Balb/c mice using magnetic activated cell sorting (MACS). Then CD45Rbhigh cells were purified and labeled by a fluorescence kit. After control of purity and cell viability by FACS, Balb/c SCID mice were reconstituted with 500,000 CD45RBhigh cells i.p. (T cell transfer). After onset of colitis (8 weeks) in vivo microscopy was performed. In inhalation anesthesia the colon was mobilized and exteriorized for investigation [1]. T cell migration into mucosa of appendix, cecum and colon and additionally into the spleen was quantified in vivo (T cells/mm^2 mucosa). Lamina propria CD4+ cells were reisolated and adhesion molecule expression was analysed by flow cytometry. To reveal onset of colitis histologic specimens and clinical signs were scored. *Results*: Eight weeks after CD45RBhigh T cell transfer SCID mice showed severe signs of colitis clinically and by histology. Quantification by in vivo microscopy showed an increased predominant migration of fluorescence labelled T cells into the mucosa of cecum and appendix compared to the rest of the colon. Transferred T cells were not found in the spleen. Reisolation of lamina propria CD4+ cells from the different compartments showed that T cell migration was significantly enhanced in the appendix and cecum compared to the colon (38,6 ± 2,8 appendix tissue vs. 10,8 ± 0,7/µg colon tissue). Reisolated T cells from both compartments showed high expression of LFA-1 and ICAM-1 and low expression of a4β7 and costimulatory receptor CD154. *Conclusion*: The present study shows for the first time migration of colitis inducing T cells in vivo over a longer time period. Predominant migration of T cells into the appendix compared to the rest of the colon were found in vivo and in vitro. Our results support the pivotal role of the appendix in the pathogenesis of colitis. The specific interaction of appendix tissue and T cells must be the content of further studies.

Einleitung

Klinische und experimentelle Studien weisen auf die besondere Rolle des Appendix bei der chronischen Kolitis hin [3, 2]. Transplantierte T-Zellen induzieren im CD45RBhigh Modell eine chronische Kolitis. Dabei migrieren die T-Zellen in das Kolon [4]. Bisher wurde die Verteilung der transplantierten Zellen in den einzelnen Bereichen des Kolons nicht untersucht. Ziel unserer Studie war es, die Migration der CD4 Zellen in den Appendix im Vergleich zum restlichen Kolon in vivo zu quantifizieren. Die besondere Rolle des Appendix im Rahmen der Pathogenese der Kolitisinduktion sollte damit untersucht werden.

Material und Methoden

Zur Transplantation von T-Zellen wurden CD4 positive Zellen aus der Milz von Balb/c-Mäusen mit magnetic activated cell sorting (MACS) aufgereinigt. CD4 positive Zellen mit dem Phänotyp CD45RBhigh stellen naive T-Zellen dar. Vor Rekonstitution der Mäuse wurden die Zellen mit einem Fluoreszenzfarbstoff angefärbt. Nach Kontrolle der Zellvitalität im FACS wurden Balb/c SCID-Mäuse i.p. mit 500.000 markierten CD45RBhigh Zellen oder CD45RBlow Zellen rekonstituiert. Nach 8 Wochen wurde für die in vivo Mikroskopie in Inhalationsnarkose eine quere Laparatomie durchgeführt, dann das Kolon mobilisiert und ausgelagert [1]. In Epiillumination erfolgte die Quantifizierung der Migration der T-Lymphozyten in die Mucosa des Kolon und Appendix. Die T-Zellen wurden aus der Lamina propria reisoliert und die Expression der Adhäsionsmoleküle auf den Lamina propria mononukleären Zellen (LPMC) im FACS bestimmt.

Ergebnisse

Makroskopisch und histologisch zeigte sich 8 Wochen nach Transplantation von CD45RBhigh Zellen in SCID Mäuse eine ausgeprägte Kolitis. In der in vivo mikroskopischen Quantifizierung fand sich eine deutliche vermehrte Migration von fluoreszenzmarkierten T-Zellen in die Mucosa des Appendix im Vergleich zum restlichen Kolon. Bei Isolierung der LPM Zellen zeigte sich, dass signifikant mehr T-Zellen in den Appendix im Vergleich zum Kolon ausgewandert waren ($38{,}6 \pm 2{,}8$ Appendixgewebe vs. $10{,}8 \pm 0{,}7/$ µg Kolongewebe). In der Milz fanden sich keine T-Zellen. In den reisolierten T-Zellen aus Appendix und Kolon konnte eine hohe Expression der Adhäsionsmoleküle LFA-1 und ICAM-1 und eine geringere Expression von $\alpha4\beta7$ sowie des kostimulatorischen Rezeptors CD154 festgestellt werden.

Zusammenfassung und Schlussfolgerung

Im Modell der CD45RBhigh Kolitis wurde die Migration von T-Zellen in den Appendix im Vergleich zum restlichen Kolon quantifiziert. Es zeigte sich eine deutlich vermehrte Migration von T-Zellen in den Appendix sowohl bei der Zellisolierung als auch bei der in vivo Mikroskopie. Unsere Ergebnisse weisen darauf hin, dass die besondere Rolle des

Appendix bei der Pathogenese der Kolitis möglicherweise in Zusammenhang mit dem selektiven Migrationsverhalten der T-Zellen steht. In weiteren Studien muss der genaue Mechanismus untersucht werden.

Dieses Projekt wird gefördert durch die Deutsche Forschungsgemeinschaft sowie durch das Bundesministerium für Bildung und Forschung im Rahmen des CED MedNet.

Literatur

1. Farkas S, Herfarth H, Rossle M, Schroeder J, Steinbauer M, Guba M, Beham A, Scholmerich J, Jauch KW, Anthuber M, (2001) Quantification of mucosal leucocyte endothelial cell interaction by in vivo fluorescence microscopy in experimental colitis in mice. Clin Exp Immunol 126: 250 – 258
2. Goldblum JR, Appelman HD (1992) Appendiceal involvement in ulcerative colitis. Mod Path 5: 606 – 610
3. Judge T, Lichtenstein GR (2001) Is the appendix a vestigial organ? Its role in ulcerative colitis. Gastroenterology 121: 730 – 732
4. Powrie F (1995) T cells in inflammatory bowel disease: protective and pathogenic roles. Immunity 3: 171 – 174

Korrespondenzadresse: Dr. med. Stefan Farkas, Klinik und Poliklinik für Chirurgie, Universität Regensburg, 93042 Regensburg, Tel.: 0941/944-6801, Fax: 0941/944-6802, e-mail: stefan.farkas@klinik.uni-regensburg.de

Bedeutung von Thioredoxin für die Cytokin-Produktion in T Lymphozyten. Potentielle Rolle bei der chronisch entzündlichen Darmerkrankung

Importance of thioredoxin for cytokine production in T lymphocytes. Potential role in inflammatory bowel disease

B. Sido[1], T. Giese[2], C. Herfarth[1] und S. C. Meuer[2]

[1] Chirurgische Universitätsklinik
[2] Institut für Immunologie der Universität, Heidelberg

Abstract

Thioredoxin (TRX) is a redox protein with proliferative, anti-apoptotic and co-cytokine functions. The physiologic role of TRX in normal T lymphocytes is poorly understood. Here we show that TRX is overexpressed in intestinal lamina propria T lymphocytes (LP-T) constitutively and after stimulation via CD2 as compared to peripheral blood T cells (PB-T). We provide evidence that TRX may contribute to two major functional characteristics of LP-T; (a) resistence of cytokine production to immunosuppression by ciclosporin A and (b) high level production of IL-2 after experimental CD2 stimulation as compared to PB-T. Therefore, overexpression of TRX in Crohn's disease, as demonstrated by immunohistochemical staining, may have major implications for our pathophysiologic understanding of inflammatory bowel disease.

Einleitung

Thioredoxin (TRX) ist eine ubiquitäre Oxidoreduktase, die neben Glutathion eine wichtige Rolle als endogenes intrazelluläres Antioxidans spielt [1]. TRX hat anti-apoptotische Eigenschaften, wirkt chemotaktisch auf Leukozyten, stimuliert in Synergismus mit verschiedenen Cytokinen die Proliferation von Lymphozyten und ist an der Redoxregulation der DNA-Bindung von Transkriptionsfaktoren beteiligt. Außerdem wird TRX sezerniert [2] und costimuliert die Cytokin-Synthese in verschiedenen Zell-Linien [3]. TRX ist in der Darmmucosa im Gegensatz zu mononukleären Blutzellen stark exprimiert. Über die physiologische Funktion in normalen T Zellen ist kaum etwas bekannt.

Material und Methoden

Präparation und Stimulation von T-Lymphozyten der Lamina propria und des peripheren Blutes. Normale Colon-Mucosa von Darmresektaten wurde mittels EDTA (0,7 mM) deepithelialisiert und mit Kollagenase und Desoxyribonuklease enzymatisch verdaut. Vitale mononukleäre Zellen wurden mit Hilfe einer Percoll- und Ficoll-Gradienten-

Zentrifugation gewonnen und Makrophagen-depletiert [4]. Lamina propria T-Lymphozyten (LP-T) wurden durch E-Rosettierung isoliert. T-Lymphozyten des peripheren Blutes (PB-T) wurden durch Ficoll-Separation, Monozyten-Depletion und E-Rosettierung gewonnen. LP-T und PB-T wurden in 24-Well-Platten (1×10^6/ml) durch eine Kombination mitogener monoklonaler CD2-Antikörper (M1, M2, 3PT) stimuliert. Rekombinantes, humanes TRX (rhTRX; Cell Diagnostica) wurde mit 5 mM DTT reduziert, gegen PBS dialysiert und der Kultur 60 min vor Stimulation zugefügt (20 µg/ml).

Western-Blot. SDS-Ganzzell-Lysate von $1{,}7 \times 10^6$ LP-T bzw. PB-T wurden auf einem 15% Polyacrylamid-Gel aufgetrennt (SDS-PAGE) und auf Nitrocellulose transferiert. Nach Bindung eines polyclonalen TRX-Antikörpers vom Kaninchen und Inkubation mit einem peroxidase-markierten goat-anti-rabbit Zweitantikörper wurde TRX mit dem ECL-System detektiert (Amersham).

RNA-Präparation, cDNA-Synthese und RT-PCR. Nach RNA-Isolierung aus $1{,}4 \times 10^6$ Zellen (RNeasy; Qiagen) wurde die mRNA revers in cDNA umgeschrieben (SuperScript; Life Technologies). Die RT-PCR wurde in einem Gesamtvolumen von 50 µl unter Zusatz von 1,5 mM $MgCl_2$ und *Taq* DNA Polymerase bei einer Annealing-Temperatur von 50 bzw. 56° über 25 – 30 Zyklen durchgeführt. Das spezifische PCR-Produkt wurde nach Elektrophorese auf einem SYBR Green II-gefärbten 1,5% Agarose-Gel in einem Fluoreszenz Image-Reader detektiert. Eine semiquantitative Auswertung erfolgte durch Angabe des Verhältnisses der Fluoreszenz des spezifischen Produktes zu der des housekeeping Gens Actin.

Ergebnisse

Die Expression verschiedener Th1- und Th2-Cytokine, Wachstumsfaktoren und Chemokine in LP-T war in der semiquantitativen RT-PCR 4 h nach Stimulation wesentlich stärker als in PB-T. Mit Ausnahme von IL-10 beruhte dies nicht auf Unterschiede in der Expressionskinetik. LP-T exprimierten bereits konstitutiv wesentlich mehr TRX auf Protein- und mRNA-Ebene als PB-T und vervielfachten im Gegensatz zu PB-T die mRNA-Expression nach Stimulation. Korrespondierend hierzu potenzierte die Zugabe von rhTRX (20 µg/ml) zu PB-T die Expression der TRX-mRNA, die zudem resistent gegenüber hohen Dosen Ciclosporin A (CsA 100 ng/ml) und FK506 (10 ng/ml) wurde. Darüber hinaus verstärkte rhTRX oberhalb 5 µg/ml die Expression zahlreicher Cytokine nach 4 h Stimulation von PB-T. Dieser Effekt war noch ausgeprägter, wenn die Zellen über 24 h vorstimuliert waren, wobei die Cytokin-Expression (mRNA) binnen 4 h (frühestens nach 2 h) erheblich potenziert wurde (IL-2, IL-4, IL-5, IL-9, IL-10, IL-13, IL-17, TNF-α, TNF-β, IFN-γ, MIP-1β, GM-CSF). rhTRX vermochte die Suppression der Cytokin-Antwort (mRNA) in PB-T durch CsA (10 ng/ml) aufzuheben, während dieser Effekt bei 100 ng/ml CsA marginal war. Der Befund war spezifisch für reduziertes rhTRX, da oxidiertes rhTRX wirkungslos war und Antioxidantien wie 2-ME, N-Acetyl-Cystein, und Glutathion die Suppression durch CsA verstärkten.

Die immunhistochemische Analyse ergab, dass die Expression von TRX im normalen Darm sich auf die Mucosa beschränkt und hier sowohl Epithelzellen als auch mononukleäre Lamina propria Zellen positiv reagieren. Bei der Colitis Crohn hingegen war das gesamte entzündliche Infiltrat in der Lamina propria und Submucosa intensiv gefärbt, insbesondere im Bereich lymphoider Zellaggregate, perivaskulärer Infiltrate und im Ulcusgrund. Die stärkste Immunreaktivität für TRX wiesen crohn-typische multinukleäre Granulome auf.

Schlussfolgerung

TRX verstärkt autoregulatorisch die mRNA-Produktion für TRX und trägt wohl so zur starken induzierbaren TRX-Expression in LP-T vs. PB-T bei. TRX potenziert die Cytokin-Produktion in primär stimulierten, aber vor allem in vorstimulierten T-Zellen und vermittelt eine partielle Resistenz der Cytokin-Antwort gegenüber CsA. Die konstitutive und induzierbare Überexpression von TRX in LP-T könnte somit zur charakteristischen Resistenz der IL-2 Produktion gegenüber 10 ng/ml CsA in LP-T und zu dem Umstand beitragen, dass der Morbus Crohn nur unbefriedigend mit CsA therapiert werden kann. Da TRX auch sezerniert wird, könnte TRX in einem autokrinen und parakrinen Mechanismus auf (vor)stimulierte LP-T wirken und so zur deutlich stärkeren Cytokin-Produktion in LP-T vs. PB-T führen [5]. TRX wird damit zu einem entscheidenden immunregulatorischen redoxaktiven Milieufaktor in der frühen Phase der Zellaktivierung und erweitert unser Verständnis zur Pathogenese der Hyperreaktivität bei der chronisch entzündlichen Darmerkrankung.

Literatur

1. Powis G, Montfort WR (2001) Properties and biological activities of thioredoxins. Annu Rev Pharmacol Toxicol 41: 261 – 295
2. Rubartelli A, Bajetto A, Allavena G, Wollman E, Sitia R (1992) Secretion of thioredoxin by normal and neoplastic cells through a leaderless secretory pathway. J Biol Chem 267: 24161 – 24164
3. Schenk H, Vogt M, Dröge W, Schulze-Osthoff K (1996) Thioredoxin as a potent costimulus of cytokine expression. J Immunol 156: 765 – 771
4. Sido B, Braunstein J, Breitkreutz R, Herfarth C, Meuer SC (2000) Thiol-mediated redox regulation of intetstinal lamina propria T lymphocytes. J Exp Med 192: 907 – 912
5. Braunstein J, Autschbach F, Sido B, Nebl G, Schröder A, Samstag Y, Meuer SC (1999) Insensitivity towards inhibition by cyclosporin A, rapamycin, and tacrolimus in human lamina propria T lymphocytes. In: Stallmach A, Zeitz M, MacDonald TT, Strober W, Lochs H (Hrsg) Induction and Modulation of Gastrointestinal Inflammation. Kluwer Academic Publishers, Dordrecht, S. 289 – 296

Korrespondenzadresse: Dr. Bernd Sido, Chirurgische Universitätsklinik, Im Neuenheimer Feld 110, 69120 Heidelberg, Fax: (06221) 411 666, e-mail: Bernd Sido@med.uni-heidelberg.de

Unabhängig vom Ort der iNOS Expression ist iNOS-abhängiges NO ein zentraler Vermittler der Entzündungsreaktion im DSS-Colitis Modell der Maus

iNOS-derived NO-independent from its site of production – is a key mediator of inflammatory processes that are associated with murine DSS-colitis

C. F. Krieglstein[1], K. Stokes[2], J. M. Russel[2], M. B. Grisham[2], N. Senninger[1] und D. N. Granger[2]

[1] Klinik und Poliklinik für Allgemeine Chirurgie, Universitätsklinikum, Westfälische Wilhelms-Universität, Münster
[2] Department of Cellular and Molecular Physiology, Louisiana State University Health Sciences Center, Shreveport-LA, USA

Abstract

Several studies have suggested that iNOS-derived NO may modulate some pathologic changes associated with IBD [1, 2]. The aims were: (1) To examine the importance of inducible nitric oxide (iNOS) expression in the development of experimental colitis and (2) to assess the influence of tissue-specific iNOS expression on neutrophil recruitment in inflamed colons. Study groups included: (A) Wild-type (C57/BL6); (B) WT $\rightarrow$ WT chimeras with normal iNOS function; (C) WT $\rightarrow$ iNOS$^{-/-}$ chimeras (produced by bone marrow transplant) with functional blood cell iNOS, but iNOS deficient ($^{-/-}$) tissue; (D) iNOS$^{-/-}$ $\rightarrow$ WT chimeras with iNOS deficient blood cells, but normal tissue iNOS activity; and (E) iNOS-deficient mice. Colitis was induced by replacing drinking water with dextran sulphate sodium (DSS) 2.5% over 7 days. Severity of colitis was assessed by a clinical disease activity index (DAI); while colonic injury was quantified using colon length and a histologic damage score. Neutrophil recruitment was indirectly monitored by measuring colonic myeloperoxidase activity (MPO). In WT mice and WT $\rightarrow$ WT chimeras, DSS induced colitis was characterized by bloody diarrhea and high DAI values. However, WT $\rightarrow$ iNOS$^{-/-}$, iNOS$^{-/-}$ $\rightarrow$ WT chimeras and iNOS$^{-/-}$ mice exhibited attenuated disease severity with blunted gross rectal bleeding and significantly lower DAI scores. Colon length and histopathology paralleled clinical signs of inflammation. MPO-activity was equally high in WT mice (30.1 ± 1.7) and WT $\rightarrow$ WT chimeras (29.0 ± 1), whereas MPO-levels in iNOS$^{-/-}$ mice and iNOS$^{-/-}$ $\rightarrow$ WT chimeras were significantly reduced (9.5 ± 1.7 and 15.6 ± 2.2, respectively). The lowest colonic MPO activity was detected in WT $\rightarrow$ iNOS$^{-/-}$ chimeras (3.7 ± 0.6). Our findings implicate a role for both blood cell- and tissue-derived NO in the pathogenesis of DSS-induced colitis, with tissue-associated iNOS contributing more significantly to neutrophil recruitment associated with colitis.

Einleitung

Es ist bekannt, dass die induzierbare NO-Synthase (iNOS) ein Schlüsselenzym für die NO Produktion im Rahmen von Entzündungsreaktionen darstellt [1]. Gleichzeitig wissen wir, dass iNOS abhängiges NO eine Vielzahl der pathologischen Veränderungen, die mit chronisch-entzündlichen Darmerkrankungen zusammenhängen, beeinflussen kann [2]. Ziele unserer Studie waren daher: 1) die Rolle von NO für die Entwicklung einer experimentellen Colitis zu untersuchen und 2) den Stellenwert der Lokalisation des NO produzierenden Enzyms iNOS für die Entstehung des entzündlichen Zellinfiltrats zu bestimmen.

Methodik

Folgende Untersuchungsgruppen mit Wild-Typ (C57/BL6) und chimären Mäusen dienten als Kontrollen oder wurden mittels Knochenmarkstransplantation hergestellt (n = 7 pro Gruppe): (A) WT: Wild-Typ Kontroll-Mäuse; (B) WT → WT: chimäre Kontroll-Mäuse mit normaler iNOS Funktion; (C) WT → iNOS$^{-/-}$: chimäre Mäuse mit funktionell intaktem Blutzell-iNOS aber defizientem Gewebs-iNOS; (D) iNOS → WT Chimeras mit iNOS-defizienten Blut Zellen und intaktem Gewebs-iNOS; und (E) komplett iNOS-defiziente Mäuse. Eine experimentelle Colitis wurde durch Austausch des Trinkwassers gegen 2.5% Dextran Sodium Sulfat (DSS) Lösung über 7 Tage induziert. Die Colitisstärke wurde durch einen klinischen Score gemessen (disease activity index (DAI)). Der postentzündliche Gewebsschaden hingegen wurde anhand einiger etablierter, vom Entzündungsausmaß abhängiger, Parameter sowie anhand einer mikroskopischen Gewebsuntersuchung bestimmt. Die Rekrutierung von zirkulierenden neutrophilen Granulozyten aus dem Blutstrom wurde indirekt über eine Messung des granulozytenspezifischen Enzyms Myeloperoxidase (MPO) analysiert.

Ergebnisse

In WT Mäusen und WT → WT chimären Mäusen führte die DSS-Gabe zu einer Colitis mit blutiger Diarrhoe verbunden mit hohen DAI Werten. Im Gegensatz hierzu zeigten WT → iNOS$^{-/-}$, iNOS$^{-/-}$ → WT chimäre Mäuse einen signifikant abgeschwächten Verlauf ohne starke rektale Blutung. Colon-Länge und Histopathologie verhielten sich parallel zu den klinischen Zeichen der aktiven Entzündung. Die Gewebs-MPO-Aktivität war etwa gleich hoch in WT-Mäusen und (30.1 ± 1.7) und WT → WT chimären Mäuse (29.0 ± 1). Dagegen waren die MPO-Werte in iNOS$^{-/-}$ Mäusen, iNOS$^{-/-}$ → WT chimären Mäusen signifikant reduziert (9.5 ± 1.7 bzw. 15.6 ± 2.2). Die niedrigste MPO-Aktivität fand sich in WT → iNOS$^{-/-}$ chimären Mäusen (3.7 ± 0.6).

Schlussfolgerungen

Unsere Ergebnisse bestätigen, dass iNOS abhängiges NO ein wichtiger Vermittler der DSS-induzierten Colitis der Maus ist. Darüber hinaus konnte durch Verwendung chimärer

Mäuse erstmalig gezeigt werden, dass der Ort der iNOS-abhängigen NO Produktion – Gewebe vs. Blutzellen – eine untergeordnete Rolle spielt. Über eine Beeinflussung der NO-Produktion könnte somit eine Modulation der Entzündungsprozesse im Rahmen chronisch entzündlicher Darmerkrankungen erreicht werden.

Literatur

1. Kubes P, McCafferty DM (2000) Nitric oxide and intestinal inflammation. Am J Med 109: 150–158
2. Krieglstein CF, Cerwinka WH, Laroux FS, Salter JW, Russell JM, Schuermann G, Grisham MB, Ross CR, Granger DN (2001) Regulation of murine intestinal inflammation by reactive metabolites of oxygen and nitrogen: divergent roles of superoxide and nitric oxide. J Exp Med 194: 1207–1218

Korrespondenzadresse: Dr. med. Christian F. Krieglstein, Klinik und Poliklinik für Allgemeine Chirurgie, Universitätsklinikum, Westfälische Wilhelms-Universität, Waldeyerstraße 1, 48149 Münster, Tel.: 0251-835 6310, Fax: 0251-835 2400, e-mail: krieglstein @uni-muenster.de, www.chirurgie.uni-muenster.de

Die selektive COX-2-Inhibition reduziert das Leukozytensticking und verbessert die Mikrozirkulation bei der TNBS-Colitis

Selective COX-2 inhibition reduces leukocyte sticking and improves the microcirculation in TNBS colitis

M. Kruschewski[1], T. Savic[1], Th. Foitzik[1], C. Loddenkemper[2] und H. J. Buhr[1]

[1] Chirurgische Klinik I
[2] Pathologisches Institut, Universitätsklinikum Benjamin Franklin, Freie Universität Berlin

Abstract

Background: Increased leukocyte-endothelium interaction occurs during the acute phase of human colitis. It may promote the endoscopically confirmed reduction of mucosal blood flow and thus the disease activity. There are indications that this interaction is influenced by selective COX-2 inhibitors. This study examines in a rat TNBS colitis model (1) whether increased leukocyte stickers can be detected beside these capillary blood flow restrictions, as reported in earlier studies, (2) whether this phenomenon can be positively influenced by selective administration of COX-2 inhibitors, and (3) whether this has any effect on the microcirculation and (4) disease activity. *Methods*: Induction of colitis in rats by intrarectal instillation of 0.25 ml trinitrobenzosulfonic acid (TNBS). After 12 hours, randomization into 2 groups: group A (placebo): 1 mmol/kg b.w./day 0.9% NaCl solution. Group B (verum): 10 mg/kg b.w./day a selective COX-2 inhibitor (NS-398; Alexis Deutschland GmbH, Grünberg, Germany). Healthy animals (intrarectal saline injection) served as controls. After 48 hours, laparotomy was performed in 8 animals per group for intravital microscopic determination of (1) capillary blood flow, (2) capillary permeability, (3) leukocyte sticking, and (4) functional capillary density. Additional target parameters: hematocrit, weight, etc. *Results*: A significant reduction of capillary blood flow (0.6 ± 0.02 nl/cap/min) and significant increase in leukocyte sticking ($n = 16.3 \pm 1.54$) was observed in group A compared to controls (2.3 ± 0.02 nl/cap/min and $n = 0.1 \pm 0.06$). On the other hand, the administration of selective COX-2 inhibitors (NS-398) in group B led to a significant improvement of both capillary blood flow (1.1 ± 0.02 nl/cap/min) and leukocyte sticking ($n = 6.7 \pm 0.52$). Hematocrit and weight course as an indicator of disease activity were congruent (hematocrit in %: 45.8 ± 0.5 (control), 48.6 ± 0.5 (group A), 43.5 ± 0.7 (group B), weight course in g: + 4.2 ± 1.1 (control), − 35.8 ± 2.2 (group A). − 26.5 ± 2.3 (group B). *Conclusion*: (1) The acute phase of TNBS colitis is characterized by reduced capillary blood flow as well as significantly increased leukocyte-endothelium interaction in conjunction with increased capillary permeability and decreased functional capillary density. (2) The administration of selective COX-2 inhibitors leads to a significant decrease of leukocyte sticking. (3) Moreover, there is a significant improvement of capillary blood flow, functional capillary density and capillary permeability. (4) The hematocrit and weight course are indicative of decreased disease activity in the treated animals.

Einleitung

In der Akutphase der humanen Colitis kommt es zu einer gesteigerten Leukozyten-Endothel-Interaktion [1]. Diese begünstigt möglicherweise die endoskopisch nachgewiesene Reduktion des mucosalen Blutflusses und somit die Krankheitsaktivität [2]. Es gibt Hinweise, dass selektive COX-2-Inhibitoren diese Interaktion beeinflussen [4].

Diese Studie untersucht am TNBS-Colitis-Modell der Ratte, (1) ob sich neben den in früheren Untersuchungen festgestellten Einschränkungen des kapillären Blutflusses auch vermehrt Leukozyten-Sticker nachweisen lassen, (2) ob dieses Phänomen durch die Gabe eines selektiven COX-2-Inhibitors positiv beeinflusst werden kann und (3) ob dies Auswirkungen auf die Mikrozirkulation sowie (4) die Krankheitsaktivität hat.

Methodik

Induktion der Colitis bei Ratten durch intrarektale Instillation von 0,25 ml Trinitrobenzensulfonsäure (TNBS). Nach 12 Std. Randomisierung in 2 Gruppen: A (Plazebo): 1 mmol/kgKG/Tag 0,9% NaCl-Lösung, Gruppe B (Verum): 10 mg/kgKG/Tag eines selektiven COX-2-Inhibitor (NS-398; Alexis Deutschland GmbH; Grünberg). Gesunde Tiere (intrarektale Kochsalzinjektion) dienten als Kontrollen. Nach 48 Std. Laparotomie von 8 Tieren pro Gruppe zur intravitalmikroskopischen Bestimmung von (1) kapillärem Blutfluss, (2) Kapillarpermeabilität, (3) Leukozytensticking und (4) funktioneller Kapillardichte. Zusätzliche Zielparameter: Hämatokrit, Gewicht u.a.

Ergebnisse

Neben einer signifikanten Reduktion des kapillären Blutflusses (0.6 ± 0.02 nl/cap/min) kommt es in der Gruppe A auch zu einem signifikanten Anstieg des Leukozytenstickings (n = 16.3 ± 1.54) verglichen mit der Kontrollgruppe (2.3 ± 0.02 nl/cap/min bzw. n = 0.1 ± 0.06). Durch die Gabe des selektiven COX-2-Inhibitors (NS-398) (Gruppe B) kommt es demgegenüber zu einer signifikanten Verbesserung sowohl des kapillären Blutflusses (1.1 ± 0.02 nl/cap/min) als auch des Leukozytenstickings (n = 6.7 ± 0.52). Hämatokrit und Gewichtsverlauf als Hinweis auf die Krankheitsaktivität verhalten sich kongruent (Hämatokrit in %: 45.8 ± 0.5 (Kontrolle), 48.6 ± 0.5 (Gruppe A), 43.5 ± 0.7 (Gruppe B), Gewichtsverlauf in g: +4.2 ± 1.1 (Kontrolle), −35.8 ± 2.2 (Gruppe A), −26.5 ± 2.3 (Gruppe B). Die Ergebnisse der Mikrozirkulationsparameter sind in Tabelle 1 zusammengefasst.

Diskussion

In der Akutphase der TNBS-Colitis kommt es neben einem verminderten kapillären Blutfluß [3] zu einer signifikanten Steigerung der Leukozyten-Endothel-Interaktion, verbunden mit einer Zunahme der Kapillarpermeabilität und Abnahme der funktionellen Kapillardichte. Die Gabe eines selektiven COX-2-Inhibitors führt zu einer signifikanten Abnahme des Leukozytenstickings. Die parallele signifikante Verbesserung des kapillären

Tabelle 1. Mikrozirkulationsparameter

	Kapillärer Blutfluss [nl/cap/min]	Kapillarpermeabilität [%] [a)	Leukozytensticking [n]	Funktionelle Kapillardichte [cm/cm^2]
Gesunde Kontrollen: Scheininduktion	2.3 ± 0.02	79 ± 5	0.1 ± 0.06	390 ± 3
Gruppe A: TNBS-Colitis + NaCl	0.6 ± 0.02 *	329 ± 8 *	16.3 ± 1.54 *	106 ± 8 *
Gruppe B: TNBS-Colitis + NS-398	1.1 ± 0.02 **	189 ± 6 **	6.7 ± 0.52 **	144 ± 8 **

* $p < 0.01$ verglichen mit der Kontrollgruppe, ** $p < 0.01$ verglichen mit Gruppe A; [a) Zunahme der perivaskulären Fluoreszein-Intensität 30 min. nach Gabe des Plasmamarkers; cap = Kapillare

Blutflusses stützt die Hypothese von House und Lipowsky [2], wonach die Adhäsionen zwischen Leukozyten und Endothel einen wesentlichen Faktor für die Widerstandserhöhung des Blutflusses darstellen. Somit bessert sich auch die funktionelle Kapillardichte. Durch die verminderte Inflammation kommt es zu einer Reduktion der Kapillarpermeabilität. Hämatokrit- und Gewichtsverlauf weisen auf eine Abnahme der Krankheitsaktivität bei den behandelten Tiere hin.

Literatur

1. Binion DG, West GA, Volk EE, Drazba JA, Ziats NP, Petras RE, Fiocchi C (1998) Acquired increase in leucocyte binding by intestinal microvascular endothelium in inflammatory bowel disease. Lancet 352: 1742 – 1746
2. House StD, Lipowsky HH (1987) Leukocyte-endothelium adhesion: microhemodynamics in mesentery of the cat. Microvasc Res 34: 363 – 376
3. Kruschewski M, Foitzik T, Perez-Cantó A, Hübotter A, Buhr HJ (2001) Changes of colonic mucosal microcirculation and histology in two colitis models: an experimental study using intravital microscopy and a new histological scoring system. Dig Dis Sci 46: 2336 – 2343
4. Stanimirovic D, Sharpio A, Wong J, Hutchison J, Durkin J (1997) The induction of ICAM-1 in human cerebromicrovascular endothelial cells (HCEC) by ischemia-like conditions promotes enhanced neutrophil / HCEC adhesion. J Neuroimmunol 76: 193 – 205

Korrespondenzadresse: Dr. med. Martin Kruschewski, Chirurgische Klinik I, Universitätsklinikum Benjamin Franklin, Freie Universität Berlin, Hindenburgdamm 30, 12200 Berlin, Tel.: + 49 30 8445 2543, Fax: + 49 30 8445 2740, e-mail: martin.kruschewski@medizin.fu-berlin.de

Antikörperblockade von VLA-4 beeinflusst die Leukozyten-Endothelzell-Interaktion und wirkt entzündungshemmend im DSS-Mausmodell chronisch entzündlicher Darmerkrankungen

Immunoblockade of VLA-4 influences leukocyte endothelial cell interaction and reduces inflammation in DSS-induced colitis

M. G. Laukötter[1], E. Rijcken[1], C. Anthoni[1], S. Meier[1], D. Vestweber[2], N. Senninger[1], G. Schürmann[3] und C. F. Krieglstein[1]

[1] Klinik und Poliklinik für Allgemeine Chirurgie, Universitätsklinikum
[2] Zentrum für Molekularbiologie der Entzündung, Westfälische Wilhelms-Universität, Münster
[3] Klinik für Allgemein-, Gefäß- und Viszeralchirurgie, Medizinisches Zentrum Itzehoe

Abstract

Background: Very late antigen 4 (VLA-4; alpha 4 beta 1 integrin) is upregulated on the surface of circulating leukocytes in case of inflammation processes and mediates leukocyte firm adherence on endothelial cells by interaction with its ligand vascular cell adhesion molecule 1 (VCAM-1) [1]. We examined 1) if a monoclonal antibody (MAb) vs. VLA-4 reduces in vivo leukocyte adhesion and 2) if established colitis is reduced by blocking VLA-4 in a murine model of inflammatory bowel disease (IBD). *Methods*: Chronic colitis was induced in male balb/c mice (20 – 22 g) by oral administration of 3% dextrane sodium sulfate (DSS) [2]. In the first study, in 7 animals leukocyte adhesion was measured in a single colonic submucosal venule by intravital microscopy on day 30 [3]. Anti-VLA-4 (PS/2) 2 mg/kg was injected and leukocyte adhesion was observed for 60 min. In the second study mice were treated by daily i.p. injection of PS/2 2 mg/kg over 5 days. On day 30 disease activity index (DAI) and histology (Dieleman score [4]) were compared with a healthy and a diseased control group ($n = 7$). Furthermore, intravital microscopy was performed in 10 submucosal venules in the distal colon and leukocyte adhesion was evaluated. The Kruskal-Wallis test and Wilcoxon test were applied when appropriate ($p < 0.05$). *Results*: Leukocyte firm adherence was reduced several minutes after injection of PS/2 (16.0 ± 1.4 vs. $23.5 \pm 2.2/0.01$ mm^2/30 s, $p < 0.05$) and further declined to 3.6 ± 1.0 at the end of the 60 min. Rolling leukocytes were diminished significantly from 154.2 ± 15.5 to 119.3 ± 17.3 after 10 min of observation. Therapeutic treatment with anti-VLA-4 significantly reduced DAI (1.0 ± 0.2 vs. 1.9 ± 0.2 pts.), histological inflammation in the distal colon (13.5 ± 1.0 vs. 20.8 ± 1.0 pts.) and the number of firm adherent leukocytes (1.8 ± 0.3 vs. $25.5 \pm 3.7/0.01$ mm^2/30 s) compared to diseased controls. Rolling leukocytes were not reduced significantly. *Conclusions*: The VLA-4/VCAM-1 mediated leukocyte endothelial cell interaction plays a key role in the perpetuation of DSS-induced chronic colitis. VLA-4 has its major function in firm leukocyte adherence. Blockade of VLA-4 reduces established colitis and could thus become a therapeutical option in the treatment of patients with IBD.

Einleitung

Im Rahmen von Entzündungsprozessen wird auf der Oberfläche von im Blutstrom zirkulierenden Leukozyten vermehrt VLA-4 (Very Late Antigen-4; Alpha4 Beta1 Integrin) exprimiert. VLA-4 vermittelt die feste Adhäsion der Leukozyten durch Bindung an das endothelseitige VCAM-1 (Vascular Cell Adhesion Molecule-1) [1]. Ziele unserer Studie waren: 1) zu untersuchen ob sich durch eine Antikörper-Blockade von VLA-4 die Zahl fest adhärenter Leukozyten reduzieren lässt und 2) ob sich eine VLA-4 Blockade auch therapeutisch bei einer experimentellen chronischen Colitis einsetzen lässt.

Material und Methode

Bei männlichen Balb/c Mäusen wurde eine chronische Colitis durch zyklische orale Gabe (30 Tage) von 3% DSS (Dextran Sodium Sulfate) induziert [2]. Im ersten Versuchsteil wurden DSS-vorbehandelte Mäuse (n = 7) am Tag 30 mit anti-VLA-4 (PS/2) (2 mg/kg) i.v. behandelt. Direkt anschließend wurde die Zahl der rollenden und fest adhärenten Leukozyten pro Endotheloberfläche in einer submukosalen Sammelvene des distalen Colons mittels Fluoreszenz-Intravitalmikroskopie über 60 Minuten bestimmt [3]. Im 2. Versuchsteil wurden Mäuse mit etablierter DSS-Colitis (n = 7) über 5 Tage 1×täglich mit anti-VLA-4 (2 mg/kg) i.p. behandelt (Kontrolltiere erhielten eine gleichvolumige Schein-Injektion i.p.). Die Entzündungsreaktion wurde mittels etablierter Scores für klinischen Verlauf (Disease Activity Index [DAI]) und Gewebeschaden (Histo-Score nach Dieleman [4]) bestimmt. Zusätzlich wurde auch bei diesen Tieren die Zahl der adhärenten Leukozyten in submukosalen Sammelvenolen des distalen Colons intravitalmikroskopisch bestimmt (10 Venolen/Tier). Alle Zahlenangaben sind Mittelwerte $\pm$ SEM. Adhärente und rollende Leukozyten sind pro 0.01 mm^2 Endotheloberfläche und 30 s Beobachtungszeit angegeben. $P < 0.05$ (Wilcoxon und Kruskal-Wallis Test).

Ergebnisse

Im 1. Versuchsteil führte die anti-VLA-4-Gabe bereits innerhalb von wenigen Minuten zu einer signifikanten Reduktion der fest adhärenten Leukozyten (von 23,5 ± 2,2 auf 16,0 ± 1,4). Zum Versuchende waren sogar nur 3,6 ± 1,0 Leukozyten adhärent. Die Zahl der rollenden Leukozyten war nach 10 Minuten ebenfalls signifikant von 154,2 ± 15,5 auf 119,3 ± 17,3 reduziert. Im 2. Versuchsteil führte die chronische anti-VLA-4 Gabe zu einer signifikanten Abschwächung der Entzündungsreaktion (DAI: von 1,9 ± 0,2 auf 1,0 ± 0,16). Auch der histologisch beurteilte Gewebeschaden im distalen Colon war signifikant gebessert (Histo-Score: von 20,8 ± 1,0 auf 13,5 ± 1,0). Die Anzahl adhärenter Leukozyten war von 25,5 ± 3,7 auf 1,8 ± 0,3 reduziert. Die rollenden Leukozyten waren dabei nicht signifikant vermindert.

Schlussfolgerungen

Die VLA-4 vermittelte Leukozyten/Endothelzell-Interaktion spielt im Mausmodell chronisch entzündlicher Darmerkrankungen eine Schlüsselrolle für das Entzündungsgeschehen im Colon. Eine Immunblockade von VLA-4 könnte auch eine neue Therapieoption für CED-Patienten darstellen.

Literatur

1. Johnston B, Kubes P (1999) The alpha4-Integrin: An alternative pathway for neutrophil recruitment? Immunol Today 20: 545 – 550
2. Murthy SN, Cooper HS, Shim H, Shah RS, Ibrahim SA, Sedergran DJ (1993) Treatment of dextran sulfate sodium-induced murine colitis by intracolonic cyclosporin, Dig Dis Sci 38: 1722 – 34
3. Krieglstein CF, Anthoni C, Laukötter MG, Rijcken E, Spiegel HU, Senninger N, Schürmann G (1999) Effect of anti-CD11b (alphaM-MAC-1) and anti-CD54 (ICAM-1) monoclonal antibodies on indomethacin induced chronic ileitis in rats. Int J Colorectal Dis 14: 219 – 223
4. Dieleman LA, Palmen MJ, Akol H, Bloemena E, Pena AS, Meuwissen SG, Van Rees EP (1998) Chronic experimental colitis induced by dextran sulphate sodium (DSS) is characterized by Th1 and Th2 cytokines. Clin Exp Immunol 114: 385 – 393

Korrespondenzadresse: Mike G. Laukötter, Klinik und Poliklinik für Allgemeine Chirurgie, Universitätsklinikum, Westfälische Wilhelms-Universität, Waldeyerstraße 1, 48149 Münster, Tel.: 0251-83-56301, Fax: 0251-83-56414, e-Mail: laukoetter@uni-muenster.de, http://www.chirurgie.uni-muenster.de

Störung des HLA-vermittelten Antigentransports in Enterozyten von Patienten mit chronisch-entzündlichen Darmerkrankungen

Dysfunctional HLA-dependent antigen transport in enterocytes of patients with inflammatory bowel disease

M. Utech[1], Ö. Kalem[1], S. Kersting[1], M. Brüwer[1], K.-P. Zimmer[2], N. Senninger[1], G. Schürmann[1] und C. F. Krieglstein[1]

[1] Klinik und Poliklinik für Allgemeine Chirurgie
[2] Klinik und Poliklinik für Kinderheilkunde, Universitätsklinikum Münster

Abstract

Introduction: The pathogenesis of inflammatory bowel disease (IBD; e.g. ulcerative colitis (UC) and Crohn's disease, CD) is still unknown. Recent reports suggest a possible disorder of oral tolerance caused by a dysfunctional MHC regulated antigen presentation of enterocytes to lymphocytes of the mucosa-associated lymphatic system (MALT). Therefore the objective of our study was to investigate the intracellular MHC distribution of enterocytes of patients with IBD and compare them with enterocytes of a healthy control group (CG). In IBD-patients both regular enterocytes (NE) and enterocytes with cytosolic antigen intake (RACE, rapid antigen uptake into the cytosol enterocytes) were examined in this case. *Method*: Fresh mucosal specimens of MC (ileum [il]), CU (colon [co]) patients and controls (CG-ileum, CG-colon, each $n = 5$) were incubated with egg albumin antigen (OVA). Following MHC-DP, -DQ, -DR (MHC-II) and OVA as well as β_2-microglobulin, a structure protein of MHC-I and OVA were localized using an immunogold double-labeling method with mono- and polyclonal antibodies by electron microscopy. Distinguished between antigen-loaded and antigen-free MHC-positive vesicles the number of this vesicle per cut cell face were determined. As a measure of the concentration of MHC-I being in the rough endoplasmic reticulum (RER) the number of gold points were counted per membrane length. Statistical analysis was performed using χ^2- or Fischer's exact test with $p < 0.05$ considered significant. *Results*: Compared to control group normal enterocytes of patients with MC and CU showed a significantly stronger enrichment of antigen-loaded (MC: 22.7 ± 8.8 vs. 2.1 ± 1.9; CU: 70.8 ± 15.3 vs. 0) and antigen-free (MC: 32.1 ± 10.9 vs. 14.6 ± 6.5; CU: 54.1 ± 17.5 vs. 6.2 ± 5.0) vesicles. In contrast to that the MHC-II-positive vesicles were significantly reduced at RACE of MC (2.8 ± 2.4) and CU (25.5 ± 8.1) compared with NE as well as compared to CG-enterocytes. In the RER of RACE a significant stronger expression of MHC-I (MC: 30.3 ± 6.1; CU: 24.3 ± 4.7) were found compared to control enterocytes (MC: 6.9 ± 2.1; CU: 11.2 ± 3.5) and NE (MC: 2.1 ± 0.6; CU: 1.5 ± 0.5) of MC and CU. *Conclusion*: The decrease of antigen presentation provided by MHC-II proteins in RACE cells at simultaneous activation of MHC-I proteins in the RER possibly represents a morphological correlative for a changed oral tolerance in patients with IBD.

Einleitung

Die Pathogenese chronisch-entzündlicher Darmerkrankungen (CED) wie z.B. Morbus Crohn (MC) und Colitis ulcerosa (CU) ist weiterhin ungeklärt. Neuere Untersuchungen weisen auch auf eine mögliche Störung der oralen Toleranzbildung durch eine defekte HLA-vermittelte Antigenpräsentation von Enterozyten an Lymphozyten des mukosa-assoziierten lymphatischen Systems (MALT) hin [1, 4]. Ziel unserer Studie war es zu untersuchen, ob sich die intrazelluläre HLA-Verteilung in Enterozyten von CED-Patienten von gesunden Kontrollpatienten (GK) unterscheidet. Dabei wurden sowohl normale Enterozyten (NE) als auch Enterozyten mit cytosolischer Antigenaufnahme [2, 3] (RACE, rapid antigen uptake into the cytosol enterocytes) untersucht.

Methodik

Frische Mukosapräparate von MC- (Ileum (IL), n = 5), CU- (Colon (Co), n = 5) Patienten und Kontrollen (GK-Ileum, n = 5, GK-Colon n = 5) wurden mit dem Antigen Ovalbumin (OVA) inkubiert. Anschließend wurden HLA-DP,-DQ,-DR Proteine (HLA-II) sowie β_2-Mikroglobulin, ein Strukturprotein von HLA-I, im Doppellabelling-Verfahren mit mono- und polyklonalen Antikörpern und Immunogold-Partikeln markiert. Immunelektronen-mikroskopisch wurde dann die Anzahl von HLA-positiven Vesikeln pro angeschnittener Zellfläche getrennt für antigenbeladene und antigenfreie HLA-positive Vesikel bestimmt. Als ein Maß für die Konzentration von HLA-I im rauhen endoplasmatischen Retikulum (RER) wurde die Zahl der Goldpunkte pro Membranlänge ausgezählt. Die statistische Testung erfolgte mit dem χ^2- oder Fisher-Test. Zahlen sind Mittelwerte $\pm$ SEM (Signifikanzniveau: $p < 0.05$).

Ergebnisse

Normale Enterozyten (s. Abb. 1) zeigten bei MC und CU im Vergleich zu Kontrollen eine sign. stärkere Anreicherung antigenbeladener (MC: 22,7 $\pm$ 8,8 vs. 2,1 $\pm$ 1,9; CU: 70,8 $\pm$ 15,3 vs. 0) und antigenfreier HLA-II-positiver Vesikel (MC: 32,1 $\pm$ 10,9 vs. 14,6 $\pm$ 6,5; CU: 54,1 $\pm$ 17,5 vs. 6,2 $\pm$ 5,0). Im Gegensatz dazu waren die HLA-II-positiven Vesikel bei RACE von MC (2,8 $\pm$ 2,4) und CU (25,5 $\pm$ 8,1) verglichen mit NE als auch mit GK-Enterozyten signifikant verringert. Im RER von RACE fand sich neben dem Nachweis von OVA eine signifikant stärkere Expression von β_2-Mikroglobulin (MC: 30,3 $\pm$ 6,1; CU: 24,3 $\pm$ 4,7) als bei Kontroll-Enterozyten (MC: 6,9 $\pm$ 2,1; CU: 11,2 $\pm$ 3,5) und NE (MC: 2,1 $\pm$ 0,6; CU: 1,5 $\pm$ 0,5) von MC und CU.

Diskussion

Die orale Toleranz zeichnet sich durch eine Down-Regulation des lymphatischen Systems gegenüber diätetischen Antigenen und Mikroorganismen aus. Bei Patienten mit chronisch entzündlichen Darmerkrankungen zeigte sich eine erhöhte Aktivität von T-Helfer Zellen [1]. Enterozyten präsentieren über HLA-I und HLA-II Antigen dem lymphatischen System

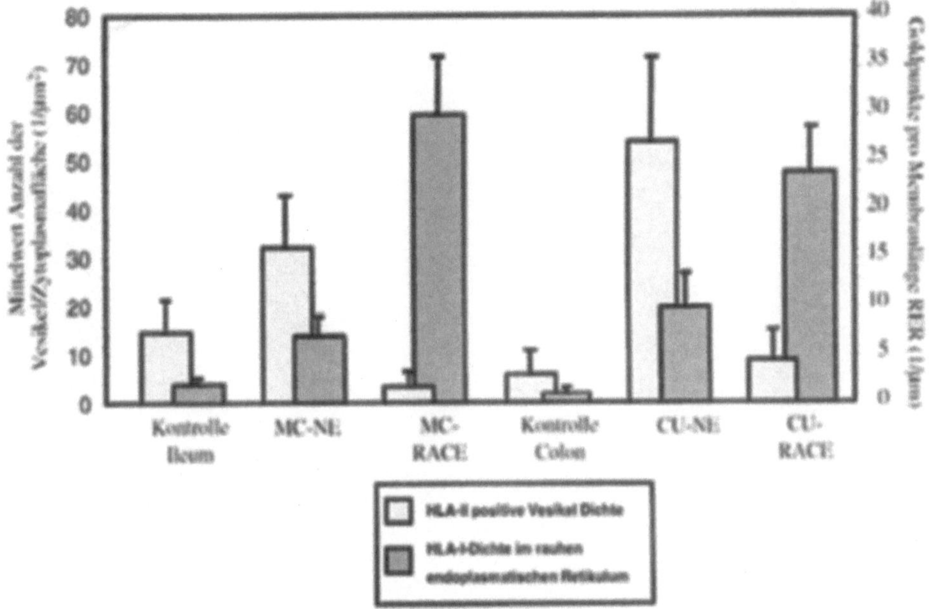

Abb. 1. HLA-Verteilung in Enterozyten auf ultrastruktureller Ebene. χ^2-Test: signifikant erhöhte Dichte des β_2-Mikroglobulins im RER von RACE im Vergleich mit Kontrollgewebe und NE bei MC und CU (p < 0,01), bei gleichzeitig signifikant verminderter Dichte der HLA-II positiven Vesikeln in RACE verglichen mit NE bei MC und CU (p < 0,01). *MC*, Morbus Crohn; *CU*, Colitis ulcerosa; *NE*, normale Enterozyten; *RACE*, Rapid Antigen uptake into the Cytosol Enterocytes)

[3]. Die von uns beobachtete Verminderung der über HLA-II Proteine vermittelten Antigenpräsentierung in RACE Zellen bei gleichzeitiger Aktivierung der HLA-I-Proteine im RER stellt möglicherweise ein morphologisches Korrelat für eine veränderte orale Toleranz bei Patienten mit CED dar.

Literatur

1. Brandtzaeg P (2001) Inflammatory bowel disease: clinics and pathology. Do inflammatory bowel disease and periodontal disease have similar immunopathogeneses? Acta Odontol Scand 59: 235 – 243
2. Kersting S, Brüwer M, Kalem Ö, Zimmer KP, Senninger N, Schürmann G (2000) Transepithelialer Antigentransport bei Morbus Crohn und Colitis ulcerosa: Nachweis einer gesteigerten Antigenaufnahme in späte Endosomen. Chirurgisches Forum; Springer Verlag: 643 – 646
3. Schürmann G, Brüwer M, Klotz A, Schmid KW, Senninger N, Zimmer KP (1999) Transepithelial transport processes at the intestinal mucosa in inflammatory bowel disease. Int J Colorect Dis 14: 41 – 46
4. Zimmer KP, Buning J, Weber P, Kaiserlian D, Strobel S. (2000) Modulation of antigen trafficking to MHC class II-positive late endosomes of enterocytes. Gastroenterology 118: 128 – 137

Korrespondenzadresse: Dr. med. Markus Utech, Klinik und Poliklinik für Allgemeine Chirurgie, Universitätsklinikum Münster, Waldeyerstraße 1, 48149 Münster, Tel.: 0251/8356301; Fax: 0251/8356414; e-Mail: utechm@uni-muenster.de

Phospholipide reduzieren Adhäsionen im Uterus-Horn-Modell beim Kaninchen

Phospholipids reduce adhesions in the uterine horn model

S. A. Müller[1], K. H. Treutner[1], L. Tietze[2], H. Jörn[3], M. Anurov[4] und S. Titkova[4], A. P. Oettinger[4] und V. Schumpelick[1]

[1] Chirurgische Klinik und Poliklinik
[2] Institut für Pathologie
[3] Klinik für Gynäkologie und Geburtshilfe, Universitätsklinikum, RWTH Aachen, Aachen
[4] Joint Institute for Surgical Research, Russische Medizinische Staatsuniversität, Moskau, Russische Förderation

Abstract

Background. Adhesion formation following gynecologic or visceral surgery is a major cause of female infertility. Further sequelae are recurrent and chronic abdominal complaints and pain. Adjuvant therapy is needed to prevent adhesion formation as an important reason for postoperative morbidity and mortality. Previously published data proved the efficacy of phospholipids (PL) for this indication. This study was designed to access the ability of intraperitoneal phospholipids to reduce adhesions in a standardized model for gynecologic operations. *Materials and Methods*: A total of 33 female Chinchilla rabbits were included in this study. After lower midline incision a 5 cm segment the uterine horns were abraded circularly and ischemia was induced by removal of the collateral blood supply. The operation was completed by intraperitoneal administration of 5.0 ml per kg body weight of phospholipids (75 mg per kg body weight) or the same volume of Ringer's lactate solution. In animals assigned to the surgical control group, the abdomen was closed without additional treatment. After 10 days the animals were sacrificed and adhesions were examined and scored concerning severity and tenacity. The force of adhesions measuring larger than 25 mm^2 were assessed using a spring scale (values in Newton). After subtle dissection the areas of adhesions (mm^2) were measured using a digitizer board and a custom-made software on a personal computer. *Results*: The mean area of adhesions in the surgical control group amounted to 394.0 mm^2 $\pm$ 41.9 mm^2 (median 392.2 mm^2) in comparison to 384.2 $\pm$ 67.0 mm^2 (median 323.8 mm^2) in the Ringer group and 110.3 mm^2 $\pm$ 25.1 mm^2 (median 102.1 mm^2) in the phospholipid (PL) group. The comparison of the control group and the Ringer group versus the PL group were significant ($p < 0.05$). The differences in the severity score and the degree score according to Leach between surgical controls and PL as well as Ringer and PL were significant ($p < 0.05$). The differences of the force to tear apart the adhesions were significant ($p < 0.05$). Statistical analysis of the force correlated with the area of the measured adhesions revealed no significant difference. *Conclusions*: These results prove the efficacy of phospholipids in the double uterine horn model. Further clinical studies are recommended.

Einleitung

Adhäsionen nach gynäkologischen und visceralchirurgischen Eingriffen sind die häufigste Ursache für die weibliche Infertilität. Weitere Folgen sind rezidivierende und chronische abdominelle Beschwerden und Schmerzen [1, 2]. Zusätzliche Maßnahmen sind erforderlich, um abdominelle Verwachsungen als eine wichtige Ursache postoperativer Morbidität und Mortalität zu verhindern. Frühere Studien haben die Wirksamkeit von Phospholipiden in visceralchirurgischen Modellen gezeigt [3, 4]. In einem standardisierten Modell für gynäkologische Operationen soll die Wirksamkeit von Phospholipiden in der Adhäsionsprophylaxe untersucht werden [5].

Methodik

33 weibliche Kaninchen wurden median laparotomiert und ein standardisiertes Trauma beider Uterushörner gesetzt (Doppeltes Uterus Horn Modell). Zum einen wurden die Uterushörner auf einer Länge von 5 cm zirkulär deserosiert. Zusätzlich wurde eine Ischämie durch Ligatur der kollateralen Gefäße erzeugt, so dass nur noch die aufsteigenden utero-vaginalen Gefäße intakt blieben. Die Tiere wurden randomisiert 3 Gruppen zugeordnet. Vor Laparotomieverschluss wurde entweder 5 ml pro kg Körpergewicht Phospholipide [PL] (75 mg pro kg Körpergewicht) oder das gleiche Volumen Ringer's Laktat intraabdominell instilliert. Die Tiere der Kontrollgruppe erhielten keine zusätzliche Behandlung. Nach 10 Tagen wurden die Kaninchen getötet und die Verwachsungen bezüglich Fläche und Stärke untersucht. Zusätzlich wurden die Adhäsionen mittels Scores hinsichtlich Ausmaß und Stärke klassifiziert. Die Kräfte, um die Verwachsungen auseinander zu ziehen, wurde bei Adhäsionen über 25 mm^2 Fläche mit einer Federwaage ermittelt. Die Werte in Newton (N) wurden durch zwei Beobachter ermittelt und gemittelt. Nach sorgfältiger Lösung sämtlicher Adhäsionen wurden die Flächen mittels computergestützter Planimetrie vermessen.

Ergebnisse

Die Phospholipid-Gruppe (Median 102.1 mm^2) zeigten eine signifikante Reduktion der Adhäsionsflächen im Vergleich zur Kontroll- (Median 392.2 mm^2) und Ringer-Gruppe (Median 323.8 mm^2). Der Score der Stärke betrug 1.70 ± 0.21 in der Kontrollgruppe und 1.64 ± 0.15 bzw. 0.91 ± 0.09 in der Ringer- bzw. PL-Gruppe. Der Score des Ausprägungsgrades ergab 2.20 ± 0.13, 1.82 ± 0.18, und 1.09 ± 0.16 für die Kontroll-, die Ringer- und die PL-Gruppe. Die Unterschiede in beiden Scores zeigten Signifikanzen zwischen Kontrollen und PL-Gruppe sowie zwischen Ringer- und PL-Gruppe ($p < 0.05$). Die benötigte Kraft um Verwachsungen zu trennen, betrug 1.78 ± 0.22 N, 1.60 ± 0.30 N, und 0.92 ± 0.14 N für die Kontroll-, die Ringer- und die PL-Gruppe. Die Unterschiede waren signifikant ($p < 0.05$). Korreliert man die ermittelten Kräfte mit der gemessenen Adhäsionsfläche, ergeben sich nahezu gleiche Werte für die einzelnen Gruppen ($0{,}03 \pm 4{,}7 \times 10^{-3}$ N/mm², $0{,}02 \pm 4{,}2 \times 10^{-3}$ N/mm² und $0{,}02 \pm 2{,}5 \times 10^{-3}$ N/mm² für die Kontroll- Ringer- und PL-Gruppe).

Diskussion und Schlussfolgerungen

Diese Studie belegt die adhäsionsprophylaktische Wirkung der Phospholipide im Uterus-Horn-Modell.

Literatur

1. Corfman RS, Badran O. (1994) Effect of pelvic adhesions on pelvic pain and fertility. In: Leach RE, guest ed. Infertility and reproductive clinics of North America: adhesions. Philadelphia, WB Saunders, 405 – 412
2. Lower AM, Hawthorn RJ, Ellis H, O'Brien F, Buchan S, Crowe AM. (2000) The impact of adhesions on hospital readmissions over ten years after 8849 open gynaecological operations: an assessment from the Surgical and Clinical Adhesions Research Study. B J Obstet Gynaecol 107: 855 – 862
3. Treutner KH, Bertram P, Lerch MM, Klimaszewski M, Petrovic-Källholm S, Sobesky J, Winkeltau G, Schumpelick V. (1995) Prevention of postoperative adhesions by single intraperitoneal medication. J Surg Res 59: 764 – 771
4. Müller SA, Treutner KH, Tietze L, Anurov M, Titkova S, Polivoda M, Oettinger AP, Schumpelick V. (2001) Efficacy of adhesion prevention and impact on wound healing of intraperitoneal phospholipids. J Surg Res 96: 68 – 74
5. Leach RE, Burns JW, Dawe EJ, SmithBarbour MD, Diamond MP. (1998) Reduction of postsurgical adhesion formation in the rabbit uterine horn model with use of hyaluronate/carboxymethylcellulose gel. Fertil Steril 9: 415 – 418

Korrespondenzadresse: Dr. med. Stefan A. Müller, Chirurgische Klinik und Poliklinik, Universitätsklinikum, RWTH Aachen, Pauwelsstraße 30, 52074 Aachen, Tel.: +49 (241) 80-89 500, Fax: +49 (241) 80-82 417, e-mail: sa.mueller@chir.rwth-aachen.de

Individuelle Response humaner Blutmakrophagen auf Netzmaterialien in der Zellkultur

Individual response of human blood monocytes on mesh materials in the cell culture

A. Schachtrupp[1,2], U. Klinge[2], R. Bhardwaj[1], R. Rosch[2] und V. Schumpelick[2]

[1] Interdisziplinäres Zentrum für klinische Forschung BIOMAT
[2] Chirurgische Klinik und Poliklinik, RWTH Aachen

Abstract

Background: In the clinical settings, tolerance to implanted mesh material after hernia repair varies considerably between patients. An individual inflammatory response of monocytes might be causative. The aim of this study was to examine whether the contact of monocytes to biomaterials will lead to the secretion of pro- and anti-inflammatory cytokines and if this is influenced by the biomaterial or the individual. *Material and Methods*: Human blood monocytes were isolated from buffy coats of 43 healthy blood donors using density gradient centrifugation. Cells were cultivated in polystyrene culture wells (4×10^6 cells/well) on polypropylene polyglactine mesh (PPPM), teflon (T) and metal (VA2-steel) as well as after addition of 1 µg LPS and on pure polystyrene (control, C). Supernatant was taken after 1 h and after 5 days and was analyzed for TNFα und IL-10. using commercially available ELISA. Donors were defined as responder when concentration differences of TNFα in culture with PPPG- mesh, teflon and metal exceeded the 90th percentile. *Results*: Elevated concentrations of TNFα und IL-10 were detectable after 5 days in contact to biomaterials and values were not normally distributed. Regarding TNFα, the median difference (value after 1 hour subtracted from the value after 5 days) increased significantly ($p < 0,0023$, highest p in all tests) in wells with composite mesh, teflon, metal and LPS by (min to max) 315.24 (-73.8 to 1084.4), 39.9 (-232.9 to 952.6), 4.2 (-106.2 to 936.3) and 27.4 ($-680,3$ to 926,4), respectively. In the control, median increase was zero (-66.2 to 137.0). Regarding the materials, increase on PPPG was significantly higher than on T and metal while there was no difference between T and metal. Additionally, in the univariate analysis, the donor was an independent factor in TNFα- secretion and 3 donors were identified as responder. *Conclusion*: These results suggest an individual inflammatory response of human monocytes to biomaterial. This phenomenon, which is probably based on a genetic polymorphism, needs to be clarified in further clinical and experimental investigations.

Einleitung

Die Versorgung von Narbenbrüchen ist ein überaus häufiger Eingriff, wenn man davon ausgeht, dass allein in Deutschland etwa 120000 Narbenbrüche pro Jahr neu auftreten und diese in etwa einem Drittel operationspflichtig werden [1]. Die Mehrzahl dieser Hernien wird mittels eines alloplastischen Netzmaterial verschlossen, um die Rezidivquote von 50%

auf 10% zu senken [2]. Klinisch treten jedoch erhebliche individuelle Unterschiede bei der Verträglichkeit der Netze auf, was sich postoperativ als Temperaturanstieg, Netzschrumpfung und überschießende Serombildung manifestiert. Ursächlich für diese variable Reaktion auf Netzmaterialien könnte eine individuell sehr unterschiedliche Entzündungsantwort der Monozyten an der Grenzfläche sein, ähnlich dem Response-Phänomen bei der Sepsis. Ob eine individuelle Response humaner Monozyten auf Netzmaterialien besteht, ist bislang nicht Gegenstand systematischer Untersuchungen in vivo oder in vitro gewesen. Das Ziel der vorliegenden Studie war es daher zu prüfen, ob pro- und antiinflammatorische Zytokine durch Monozyten gesunder Blutspender bei Kontakt mit gängigen Netzmaterialien sezerniert werden und inwiefern diese Sekretion vom Individuum oder vom Material beeinflusst wird.

Material und Methoden

Aus den buffy coats von 43 gesunden Blutspendern (Blutbank, RWTH Aachen) erfolgte die Isolation der Monozyten über eine Dichtegradientenzentrifugation (Lymphoflot (Biotest) und Percoll (Sigma). Die Zusammensetzung der isolierten Zellen wurde mittels eines automatischen Zellzählers (Coulter-MAXM) kontrolliert. Die Monozyten wurden resuspendiert in RPMI-1640 Medium (enthielt 1% L-Glutamin, 10% FCS und 1% Penicillin-Streptomycin) und anschließend auf einer LPS-freien 6-Kavitäten Platte (Polystyrol) mit 4×10^6 Zellen pro Kavität für insgesamt 5 Tage kultiviert. Zwei Kavitäten enthielten ein Polypropylen-Polyglactin-Netz (PPPG) oder eine Teflonmembran (T). Kleine Metallgitter (V2A-Stahl, enthält auch 17 – 20% Cr, 8.5 – 10% Ni, 1% Si, 2%) wurden benutzt um die Biomaterialien zu beschweren. Weitere Kavitäten enthielten lediglich das Metallgitter (M), wurden mit LPS versetzt (1 µg) oder dienten ohne jeden Zusatz als Kontrolle.

Nach jeweils 1 Stunde und nach 5 Tagen wurde der Überstand entnommen und mittels ELISA auf den Gehalt an TNF-α und IL-10 untersucht. Der jeweilige Messbereich betrug 15,6 bis ≥ 1100 pg/ml (TNFα) bzw. 6,3 bis ≥ 500 pg/ml (IL-10).

Bei fehlender Normalverteilung der Ergebnisse wurde die statistische Analyse anhand nicht-parametrischer Test für n und 2 abhängige Variable (Friedmann und Wilcoxon) durchgeführt. Ein p < 0,05 wurde als signifikant erachtet. Bei wiederholter Testung wurde das Signifikanzniveau gemäß Bonferroni angehoben. Korrelationskoeffizienten wurden nach Spearmen berechnet.

Ergebnisse

Erhöhte Konzentrationen von TNFα und IL-10 waren nach Kontakt mit den Materialien aber auch nach LPS Gabe nachweisbar, wobei die Konzentrationen beider Zytokine an den zwei Messpunkten bzw. die Differenzen (5 Tage – 1 Stunde) nicht normalverteilt waren. Die Korrelationskoeffizienten der TNFα Konzentrationen nach LPS Kontakt versus PPPG, Teflon und Metall betrugen 0,63, 0,60 und 0,61. Dabei zeigte die Reaktion auf Biomaterialien eine breite individuelle Streuung, während die Reaktion of LPS inhomogen und eher zweigeteilt war (s. Abb. 1).

TNFα zeigte im Einzelnen über 5 Tage einen medianen Anstieg um 315,24 auf PPPG ($-73,8$ bis 1084,4 (min-max)), um 39,9 auf Teflon ($-232,9$ bis 952,6), um 4,2 auf Metall

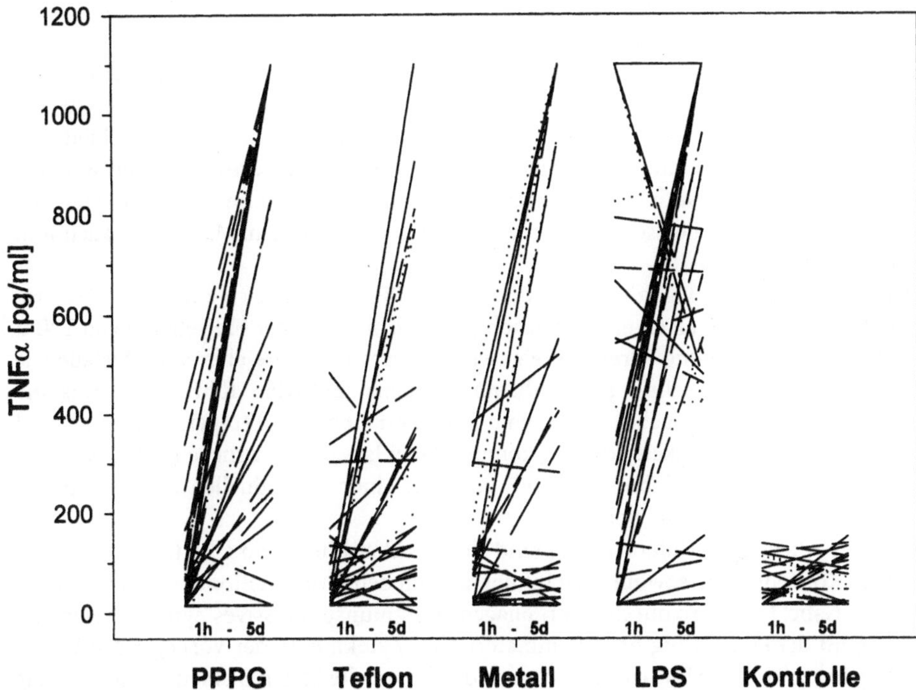

Abb. 1. TNFα Konzentrationen nach 1 Stunde (*1 h*) und 5 Tagen (*5 d*) Kontakt von Monozyten/ Makrophagen mit Polypropylen-Polyglactin Netz (PPPG), hydrophober Teflonfolie und VA2 Metallgitter (*Metall*). Das Metallgitter wurde auch benutzt um das PPPG-Netz und die Teflonfolie zu beschweren. Die Werte waren nicht normalverteilt. Ein signifikanter Anstieg der medianen Konzentration ergab sich unter jeder Kulturbedingung außer der Kontrolle (höchstes p < 0,0023, Wilcoxon). Weiterhin war der mediane Anstieg auf PPPG Netz höher als auf Teflon oder Metall allein (höchstes p < 0,0024, Wilcoxon)

(− 106,2 bis 936,3) und um 27,4 nach LPS Kontakt (− 680,3 bis 926,4, höchstes p < 0,0023). Die Kontrollwerte stiegen im Median um 0 (− 66,2 bis 137,0) und lag damit signifikant unter den Werten der anderen Kulturbedingungen. Der Anstieg auf PPPG war signifikant höher als auf Teflon und Metall, während kein Unterschied zwischen Teflon und Metall nachweisbar war (höchstes p < 0,0015)

IL-10 zeigte ebenfalls einen signifikanten medianen Anstieg über 5 Tage um 0,9 auf PPPM (− 26,1 bis 493,7 (min-max)), um 33,6 auf Teflon (− 6,1 bis 493,8), um 19,3 auf Metall (− 15,6 bis 19,3) und um 412, 5 nach LPS Kontakt (− 680,3 bis 926,4, höchstes p < 0,001). In der Kontrolle war der mediane Anstieg 0 (− 34,4 bis 23,7). Dabei war ein signifikanter Unterschied zwischen Teflon und Metall nachweisbar (höchstes p < 0,02). Gemäß univariater Analyse war das jeweilige Individuum ein unabhängiger Faktor der TNFα-Sekretion. 3 Blutspender wurden identifiziert, deren TNFα Anstieg für PPPG, Teflon und Metall jeweils jenseits der 90. Perzentile lagen.

Diskussion

Die Reparation von Hernien mittels alloplastischer Netzmaterialien ist ein weit verbreiteter Eingriff und die Serombildung ist eine dabei häufig auftretende Komplikation [3]. Ob eine individuelle Disposition oder die Materialeigenschaft ursächlich für die unterschiedliche Verträglichkeit ist, ist nicht bekannt. In der vorliegenden Untersuchung war die Freisetzung pro- und antiinflammatorischer Zytokine durch humane Monozyten bei Kontakt mit Biomaterialien sehr variabel und wurde sowohl von dem Material als auch vom Individuum beeinflusst.

Die Freisetzung von TNFα war bei Kontakt mit PPPG im Vergleich zur Kontrolle sowie zur Teflonfolie und Metall signifikant erhöht, vergleichbar mit der Freisetzung von TNFα nach LPS Gabe. Es konnte bereits gezeigt werden, dass Polymere aber auch Metalle wie Nickel zu einer Freisetzung pro- inflammatorischer Zytokine führen [4], was die entzündliche Reaktion nach Einsatz von Biomaterialien mit Temperaturanstieg und Bildung von Wundflüssigkeit erklären könnte. Dabei lassen die vorliegenden Ergebnisse sowohl auf einen materialabhängigen als auch auf einen individuellen Einfluss auf die Freisetzung von TNFα schließen.

In der vorliegenden Untersuchung fand sich darüber hinaus ein signifikanter Anstieg der IL-10 Konzentration sowohl nach Inkubation mit den diversen Biomaterialien als auch nach LPS Gabe. Il-10 wird durch Makrophagen als immunsuppressives Zytokin freigesetzt und hemmt die Freisetzung proinflammatorischer Zytokine. In der vorliegenden Untersuchung hat sowohl das Individuum als auch das verwandte Material einen Einfluss auf die Sekretion von IL-10.

Gemäß der univariaten Analyse war das jeweilige Individuum ein eigenständiger Faktor bei der TNFα-Sekretion und es wurden 3 Individuen als Responder. Ein einheitlich materialabhängiges Zytokinprofil konnte hingegen nicht beobachtet werden. Da eine mittelgradige Korrelation zwischen TNFα Freisetzung nach LPS Stimulus und Kontakt mit den Biomaterialien zu beobachten war, könnte ein gemeinsamer Mechanismus zugrunde liegen. Ein entsprechender Zusammenhang zu den High- oder Non-Respondern, wie sie bei der gram negativen Sepsis beobachtet wurden [5], könnte es in Zukunft ermöglichen, die Reaktion potentieller Empfänger auf Biomaterialien frühzeitig abzuschätzen und müsste bei zukünftigen Untersuchungen von Biomaterialien berücksichtigt werden.

Literatur

1. Becker HP und Hartel W (2001) Epidemiologische und sozioökonomische Aspekte der Narbenhernie. Visceralchirurgie 36: 133 – 137
2. Schumpelick V, Klinge U, Junge K und Stumpf M (2001) Biomaterialien zur Versorgung der Narbenhernie. Visceralchirurgie 36: 126 – 132
3. Langer C, Flosman M, Kley C, Liersch T und Becker H (2001) Rezidive und Komplikationen nach Narbenhernien- Netzplastik, Inzidenz, Ursache, Therapie. Visceralchirurgie 36: 161 – 168
4. Shanbhag AS, Jacobs JJ, Black J, Galante JO und Glant TT (1995) Human monocyte response to particulate biomaterials generated in vivo and in vitro. J Orthop Res 13: 792 – 801
5. Schraut W, Wendelgass P, Calzada-Wack JC, Frankenberger M und Ziegler-Heitbrock HW (1997) TNF gene expression in monocytes of low and high responder individuals. Cytokine 9: 206 – 211

Korrespondenzadresse: Dr. med. Alexander Schachtrupp, Chirurgische Klinik und Poliklinik, RWTH Aachen. Pauwelsstraße 30, 52070 Aachen, Tel.: 0241-8089500, Fax: 0241-8082417, e-mail: Alexander.Schachtrupp@post.rwth-aachen.de

Inhibition des Wachstums humaner Fibroblasten durch resterilisierte Kunststoffnetze aus Polypropylen

Growth inhibition of human fibroblasts by resterilized polypropylen meshes

T. Bethge, M. Duchrow, U. Windhövel und R. Broll

Chirurgisches Forschungslabor, Klinik für Chirurgie, Universitätsklinikum Lübeck

Abstract

Introduction: The influence of resterilized polypropylen meshes on proliferation and apoptosis of human fibroblasts was tested in an *in vitro* experiment. *Methods:* Polypropylen meshes (Prolene®) were cut into square sheets of 2×2 cm and resterilized (steam autoclave, 121°C, 20 min) according to the manufacturer's instructions (Ethicon, Norderstedt). Then human fibroblasts, seeded into six-well culture dishes in a density of 3×10^4 cells/well, were incubated with mesh pieces over a period of 6, 12, 18, 24, 30, 36, 42 and 48 hours. Preparations of fibroblasts with non-resterilized meshes and without meshes served as controls. Proliferation index and apoptotic index were estimated by flow cytometry after cell staining with a FITC-conjugated antibody against the Ki-67 antigen or with FITC-conjugated Annexin-V and propidium jodide, respectively. *Results:* After 48 h a significant reduction of the proliferation index from 86% to 42% was found in fibroblasts incubated with resterilized meshes in contrast to controls (non-resterilized meshes: from 86% to 75%; without meshes: from 86% to 80%). Additionally, the apoptotic index increased significantly from 2% to 48% after 48 h incubation with resterilized meshes, whereas this increase was only slight in the controls (non-sterilized meshes: from 2% to 19%; without meshes: from 2% to 10%). *Conclusion:* We found a significant growth inhibition of resterilized meshes on human fibroblasts *in vitro*, demonstrated by a reduced proliferative activity and an increased apoptotic index. This may be caused by toxic substances released from meshes during resterilization, which have a negative influence on cell's growth. For this reason resterilization should not be recommended.

Einleitung

Seit nahezu 50 Jahren finden Kunststoffnetze aus Polypropylen Anwendung in der Hernienchirurgie, insbesondere bei der Reparation großer Narbenhernien. Die im Anschluss an die Netzimplantation einsetzende akute und chronische Fremdkörperreaktion im Gewebe wurde in zahlreichen histologischen Untersuchungen beschrieben [2 – 5] und ist gut erforscht. Demgegenüber ist wenig über die Interaktionen zwischen implantiertem Netz und umgebenden Gewebe auf molekularer Ebene bekannt [1, 4].

Primär werden die Polypropylennetze vom Hersteller (Ethicon, Norderstedt) steril angeboten und sollen laut beiliegender Gebrauchsanweisung auch nicht resterilisiert werden. Allerdings findet sich auf der Internetseite des Herstellers (http://www.ethiconinc.

com/wound_management/faq/index.htm) die Information, eine Resterilisierung der Netze sei zwar nicht zu empfehlen, Untersuchungen hätten aber gezeigt, dass eine Wiederaufbereitung von nur aus der Packung entnommenen Netzen nicht von Nachteil sei, wenn sie nicht öfter als einmal im Dampfautoklaven bei 121° für 20 min. resterilisiert werden.

Im Rahmen einer Studie wollten wir mit unserem *in vitro* Modell den Effekt *resterilisierter* Polypropylennetze auf die Proliferation und Apoptose humaner Fibroblasten untersuchen.

Methodik

Verwendet wurden 2×2 cm große Netze aus Polypropylen (Prolene®; Ethicon, Norderstedt), die wir analog den Richtlinien des Herstellers im Dampfautoklaven bei 121°C für 20 min. resterilisierten.

Als Zelllinie dienten humane Fibroblasten (HFIB; Cell-Lining, Berlin), die in dem Wachstumsmedium RPMI-1640 (Gibco-BRL, Karlsruhe) bei 37° und 5% CO_2 für 1 – 2 Wochen bis zur Monolayerbildung in Zellkulturflaschen kultiviert wurden. Anschließend wurden die Zellen in einer Dichte von 3×10^4 Zellen/Loch in Standard-6-Lochplatten eingesät und mit den resterilisierten Netzen für 6, 12, 18, 24, 30, 36, 42 und 48 Stunden inkubiert. Ansätze mit nicht-resterilisierten Netzen bzw. ohne Netze dienten als Kontrollen.

Der Proliferationsindex und die Apoptoserate wurden durchflußzytometrisch (FAC-Scan®; Becton Dickinson, Heidelberg) nach Anfärbung der Zellen mit einem FITC-markierten Antikörper gegen das Ki-67 Antigen (DAKO, Hamburg) bzw. mit FITC-markiertem Annexin-V und Propidiumjodid (BD PharMingen, Heidelberg) bestimmt.

Um eine Verunreinigung der Netze auszuschließen, überprüften wir sie vor der Zugabe zu den Zellen mit dem Limulus-Amöbozyten-Lysat (LAL)-Test (COATEST®; Chromogenix AB, Mölndal, Schweden) auf einen möglichen Gehalt an Endotoxin.

Ergebnisse

Nach 48-Std. Inkubation der Fibroblasten mit den resterilisierten Netzen kam es zu einem kontinuierlichen und signifikanten Rückgang des Proliferationsindexes von initial 86% auf 42%, während in den Kontrollgruppen die Abnahme nur geringfügig war (nicht-resterilisierte Netze: von 86% auf 75%; ohne Netze: von 86% auf 80%).

Die Apoptoserate in der Gruppe mit den resterilisierten Netzen stieg signifikant innerhalb von 48 Std. von 2% auf 48% an. Auch hier kam es in den beiden Kontrollgruppen nur zu einem vergleichsweise geringen Anstieg (nicht-resterilisierte Netze: von 2% auf 19%; ohne Netze: von 2% auf 10%).

Ein Einfluss von Endotoxin auf die Versuchsergebnisse konnte durch den LAL-Test ausgeschlossen werden.

Schlussfolgerung

Unsere Untersuchungen belegen eindeutig den hemmenden Effekt resterilisierter Polypropylennetze auf das Wachstum humaner Fibroblasten, nachgewiesen durch einen signifikanten Rückgang der Zellproliferation und einen starken Anstieg der Apoptoserate. Als Ursache vermuten wir eine thermische Freisetzung toxischer Substanzen aus den Netzen während der Autoklavierung. Im Wachstumsmedium gelöst, führen diese dann zu der beschriebenen Zellschädigung. Deshalb sollte u.M. nach auf eine Resterilisierung von Netzen grundsätzlich verzichtet werden.

Literatur

1. Duchrow M, Windhövel U, Bethge T, Schwandner O, Markert U, Bruch HP, Broll R. (2000) Kunststoffnetze aus Polypropylen beeinflussen das Wachstum humaner Zellen *in vitro* – Eine experimentelle Studie. Chirurg 73: 154 – 160
2. Klinge U, Klosterhalfen B, Conze J, Limberg W, Obolenski B, Öttinger AP, Schumpelick V (1998) Modified mesh for hernia repair that is adapted to the physiology of the abdominal wall. Eur J Surg 164: 951 – 960
3. Klosterhalfen B, Klinge U, Schumpelick V (1998) Functional and morphological evaluation of different polypropylene-mesh modifications for abdominal wall repair. Biomaterials 19: 2235 – 2246
4. Klosterhalfen B, Klinge U, Hermanns B, Schumpelick V (2000) Pathologie traditioneller chirurgischer Netze zur Hernienreparation nach Langzeitimplantation im Menschen. Chirurg 71: 43 – 51
5. Schumpelick V, Klinge U, Welty G, Klosterhalfen B (1999) Meshes in der Bauchwand. Chirurg 70: 876 – 887.

Korrespondenzadresse: Prof. Dr. med. Rainer Broll, Chirurgisches Forschungslabor, Klinik für Chirurgie, Universitätsklinikum Lübeck, Ratzeburger Allee 160, 23538 Lübeck, Tel.: 0451/500-3336, Fax: 0451/500-4295, e-mail: broll@medinf.mu-luebeck.de

Untersuchung des Arginin-Stoffwechsels in Kolon-Anastomosen: temporäre Expression von iNOS und Arginase

Expression of the arginine pathway in colon anastomosis

M. B. Witte und H. D. Becker

Allgemeine Chirurgie, Universitätsklinik Tübingen

Abstract

L-arginine is the substrate for the nitric oxide synthase (NOS) pathway that is essential for gastrointestinal wound healing. L-Arginine is also the substrate for the enzyme arginase which metabolizes L-arginine to ornithine and urea and subsequently to polyamines and proline both known to interact in cell proliferation and collagen synthesis. The temporal expression of the L-arginine metabolism in colon anastomosis was investigated.

Male rats underwent laparotomy. A left sided colotomy was performed and the colon was then reanastomosed using 6-0 prolene. Sham operation was performed in controls. On day 2, 5, 10, 14 and 28 after the surgery the anastomosis was excised. The tissue at the anastomosis (ANAST) as well as above and below the anastomosis (PDA) and from sham colon was harvested and analyzed for arginase activity, protein and RNA expression. Statistical analysis was performed by student's t-test, significance was reached when $p <$ 0.05.

Arginase activity, protein and RNA expression were significantly upregulated at the anastomosis compared to sham controls and PDA colons at all time points. iNOS expression was also upregulated at the anastomosis, however, for a shorter time period after wounding.

Arginase activity is significantly increased during anastomotic healing probably by a combination of transcriptional and post-translational mechanism.

Einleitung

Die Aminosäure L-Arginin hat vielfache Bedeutung in hormonellen Regelkreisen, Zellproliferation, Tumorwachstum und Wundheilung [1]. L-Arginin kann über verschiedene Stoffwechselwege metabolisiert werden: über die NO-Synthase zu nitric oxide (NO) einerseits und zu Ornithin und Harnstoff über das Enzym Arginase andererseits. Frühere Untersuchungen zeigten, dass die induzierbare Isoform der NO-Synthase während der inflammatorischen Phase der gastrointestinalen Wundheilung exprimiert wird und dass die Hemmung des Enzyms zu einer verminderten Reißfestigkeit der Anastomose führt [2]. Gleichzeitig deuten *in vitro* Untersuchungen an, dass eine rege Interaktion zwischen den beiden Stoffwechselwegen besteht. Ziel der Untersuchung war, die Expression der Arginase als alternativen Stoffwechselweg von L-Arginin in Kolon-Anastomosen zu untersuchen.

Material und Methoden

Männliche Lewis-Ratten zwischen 225 – 275 g wurden unter Ketamin/Rompun Anästhesie laparotomiert. Im Bereich des Kolon descendens erfolgte eine Querinzision des Kolons, welche durch Allschichtnähte mit Prolene 6-0 reanastomosiert wurde. Die Tiere wurden an Tag 2, 5, 10, 14 und 28 nach Operation getötet und die Darmanastomose exzidiert. Hierbei wurden 0.5 cm oberhalb und 0.5 cm unterhalb der Anastomose (ANAST) sowie die angrenzenden proximalen und distalen Abschnitte (PDA) und nicht operiertes Kolon analysiert. Die Gewebe wurden homogenisiert und die Arginase-Aktivität in Form der Harnstoffbildung nach der Methode von Corraliza gemessen (nmol Harnstoff/min/mg Protein; Mittelwert $\pm$ SEM; n = 2 – 4/Tag) [3]. Parallel hierzu wurde die iNOS- und Arginase- Expression mittels Western Blotting, RT-PCR und immunhistologisch untersucht. Die statistische Analyse erfolgte mittels Student's t-test. Signifikanz wurde bei einem $p < 0.05$ erreicht.

Ergebnisse

Die Arginase Aktivität in den Anastomosen war signifikant höher als in den nicht-operierten (Tag 0) sowie proximalen und distalen Kolonabschnitten (PDA) (siehe Tabelle 1). Die Western Blotting Analyse der induzierbaren Isoform von NO zeigte nur eine Expression an Tag 2, während die Arginase Expression in den Anastomosen bis zu Tag 14 nachweisbar war. Die vermehrte Protein Aktivität der Arginase war durch eine erhöhte Expression der Arginase in der RT-PCR zu erklären. Immunhistochemisch färbten vor allem Entzündungszellen in der Anastomose positiv für Arginase.

Schlussfolgerung

Die signifikant höhere Arginase-Expression und Aktivität in Kolon-Anastomosen weist auf eine funktionelle Bedeutung hin. Da L-Arginin unter anderem das Substrat für die Kollagensynthese bildet, ist ein Einfluss auf die Anastomosenheilung wahrscheinlich. Weitere Untersuchungen zur Funktion der Arginase für die gastrointestinale Wundheilung werden derzeit durchgeführt.

Tabelle 1. Die Anastomosen, die Abschnitte oberhalb und unterhalb der Anastomosen (PDA) sowie nicht-operierte Kontrolltiere (Tag 0) wurden hinsichtlich der Arginase-Aktivität analysiert. Der Nachweis erfolgte mittels Harnstoffbildung (nmol Harnstoff/min/mg Protein). Die Ergebnisse sind der Mittelwert von 2 – 4 Experimenten pro Tag (Mittelwert $\pm$ SEM).

	Tag 0	Tag 2	Tag 5	Tag 7	Tag 14	Tag 28
PDA	$12,1 \pm 1,86$	$10,9 \pm 0,35$	$14,3 \pm 2,9$	$10,9 \pm 1,7$	$12,7 \pm 0,46$	$2,70 \pm 0,57$
ANAST	$12,1 \pm 1,86$	$65,1 \pm 10,3$ *	$68,9 \pm 18,2$ *	$72,0 \pm 11,0$ *	$50,6 \pm 12,8$ *	$3,21 \pm 0,17$ *

* $p < 0.05$ ANAST vs. PDA und vs. Tag 0 (students t-test)

Literatur

1. Barbul A (1986) Arginine: biochemistry, physiology, and therapeutic implications. JPEN 10: 227 – 238
2. Efron DT, Thornton FJ, Steulten C, Tantry US, Witte MB, Kiyama T, and Barbul A (1999) Expression and function of inducible nitric oxide synthase during rat colon anastomotic healing. J Gastrointest Surg 3: 592 – 601
3. Corraliza IM, Campo ML, Soler G, and Modolell M (1994) Determination of arginase activity in macrophages: a micromethod. J Immunol Methods 174: 231 – 235

Korrespondenzadresse: Dr. Maria Witte, Allgemeine Chirurgie, Universität Tübingen, Hoppe-Seyler-Straße 3, 72076 Tübingen, Fax: 07071 295950, e-mail: maria.witte@uni-tuebingen.de

Tierexperimentelle Untersuchungen zum Entleerungsverhalten ileoanaler Pouches

Defecation mechanisms after proctocolectomy and ileal pouch-anal anastomosis in dogs

S. Willis[1], F. Hölzl[1], B. Wein[2] und V. Schumpelick[1]

[1] Chirurgische Universitätsklinik
[2] Institut für Radiologische Diagnostik, RWTH Aachen

Abstract

Proctocolectomy with ileal pouch-anal anastomosis (IPAA) is the method of choice in the surgical therapy of ulcerative colitis or adenomatous polyposis. While the reservoir function of the pouch is undoubted, the role of its motility during defecation is still speculative.

IPAA was performed in 12 dogs and pouch motility was recorded directly by serosal strain gauges and electromyography 12 – 15 weeks postoperatively. Defecation mechanisms were evaluated by motility recordings during inflation and defecation of a endoluminal balloon and by additional defecography with sequential sector-related grey scale analysis.

Stool frequency increased from 2 ± 1 to 14 ± 3 stools/d. Pouch compliance was significantly lower than rectal compliance ($2,8 \pm 0,5$ vs. $4,5 \pm 0,7$ ml/mmHg). Spontaneous defecations appeared in 30 cases without significant changes of electrical or mechanical activity of the pouch. Sequential filling of the pouch led to defecation in only 4 dogs, while the others did not succeed in emptying their pouch even with maximal balloon inflation. Neither strain gauge measurements nor electromyography demonstrated significant contractions of the pouch during defecation, while sector-related grey scale analysis revealed strong contractions of the abdominal wall during pouch emptying.

Therefore, we conclude that pouch emptying is independent from intrinsic pouch motility. The ileoanal pouch acts as a functionally passive reservoir and its evacuation is initiated by a Valsalva-like manoeuvre with rise of the intra-abdominal pressure due to contractions of the abdominal wall.

Einleitung

Die Proktokolektomie mit Ileumpouch-analer Anastomose (IPAA) ist die chirurgische Therapie der Wahl bei Colitis ulcerosa und familiärer adenomatöser Polyposis. Postoperativ resultiert regelhaft eine Erhöhung der Stuhlfrequenz auf 5 – 7 Stühle/d. Als Ursache wird neben der fehlenden Dickdarmresorption eine Störung der physiologischen Defäkationsmechanismen angeschuldigt [1]. Während die Funktion des Pouch als Reservoir weitgehend unbestritten ist, wird die Rolle der Pouchmotilität bei der Stuhlentleerung kontrovers diskutiert. Ziel der vorliegenden Studie ist daher die

Untersuchung des Entleerungsverhaltens ileoanaler Pouches unter besonderer Berücksichtigung der Eigenmotilität des Pouch.

Methodik

Bei 12 weiblichen Hunden der Spezies Foxhound wurde eine Proktokolektomie mit IPAA durchgeführt. Bereits präoperativ wurde bei jedem Versuchstier eine Stuhlfrequenz- und Compliancemessung für den späteren Befundvergleich vorgenommen. 10–15 Wochen postoperativ erfolgten Motilitätsaufzeichnungen von Pouch und vorgeschaltetem Dünndarm mit separater Auswertung spontaner Defäkationen beim wachen Tier. Die mechanische Aktivität wurde mittels intraoperativ implantierter serosaler Dehnungsmessstreifen (DMS) und die elektrische Aktivität mittels serosaler Silber-Silberchlorid-Elektromyographie-Elektroden gemessen. Hierfür waren jeweils 4 Aufnehmer auf dem Pouch und je 2 Aufnehmer auf dem dem Pouch vorgeschalteten Ileum platziert worden.

Zur Compliancebestimmung wurde in Sedation mit Ketamin (Ketanest®, 1–2 mg/kg KG) ein nicht elastischer Ballon im Pouch stufenweise in 20 ml-Schritten mit körperwarmer Ringerlösung bis zur Defäkation bzw. zu einem maximalen Füllungsvolumen von 240 ml gefüllt und der im Pouch resultierende Druck gemessen. Gleichzeitig erfolgte die Registrierung von Wandkontraktionen und elektrischer Aktivität während Füllung und Ausscheidung. Die mittlere Compliance wurde definiert als Mittelwert aller Volumen-/Druck-Quotienten.

Zusätzliche Analysen der Entleerungsmechanismen des Pouch erfolgten ebenfalls unter Sedierung mit Ketamin mittels radiographischer Aufzeichnung der Ausscheidung eines Kontrastmittel-gefüllten Ballons. Die Auswertung erfolgte durch sequentielle Grauwertanalysen. Hierfür wurde das Durchleuchtungsbild in 64 Einzelquadrate unterteilt, über deren Einzelflächen eine Summe der absoluten Grauwerte ermittelt wurde. Um die Grauwertveränderungen zwischen hellen und dunklen Feldern vergleichbar zu machen, wurden die jeweiligen Absolutwerte in Bezug zum Mittelwert des entsprechenden Quadrats über den Gesamtzeitraum gesetzt. Die graphische Auftragung dieser Werte über die Zeit erlaubt die Feststellung von synchronen und asynchronen Bewegungsmustern im Bild. Sie erlaubt dadurch die Erkennung von lokalen, peristaltiformen Bewegungen auf dem Pouch.

Die statistische Auswertung erfolgte mittels Wilcoxon-Test mit einem Signifikanzniveau von $p < 0,05$.

Ergebnisse

Die mittlere Stuhlfrequenz stieg signifikant von präoperativ 2 ± 1 auf 14 ± 3 Stühle/d. Die Compliance des Pouch war mit $2,8 \pm 0,5$ ml/mmHg signifikant geringer als die des Rektums mit $4,5 \pm 0,7$ ml/mmHg.

Bei 30 von insgesamt 109 Motilitätsaufzeichnungen am wachen Tier traten spontane Defäkationen auf. Zu diesen Zeitpunkten lagen überwiegend Phasen geringer elektromyographischer und kontraktiler Aktivität vor. Weder auf dem Pouch noch auf dem vorgeschalteten Dünndarm waren signifikante Veränderungen der elektrischen oder kontraktilen Aktivität während der Stuhlentleerung nachweisbar.

Durch schrittweise Füllung eines Ballons im Pouch konnte nur in 4 Fällen eine vollständige Defäkation ausgelöst werden. Bei den anderen Tieren kam es unter sichtbarem Einsatz der Bauchpresse zu einem radiologisch nachweisbaren Tiefertreten des Pouch im kleinen Becken. Beides ging nicht mit einer Zunahme der elektrischen oder kontraktilen Aktivität im Pouch oder Dünndarm einher, sondern sogar mit einer Abnahme der Pouchmotilität bei zunehmender Füllung. Die sequentielle Grauwertanalyse zeigte übereinstimmend damit keine deutlichen Veränderungen der sektorbezogenen Grauwerte auf dem Pouch als Hinweise auf lokalisierte Wandkontraktionen. Vielmehr zeigte sich bei den Fällen, bei denen es zur Defäkation kam, dass dies eng mit der Aktivierung der Bauchpresse korrelierte. Signifikante Grauwertveränderungen im Sinne einer Zu- oder Abnahme waren nur am kranialen und kaudalen Ende des Pouch nachweisbar, was durch das Tiefertreten des Pouch im kleinen Becken bedingt ist. Dagegen waren deutliche Veränderungen der sektorbezogenen Grauwerte auf dem Pouch selbst als Ausdruck von lokalen Wandkontraktionen zu keinem Zeitpunkt nachweisbar.

Diskussion

In der vorliegenden Untersuchung wiesen die ileoanalen J-Pouches bei schrittweiser transanaler Füllung ähnliche Charakteristika wie das Rektum auf. So kam es unmittelbar nach Füllung zu einem initialen Druckanstieg mit anschließendem Druckabfall bis fast auf das Ausgangsniveau. Die direkte Messung von Pouchkontraktionen mittels Dehnungsmessstreifen zeigte keine hochamplitudigen Pouchkontraktionen während oder nach der Füllung. Es kam unmittelbar nach Füllung sogar zu einer Reduktion der normalen, irregulären Kontraktionen auf dem Pouch. Dies belegt, dass der initiale Druckanstieg rein passiver Natur ist und auf die Wandspannung des Pouch zurückzuführen ist. Dieses Ergebnis steht in Widerspruch zu mehreren Studien, in denen die Motilität von Ileumpouches bei Patienten manometrisch aufgezeichnet wurde. Hier wurden anhaltende Druckanstiege im Pouch, sogenannte 'large pressure waves' (l-waves) als Antwort auf Dehnung nachgewiesen. Diese intraluminal gemessenen Druckanstiege korrelierten mit der Stuhlfrequenz und wurden auf koordinierte Pouchkontraktionen zurückgeführt. Frequenz und Amplitude der hohen Druckwellen stiegen während Fastenperioden und postprandial mit zunehmender Pouchfüllung an und verschwanden nach der Defäkation. Es wurde deshalb die Hypothese aufgestellt, dass die Eigenmotilität des Pouch für dessen Entleerung verantwortlich ist [2]. Ab einem gewissen Schwellenvolumen, abhängig von Fassungsvermögen und Dehnbarkeit des Pouches sollen propulsive Kontraktionswellen im Ileumpouch auftreten und bei Überschreitung des analen Sphinktertonus zur Defäkation führen [3].

Sowohl die zitierten klinischen als auch die experimentellen Studien, auf die sich die Hypothese der Pouchentleerung durch Pouchkontraktionen stützt, basieren im wesentlichen auf manometrischen Ergebnissen, d. h. einer indirekten Meßmethode zum Nachweis von Kontraktionen. Die vorliegende Untersuchung ist die erste, bei der Wandkontraktionen im Pouch direkt durch Dehnungsmessstreifen aufgezeichnet wurden. Insgesamt wurden insgesamt 30 spontane Defäkationen unter physiologischen Bedingungen aufgezeichnet. In keinem einzigen Fall kam es hierbei zu einem Anstieg der elektrischen oder kontraktilen Aktivität vor, während oder nach der Stuhlentleerung. Dies belegt eindeutig, dass die Pouchentleerung unabhängig von der intrinsischen Pouchmotilität ist. Während der retrograden Füllung des Pouch waren ebenfalls nur schwache, irreguläre Kontraktionen ohne Einfluss auf den endoluminalen Druck nachweisbar. Mit zunehmender Füllung des Pouch sistierten diese Kontraktionen völlig und waren auch während der anschließenden Pouchentleerung nicht mehr nachweisbar. Übereinstimmend damit wurden radiologisch während der retrograden Füllung nur faszikulierende Kontraktionen nachgewiesen und auch während der Pouchentleerung fanden sich keine durchgreifenden Wandkontraktionen. Die sektorbezogene Grauwertanalyse der radiographischen Bildsequenzen zeigte, dass die Ausscheidung eines Kontrastmittel-gefüllten Ballons mit starken Kontraktionen der Bauchwand, nicht jedoch des Pouch einherging.

Somit belegen auch diese Untersuchungen, dass Pouchkontraktionen nicht zur Pouchentleerung führen. Vielmehr scheint es, dass die Defäkation Folge von Kontraktionen der Bauchdeckenmuskulatur und des damit verbundenen Anstiegs des intraabdominellen Drucks ist. Bei Überschreiten eines bestimmten Schwellenvolumens käme es demnach zu einer Stimulation von Dehnungsrezeptoren der Darmwand oder des Beckenbodens, was zu Stuhldrang führt. Die Defäkation wird dann durch willkürliche Anspannung der Bauchdeckenmuskulatur iniziiert. Die Erhöhung des intraabdominellen Drucks kann zudem die in früheren Studien aufgezeichneten Druckerhöhungen im Pouch erklären, wobei die manometrisch aufgezeichneten 'L-waves' nicht Folge von Pouch- sondern von Bauchdeckenkontraktionen sind. Die Tatsache, dass Patienten nach Proktokolektomie und IPAA ihren Pouch in der Regel durch ein Valsalva-Manöver entleeren, bestätigt diese Hypothese [4]. Ferner war in einer szintigraphischen Studie an Patienten mit IPAA bei der Stuhlentleerung kein Reflux des radioaktiven Markers in das distale Ileum nachgewiesen worden. Dies wäre zu erwarten gewesen, wenn ausschließlich Wandkontraktionen des Pouch für die Pouchentleerung verantwortlich gewesen wären [5].

Unterstützt durch die Deutsche Forschungsgemeinschaft DFG Wi.1228/2-1

Literatur

1. Schumpelick V, Willis S, Schippers E (1998) Colitis ulcerosa - Spätresultate nach ileumpouchanaler Anastomose. Chirurg 69: 1013 – 1019
2. Kelly KA. (1998) Physiologische Auswirkungen der Pouchchirurgie. In: Schippers E, Schumpelick V (Hrsg) Pouch. Springer-Verlag, Berlin, Heidelberg, New York, S. 114 – 124
3. Teixeira FV, Kelly KA (1999) Physiologie intestinaler Pouches. Chirurg 70: 513 – 519
4. Levitt MD, Kuan M (1998) The physiology of ileo-anal pouch function. Am J Surg 176: 384 – 389
5. O'Connell PR, Kelly KA, Brown ML (1986) Scintigraphic assessment of neorectal motor function. J Nucl Med 27: 460 – 464

Korrespondenzadresse: S. Willis, Chirurgische Universitätsklinik, RWTH Aachen, Pauwelsstraße 30, 52057 Aachen

Langzeitveränderungen des ileoanalen Pouch hinsichtlich Permeabilität, bakterieller Permeation und Morphologie

Long-term changes of ileoanal pouch concerning permeability, bacterial translocation and morphology

A. J. Kroesen[1], P. Leistenschneider[1], J. D. Schulzke[2], M. Fromm[3] und H. J. Buhr[1]

[1] Chirurgische Klinik
[2] Medizinische Klinik I Schwerpunkt Gastroenterologie, Infektiologie und Rheumatologie
[3] Institut für Klinische Physiologie, Universitätsklinikum Benjamin Franklin, Freie Universität Berlin

Abstract

More than 22 years the ileoanal pouch is the standard operation for the treatment of ulcerative colitis. Since there is only little knowledge about the long-term changes in ileoanal pouch the aim of this study was to examine the changes of older pouches concerning permeability, bacterial translocation and villus morphology. *Material and Methods*: Specimens were obtained from 20 patients after a period of more than 3 years (median 4.5 years) intact pouch in good function were compared with 15 specimens of pouchs less than 1 year, 15 healthy controls and 15 patients with pouchitis. Pouchitis was defined by the pouchitis disease activity index. Permeability was examined inside the Ussing chamber examining via impedance analysis epithelial (R^e) and subepithelial resistance (R^{sub}) and mucosal transport function was examined by sodium glucose co-transport. Bacterial permeation was also examined inside the Ussing chamber by a permeation experiment using an easy to reidentify ciprofloxacine resistant E. coli. Villus length and crypt depth were determined by microdissection after Clarke. *Results*: The results of the different statuses: pouch < 1 year/pouch > 3 years/pouchitis/healthy controls were: R^e $16.2 \pm 1.6/16.1 \pm 1.3/12.3 \pm 1.2/14.8 \pm 0.9 [\Omega \cdot cm^2]$, R^{sub}: $14.0 \pm 1.8/24.3 \pm 1.5/21.9 \pm 4.1/27.3 \pm 6.5$ $[\Omega \cdot cm^2]$; sodium-glucose-co-transport: $5.1 \pm 1.5/5.5 \pm 1.6/0.5 \pm 0.3\#/5.8 \pm 1.5$ $[\mu mol \cdot h^{-1} \cdot cm^{-2}]$; Bacteria translocated in (n translocatio/n total number): 0/15/13/20*/8/15*/0/10; villus-length: $382.5 \pm 46.8/434.5 \pm 76.2$ $242.6 \pm 52.5*/502.3 \pm 87.6$ $[\mu m]$; crypt depth: $211 \pm 29.7/194.2 \pm 27.7/211.5 \pm 33.8/178.4 \pm 26.1$ $[\mu m]$. $\# p < 0.05$ vs. Towards all subgroups, $* p < 0.05$ vs. control *Conclusions*: 1. Also older pouchs remain unchanged concerning their permeability, mucosal transport function and morphology. 2. Bacterial translocation increases with the age of the pouch. 3. The stability of the tight junction in mature pouchs is an argument against the paracellular pathway of bacteria. This fact supports the theory of transepithelial bacterial passage via transcytosis.

Einleitung

Ileoanale Pouch-Operationen werden seit 22 Jahren in zunehmender Zahl durchgeführt. Dennoch überblickt man die Spätresultate des ileoanalen Pouch weltweit im Median bisher nur über 7 Jahre postoperativ. Die klinische Funktion der ileoanalen Pouchs bessert sich mit zunehmendem Pouch-Alter, was sich in einer stabilisierten Analsphinkterfunktion, guter Kontinenz und abnehmender Stuhlfrequenz ausdrückt. Dennoch ist es von großer pathophysiologischer Bedeutung, die Langzeitveränderungen im ileoanalen Pouch zu analysieren. Ziel dieser Studie war es daher, die pathophysiologischen Veränderungen des Pouch >3 Jahre hinsichtlich Permeabilität, Durchlässigkeit für Bakterien und Veränderungen der Zottenmorphologie zu untersuchen.

Material und Methode

Proben von 20 Patienten (Alter 35.3 ± 3.3 Jahre) mit einem Pouchalter von mehr als 3 Jahren (Median 4.5 Jahre) wurden mit 15 Proben von Patienten (Alter 32.5 ± 2.3 Jahre) mit intaktem Pouch < 1 Jahr (median 4 Monate), 15 mit Pouchitis (Alter 36.6 ± 2.0 Jahre) und 15 Kontrollen (Alter 56.5 ± 5.8 Jahre) verglichen. Die Pouchitis wurde über den Pouchitis disease activity index der Mayo Clinic [1] definiert. Die Permeabilitätsuntersuchungen erfolgten, wie vorbeschrieben [2], in der Ussingkammer durch Impedanzanalyse (R^e epithelialer Widerstand, R^{sub} subepithelialer Widerstand) sowie – als Maß der mucosalen Transportfunktion – über Messung des Na^+-Glucose-Cotransportes. Die bakterielle Permeation wurde durch einen selektionierten E. coli ebenfalls in der Ussingkammer untersucht, wobei ein Durchtritt von >2 koloniebildenden Einheiten als bakterielle Permeation definiert wurde (Abb. 1). Die Zottenlänge und Kryptentiefe wurden durch die Mikrodissektion nach Clarke bestimmt [3].

Der statistische Vergleich erfolgte über Student-Newman-Keul's Test für multiple Vergleiche nach Verwerfen der Nullhypothese über den Friedman's test. Die Ergebnisse sind als Mittelwerte und Standardfehler des Mittelwertes (± SEM) angegeben. $p < 0.05$ wurde als signifikant definiert.

Ergebnisse

Die Ergebnisse der Impedanzmessung, der Bestimmung des Natrium-Glucose-Cotransports in der Ussingkammer, der bakteriellen Translokation sind in Tabelle 1 dargestellt.

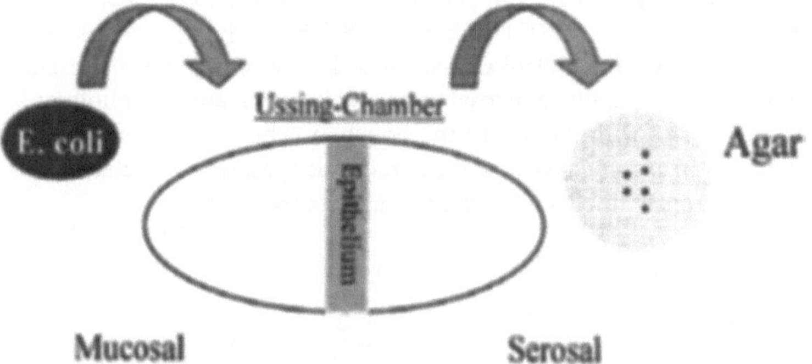

Abb. 1. Versuchsaufbau: Die Biopsien werden in die Ussing-Kammer eingespannt, auf der mucosalen Seite werden Bakterien hinzugegeben. Die Translokation wird durch Nachweis von KBE aus der Bad-Lösung der serosalen Seite (nach 48 h Bebrütung) nachgewiesen

Tabelle 1. Ergebnisse der mucosalen Barriere-, Transportfunktion, bakteriellen Translokation und Zotten-Morphologie des älteren ileoanalen Pouchs im Vergleich zum jüngeren Pouch, der Pouchitis und Kontrollen

	R^e $[\Omega \cdot cm^2]$	R^{sub} $[\Omega \cdot cm^2]$	Na-Glucose Cotransport $[\mu mol \cdot h^{-1} \cdot cm^{-2}]$	Bakterielle Permeation	Zottenlänge $[\mu m]$	Kryptentiefe $[\mu m]$
Pouch < 1 Jh.	16.2 ± 1.6	14.0 ± 1.8	5.1 ± 1.5	0/15	382.5 ± 46.8	211 ± 29.7
Pouch > 3 Jh.	16.1 ± 1.3	24.3 ± 1.5	5.5 ± 1.6	13/20*	434.5 ± 76.2	194.2 ± 27.7
Pouchitis	12.3 ± 1.2	21.9 ± 4.1	$0.5 \pm 0.3\#$	8/15*	$242.6 \pm 52.5*$	211.5 ± 33.8
Kontrolle	14.8 ± 0.9	27.3 ± 6.5	5.8 ± 1.5	0/10	502.3 ± 87.6	178.4 ± 26.1

\# $p < 0.05$ vs. alle anderen Subgruppen, * $p < 0.05$ versus Kontrolle

Zwischen den einzelnen Gruppen fand sich nur für die Pouchitis im Vergleich zu allen anderen Gruppen ein verminderter Natrium-Glucose-Cotransports. Die Rate der bakterielle Translokation war für die Gruppe der älteren Pouch und der Pouchitis im Vergleich zu Kontrollen erhöht, wie auch die Zottenlänge der Pouchitisgruppe.

Diskussion und Schlussfolgerung

Diese Ergebnisse zeigen, dass der Pouch mit zunehmendem Alter zwar eine erhöhte Durchlässigkeit für Bakterien hat, dass aber die Parameter der ionalen Permeabilität demgegenüber stabil bleiben und anders als vorbeschrieben [4], keine Zottenatrophie zu beobachten ist, was die sehr genauen Messungen der Clarke'schen Mikrodissketion belegen konnten. Dies erlaubt die folgenden Schlußfogerungen: 1. Der ileoanale Pouch bleibt auch nach längerem Bestehen hinsichtlich mucosaler Barriere, mucosaler Transportfunktion und Zottenlänge unverändert. 2. Im Rahmen der Pouchitis tritt eine verminderte aktive Transportfunktion sowie eine Zottenatrophie auf. 3. Die Durchlässigkeit für Bakterien nimmt mit zunehmendem Pouch-Alter zu, obwohl die membranale und Tight junction Durchlässigkeit für Ionen nicht verändert ist. Als Mechanismus der bakteriellen Translokation kommt daher vor allem eine vermehrte Transzytose in Frage.

Literatur

1. Sandborn WJ, Tremaine WJ, Batts KP, Pemberton JH, Phillips SF (1994) Pouchitis after ileal pouch-anal anastomosis: a Pouchitis Disease Activity Index. Mayo Clin Proc 69: 409 – 415
2. Kroesen AJ, Stockmann M, Ransco C, Schulzke JD, Fromm M, Buhr HJ (2002) Impairment of epithelial transport but not of barrier function in idiopathic pouchitis after ulcerative colitis. GUT, in press
3. Clarke RM (1970) Mucosal architecture and epithelial cell production rate in the small intestine of the albino rat. J Anat 107: 519 – 529
4. Apel R, Cohen Z, Andrews CW Jr., McLeod R, Steinhart H, Odze RD (1994) Prospective evaluation of early morphological changes in pelvic ileal pouches. Gastroenterology 107: 435 – 443

Korrespondenzadresse: Dr. med. Anton J. Kroesen, Chirurgische Klinik I, Universitätsklinikum Benjamin Franklin, Freie Universität Berlin, Hindenburgdamm 30, 12200 Berlin, Tel.: + 49 30 8445-2543, Fax: + 49 30 8445-2740, e-mail: kroesen@ukbf.fu-berlin.de

Ex-vivo Evaluation eines computergestützten 3-D-Simulationsmodells zur interstitiellen Tumorablation bei der Radiofrequenz-Thermotherapie an der Schweineleber

Ex vivo evaluation of a 3-D computer-simulated model for interstitial tumor ablation in radiofrequency thermotherapy in porcine liver

J.-P. Ritz[1], C. Isbert[1], K. Lehmann[1], T. Stein[2], H. J. Buhr[1] und C.-T. Germer[1]

[1] Chirurgische Klinik und Poliklinik I
[2] Institut für Medizinisch-technische Physik und Lasermedizin, Freie Universität Berlin

Abstract

Introduction: Treating liver tumors by in situ ablation techniques like radiofrequency thermotherapy (RF) creates thermal lesions with complex lesion geometry. The aim of this study was to develop and evaluate a computer-simulated 3-D irradiation model for predicting the thermal volume in RF. *Material and Methods*: Light and heat distribution in the tissue was calculated by using a Monte Carlo simulation. A 3-D image of the coagulation volume was created and the simulation results were correlated to those ex vivo in 20 porcine livers. The animals were randomized into 2 groups: normal bipolar RF-applicator; internally cooled bipolar RF-applicator. *Results*: Simulating the coagulation volume required 25.5 (23 – 37) min. Simulated applicator cooling led to a 4-fold increase in lesion volume. The deviation in the diameter between the simulation and ex vivo data was a maximum of 9.2% $\pm$0.3 (RF$_{mono}$) and 11.6% $\pm$ 0.3 (RF$_{Cooled}$). *Conclusion*: The developed 3-D irradiation model showed good prediction of the coagulation volume in RF. It is now possible to make a statement about the expected lesion geometry and the application parameters required for reliable tumor destruction during in situ ablation procedures.

Einleitung

Thermische in-situ Ablationsverfahren gewinnen bei der Therapie von Lebertumoren zunehmend an Bedeutung. Die Behandlung von Lebertumoren durch Verfahren wie der interstitiellen Lasertherapie (LITT) oder Radiofrequenztherapie (RF) führt zur Ausbildung von thermischen Läsionen mit häufig komplexer Läsionsgeometrie. Deren exakte Vorhersage und on-line-Beurteilung ist derzeit nicht möglich und steigert das Risiko lokaler Rezidive aufgrund unzureichender Überlappung von Destruktionsvolumen und Tumorvolumen. Ziel der vorliegenden Studie war die Entwicklung eines computergestützten 3-D-Bestrahlungsmodells zur Vorhersage des Destruktionsvolumens und dessen ex-vivo Evaluation bei der RF-Therapie.

Material und Methode

Die Berechnung der Licht- und Wärmeausbreitung im Gewebe erfolgte durch Implementation einer Monte-Carlo-Simulation. Die elektrische Feldverteilung und der Wärmetransport wurde durch das Finite-Differenzen-Modell berechnet. Dem rechnergestützten (PIII, 450 mHz) Bestrahlungsmodell wurden die Parameter der geplanten RF (gekühlter/ ungekühlter Applikator, Applikationszeit/-Energie) vorgegeben und ein 3-D-Bild des Koagulationsausmaßes erstellt. Die Simulationsergebnisse ($Long_{Sim}$, $Trans_{Sim}$, Vol_{Sim}) wurden an Schweinelebern ex-vivo korreliert (Bipolarer RF-Applikator, 20 min., 32 Watt). Die Lebern wurden in 2 Gruppen (je n = 10) unterteilt. *Gruppe I*: ungekühlter RF-Applikator (RF_{normal}), *Gruppe II*: gekühlter RF-Applikator (50 ml/min, $RF_{Kühlung}$). Postinterventionell wurden die Lebern entnommen und die Läsionen longitudinal ($Long_{RF}$) und transversal ($Trans_{RF}$) vermessen und die Volumina (Vol_{RF}) berechnet.

Ergebnisse

Die Simulation des Koagulationsausmaßes beanspruchte 25,5 (23 – 37) Minuten und konnte in allen Fällen zur Bestimmung der Läsionsdurchmesser und Volumina herangezogen werden. Die Applikatorkühlung führte simuliert und ex-vivo zu einem Anstieg der Läsionsvolumina um das 4-fache. Die Abweichung der Simulation von den ex-vivo-Daten betrug im Durchmesser maximal 9,2% ± 0,3 (RF_{mono}), 11,6% ± 0,3 ($RF_{Kühlung}$), entsprechend 0,3 cm und 0,6 cm (s. Tabelle 1).

Tabelle 1. Vergleich von simulierten und induzierten Läsionsdurchmessern und Volumina bei RFITT

Applikationsart	$Long_{RF}$ (mm)	$Long_{Sim}$ (mm)	$Trans_{RF}$ (mm)	$Trans_{Sim}$ (mm)	Vol_{RF} (cm³)	Vol_{Sim} (cm³)
RF_{mono}	39,2 ± 5,2	42,3 ± 3,9	19,4 ± 3,6	13,3 ± 1,8	6,3 ± 1,4	6,9 ± 1,2
$RF_{Kühlung}$	52,4 ± 6,5	57,2 ± 4,2	32,3 ± 4,1	25,5 ± 2,1	28,6 ± 4,3	31,1 ± 1,3

Schlussfolgerung

1. Das entwickelte 3-D-Bestrahlungsmodell zeigt eine gute Übereinstimmung zwischen simulierten und ex-vivo-Daten mit Vorhersage des Koagulationsausmaßes bei RF mit ungekühltem und gekühltem Applikator. 2. Durch den dreidimensionalen Aufbau des Modells wird es erstmals möglich, eine Aussage über die zu erwartende Läsionsgeometrie und die Applikationsparameter für eine sichere Destruktion des Tumorvolumens bei interstitieller RF-Ablation zu machen

Literatur

1. Roggan A, Ritz JP, Schädel D, Netz U, Germer CT, Müller G (1996) The effect of preparation technique on the optical parameters of biological tissue. Appl Phys B 69: 445 – 453
2. Ritz JP, Isbert C, Roggan A, Germer CT, Müller G, Buhr HJ (2000) Correlation of intrahepatic light and temperature distribution in laser-induced thermotherapy of liver tumors and liver tissue. Laser in Med and Surg 15: 174 – 182
3. Roggan A, Ritz JP, Knappe V, Germer CT, Isbert C, Schädel D, Müller G (2001) Radiation planning for thermal laser treatment. Medical Laser Application 16: 65 – 72
4. Ritz JP, Isbert C, Roggan A, Müller G, Buhr HJ, Germer CT (2001) Optical properties of native and coagulated porcine liver tissue between 400 and 2400 nm. Lasers Surg Med 29: 205 – 212
5. Germer CT, Isbert C, Albrecht D, Roggan A, Ritz JP, Buhr HJ (1999) Laser-induced thermotherapy combined with arterial embolization in the treatment of liver tumors in a rat tumor model. Ann Surg 230: 55 – 62

Korrespondenzadresse: Dr. med. Jörg-Peter Ritz, Chirurgische Klinik und Poliklinik I, Universitätsklinikum Benjamin Franklin, Hindenburgdamm 30, 12200 Berlin, Fax: 030-8445-2740, e-mail: ritz@ukbf.fu-berlin.de

Bestimmung der optischen Parameter von gesundem Ösophagusgewebe und Ösophaguskarzinomgewebe zur Entwicklung eines Bestrahlungsmodells für die photodynamische Therapie

Determining the optical parameters of healthy and tumorous esophageal tissue to develop an irradation model for photodynamic therapy

J. Wanken[1], J.-P. Ritz[1], C. Isbert[1], A. Roggan[2], H. J. Buhr[1] und C.-T. Germer[1]

[1] Chirurgische Klinik und Poliklinik I
[2] Institut für Medizinisch-technische Physik und Lasermedizin, Universitätsklinikum Benjamin Franklin, Freie Universität Berlin

Abstract

Introduction: Photodynamic therapy (PDT) is being increasingly applied in the local ablative therapy of premalignant and malignant esophageal lesions. The aim of this study was to ascertain the optical properties (O.P.) of healthy and tumor-altered esophageal tissue for the first time, thereby making reproducible parameters available for dosimetry in PDT. *Material and Methods*: To determine the O.P., we used a monochromatic light source (300 – 2500 nm) and an Ulbricht monosphere system. Biopsy specimens from patients with esophageal cancer were divided into three groups. Group I: healthy esophageal mucosa ($n = 20$); group II: adenocarcinoma ($n = 20$); group III: squamous cell carcinoma ($n = 20$). Measurements were made in the wavelength range of 400 to 1100 nm. *Results*: The absorption and scattering coefficient was always higher in the tumor than in healthy tissue. This resulted in a lower optical penetration depth of the laser light in the tumor tissue ($p <$ 0.01). There were penetrations depths of 1 mm in the wavelength range of classic photosensitive substances. *Conclusion*: The higher absorption and scattering of tumor tissue in the esophagus is associated with a lower optical penetration depth in the wavelength range of classic photosensitive substances. The lower optical penetration depth requires the application of higher energy doses and longer application times to treat effectively large tumor volumes. Desirable would be the development of newer photosensitive substances from a higher optical penetration depth range to increase the effectivity of PDT.

Einleitung

Die photodynamische Therapie (PDT) findet zunehmend Verbreitung in der lokal ablativen Therapie von prämalignen und malignen Ösophagusläsionen. Nach Applikation von photosensitiven Substanzen und Illumination des Gewebes mit Laserlicht kommt es zu einer photochemischen Zelldestruktion. Um die Effekte der PDT vorhersagen zu können, ist neben der Applikationsform und Expositionszeit die Kenntnis der Lichtausbreitung im Gewebe erforderlich. Diese wird wesentlich durch die optischen Parameter (O.P.) des

Gewebes (Absorption, Streuung und optische Eindringtiefe) bestimmt. Ziel dieser Studie war es, die O.P. von gesundem und tumorös verändertem Ösophagusgewebe erstmalig zu bestimmen, um damit reproduzierbare Parameter für eine Dosimetrie bei der PDT zur Verfügung zu haben.

Material und Methode

Zur Bestimmung der O.P. wurde ein spezieller Messplatz entwickelt, der sich aus einer monochromatischen Lichtquelle (Wellenlängenbereich 300 – 2500 nm) und einem Mono-Ulbrichtkugel-System zusammensetzt. Die aus Operationspräparaten von Patienten mit Ösophaguskarzinomen gewonnenen Proben wurden entsprechend ihrer Histologie in 3 Gruppen unterteilt. *Gruppe I:* gesunde Ösophagusschleimhaut (n = 20); *Gruppe II:* Adenokarzinome (n = 20); *Gruppe III:* Plattenepithelkarzinome (n = 20). Die Messungen erfolgten für jede Probe in dem für die PDT relevanten Wellenlängenbereich von 400 bis 1100 nm in 10 nm-Schritten und wurden mit Hilfe eines eigens entwickelten Softwareprogramms (Monte-Carlo-Simulation) ausgewertet.

Ergebnisse

Die höchste optische Eindringtiefe wurde im Wellenlängenbereich von 800 bis 1100 nm erzielt. Der Absorptions- und Streukoeffizient war im Tumorgewebe stets höher als im gesunden Gewebe. Hieraus resultierte eine niedrigere optische Eindringtiefe des Laserlichtes in das Tumorgewebe (p < 0,01). Im Wellenlängenbereich der klassischen Photosensitiver traten Eindringtiefen um 1 mm auf. Zwischen Gewebe von Adenokarzinomen und Plattenepithelkarzinomen traten keine signifikanten Unterschiede auf (s. Tabelle 1).

Schlussfolgerung

Die höhere Absorption und Streuung des Tumorgewebes im Ösophagus ist im Wellenlängenbereich der klassischen Photosensitiver mit einer niedrigen optischen Eindringtiefe assoziiert. Die niedrigere optische Eindringtiefe macht die Applikation höherer Energiedosen und längerer Applikationszeiten erforderlich, um große Tumorvolumina effektiv behandeln zu können. Wünschenswert wäre die Entwicklung neuerer Photosensitiver aus dem Bereich höherer optischer Eindringtiefen, um die Effektivität der PDT steigern zu können.

Tabelle 1. Optische Parameter von gesunden und tumorös verändertem Ösophagusgewebe bei der Wellenlänge 530 und 630 nm

Ösophagusgewebe	Absorptionskoeffizient (mm^{-1})		Streukoeffizient (mm^{-1})		Optische Eindringtiefe (mm)	
	530 nm	630 nm	530 nm	630 nm	530 nm	630 nm
Gesund	0.24 ± 0.03	0.127 ± 0.03	15.91 ± 0.4	14.8 ± 0.6	0.78 ± 0.1	1.56 ± 0.1
Adeno-Ca	$1{,}48 \pm 0.02$	0.41 ± 0.04	12.55 ± 0.5	11.1 ± 0.2	0.48 ± 0.1	1.09 ± 0.2
Platten-Ca	1.34 ± 0.3	0.51 ± 0.02	11.71 ± 0.4	10.9 ± 0.7	0.51 ± 0.2	1.21 ± 0.3

Literatur

1. Roggan A, Ritz JP, Schädel D, Netz U, Germer CT, Müller G (1996) The effect of preparation technique on the optical parameters of biological tissue. Appl Phys B 69: 445 – 453
2. Ritz JP, Isbert C, Roggan A, Germer CT, Müller G, Buhr HJ (2000) Correlation of intrahepatic light and temperature distribution in laser-induced thermotherapy of liver tumors and liver tissue. Laser Med Surg 15: 174 – 182
3. Roggan A, Ritz JP, Knappe V, Germer CT, Isbert C, Schädel D, Müller G (2001) Radiation planning for thermal laser treatment. Med Laser Applic 16: 65 – 72
4. Ritz JP, Isbert C, Roggan A, Müller G, Buhr HJ, Germer CT (2001) Optical properties of native and coagulated porcine liver tissue between 400 and 2400 nm. Laser Surg Med 29: 205 – 212

Korrespondenzadresse: Cand. med. Jana Wanken, Chirurgische Klinik und Poliklinik I, Universitätsklinikum Benjamin Franklin, Hindenburgdamm 30, 12200 Berlin, Fax: 030-8445-2740

Die bipolare radiofrequenzinduzierte Thermotherapie (RFITT) zur Behandlung von Lebertumoren – Vergleich von gekühltem und ungekühlten Applikationssystem an der Schweineleber

Bipolar radiofrequency-induced thermotherapy (RFITT) for the treatment of liver tumors – evaluation of an internally cooled application system in porcine liver

C.-T. Germer[1], J.-P. Ritz[1], C. Isbert[1], K. Desinger[2], K. Lehmann[1] und H. J. Buhr[1]

[1] Chirurgische Klinik und Poliklinik I
[2] Institut für Medizinisch-technische Physik und Lasermedizin

Abstract

Introduction: Thermal in situ ablation techniques like radiofrequency interstitial thermotherapy (RFITT) become increasingly important in the treatment of liver tumors. Only monopolar application systems have thus far been available for RFITT. We developed a novel bipolar cooled RFITT application system. The aims of the study were to test the effectivity of the new application system in comparison to an established not cooled bipolar RFITT system. *Material and Methods*: We performed experiments on healthy porcine liver ex vivo (water bath 35°). In *group I* a normal not cooled bipolar application system (3 mm diameter, length 16 mm, $n = 20$) was used. In *group II* application was performed using an internally cooled application system (3 mm diameter, length 16 mm, cooling rate 40 ml/min, $n = 20$). The lesion was then measured longitudinally (l) and transversally (t) to the applicator axes and the volume (V) calculated. *Results*: Applications were possible without complications. In group I we found no increase in the coagulation volume due to increased application energy. After internally cooling of the applicator system (group II) it was possible to apply larger amounts of energy thereby resulting in an 2.5-fold to 5-fold increase in coagulation volume. *Conclusion*: The bipolar RFITT application system allows the production of reproducible clinical relevant thermal lesions. The internally cooled bipolar application system led to a significant increase in lesion volume.

Einleitung

Thermische in-situ Ablationsverfahren wie die laserinduzierte Thermotherapie (LITT) oder radiofrequenzinduzierte Thermotherapie (RFITT) gewinnen bei der palliativen Therapie von Lebertumoren zunehmend an Bedeutung. Für die RFITT standen bisher ausschließlich monopolare ungekühlte Applikationssysteme zur Verfügung, deren Einsatz durch unkalkulierbare Energieflüsse, Reduktion elektrischer Gewebeleitfähigkeit und limitierte Läsionsgrößen eingeschränkt ist. Wir haben ein neues bipolares, intern gekühltes RFITT-Applikationssystem für die Behandlung von Lebertumoren entwickelt. Ziel dieser Studie war es, den Einfluss dieses Verfahrens auf die induzierbare Läsionsgröße bei RFITT zu evaluieren. Als Vergleich diente ein ungekühltes bipolares RFITT-System.

Material und Methode

An gesunden Schweinelebern erfolgte im Wärmebad bei 35° die Induktion von Thermoläsionen durch ein RFITT-Applikationssystem. In *Gruppe I* erfolgte die Applikation durch ein ungekühltes RFITT-System (3 mm Durchmesser, Elektrodenlänge 16 mm, n = 20). In *Gruppe II* erfolgte eine Applikation durch ein intern gekühltes RFITT-System (3 mm Durchmesser, Elektrodenlänge 16 mm, Kühlung 40 ml/min, n = 20). Es erfolgten 2 Applikationen/Leber. Die Applikationen wurden über 600 Sekunden durchgeführt, die Applikationsleistung wurde bei 10 und 40 Watt eingestellt. Postinterventionell wurden die Läsionen longitudinal (l) und transversal (t) zu den Applikatorachsen vermessen und die Volumima (V) berechnet.

Ergebnisse

Die Applikationen waren mit ungekühltem und gekühlten RFITT-System komplikationslos möglich. In Gruppe I kam es durch die Steigerung der Applikatorleistung zu keinem signifikanten Anstieg der Koagulationsdurchmesser. Durch die interne Kühlung des Applikators konnten größere Energiemengen ohne Leistungsabbruch appliziert werden (p < 0,01). Dadurch kam es in Gruppe II zum Anstieg des Koagulationsvolumens auf das 2,5-fache (10 Watt), bzw. 5-fache (40 Watt) im Vergleich zur Gruppe I (p < 0,01). Die Daten sind in Tabelle 1 angegeben (* = p < 0,05, Kruskal-Wallis-Test).

Tabelle 1. Dosis-Wirkungs-Beziehung des gekühlten und ungekühlten bipolaren RFITT-Applikationssystems an der Schweineleber ex vivo

	Applikations-leistung (W)	Applizierte Energie [kJ]	transversal [cm]	longitud. [cm]	Vol. [cm³]
Gruppe I	10	3,6 ± 0,7	2,3 ± 0,4	1,8 ± 0,3	3,6 ± 0,3
Gruppe II	10	5,8 ± 0,5	3,2 ± 0,9	2,8 ± 0,4	8,4 ± 0,3
Gruppe I	40	7,8 ± 3,6	2,8 ± 0,7	2,1 ± 0,4	5,1 ± 3,5
Gruppe II	40	21,5 ± 1,4*	4,7 ± 1,5*	3,1 ± 0,4	25,1 ± 3,5

Schlussfolgerung

1. Der gekühlte und ungekühlte bipolare RFITT-Applikator ermöglicht reproduzierbar die Induktion klinisch relevanter Läsionen. 2. Die Applikatorkühlung ermöglicht die Applikation größerer Energiemengen und führt zu einer Vergrößerung der Volumina. 3. Zur Therapie von Lebermetastasen sollte ein intern gekühltes RFITT-System verwendet werden.

Literatur

1. Vogl TJ, Mack MG, Straub R et al. (1997) Percutaneous MRI-guided laser-induced thermotherapy for hepatic metastases for colorectal cancer. Lancet 350: 29
2. Germer CT, Roggan A, Ritz JP, Isbert C, Müller G, Buhr HJ (1998) Optical properties of native and coagulated human liver tissue and liver metastases in the near infrared range. Lasers Surg Med 23: 194–203
3. Germer CT, Isbert C, Albrecht D, Roggan A, Ritz JP, Buhr HJ (1999) Laser-induced thermotherapy combined with arterial embolization in the treatment of liver tumors in a rat tumor model. Ann Surg 230: 55–62
4. Roggan A, Ritz JP, Schädel D, Netz U, Germer CT, Müller G (1996) The effect of preparation technique on the optical parameters of biological tissue. Appl Phys B 69: 445–453
5. Ritz JP, Isbert C, Roggan A, Germer CT, Müller G, Buhr HJ (2000) Correlation of intrahepatic light and temperature distribution in laser-induced thermotherapy of liver tumors and liver tissue. Laser Med Surg 15: 174–182

Korrespondenzadresse: Priv.-Doz. Dr. med. Christoph-Thomas Germer, Chirurgische Klinik und Poliklinik I, Universitätsklinikum Benjamin Franklin, Hindenburgdamm 30, 12200 Berlin, Fax: 030-8445-2740, e-mail germer@ukbf.fu-berlin.de

Komparative Studie des Effektes der Leberdissektion mit Schere gegen Ultraschallaspirator (CUSA-Excel)®, Wasserstrahldissektor (Saphir)® und Harmonic Skalpell (UltraCision)® ohne Gefäßabklemmung am Schweinemodell

Effects of liver dissection using scissors vs. Ultrasound Aspirator (CUSA-Excel)®, Water Jet (Saphir)® and Harmonic Scalpel (UltraCision)® without clamping: a comparative study in pigs

R. Canelo[1], B. Sattler[2], M. Soergel[1], A. Beilage[2], L. Füsezi[2] und B. Ringe[1]

[1] Klinik für Transplantationschirurgie
[2] Zentrum Pathologie, Georg-August-Universität Göttingen

Abstract

We compared in a pig model: technique, hemodynamic, biochemical changes and cell damage using scissors vs. Water-Jet®, CUSA-Excel® and UltraCision® for dissection of liver parenchyma. *Methods*: 28 pigs (30.8 ± 1.5 kg) were divided in four groups of 7 animals according to each device. Under total anesthesia, the liver parenchyma was divided through the right and left paramedial lobes. Either coagulation tools or liver clamping was used. After 6 hours animals were sacrificed using 10 ml/KCl intravenously. *Results*: No significant differences regarding hemodynamic, AST and leukocytes were founded. Dissection time (min): scissors: 41.1, CUSA: 45.2, Water-Jet: 45.4, UltraCision: 36.8 ($p = 0.016$). Blood loss at liver dissection (ml): scissors: 785.1, CUSA: 314.2, Water-Jet: 664, UltraCision: 500 ($p = 0.002$). Clips (n): scissors: 19, CUSA: 39, Water-Jet: 25.1, UltraCision: 2. In liver biopsies four zones of cell damage: exudative, degenerative, toxic parenchymal lesions and normal parenchyma were described. *Conclusions*: The lowest blood loss was by CUSA and the highest by scissors. UltraCision showed the shortest dissection time and the highest cell damage. Water-Jet offered a quick dissection and relatively reduced bleeding. According to our data CUSA should be recommended as standard device for liver dissection.

Einleitung

Die moderne Leberchirurgie erfordert die Durchführung der Parenchymdurchtrennung ohne Gefäßabklemmung oder nur mit geringer Ischämie. Ziel dieser Studie war es, den Effekt eines Standardverfahrens gegen moderne Verfahren auf das Leberparenchym zu vergleichen.

Methodik

28 weibliche Läuferschweine (mittleres Körpergewicht 30,8 kg) wurden in 4 Gruppen von je 7 Tieren/Verfahren eingeteilt. Die Versuchsdauer betrug nach Beendigung der Durch-

trennung des Leberparenchyms 6 Stunden. Als Prämedikation zur Anästhesie wurden 8 mg/kg KG Azaperon und 0,025 mg Atropinsulfat I.M. verabreicht. Nach Applikation von 0,115 mg/KG Fentanildihydrogenzitrat und 12,5 mg/GK Thiopental-Natrium wurden die Tiere orotracheal intubiert und kontrolliert beatmet. Die Narkose wurde mittels i.v. Gabe von 2,5 mg Ketamine und 112,5 µg/kg KG/h Dipidolor aufrecht erhalten. Die anatomische Durchtrennung der Leber erfolgte zwischen dem paramedialen Lappen ohne Elektrocoagulation und ohne Gefäßabklemmung. Am Ende des Versuches wurden die Tiere in Tiefnarkose und ohne Schmerzen mit 10 ml KCl I.V. getötet. Es wurde der systolische und der diastolische Druck (mmHg), die Dissektionszeit (min), der Blutverlust (ml), die Anzahl der Clips und Übernähungen untersucht. Transaminasen (GOT und GPT), Leukozyten, IL1 und TNF-alpha) wurden vor Dissektion und 6 Stunden nach Dissektion bestimmt. Leberbiopsien wurden vor und 6 nach Dissektion sowie 3 und 6 Stunden nach Dissektion entnommen. $p < 0,05$ (Test Anova) wurde als statistisch signifikant angesehen.

Ergebnisse

Alle Tiere überlebten die Leberdissektion. Bei der Bestimmung des IL-1 beta und TNF-alpha lässt sich keine Aktivierung erkennen. Die abgenommenen Biopsien ergaben 4 Zonen von der Dissektionsfläche bis zum Parenchym hin: 1. exudativ mit Fibrin, 2. degenerativ (Ödem und neutrophile Granulozyten), 3. toxische Parenchymverletzungen (Ödem, akute Verfettung, granulozytäre Infiltration und Nekrosen), 4. normales Lebergewebe (Tabelle 1).

Verfahren/Parameter	Schere	CUSA-Excel	Water-Jet	UltraCision	p
Dissektionszeit	41,1	45,2	45,4	36,3	0,016
Blutverlust	785,7	314,2	658	550	0,024
Nähte	4,7	3,5	4,7	2,7	n.s.
Clips	19	39	25,1	2	0,000
	A/B	A/B	A/B	A/B	
Syst. Druck (mmHg)	99/81	94/76	108/73	112/74	n.s.
Dyast. Druck (mmHg)	44/38	36/38	49/35	54/31	n.s.
GOT (U/L)	12/28	16/49	18/31	20/57	n.s.
Leukozyten ($\times 10^3$ µl)	17,5/16	18/29,3	15,7/19,7	21,6/36,4	n.s.

WJ: Wasserstrahl; *UC*: UltraCision

Diskussion

Die Verbesserung der Leberdissektionsmethode ist von relevanter Signifikanz bei der Leberresektion und bei den Techniken der Transplantation wie z.B. Lebendspender, wobei die Organqualität eine wichtige Rolle spielt [1]. Die Optimierung der Dissektionsverfahren haben als Hauptziele: 1. Reduktion des Blutverlustes, schnellere Dissektion, Verminderung der Zellschädigung [2]. Standard-Verfahren wie die Schere-Dissektion werden durch modernere Verfahren ersetzt, die bessere Voraussetzungen für die Optimierung der Leberdissektion anbieten. Nach Einführung des Ultraschallaspirators (CUSA) ist mittels verschiedener Studien nachgewiesen, dass dieses Verfahren zu einer Reduktion des Blutverlustes führte [3]. Der Wasserstrahldissektor wurde mit dem CUSA verglichen, hinsichtlich des Blutverlustes ergab sich kein großer Unterschied [4]. Das UltraCision-Gerät wurde als neues Verfahren in einer Patientengruppe nach Leberresektion eingesetzt, hierbei entstand eine geringere Blutung und auch eine geringere Hitzeentwicklung im Vergleich zu anderen, wie z. B. Laser [5]. Viele dieser Studien sind an Leberresektionen orientiert. Bei den meisten wurde ein Pringle Manöver durchgeführt. Diese Tatsache ermunterte uns, in einer komparativen Studie am Großtiermodell, die Schere gegen CUSA, Wasserstrahl und UltraCision zu vergleichen. Nach unseren Ergebnissen ließ sich die Leberdissektion bei allen Verfahren ohne Pringle Manöver und ohne zusätzliche Koagulation durchführen. Sowohl die hämodynamischen Parameter wie die systolischen und diastolischen Drucke als auch die Biochemie wie GOT und Leukozyten zeigten keine Unterschieden unter den untersuchten Verfahren. Hinsichtlich des Blutverlustes, der größte wurde bei der Schere und der geringste bei der CUSA-Excel Dissektion verursacht. Diese Beobachtung lässt sich auch bei anderen Veröffentlichungen bestätigen [2]. Der Wasserstrahl und das UltraCision zeigten zwar einen niedrigeren Blutverlust als bei der Schere, allerdings einen höheren als bei dem CUSA-Excel. Die UltraCision-Dissektion wurde bereits an Patienten untersucht aber noch nicht, wie bei unserer Studie, mit anderen Verfahren verglichen. Das UltraCision war das schnellere aller Verfahren, das CUSA-Excel das langsamste. Allerdings ist die größte Gewebeschädigung bei dem UltraCision-Gerät festgestellt worden.

Schlussfolgerung

Nachteile und Vorteile werden in Tabelle 2 dargestellt. Anhand der Ergebnisse unserer Studie können die untersuchten Verfahren wie folgt angeordnet werden: 1. CUSA-Excel, 2. Water-Jet, 3.Schere, 4. UltraCision.

	Schere	CUSA-Excel	Water-Jet	UltraCision
Nachteile	Blutverlust	Kosten	Zellschädigung	Zellschädigung
Vorteile:	Kosten Selektiv	Blutverlust Selektiv	Kontaktfrei Selektiv	Schnelligkeit

Literatur

1. Marcos A, Fisher RA, Ham JM, Shiffman ML, Sanyal AJ, Luketic VAC, Sterling RK, Posner MP (1999) Right lobe living donor liver Transplantation. Transplantation 68: 798 – 803
2. Rau HG, Schauer R, Pickelmann S, Beyer CM, Angele MK, Zimmermann A, Meimarakis G, Hiezmann O, Schildberg FW (2001) Disksektions-Techniken in der Leberchirurgie. Chirurg 72: 103 – 104
3. Little JM, Hollands MJ (1991) Impact of CUSA and operative ultrasound on hepatic resection. HPB Surgery 3: 271 – 278
4. Savier E, Castaing D (2000) Use of water-jet dissector during hepatectomy. Ann Chir 125: 370 – 375
5. Gertsch P, Pelloni A, Gerra A, Krpo A (2000) Initial experience with the harmonic scalpel in liver surgery. Hepatogastroenterology 47: 763 – 766

Korrespondenzadresse: Dr. med. R. Canelo, Klinik für Transplantationschirurgie, Georg-August-Universität, Robert-Koch-Straße 40, 37075 Göttingen, Fax: 0551396163, e-mail: rcanelo@med.uni-goettingen.de

Nichtinvasive Messung von Darmischämie mit dem SQUID Magnetometer

Noninvasive detection of ischemic bowel using a SQUID magnetometer

S. Scholz[1], L. A. Bradshaw[2], A. G. Myers[2] und W. O. Richards[1]

[1] Department of Surgery, Vanderbilt University Medical Center, Nashville, Tennessee, USA
[2] Living States Physics Group, Department of Physics and Astronomy, Vanderbilt University, Nashville, Tennessee, USA

Abstract

Introduction: Acute mesenteric ischemia is an abdominal catastrophe that carries high morbidity and mortality rates. Current diagnostic methods, however, lack sensitivity and specifity and do not provide information about the viability of the affected bowel. The basic electrical activity of the gastrointestinal tract is characterized by BER (basic electrical rhythm). The frequency of BER decreases early after induction of intestinal ischemia. SQUID (*S*uperconducting *QU*antum *I*nterference *D*evice) magnetometers can non-invasively record the intestinal BER. SQUIDs measure magnetic fields that are created by the electrical activity of the gastrointestinal smooth muscle. *Methods:* A midline laparotomy was performed on 10 male adult New Zealand rabbits under general anesthesia (acepromazine, xylazine, ketamine). One segment of small bowel was lateralized to the right and one to the left side and sutured to the abdominal wall. The animal was positioned under the SQUID (GutSQUID I, one channel, Conductive, San Diego, USA). After baseline recordings of 15 min, ischemia was induced in one of the lateralized bowel segments by ligation of its vascular supply. Alternate 2 min recordings were taken from the ischemic and the normal segment for 120 min. In a second experiment, 4 rabbits were measured for 15 min baseline and 45 min ischemia with GutSQUID II (19 Kanäle, Tristan, San Diego, USA). Here, the animal was kept in one position under the SQUID. Data from each channel was filtered and spectrally analyzed using an autoregressive technique. We produced false-color isoharmonic frequency (IHF) maps of magnetic field spectra in different frequency bands (only GutSQUID II). Two independent investigators blinded to the experimental preparation evaluated the results (mean $\pm$ SEM). *Results:* Both SQUID magnetometers recorded oscillatory magnetic fields with frequencies typical for BER in all animals. In experiment 1 (GutSQUID I), the baseline BER was 11.8 ± 0.9 cpm (cycles per min). After 120 min of ischemia, BER decreased to 7.8 ± 0.6 cpm but stayed unchanged in the not ligated segment ($p < 0.001$). In experiment 2, BER decreased from baseline 18.4 ± 1.25 cpm to 12.7 ± 0.75 cpm after 15 min and further to 10.1 ± 0.7 cpm after 1 hour. GutSQUID II allowed mapping of gastrointestinal activity and exact localization of the ischemic segment. The blinded investigators correctly identified healthy and ischemic magnetic recordings with a sensitivity of 94% and a specifity of 100%. *Conclusion:* Ischemia leads to characteristic changes in the bioelectrical activity of small bowel, which can be non-invasively detected by SQUID magnetometers. Multi-channel SQUIDs allow exact localization of ischemic bowel segments.

Einleitung

Akute mesenteriale Darmischämie stellt eine abdominale Katastrophe dar, die mit hoher Morbidität und Mortalität verbunden ist. Aktuelle diagnostische Methoden weisen geringe Sensitivität und Spezifität auf und geben keinen Hinweis auf die Vitalität des betroffenen Darmanteils. Die grundlegende elektrische Aktivität des Gastrointestinaltrakts wird durch den 'basic electrical rhythm' (BER) charakterisiert. Bei Ischämie verringert sich die Frequenz des BER nach kurzer Zeit. BER kann mit dem SQUID Magnetometer (*Superconducting QUantum Interference Device*) nichtinvasiv aufgezeichnet werden, indem das Magnetfeld, das vom elektrischen Fluss in der glatten Dünndarmmuskulatur generiert wird, über dem Abdomen gemessen wird.

Methodik

Unter Anästhesie mit Acepromazine, Xylazine und Ketamin wurden 10 ausgewachsene Kaninchen (New Zealand) laparotomiert. Je ein isoliertes Dünndarmsegment wurde auf beide Seiten lateralisiert und fixiert. Das jeweilige Tier wurde unter das SQUID (GutSQUID I, Conductive, San Diego, USA) positioniert, das sich in einer magnetisch isolierten Kammer (Vacuumschmelze, Hanau, Deutschland) befindet. Nach Baseline Messung (15 min) wurde Ischämie in einem Darmsegment durch Ligation induziert. Über 120 min wurden alternierende Messungen des Ischämie- und des Normalsegments (je 2 min) mit dem GutSQUID I (1 Kanal) aufgenommen. In einem zweiten Experiment wurden 4 Kaninchen mit GutSQUID II (19 Kanäle, Tristan, San Diego, USA) gemessen (15 min Baseline, 45 min Ischämie). Das Versuchstier wurde dabei in einer Position unter dem SQUID belassen. Die Daten wurden mit autoregressiver Spektralanalyse und Power Spectra Maps (nur GutSQUID II) gefiltert und analysiert. Alle Ergebnisse (Durchschnitt ± SEM) wurden von zwei unabhängigen Untersuchern ausgewertet, denen der jeweilige Versuchsaufbau nicht bekannt war.

Ergebnisse

Beide SQUID Magnetometer zeichneten oszillierende Magnetfelder mit Frequenzen typisch für BER in allen Tieren auf. Bei Experiment 1 betrug der Baseline BER (GutSQUID I) $11,8 \pm 0,9$ cpm (cycles per min). Nach 120 min Ischämiedauer fiel der BER auf $7,8 \pm 0,6$ cpm ab, im normalen Darmsegment blieb der BER konstant ($p < 0,001$). In Experiment 2 (Baseline $18,4 \pm 1,25$ cpm) wurde 15 min nach Ligation ein Abfall des BER auf $12,7 \pm 0,75$ cpm und eine weitere graduelle Reduktion auf $10,1 \pm 0,7$ cpm nach 1 Stunde festgestellt. Mit GutSQUID II war es möglich, eine Karte der Darmaktivität zu erstellen und das ischämische Segment genau zu lokalisieren. Die geblendeten Untersucher identifizierten die Magnetfeldmessungen gesunden und ischämischen Darmes mit 94% Sensitivität und 100% Spezifität.

Diskussion

Aufgrund der guten Isolierung der Abdominalwand vor elektrischen Signalen des Dünndarms ist die Aufzeichnung des 'basic electrical rhythm' mit kutanen Elektroden nicht möglich. Richards et al. [1] waren die Pioniere bei der nichtinvasiven Messung des Magnetfeldes des BER mit einem SQUID. In weiteren Arbeiten wurde gezeigt, dass magnetisch gemessene BER-Frequenzen mit elektrischen korrelieren, die durch invasiv platzierte Serosaelektroden aufgezeichnet wurden [2]. Die Frequenz des BER des Dünndarms verringert sich bereits wenige Minuten nach vaskulärer Okklusion. Der BER kann als Vitalitätsindikator des Dünndarms dienen und seine Messung zur frühen Erkennung von Ischämie beitragen. Unsere Ergebnisse zeigen im Tiermodell, dass Frequenzreduktionen des BER bei akut induzierter Ischämie durch das SQUID Magnetometer aufgezeichnet und zu Abdominalbezirken zugeordnet werden können. Das SQUID ist wie das MRI eine nichtinvasive und nicht strahlende Technik. Es kann zur Diagnose von Krankheiten der glatten Muskulatur des Verdauungstrakts wie Darmischämie oder Mobilitätsstörungen beitragen.

Schlussfolgerung

Ischämie des Dünndarms resultiert in charakteristischen Veränderungen seiner bioelektrischen Aktivität, die mit SQUID Magnetometer nichtinvasiv identifiziert werden

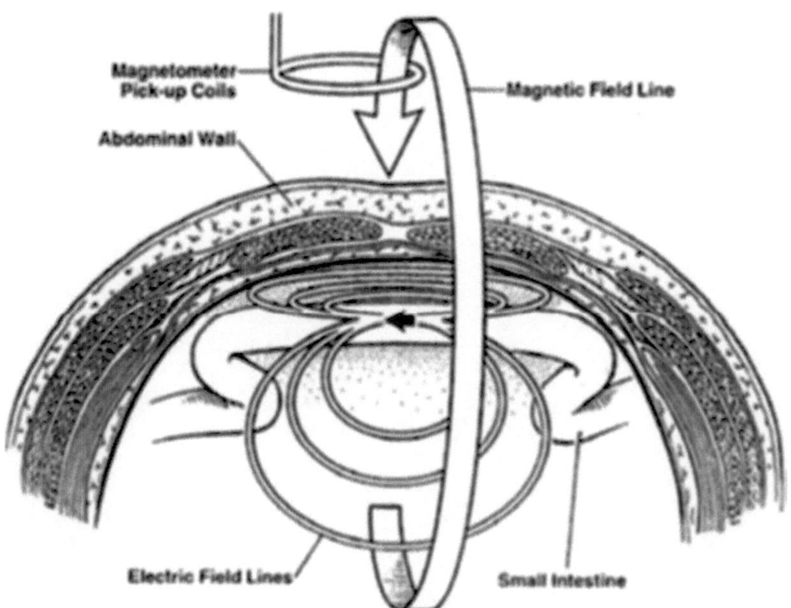

Abb. 1. Querschnitt des Abdomens. Das SQUID Magnetometer erkennt das magnetische Feld, das vom elektrischen Fluss der glatten Dünndarmmuskulatur generiert wird. Im Gegensatz zum elektrischen Feld wird das magnetische Feld kaum durch die isolierenden Schichten der Abdominalwand abgeschwächt

können. Durch spatiotemporale Analyse der Multichannel SQUID Aufnahme gelingt eine genaue Lokalisierung des ischämischen Darmsegments.

Literatur

1. Richards WO, Garrard CL, Allos SH, Bradshaw LA, Staton DJ, Wikswo Jr JP (1995) Noninvasive diagnosis of mesenteric ischemia using a SQUID magnetometer. Ann Surg 221: 696–705
2. Bradshaw LA, Allos SH, Wikswo Jr JP, Richards WO (1997) Correlation and comparison of magnetic and electric detection of small intestinal electrical acticity. Am J Physiol 35: G1159–G1167

Korrespondenzadresse: Dr. med. Stefan Scholz, Vanderbilt University Medical Center, Department of Surgery, 21st & Garland, Room D5203 MCN, Nashville, TN, 37232-2577, USA, Fax: 001-615-343-9485, e-mail: stefan.scholz@mcmail.vanderbilt.edu

Intrasphinktere Botulinumtoxin A Injektion versus Myotomie nach Heller – Manometrischer und pH-metrischer Vergleich zweier Techniken zur Induktion von gastro-ösophagealem Reflux im Schweinemodell

Endoscopic injection of botulinumtoxin versus heller cardiomyotomy – a manometric and pH-metric comparison of two techniques to induce gastroesophageal reflux in a porcine model

W. Tiefenbacher[1], R. Wachowiak[2], D. C. Bröring[1], C. Rempf[4], C. Bloechle[3], J. R. Izbicki[2] und K. A Gawad[2]

[1] Klinik für Chirurgie, Abteilung für Hepatobiliäre Chirurgie
[2] Klinik für Chirurgie, Abteilung für Allgemeinchirurgie. Universitätsklinikum Hamburg-Eppendorf
[3] Chirurgische Klinik. Krankenhaus Witten
[4] Klinik für Anästhesiologie, Universitätsklinikum Hamburg-Eppendorf

Abstract

Aim: To establish a model in piglets as effective in inducing gastroesophageal reflux as previously shown for cardiomyotomy but less invasive and easier to apply in any kind of basic research on reflux disease. Intrasphincteric injection of botulinumtoxin A (Botox®) in the lower esophageal sphincter (LES) by endoscopy could be such a model. *Background*: Botulinumtoxin inhibits the release of acetylcholine from nerve terminals and causes paralysis of smooth muscle. No comparison of Heller's myotomy and botulinumtoxin as an experimental reflux model has yet been presented. *Material and Methods*: We compared both procedures, the Heller myotomy and the injection of botulinumtoxin into the LES. Intrasphincteric pressure was measured by manometry based vector volume and reflux episodes were measured by long-term pH-monitoring previously established by our group. All studies were performed in male piglets, between 40 – 50 kg of weight. After an overnight fast presedation was administered. Thereafter, intravenous ketamine (100 mg/kg BW), midazolam (30 mg/kg BW) and Ringer solution (500 ml/h) were administered and a cuffed endotracheal tube was placed. Animals were randomly allocated to receive either cardiomyotomy ($n = 5$) or Botox injection ($n = 5$). Studies were performed before, 2 – 3 days after as well as 21 days after the respective procedure. The manometry was performed by rapid pull-through technique in apnoe after hyperventilation. 24 h pH-monitoring was performed using standard 2 channel antimon probes placed endoscopically. Cardiomyotomy was performed through a left subcostal incision in the typical manner. Botulinumtoxin A was injected into all four quadrants at two different levels of the high pressure zone. *Results*: Mean pressure (9,5 vs. 6,8 mmHg) and vector volume (1977 vs. 823 mmHg $\times$ cm^2) were significantly reduced by myotomy ($p < 0{,}05$). After endoscopic injection of botulinumtoxin, mean pressure (8,86 vs. 6,7 mmHg) and vector volume (1024 vs. 302 mmHg $\times$ cm^2) were significant reduced as well ($p < 0{,}05$). With endoscopic intrasphincteric injection of botulinumtoxin A mean LES pressure was significantly reduced by about 70% from baseline. Significantly, pathologic gastroesophageal reflux was confirmed in both groups. *Conclusion*: The 'minimally invasive Botox model' as a technique to induce reflux is valid and reproducible.

Einleitung

Botulinumtoxin, ein Ektotoxin des Bakteriums Clostridium Botulinum stellt einen irreversiblen Blocker sowohl an cholinergen Synapsen als auch an der motorischen Endplatte dar, der erfolgreich zur Therapie bei Achalasiepatienten eingesetzt wird [1]. Es konnte gezeigt werden, dass Botulinumtoxin nicht nur eine paralytische Wirkung auf die quergestreifte Muskulatur, sondern auch auf die glatte Muskulatur des GI-Traktes ausübt. Ziel unserer Überlegung war es dieses Toxin zur Induktion eines pathologischen gastro-ösophagealen Reflux in einem Großtiermodell zu untersuchen. Diese sollte dieses mit einer etablierten tierexperimentellen Refluxinduktion durch Myotomie hinsichtlich der Effizienz untersucht werden [3, 4].

Methodik

Männliche Schweine der deutschen Landrasse (40 – 50 kg) wurden nach 12-stündiger Nahrungskarenz, bei freiem Zugang zu Apfelsaft/Wassergemisch zufällig 2 Gruppen zugeteilt und entweder cardiomyotomiert (n = 5) oder mit Botox (n = 5) behandelt. Nach Narkotisierung mit Midazolam (30 mg/Kg KG) und Ketamin (100 mg/kg KG i.m.) wurde eine endotracheale Intubation durchgeführt. Nach Legen eines venösen Zugangs konnte die Narkose fortgeführt werden (Midazolam 30 mg/15 ml/h; Ketamin 750 mg/15 ml/h via Perfusor).

Alle Untersuchungen erfolgten vor der Intervention bzw. 2 – 3 Tage und 21 Tage danach. Die Manometrie wurde in Apnoe nach Hyperventilation in 'rapid – pullthrough' Technik mit einer 6 Kanal Wasserperfusionsmanometrie durchgeführt. Die 24-h-Langzeit pH-Metrie wurde mit Standard 2 Kanal Antimon Sonden, die endoskopisch platziert wurden, durchgeführt, wobei der proximale Messpunkt 3 cm oberhalb des Oberrandes des UÖS und der distale Sensor im Magen als Referenz gesetzt wurden.

Die endoskopische Injektion von Botulinumtoxin A in den unteren Ösophagussphinkter fand nach dem 4 Quadrantenschema auf 2 verschiedenen Höhen statt, bei dem jeweils 10 Einheiten Botulinumtoxinlösung (Botox® Merz, Frankfurt) appliziert wurden.

Die Myotomie nach Heller erfolgte in typischer Weise über einem Rippenbogenrandschnitt links.

Die Bestimmung der Signifikanzunterschiede wurde durch den student t-test berechnet. Alle Ergebnisse wurden als Mittelwerte dargestellt. Das Signifikanzniveau wurde bei p < 0,05 festgelegt.

Ergebnisse

In der Myotomiegruppe konnte das Vektorvolumen von 1977 mmHg×cm^2 auf 823 mmHg×cm^2 signifikant reduziert werden. Nach Botulinuminjektion zeigte sich ein Vektorvolumen von 302 mmHg×cm^2 welches gegenüber dem Ausgangswert (1024 mmHg×cm^2) ebenfalls signifikant reduziert war. Gleiches konnte für die Druckwerte gezeigt werden (9,5 vs. 6,8 mmHg in der Myotomie- bzw. 8,86 vs. 6,7 mmHg in der Botox Gruppe).

In der präoperativen pH-Metrie ergab sich ein Wert von 60,8 sauren Refluaten/24 Stunden. Die Gesamtzeit mit einem pH-Wert < 4 ergab 35 Minuten/24 h. Daraus ergab sich eine Fraktionszeit von 2,5%.

In der Myotomiegruppe zeigte die pH-Metrie einen Wert von 228 saurer Refluate/24 h. Die Gesamtzeit mit einem pH-Wert < 4 ergab 12,8 Minuten/24 h. Die Fraktionszeit betrug hier 17,9%. Und in der Botox Gruppe zeigten sich 350,3 saure Refluate/24 h. Die Gesamtzeit der langen sauren Refluate mit einem pH-Wert < 4 betrug 17 Minuten/24 h. Die daraus resultierende Fraktionszeit betrug 35,58%.

Diskussion

Für das intensive Studium der gastroösophagealen Refluxproblematik und ihrer Folgen ist ein entsprechendes Modell zwingend erforderlich. Verglichen mit der invasiven aber hoch effektiven Cardiomyotomie erschien uns die intrasphinktere Botulinumtoxin A Injektion als eine einfache und wenig invasive Möglichkeit, eine Insuffizienz der gastro-ösophagealen Hochdruckzone herbeizuführen, ohne ein Trauma am Gewebe hervorzurufen [2, 5]. Dies konnte in der vorliegenden Studie bewiesen werden. Pankaj et al. zeigten in einer 1993 durchgeführten Studie an Schweinen, dass Botulinumtoxin zu einer Druckminderung am unteren Ösophagussphinkter führt. Ein Refluxnachweis durch pH-Metrie wurde jedoch nicht geführt.

Schlussfolgerung

Das Botulinustoxin induzierte Modell der Insuffizienz des unteren Ösophagussphinkters ist reproduzierbar und valide. Es erscheint geeignet, um realitätsnahe experimentelle Untersuchungen zum Verständnis der Refluxkrankheit und antirefluxiver Verfahren durchzuführen.

Literatur

1. Mandal A, Robinson RJ (2001) Indications and efficacy of botulinum toxin in disorders of the gastrointestinal tract. Eur J Gastrointest tract 13: 603 – 609
2. Annese V, Bassotti G, Coccia G, Dinelli M et al. (2000) A multicentre randomised study of intrasphincteric botulinum toxin in patients with oesophageal achalasia GISMAD Achalasia Study Group Gut 46: 597 – 600
3. Siewert JR, Jennewein HM, Waldeck F, Peiper HJ (1973) Experimentelle und klinische Untersuchungen zum Wirkungsmechanismus der Fundoplicatio. Langenbecks Arch Chir 333: 5 – 22
4. Watson DI, Mathew G, Pyke GK, Baigrie J (1998) Efficiacy of anterior, posterior and total fundoplication in an experimental model. Br J Surg 85: 1006 – 1009
5. Pankaj J, Pasricha, William J,Ravich et al. (1993) Effects of intrasphincteric botulinum toxin on the lower esophageal sphincter in piglets 105: 1045 – 1049

Korrespondenzadresse: Dr. med. W.-J. Tiefenbacher, Abteilung für Hepatobiliäre Chirurgie, Universitätsklinikum Hamburg-Eppendorf, Martinistraße 52, 20246 Hamburg, Tel.: 040-42803-2451, Fax: 040-42803-2477

Einfluss unterschiedlicher Cholezystokinin-Analoga auf die Amylasesekretion isolierter Rattenpankreas-Azini

Effects of various cholecystokinin analogues on amylase secretion by isolated rat pancreatic acini

H.-U. Schulz[1], I. M. Teubener[2], R. Mantke[1], D. Schubert[1], A. Sokolowski[3], W. Halangk[4] und H. Lippert[1]

[1] Klinik für Allgemein-, Viszeral- und Gefäßchirurgie, Universität Magdeburg
[2] HNO-Klinik, St. Salvator-Krankenhaus Halberstadt
[3] Institut für Klinische Chemie und Pathobiochemie
[4] Abteilung für Experimentelle Operative Medizin, Universität Magdeburg

Abstract

Experimental models of secretory hyperstimulation are used frequently to study the pathophysiology of acute pancreatitis. The cholecystokinin (CCK) analogue ceruletide (Takus®) which is also applied in human medicine is one of the most popular secretagogues. Takus® contains thiomalate (mercaptosuccinat) as a preservative. Thiomalate is known as an inhibitor of the antioxidant enzyme glutathione peroxidase. We tested the hypothesis that the results of secretory stimulation of the pancreas by Takus® may be influenced by the preservative. Acini were isolated from rat pancreas and exposed to the secretagogues ceruletide (Takus®), ceruletide free of preservative (lyophilised Takus®), or cholecystokinin octapeptide (CCK-8) as well as to the preservative alone. Amylase secretion by the acini was measured after 30 min and 60 min of exposure to different concentrations of the secretagogues (10^{-6} M – 10^{-11} M). All three secretagogues stimulated amylase secretion in a concentration-dependent manner with a submaximal (10^{-11} M), an optimal (10^{-10} M) and an inhibitory (10^{-9} M – 10^{-6} M) range. At optimally stimulating concentration, lyophilised Takus® was the most powerful secretagogue followed by CCK-8 and Takus®. Thiomalate at 8 nM – 8 mM was a weak, but at > 80 mM a powerful inhibitor of amylase secretion. Thus, lyophilised Takus® or CCK-8 should be preferentially used vs. Takus® in studies investigating pancreatic secretion. The results may also have relevance to animal models that use supraphysiologic doses of Takus® to induce mild acute pancreatitis since Takus® may provoke oxidative stress independent of pancreatitis itself via inhibition of the antioxidant enzyme glutathione oxidase by the preservative thiomalate. However, this latter suggestion has to be proven by a subsequent investigation.

Einleitung

Die Pathophysiologie der akuten Pankreatitis ist noch nicht vollständig bekannt. Zur Untersuchung der Pathogenese der Krankheit haben sich in letzter Zeit experimentelle Modelle einer milden Pankreatitis, die durch Applikation supraphysiologischer Dosen der Sekretagoga Cholecystokinin-Oktapeptid (CCK-8) und Cerulein bei Ratten und Mäusen induziert werden, als nützlich erwiesen. Bei Untersuchungen zur Pankreas-Sekretion verschiedener Spezies wurde häufig das auch in der Humanmedizin verwendete CCK-Analogon Ceruletid (Takus®) eingesetzt. Im Präparat Takus® ist dem Ceruletid Thiomalat (Merkaptosukzinat) als Konservierungsmittel zugesetzt, welches ein Inhibitor der Glutathion-Peroxidase ist [1]. In den vorliegenden Untersuchungen wurde die Hypothese geprüft, dass die Ergebnisse der Takus®-Applikation in vitro durch das Konservierungsmittel Thiomalat beeinflusst werden können.

Methodik

Azini wurden aus Rattenpankreata mittels einer Standard-Collagenase-Digestionstechnik isoliert [2]. Das Sekretionsverhalten der Azini wurde durch eine Analyse der Amylase-Freisetzung in einer Dosis-Wirkungs-Untersuchung mit sechs verschiedenen Sekretagoga-Konzentrationen ($10^{-6} - 10^{-11}$ M) im Vergleich zu unstimulierten Azini bestimmt. Dabei wurde die Wirkung der Sekretagoga Ceruletid (Takus®), konservierungsmittelfreies Ceruletid (lyophilisiertes Takus®) sowie Cholezystokinin-Oktapeptid (CCK-8) auf die Amylase-Sekretion isolierter Azini untersucht und mit dem Einfluss des im Takus® als Konservierungsmittel enthaltenen Thiomalats (Merkaptosukzinats) verglichen. Die quantitative Bestimmung der Amylase-Aktivität in den Proben erfolgte jeweils 30 und 60 min nach Zusatz des Sekretagogums mit einem enzymatischen Farbtest (Boehringer, Mannheim) am HITACHI-Reader 747/911.

Ergebnisse

Die Sekretagoga Takus®, Takus® lyo und CCK-8 zeigten einen konzentrationsabhängigen Verlauf der sekretorischen Stimulation mit einem submaximalen (10^{-11} M), einem maximalen bzw. optimalen (10^{-10} M) und einem supramaximalen bzw. inhibitorischen (10^{-9} M bis 10^{-6} M) Bereich. Hinsichtlich der Potenz der Sekretagoga ließ sich bei optimal stimulierender Konzentration folgende Rangordnung erkennen (Prozentangaben im Vergleich zu nicht-stimulierten Azini): Takus lyo® (360%) > CCK-8 (279%) > Takus® (252%). Thiomalat erwies sich in den Konzentrationen von 8 nM − 8 mM als ein schwacher, in Konzentrationen > 80 mM als ein starker Inhibitor der Amylase-Sekretion.

Diskussion und Schlussfolgerung

Aufgrund dieser Daten sollte in Zukunft bei Stimulationsstudien des Pankreas oder seiner funktionellen Bestandteile lyophilisiertes Ceruletid (z.B. Takus® lyo) gegenüber CCK-8 und Takus® bevorzugt eingesetzt werden. Diese Ergebnisse haben möglicherweise auch eine

Relevanz bei Experimenten zur Induktion einer akuten Pankreatitis im Hyperstimulations-Modell, was jedoch noch durch geeignete in vivo-Untersuchungen geprüft werden muss. Für Untersuchungen zur Rolle oxidativen Stresses in der Pankreatitis-Pathogenese sollte kein Takus® eingesetzt werden, da das darin enthaltene Thiomalat die Aktivität des antioxidativ wirksamen Enzyms Glutathion-Peroxidase hemmt und auf diese Weise oxidativen Stress unabhängig von der Pankreatitis induzieren kann. Da oxidativer Stress gerade bei der milden, durch Ceruletid induzierten Pankreatitis eine Rolle spielt [3], bedürfen diese Untersuchungen einer Re-Evaluation mit Thiomalat-freien Sekretagoga.

Literatur

1. Michiels C, Remacle J (1988) Use of the inhibition of enzymatic antioxidant systems in order to evaluate their physiological importance. Eur J Biochem 177: 435 – 441
2. Williams JA, Korc M, Dormer RL (1978) Action of secretagogues on a new preparation of functionally intact, isolated pancreatic acini. Am J Physiol 235: E517 – E524
3. Schulz HU, Niederau C, Klonowski-Stumpe H, Halangk W, Lüthen R, Lippert H (1999) Oxidative stress in acute pancreatitis. Hepato-Gastroenterology 46: 2736 – 2750

Korrespondenzadresse: Priv.-Doz. Dr. med. Hans-Ulrich Schulz, Klinik für Allgemein-, Viszeral- und Gefäßchirurgie, Otto-von-Guericke-Universität Magdeburg, Leipziger Straße 44, 39120 Magdeburg, Fax: 0391-6715570, e-mail: hans-ulrich.schulz@medizin. uni-magdeburg.de

Perflubron-Emulsion (Oxygent™) – eine neue Therapieoption zur Verbesserung der Mikrozirkulation bei akuter Pankreatitis

Perflubron Emulsion (Oxygent™) – a novel therapeutic tool for enhancing microcirculation in acute pancreatitis

T. Foitzik, B. Hotz, H. G. Hotz und H. J. Buhr

Chirurgische Klinik I, Universitätsklinikum Benjamin Franklin, Freie Universität Berlin

Abstract

Microcirculatory disorders (MCD) in severe acute pancreatitis (AP) are not confined to the pancreas but can also be found in other organs (e.g. colon, liver, lungs), where they contribute to AP-associated multiple organ dysfunction syndrome (MODS). Therapy aimed at enhancing microcirculation has been shown to ameliorate MODS even when therapy is delayed to a point at which pancreatic necrosis can no longer be influenced. Thus, research on novel methods for enhancing microcirculation is of particular interest in AP. The aim of this study was to evaluate the effect of a novel perfluorochemical oxygen carrier in AP and compare it with an established method for enhancing microcirculation, i.e. isovolemic hemodilution (HD). Six hours after induction of severe AP by intraductal bile salt infusion and i.v. cerulein, 18 rats were randomized into 3 groups (6 animals each) for therapy with [SAL]: 5 ml/kg normal saline i.v. (untreated controls); [HD]: isovolemic hemodilution by exchange of 8 ml/kg blood for hydroxyethylstarch, or [OXY]: 5 ml/kg perfluobron emulsion i.v. (3 g/kg *Oxygent*™, Alliance Pharmaceutical Corp. San Diego). At 24 hours intravital microscopic determination of pancreatic and colonic capillary blood flow (CBF). Additional monitoring included measurement of heart rate, arterial blood pressure and blood gases, hematocrit, and urine output. Hemodilution therapy significantly reduced hematocrit (33 ± 2 vs. $44 \pm 2\%$ in saline-treated controls) and improved CBF in the pancreas (1.8 ± 01 vs. 1.3 ± 0.1 nl/min) and colon (1.6 ± 0.1 vs. 1.3 ± 0.1 nl/min). This was associated with a stabilization of cardiorespiratory parameters (RR_{sys} 112 ± 17 vs. 94 ± 8 mmHg; O_2 saturation 95 ± 2 vs. $81 \pm 9\%$). Therapy with *Oxygent* had comparable beneficial effects on microcirculation and cardiorespiratory parameters (pancreatic and colonic CBF 1.7 ± 0.1 nl/min; RR_{sys} 115 ± 15 mmHg; O_2 sat. $96 \pm 2\%$) without reducing hematocrit ($43 \pm 2\%$). This suggests that perfluorochemical oxygen carriers may be an option for enhancing microcirculation and stabilizing organ function in severe acute pancreatitis. Further studies will evaluate whether they should be used instead of or in combination with hemodilution.

Einleitung

Störungen der Mikrozirkulation (MZ) sind bei der akuten Pankreatitis (AP) nicht auf das Pankreas beschränkt, sondern lassen sich auch in anderen Organen nachweisen [1].

Während Maßnahmen zur Verbesserung der MZ im Pankreas nur bei sehr frühem Einsatz die Ausdehnung der Nekrosen eindämmen können, reduzieren sie in anderen Organen auch bei verzögertem Therapiebeginn die AP-assoziierten Funktionseinschränkungen [2]. Damit bleibt die Erforschung neuer Methoden zur Verbesserung der MZ bei der AP von besonderem Interesse. Die vorliegende Studie untersucht erstmals den Effekt eines intravenös verabreichten Perfluorkarbons im Tiermodell der schweren AP und stellt dessen Effekte im Bereich der MZ denen der isovolämischen Hämodilution (HD) gegenüber, die derzeit als beste klinisch evaluierte Methode zur Verbesserung der MZ bei der AP gilt [3].

Methodik

Induktion der schweren akuten Pankreatitis (AP) bei 18 Ratten durch eine standardisierte intraduktale Gallesalzinfusion (10 nM Glykodesoxycholsäure) und exokrine Hyperstimulation mit Caerulein i.v.. Nach 6 Stunden Randomisation der Versuchstiere in 3 Therapiegruppen: Gruppe [NaCl]: 5 ml/kg Kochsalz i.v. (unbehandelte Kontrollen); Gruppe [HD]: Isovolämische Hämodilution durch Austausch von 8 ml/kg Blut gegen Hydroxyäthylstärke (6% HES 200.000/0.5); Gruppe [OXY]: 5 ml/kg Perfluobron-Emulsion i.v. (3 g/kg *OXYGENT*; Alliance Pharmaceutical, San Diego/USA). Nach 24 Stunden intravitalmikroskopische Untersuchung des kapillaren Blutflusses (CBF) im Pankreas und Kolon mittels FITC-markierter Erythrozyten und CAP-Image Bildanalysesystem [4]. Zum Organmonitoring wurden kontinuierlich bzw. wiederholt Herzfrequenz, arterielle Blutdrucke und Blutgase, der Hämatokrit und die Urinausscheidung bestimmt.

Ergebnisse

Im Vergleich zur Therapie mit NaCl führte die Hämodilutionsbehandlung zu einer signifikanten Senkung des Hämatokrits und Erhöhung des CBF sowohl im Pankreas als auch Kolon. Kardiorespiratorische Parameter (z.B. systolischer Blutdruck und O_2-Sättigung) waren ebenfalls verbessert. Die Therapie mit *Oxygent* hatte vergleichbar positive Effekte, ohne dass es zu einer signifikanten Senkung des Hämatokrits kam (siehe Tabelle 1).

Tabelle 1. Vergleich der Wirkung von Kochsalz (NaCl), isovolämischer Hämodilution (HD) und intravenöser Perfluorkarbon-Therapie (OXY) auf Hämatokrit (HKT), kapillären Blutfluss (CBF) und kardiorespiratorische Parameter (O_2-Sättigung, systolischer Blutdruck) bei akuter Pankreatitis (Mittelwerte ± SD)

	HKT [%] nach Therapie	HKT [%] nach 24 Std.	CBF [nl/min] Pankreas	CBF [nl/min] Kolon	O_2-Sättig. [%]	RR_{sys} [mmHg]
NaCl (6)	54 ± 2	44 ± 2	1.3 ± 0.1	1.3 ± 0.1	81 ± 9	94 ± 9
HD (6)	$40 \pm 3^*$	$33 \pm 2^*$	$1.8 \pm 0.1^*$	$1.6 \pm 0.1^*$	$95 \pm 2^*$	$111 \pm 19^*$
OXY (6)	55 ± 2	43 ± 2	$1.7 \pm 0.1^*$	$1.7 \pm 0.1^*$	$96 \pm 2^*$	$115 \pm 15^*$

* $p < 0.05$ vs. NaCl

Folgerung

Im Tiermodell der schweren akuten Pankreatitis führt der künstliche Sauerstoffträger *Oxygent* auch ohne Hämodilution zu einer Verbesserung der Mikrozirkulation und kardiorespiratorischer Parameter. Dies entspricht den positiven Erfahrungen mit intravenösen Perfluorkarbonen bei anderen Erkrankungen mit verminderter Blut- bzw. Sauerstoffversorgung des Gewebes [5]. Möglicherweise ist *Oxygent* ein auch bei der akuten Pankreatitis geeignetes Mittel zur Verbesserung der Mikrozirkulation, das alternativ oder in Kombination mit der Hämodilution eingesetzt werden kann.

Literatur

1. Foitzik T, Eibl G, Kahrau S, Kasten C, Buhr HJ (2000) Nachweis persistierender systemischer Mikrozirkulationsstörungen bei der akuten Pankreatitis. Langenbecks Arch Chir Suppl 1: 595 – 599
2. Foitzik T, Eibl G, Buhr HJ (2000) Therapy for microcirculatory disorders in severe acute pancreatitis: comparison of delayed therapy with ICAM-1 antibodies and a specific Endothelin A receptor antagonist. J Gastrointestinal Surg 4: 240 – 246
3. Klar E, Foitzik T, Buhr HJ, Messmer K, Herfarth C (1993) Isovolemic hemodilution with dextran 60 as treatment of pancreatic ischemia in acute pancreatitis. Clinical practicability of an experimental concept. Ann Surg 217: 369 – 374
4. Klyscz T, Jünger M, Jung F, Zeintl H (1997) Cap-Image: ein neuartiges computer-gestütztes Videobildanalysesystem für die dynamische Kapillarmikroskopie. Biomed Technik 42: 168 – 175
5. Frietsch T, Lenz C, Waschke KF (2000) Intravenöse Perfluorkarbone. Künstliche Sauerstoffträger und ihre medizinische Anwendung. Dtsch Med Wschr 125: 465 – 472

Korrespondenzadresse: PD Dr. Th. Foitzik, Chirurgische Universitätsklinik (CUK) Rostock, Schillingallee 35, 18057 Rostock, e-mail: thomas.foitzik@med.uni-rostock.de

Der Einfluss von Stickstoffmonoxid-Donatoren und -Synthase-Inhibitoren auf die intestinale Motilität beim Rattenmodel der akut nekrotisierenden Pankreatitis

In vivo effect of nitric oxide donors – and synthase inhibitors on intestinal contractility in a rat model of acute pancreatitis

K. Bössenrodt, A. Rocks, N. Runkel und H. J. Buhr

Chirurgische Klinik und Poliklinik I, Universitätsklinikum Benjamin Franklin, Freie Universität Berlin

Abstract

Reduced intestinal motility and bacterial translocation are associated with septic complications and increased mortality in acute necrotizing pancreatitis (ANP). This study demonstrates that administration of nitric oxide (NO) donors further reduces intestinal motility and enhances severity of ANP. In contrast intestinal motility is restored to almost normal levels by inhibition of NO-synthase. Selective inhibition of iNO-synthase by SMT proved to be most effective. These results suggest that septic complications in ANP may be reduced by SMT treatment.

Einleitung

Die akut nekrotisierende Pankreatitis (ANP) ist mit einer frühen Reduktion der Darmmotilität und bakteriellen Translokation assoziiert. In früheren Studien konnten wir zeigen, dass durch Verbesserung der Motilität die bakterielle Translokation reduziert und die Mortalität der ANP gesenkt werden kann. Diese Studie untersucht den Einfluss von Stickstoffmonoxid (NO) durch die Gabe von NO-Donatoren (L-Arginin, Molsidomin) sowie NO-Synthase-Inhibitoren (L-NAME, SMT) auf die Darmmotilität. Zur Beantwortung der Frage nach einem messbaren Effekt erfolgte die Quantifizierung der Motilitätsänderung durch die Messung von Kontraktilität und Propulsion an Darmpräparaten von Ratten mit experimentell induzierter ANP.

Material und Methoden

Bei 60 Ratten wurde eine ANP durch intraduktale Gallensalzinfusion und i.v. Infusion von Cerulein 5 µg/kg über 6 h induziert. Weitere 60 Ratten erhielten eine Scheinoperation mit Infusion von NaCl und dienten als Kontrolle. Die Ratten wurden in 5 Behandlungsgruppen à 12 Tiere unterteilt. Gruppe 1: NaCl, Gruppe 2: L-Arginin (30 mg/kg KG als Bolus und 10 mg/kg KG/h), Gruppe 3: Molsidomin (0,1 mg/kg KG/h), Gruppe 4: L-NAME (10 mg/kg KG/h), Gruppe 5: SMT (10 mg/kg KG/h). Nach 24 h erfolgte bei der Hälfte der Tiere die Messung der Kontraktilität (isotonische Kontraktilitätsmessung von Ileumstreifen im 4-

Kanal-Organbad), bei der anderen Hälfte die Messung der Propulsion (Intraduodenale Applikation von fluoreszenzmarkiertem FITC Dextran und Berechnung der Dextranverteilung im Dünndarm).

Ergebnisse

Durch Induktion der ANP zeigt sich ein signifikanter Abfall der Kontraktilität als auch Propulsion. Durch Gabe der NO-Synthase-Inhibitoren bei ANP lässt sich ein signifikanter Anstieg der Kontraktilität als auch Propulsion im Vergleich zu ANP Tieren, die nicht oder mit NO-Donatoren behandelt wurden, feststellen (Tabelle 1 und 2).

Tabelle 1. Kontraktilität (g)

	NaCl	L-Arginin	Molsidomin	L-NAME	SMT
ANP	$2,21 \pm 0,26$*	$2,67 \pm 0,84$	$2,58 \pm 0,39$	$3,84 \pm 0,7$	$3,29 \pm 0,8$
Kontrolle	$2,67 \pm 0,22$	$2,44 \pm 0,61$	$2,62 \pm 0,26$	$3,10 \pm 0,64$	$2,93 \pm 0,65$

* $= p < 0,05$ vs NaCl Kontrolle, L-NAME, SMT

Tabelle 2. Propulsion (%)

	NaCl	L-Arginin	Molsidomin	L-NAME	SMT
ANP	$22,11 \pm 6,13$*	$25,69 \pm 8,24$	$21,15 \pm 7,36$	$32,56 \pm 12,4$	$41,02 \pm 5,27$
Kontrolle	$48,63 \pm 11,9$	$51,97 \pm 7,32$	$51,53 \pm 8,25$	$49,33 \pm 5,37$	$43,06 \pm 8,7$

* $= p < 0,05$ vs NaCl Kontrolle, SMT

Zusammenfassung

1. Durch Induktion einer ANP und Gabe von NO-Donatoren wird die intestinale Motiltät reduziert, wodurch der Schweregrad der ANP steigt. NO-Synthase-Hemmer heben diese Wirkung nahezu auf. 2. Dies geschieht insbesondere durch die selektive Inhibition der iNO-Synthase durch SMT, somit stellt SMT eine mögliche Prophylaxe/Therapieoption bei der Sepsis als Komplikation einer Pankreatitis dar.

Literatur

1. Hobbs AJ, Higgs A, Moncada S (1999) Inhibition of nitric oxide synthase as a potential therapeutic target, Annu Rev Pharmacol Toxicol 39: 191 – 220
2. Runkel NS, Moody FG, Smith GS, Rodriguez LF, La Rocco MT, Miller TA (1991) The rodle of the gut in the development of sepsis in acute pancreatitis, J Surg Rse 51: 18 – 23
3. Zyromski NJ, Duenes JA, Kendrick ML, Balsiger BM, Farrugia G, Sarr MG (2001) Mechanism mediating nitric oxide – induced inhibition in human jejunal longitudinal smooth muscle Surgery 130: 489 – 96

Korrespondenzadresse: Dr. med Konstanze Bössenrodt, Chirurgische Klinik und Poliklinik I, Universitätsklinikum Benjamin Franklin, Hindenburgdamm 30, 12200 Berlin, Fax.: 030-8445-2740, e-mail: Konstanze.Boessenrodt@ukbf.fu-berlin.de

Nerven-Veränderungen bei der chronischen Pankreatitis sind unabhängig von der zugrunde liegenden Ätiologie

Neural alterations in chronic pancreatitis are independent of the underlying etiology

H. Friess[1], M. E. Martignoni[1], S. Shrikhande[1], A. Kappeler[2], H. Ramesh[3], A. Zimmermann[2] und M. W. Büchler[1]

[1] Abteilung für Allgemeine, Viszerale, Unfallchirurgie und Poliklinik, Universität Heidelberg
[2] Institut für Pathologie, Universität Bern, Schweiz
[3] PVS Memorial Hospital, Cochin, India

Abstract

Nerve alterations and neuroimmune interactions have been suggested to participate in the generation of pain. In this study, we compared neural changes and the pattern of perineural inflammatory cell infiltrates in three different etiological forms (alcoholic, idiopathic, tropical) of chronic pancreatitis (CP).

Pancreatic tissues of 35 patients with different etiologies of CP and 10 normal pancreas were included. Neural changes and perineural inflammatory cell infiltrates were analyzed.

In comparison to the normal controls the median number of nerves per 10 mm^2 tissue area was significantly higher in alcoholic CP and idiopathic CP but not in tropical CP. The median area of neural tissue per 10 mm^2 was significantly increased in all three CP groups compared to normal controls. The median nerve diameter was also significantly increased in alcoholic, idiopathic and tropical CP. Neural changes were not different between alcoholic, idiopathic and tropical CP. No differences in perineural inflammation were observed among the three CP groups.

Independent of the underlying etiology, chronic pancreatitis is associated with an increase in neural tissue, and neural alterations occur in a similar fashion irrespective of the type of initiating event.

Einleitung

Die chronische Pankreatitis ist eine inflammatorische Erkrankung vor allem des exokrinen Pankreasgewebes, welche durch den fibrotischen Umbau des Gewebes letztendlich zur exokrinen und endokrinen Pankreasinsuffizienz führt. Ein wesentliches Hauptsymptom der chronischen Pankreatitis sind rezidivierende, in Attacken auftretende akute Oberbauchschmerzen, die häufig auch mit Analgetika nur schwer zu beherrschen sind [1]. Die wahrscheinlichste Ursache dieser Schmerzen sind Nervenalterationen im Pankreasgewebe, welche zu einer Schwellung der Nerven und Schädigung ihres Perineuriums führen. Zudem kommt es zu einer Zunahme der Nervenanzahl im Pankreasgewebe [2, 3].

In der westlichen Welt ist chronischer Alkoholabusus die häufigste ätiologische Ursache (80%) der chronischen Pankreatitis (alkoholische Pankreatitis). Des weiteren können

Mutationen z.B. im Trypsinogen Gen zu einer familiär vererbten chronischen Pankreatitis (heriditäre Pankreatitis) führen. In den tropischen Regionen (z.B. in Indien) ist eine alkohol-unabhängige Form der chronischen Pankreatitis (tropische Pankreatitis), welche vor allem jüngere Patienten betrifft, häufig anzutreffen. Weiterhin kann die chronische Pankreatitis auch ohne klar erkennbare Ursache auftreten und wird unter idiopathischer chronischer Pankreatitis subsummiert [4, 5].

In dieser Studie haben wir die Nervenveränderungen im Pankreasgewebe bei der alkoholischen, tropischen und idiopathischen chronischen Pankreatitis untersucht und evaluiert, ob verschiedene Ätiologien der chronischen Pankreatitis gleiche oder verschiedene histopathologische Veränderungen nach sich ziehen. Hintergrund hierfür war, dass wenn Nervenveränderungen bei der alkoholischen Pankreatitis für die Schmerzpathogenese von Bedeutung sind, auch andere ätiologische Formen der chronischen Pankreatitis, welche mit starken Schmerzen einhergehen, ähnliche Nervenalterationen aufweisen müssten.

Patienten und Methoden

Pankreasgewebe von 35 Patienten mit chronischer Pankreatitis (25M und 10F) wurden in die Studie eingeschlossen. Die Ätiologie der chronischen Pankreatitis war bei 11 Patienten (9M, 2F) alkoholischer, bei 12 Patienten (6M, 6F) idiopathischer und bei 12 Patienten (10M, 2F) tropischer Genese. Gewebe von 10 Organspendern diente als Kontrolle. Konsekutive in Paraffin eingebettete 3 – 5 µm Gewebeschnitte wurden mit dem Protein Gene Produkt 9.5 (PGP 9.5, panneuraler Marker) immunhiostochemisch angefärbt. Die weitere Analyse der Schnitte wurde von zwei unabhängigen Untersuchern mit Hilfe einer Computer basierten Image-Analyse Software (Image Pro 4.0, Media Cybernetics, Silver Spring, MD, USA) durchgeführt.

Ergebnisse

Im normalen Pankreas, bei alkoholischer, idiopathischer und tropischer chronischer Pankreatitis war die mediane Anzahl der Nerven pro 10 mm^2 Gewebefläche 2.3, 4.3, 4.4 und 2.6. Die mediane Nervenfläche pro 10 mm^2 Gewebefläche lag bei 2550, 21803, 18595 und 24666 $µm^2$. Im Median war der Nervendurchmesser bei alkoholischer, idiopathischer und bei tropischer Pankreatitis 1,8- bis 2,6-fach erhöht. Im Vergleich zu den normalen Kontrollen waren alle Parameter bis auf die Nervenanzahl bei tropischer Pankreatitis signifikant erhöht. Zwischen den drei Ätiologien der chronischen Pankreatitis zeigten sich bezüglich der untersuchten Parameter keine signifikanten Unterschiede.

Diskussion

Das Hauptsymptom der chronischen Pankreatitis ist der starke Oberbauchschmerz, der entweder konstant oder in wiederkehrenden Attacken auftritt. Die Ursache dieser Schmerzen sind wahrscheinlich Nervenalterationen. Trotz sehr unterschiedlicher Ätiologie der Pankreatitis (alkoholisch, idiopathisch oder tropisch) konnten wir in dieser

Studie vergleichbare histopathologische und neurale Veränderungen im Pankreasgewebe bei allen drei Ätiologieformen nachweisen. Unabhängig von der Ätiologie ist die chronische Pankreatitis mit einer Zunahme des Nervengewebes assoziiert. Dies legt die Schlussfolgerung nahe, dass auch bei unterschiedlicher Ätiologie die chronische Pankreatitis einen gemeinsamen pathomorphologischen Verlauf nimmt und dass Nervenalterationen hierbei eine wichtige Rolle spielen.

Literatur

1. Di Magno EP (1993) Conservative management of chronic pancreatitis. In Beger HG, Büchler MW, Malfertheiner P (eds): Standards in pancreatic surgery, New York, Springer Verlag, p 325 – 332
2. Bockman DE, Büchler MW, Malfertheiner P, Beger HG (1988) Analysis of nerves in chronic pancreatitis. Gastroenterology 94: 1459 – 1469
3. Di Sebastiano P, Fink T, Weihe E, Friess H, Innocenti P, Beger HG, Büchler MW (1997) Immune cell infiltration and growth-associated protein 43 expression correlate with pain in chronic pancreatitis. Gastroenterology 112: 1648 – 1655
4. Ammann RW (1984) Alcoholic pancreatitis with special reference to clinical course, diagnosis and differential diagnosis. Schweiz Rundsch Med Prax 73: 573 – 577
5. Choudari CP, Lehman GA, Sherman S (1999) Pancreatitis and cystic fibrosis gene mutations. Gastroenterol Clin North Am 28: 543 – 548

Korrespondenzadresse: PD Dr. med. Helmut Friess, Universitätsklinikum Heidelberg, Abteilung für Allgemeine, Viszerale, Unfallchirurgie und Poliklinik, Im Neuenheimer Feld 110, 69120 Heidelberg, Tel.: 06221 56 6900, Fax: 06221 56 6903, e-mail: helmut_friess@med. uni-heidelberg.de

Unterschiedliche Effekte der Bestrahlung im gesunden Pankreas und im Pankreaskarzinom der Ratte

Difference of radiogenic effects on microcirculation in healthy pancreas and in pancreatic carcinoma of the rat

E. Ryschich[1], J. Schmidt[1], Th. Loeffler[1], M. M. Gebhard[2], W. Harms[3] and E. Klar[1]

[1] Chirurgische Klinik
[2] Abteilung für Experimentelle Chirurgie
[3] Strahlentherapie, Universität Heidelberg

Abstract

Purpose: Radiation was suggested for the vascular targeted therapy of malignant tumors. In this study, we compared the radiogenic effects on microcirculation in healthy and malignant pancreatic tissue. Material and Methods: The model of duct-like pancreatic cancer (DSL6A) was used. The tumors were locally irradiated with 15Gy 4 weeks after intraperitoneal inoculation. Additionally, local radiation of normal pancreas was performed in healthy animals. Intravital microscopy of tumor and normal pancreatic microvessels was performed 5 days after radiation. Relevant parameters were erythrocyte velocity and functional vessel density. Tumor apoptosis and fraction of vital tumor cells were quantified histologically 5 and 12 days after radiation. Results: The local radiation with 15Gy caused a pronounced impairment of blood flow ($p = 0.006$) and functional capillary density ($p = 0.001$) in the normal pancreas 5 days after radiation while the tumor blood flow was not significantly changed. A significant reduction of fraction of the vital tumor cells ($p = 0.010$) and a significant increase of tumor apoptosis ($p = 0.017$) were observed 12 days after radiation. Conclusion: Local radiation reduces the blood flow in healthy pancreas, but not in pancreatic tumor. Tumor cell death is the leading characteristic of radiation-injury in malignant pancreatic tissue. The present study showed that radiation is not an universal approach for vascular-targeted therapy in malignant pancreatic tissue.

Einleitung

Bestrahlung führt zu einer Schädigung der normalen Mikrozirkulation durch eine Apoptoseinduktion der Endothelzellen, Thrombozytenaggregation und Induktion der Adhäsionsmoleküle sowie der Zytokine [1]. Deswegen wurde die Bestrahlung für eine auf die Mikrozirkulation maligner Tumore gerichtete Therapie vorgeschlagen. Das Ziel der Studie war es, die Effekte der Strahlentherapie auf die Mikrozirkulation im gesunden und im malignen Pankreasgewebe in einem experimentellen Modell zu vergleichen.

Methodik

Die Induktion eines duktal-differenzierten Pankreaskarzinoms (DSL6A) erfolgte durch intraperitoneale Tumorimplantation eines soliden Tumorfragmentes zwischen 2 biokompatiblen PMMA-Plättchen [2]. 12 gesunde und 24 tumortragende Lewis-Ratten wurden verwendet. Vier Wochen nach Tumorinokulation wurden die Tumore lokal mit 15Gy mit Hilfe eines Linearbeschleunigers bestrahlt. Das Pankreas gesunder Tiere wurde in einer zusätzlichen Gruppe lokal bestrahlt. Die Mikrozirkulation im gesunden und im malignen Pankreasgewebe wurde 5 Tage nach Bestrahlung intravitalmikroskopisch untersucht. Erythrozytengeschwindigkeit, funktionelle Gefäßdichte und Leukozyten-Endothel-Interaktion wurden analysiert. Der Anteil der vitalen Tumorzellen und die Tumorapoptose (TUNEL) wurden 5 und 12 Tage nach Bestrahlung histomorphologisch quantifiziert.

Ergebnisse

5 Tage nach Bestrahlung: Lokale Bestrahlung verursachte eine signifikante Senkung von Erythrozytengeschwindigkeit (p = 0,006) und funktioneller Mikrogefäßdichte (p = 0,001) nur im gesunden Pankreas. Die Bestrahlung erhöhte signifikant die Leukozyten-Endothel-Interaktion hoher Affinität (Sticking) im gesunden (p = 0,001) und im malignen Pankreasgewebe (p = 0,008). Die Daten der Mikrozirkulation sind in der Tabelle 1 zusammengefasst:

	Gesundes Pankreas		Pankreaskarzinom	
	Kontrolle	15 Gy	Kontrolle	15 Gy
Erythrozytengeschwindigkeit (mm/sec)	0,99 ± 0,23	0,54 ± 0,14*	1,12 ± 0,21	0,94 ± 0,31
Gefäßdichte (n/mm²)	565 ± 89	325 ± 63*	178 ± 65	187 ± 55
Adhärente Leukozyten (n/100 μm)	0,52 ± 0,77	2,66 ± 1,42*	0,46 ± 0,32	2,68 ± 1,87*

12 Tage nach Bestrahlung: Die Anzahl der vitalen Tumorzellen war (607 ± 184 Zellen/mm²) signifikant niedriger im Vergleich zur Kontrolle (1305 ± 242 Zellen/mm²) (p = 0,004). Die unbestrahlten Tumore zeigten eine Apoptoserate unter 1%. Die Bestrahlung verursachte eine signifikante Erhöhung der Tumorapoptose 5 (3,7 ± 3,3%; p = 0,004) und 12 (3,2 ± 3,5%; p = 0,017) Tage nach Bestrahlung.

Diskussion

Unsere Studie zeigte, dass die Schädigung der Pankreasmikroperfusion ein wichtiger Effekt der Bestrahlung ist. Dieser Effekt spielt möglicherweise eine wichtige Rolle in der Entwicklung postoperativer Komplikationen wie einer Insuffizienz der pankreatiko-jejunalen Anastomose [3]. Obwohl unsere Studie die morphologischen Veränderungen im Pankreas in der Spätphase nicht untersucht hat, zeigte eine frühere histomorphologische

Untersuchung, dass die Fibrosierung und Gefäßobliteration im normalen Pankreasgewebe 50 – 150 Tage nach einer fraktionierten hochdosierten Bestrahlung (80Gy) entsteht [4]. Demgegenüber zeigte die Bestrahlung mit 15 Gy keinen Effekt auf die Mikroperfusion des Pankreaskarzinoms. Deswegen kann sie nicht für eine Therapie maligner Tumore verwendet werden, die primär auf die Tumormikrozirkulation gerichtet ist. Die Bestrahlung mit 15 Gy führte zur Reduktion der Fraktion der vitalen Tumorzellen im Folge der tumorzytotoxischen Wirkung 12 Tage nach Radiatio. Ein vergleichbarer zytotoxischer Effekt der Bestrahlung ist bei den meisten Tumorarten zu erwarten, weil die Dosis 15 Gy bereits in der strahlentherapeutischen Spannweite liegt.

Unsere früheren Untersuchungen zeigten eine reduzierte Leukozytenadhäsion am Tumorendothel, die eine Verschlechterung der Tumorerkennung durch die T-Zellen bedeuten kann [2, 5]. Unsere Studie demonstriert, dass die Bestrahlung mit 15 Gy die Leukozytenadhäsion und Leukozytenmigration im Tumor verstärkt. Bereits eine niedriger dosierte Bestrahlungsdosis (5 Gy) zeigte einen vergleichbaren stimulierenden Effekt auf die Leukozytenadhäsion in den Tumorgefäßen 16 – 18 Stunden nach Radiatio [5]. Die Erhöhung der Anzahl fest am Endothel anhaftender Leukozyten führte nicht zu einer Verschlechterung der Durchblutung, weil die Untersuchung in den Gefäßen mit einem Durchmesser von 20 – 40 µm durchgeführt wurde. Man kann daher postulieren, dass die radiogen aktivierte Leukozyten-Endothel-Interaktion und Leukozyten-migration zu einer Durchbrechung der Immuntoleranz des Pankreaskarzinoms einen Beitrag leisten könnte.

Literatur

1. Hannahan DE, Chen AY, Teng M, Cmelak AY. (1999) Drug-radiation interactions in tumor blood vessels. Oncology; Suppl. 5: 71 – 77
2. Schmidt J, Ryschich E, Daniel V, Herzog L, Werner J, Herfarth Ch, Longnecker DS, Gebhard MM, Klar E (2000) Vascular structure and microcirculation of experimental pancreatic carcinoma in the rat. Eur J Surg 166: 328 – 335
3. Kasperk R, Klever P, Andreopoulos D, Schumpelick V (1995) Intraoperative radiotherapy for pancreatic carcinoma. Br J Cancer 82: 1259 – 61
4. Kovacs L. (1976) Histological examination of pancreatic parenchymal changes induced by an experimental fractionated local exposition to X-rays Strahlentherapie 152: 455 – 468
5. Ryschich E, Schmidt J, Harms W, Herfarth Ch, Klar E (2000) Low-dose radiation reconstitutes suppressed leukocyte adherence to tumor endothelium in pancreatic cancer of the rat. Digestion 61: 262 – 263

Korrespondenzadresse: Dr. E. Ryschich, Chirurgische Universitätsklinik, Im Neuenheimer Feld 110, 69120 Heidelberg

Die Mikrozirkulation des humanen Pankreas in der frühen Reperfusion nach Pankreastransplantation

Microvascular imaging of the human pancreas in the early reperfusion period following clinical pancreas transplantation

K.-D. Schaser[1], G. Puhl[2], M. D. Menger[3], B. Vollmar[3], P. Neuhaus[2] und U. Settmacher[2]

[1] Klinik für Unfall- und Wiederherstellungschirurgie
[2] Klinik für Allgemein-, Viszeral- und Transplantationschirurgie, Charité, Campus Virchow-Klinikum, Medizinische Fakultät, Humboldt-Universität Berlin
[3] Institut für Klinisch-Experimentelle Chirurgie, Universität des Saarlandes, Homburg/Saar

Abstract

Introduction: There is abundant experimental evidence to indicate that microcirculatory deteriorations developing in response to post-ischemic reperfusion are key determinants for manifestation of graft pancreatitis and subsequent exo- and endocrine organ dysfunction. Using non-invasive orthogonal spectral (OPS) imaging this study was aimed to intraoperatively visualize and quantitatively assess pancreatic microcirculation in patients undergoing simultaneous pancreas/kidney transplantation. *Methods:* In nine patients undergoing simultaneous pancreas/kidney transplantation microcirculation of the pancreas graft was analyzed at 5 and 30 min following graft reperfusion using OPS-imaging. Pancreatic microcirculatory parameters of six healthy individuals undergoing donor operation for living-related liver transplantation served as controls. Assessment of microcirculatory parameters included capillary diameter, functional capillary density (FCD) and red blood cell velocity (V_{RBCV}). Based on these parameters the heterogeneity index (HI) and volumetric capillary blood flow (vCBF) were calculated. *Results:* During early graft reperfusion capillary perfusion was significantly impaired as an increased intercapillary distance, reduced capillary blood flow and microvascular thrombosis in terms of post-ischemic 'no reflow' were characteristically observed. The FCD and RBCV were found constantly decreased throughout the entire study period when compared to controls. Furthermore, capillary diameter were significantly increased following graft reperfusion. Calculation of vCBF and HI displayed only a slight increase most pronounced at 30 min of reperfusion. *Conclusion:* Intraoperative OPS-imaging permits for the first time to non-invasively visualize and quantitatively assess human pancreas microcirculation. It further allows in vivo estimation of conservation- and ischemia/reperfusion-associated microvascular injury during early reperfusion period. Early microvascular response to pancreas transplantation in humans is characterized by persistently decreased acinar perfusion including capillary dilation and nutritive dysfunction. Recognition of initial microcirculatory disturbances may have therapeutic implications for preventing ischemia/reperfusion-induced exo- and endocrine graft dysfunction and should allow a correlation to the individual clinical course.

Einleitung

Postischämische Minderdurchblutung und Störung der Mikrozirkulation stellen die entscheidenden pathogenetischen Faktoren in der Entstehung der Pankreatitis und des akuten Organversagens nach Pankreastransplantation dar. Experimentelle Untersuchungen zeigen, dass die in der Ischämie/Reperfusionsphase induzierte Minderperfusion zu endothelialer Dysfunktion, Leukozytenadhärenz und Hypoxie des Transplantates mit postischämischer Pankreatitis und Beeinträchtigung v.a. der exokrinen Organfunktion führt. Bei der Transplantation des humanen Pankreas beschränken sich bisherige quantitative Verfahren zur intraoperativen Erfassung der Transplantatreperfusion auf indirekte Verfahren und erlauben keine direkte Visualisierung der acinären Mikrozirkulation. Mit der orthogonalen Reflex-Spektrophotometrie (CYTOSCAN™ A/R , OPS-imaging) steht erstmals ein intravitalmikroskopisches Mikrozirkulationsmonitoring zur Visualisierung und quantitativen Analyse der mikrovaskulären Architektur solider humaner Organe ohne die Notwendigkeit der Applikation von toxischen Fluoreszenzfarbstoffen zur Verfügung. Das Ziel der vorliegenden Untersuchungen war die Evaluation der klinischen Anwendbarkeit des OPS-Systems zur Mikrozirkulationsanalyse am humanen Pankreas. Zusätzlich sollten eine direkte intraoperative Darstellung und quantitative Analyse Ischämie/Reperfusions-bedingter Störungen der Mikrozirkulation nach klinischer Pankreastransplantation erfolgen.

Material und Methoden

Intraoperativ wurde während simultaner Pankreas-Nierentransplantation bei 9 Patienten (45 ± 9 Jahre; m/w: 5/4) die mikrovaskuläre Perfusion des transplantierten Pankreas (Ischämiezeit: $9,1 \pm 3,3$ h; Konservierung: $7 \times$ UW/$2 \times$ HTK) mittels OPS-imaging visualisiert und quantitativ analysiert. Die Messungen erfolgten an mindestens 5 unterschiedlichen Stellen im Bereich des Pankreaskopfes und -korpus. Gemessen wurden funktionelle Kapillardichte (FCD in cm^{-1}), kapillare Durchmesser (D in μm) und Erythrozytenfließgeschwindigkeit (V_{RBCV} in μm/sec) jeweils 5 und 30 min nach Reperfusion. Als Kontrolle wurde die Mikrozirkulation des Pankreas von 6 gesunden Leber-Lebendspendern (44 ± 15 Jahre; m/w: 2/4) untersucht. Die Errechnung des kapillaren Blutflußvolumens (BV in pl/s) und Heterogenitätsindexes (HI) erfolgte nach $BV = \pi/(D/2)^2 \times V_{RBCV}$ und $HI = FCD_{max}\text{-}FCD_{min}/FCD_{mean}$.

Ergebnisse

In den Kontrollen fand sich eine homogene acinäre Perfusion mit relativ hoher kapillärer Blutflußgeschwindigkeit und ohne nutritive Dysfunktion. Die postischämische Transplantatreperfusion bewirkte im Vergleich zu den Kontrollpatienten ein heterogenes acinäres Perfusionsmuster mit vereinzelter kapillarer Stase und Thrombose ('no reflow'). Die Reperfusion des Transplantates führte zu einer signifikanten Zunahme der kapillaren Durchmesser und Reduktion der FCD auf ca. 80% der Kontrollen (Tabelle 1). Zudem fand sich nach Reperfusion eine signifikante Abnahme der kapillaren Erythrozytenfließgeschwindigkeit. Der volumetrische kapillare Blutfluss und der Heterogenitätsindex zeigten

Tabelle 1. Pankreasmikrozirkulation in gesunden Kontrollpatienten sowie nach Pankreastransplantation (5 min und 30 min nach Reperfusion).

Gruppen	FCD (cm^{-1})	D (μm)	V_{RBCV} $(\mu m/s)$	BV (pl/s)	Heterogenitätsindex (HI)
Kontrolle	426 ± 37	$6,3 \pm 0,2$	1010 ± 194	$31,4 \pm 5,1$	$0,22 \pm 0,06$
5 min Reperfusion	350 ± 54 [a]	$7,3 \pm 0,3$ [a]	643 ± 134 [a]	$27,0 \pm 6,1$	$0,26 \pm 0,07$
30 min Reperfusion	343 ± 41 [a]	$7,4 \pm 0,6$ [a]	720 ± 71 [a]	$35,9 \pm 14,9$	$0,38 \pm 0,12$

Mittelwerte $\pm$ SD; [a]) $p < 0,05$ *vs.* Kontrollen (ANOVA für wiederholte Messungen und post hoc Bonferroni-Korrektur)

eine nur geringfügige Zunahme. Die Beeinträchtigungen der acinären mikrovaskulären Perfusion waren zu 5 und 30 min Reperfusion konstant.

Zusammenfassung

OPS-Imaging ermöglicht erstmals eine direkte intraoperative Visualisierung humaner Pankreasmikrozirkulation. Die Technik erlaubt eine nicht-invasive quantitative Analyse der Ischämie/Reperfusions- und Konservierungs-bedingten Veränderungen der Mikrozirkulation im Pankreastransplantat. Die Mikrozirkulation in der frühen Reperfusionsphase ist durch eine acinäre Perfusionsstörung mit kapillärer Dilatation und nutritiver Dysfunktion gekennzeichnet. Diese Ischämie/Reperfusions- und Konservierungs-induzierte Minderperfusion lässt eine kausale Bedeutung für die Manifestation der Transplantatpankreatitis vermuten. Inwieweit das Ausmaß der postischämischen Mikrozirkulationsstörungen einen prädiktiven Wert für die Inzidenz und Schwere der Transplantatpankreatitis besitzt und damit die postoperative exo- und endokrine Organfunktion determiniert, bedarf weiterer Untersuchungen. Das Erkennen dieser initialen Mikrozirkulationsstörungen bietet jedoch einen therapeutischen Ansatz zur Prävention einer Ischämie/Reperfusionsbedingten Organschädigung und ermöglicht zusätzlich eine direkte Korrelation zum klinischen Verlauf.

Korrespondenzadresse: Dr. med. Klaus-D. Schaser, Unfall- und Wiederherstellungschirurgie, Charité, Medizinische Fakultät, Humboldt Universität Berlin, Campus Virchow, Augustenburger Platz 1, 13353 Berlin, Tel.: 49-30-450 552098; Fax: 49-30-450 552958; e-mail: klaus-dieter.schaser@charite.de

Einfluss von Hepatic Stimulator Substance (HSS) auf das Proliferationspotential von humanen Leberzellen

Effect of hepatic stimulator substance (HSS) on the proliferation potential of human hepatocytes

W. E. Thasler[1,4], T. S. Weiss[4], K. C. Letschert[1], C. Hellerbrand[2,4], W. An[3] und K.-W. Jauch[1]

[1] Klinik und Poliklinik für Chirurgie
[2] Klinik und Poliklinik für Innere Medizin I, Klinikum der Universität Regensburg
[3] Department of Cell Biology, Capital University of Medical Sciences, 100054 Beijing, China
[4] Zentrum für Leberzellforschung, Klinikum der Universität Regensburg

Abstract

Recombinant hepatic stimulator substance (rHSS) was expressed in *E. coli* by using a bacterial expression vector, which fused a 6 histidin-*tag* at the N-terminus of rHSS. Protein isolation and purification was performed by Ni^{2+}chromatography. rHSS was found as a homodimer under non-reducing conditions. Additionally endogenous HSS was enriched from weanling rat livers and purified by ion exchange chromatography. Polyclonal antibodies against HSS N- and C-terminus were produced. In *Western blots* antibodies detected rHSS as monomer as well as homodimer from procaryontic and eucaryontic expression systems. To evaluate the influence of rHSS on proliferation potential in liver cells 3H-Thymidin, and BrdU assays were established. Supplementation of culture media with rHSS in combination with EGF, revealed an increase in proliferation of Hep G2 cells and primary human hepatocytes.

Einleitung

Der Prozess der Leberregeneration wird von einer Vielzahl von Faktoren beeinflusst, die entweder als Wachstumsfaktoren oder -inhibitoren wirken. Neben den bekannten HGF, EGF, TGF-alpha wurde aus fötalem Lebergewebe ein Protein Hepatic stimulator substance (HSS) isoliert, das spezifisch die Proliferation von Hepatozyten in vivo induzierte [1]. Mit der cDNA Sequenz von HSS wurde eine Sequenzanalyse und screening von Sequenzdatenbanken durchgeführt (BLAST, Swiss-Prot), die ergab, dass HSS ein Homolog zu *Augmenter of Liver Regeneration* (ALR) [3] und Hepatopoietin (HPO) [5] ist. ALR wie HPO konnten *in vivo* die Regeneration der Leber durch einen Hepatozyten spezifischen Effekt verbessern, wobei nicht bekannt ist, wie diese Wirkung vermittelt ist. Da die bisher untersuchten Wachstumsfaktoren bei *in vitro* Versuchen in aller Regel zur Entdifferenzierung der Hepatozyten führten, konnten *in vitro* Modelle der Leber nur begrenzt eingesetzt werden [2]. Ziel der vorliegenden Arbeit war es, nach Klonierung, Expression und Reinigung von rekombinantem HSS (rHSS) die proliferative Wirkung auf humane Hepatozyten *in vitro* zu untersuchen.

Material und Methoden

Zur Expression von HSS wurde die cDNA in den bakteriellen Expressionsvektor pRSET-b kloniert, der ausschließlich N-terminal ein His-6-*tag* angefügt hatte. Nach Affinitätsreinigung über Ni^{2+} NTA-Agarose Affinitätschromatographie, Dialyse gegen HEPES Puffer (25 mM, pH 8.1) und Aufkonzentrierung des Proteins erhielt man gereinigtes His-6-HSS, das in der SDS-PAGE (12,5%, reduzierend) auf der Höhe von ca. 18 kDa lief. Endogenes HSS wurde aus Lebern junger Ratten isoliert und mittels Ionenaustauscherchromatographie aufgereinigt. Polyklonale Antikörper und monoklonale Antikörper wurden hergestellt und affinitätsgereinigt. Entsprechende Western-Blots für rekombinates und endogenes HSS wurden etabliert. Zur Bestimmung der induktiven Wirkung von rHSS wurden Proliferationsassays (3H-Thymidin, BrdU) an HepG2 Zellen und humanen Hepatozyten *in vitro* etabliert.

Ergebnisse

Das aus dem Bakterienlysat isolierte und gereinigte Protein HSS zeigte unter reduzierenden Bedingungen auf dem SDS-PAGE Gel eine Bande bei ca. 18 kDa. Wurden nicht reduzierende Bedingungen gewählt, so zeigte sich neben der 18 kDa auch eine 35 kDa Bande im Verhältnis 1:2 (Abb. 1). Durch weitere Reduktionsversuche und direkte Sequenzierung der Bande konnte gezeigt werden, dass es das Homodimer von rHSS ist. Der polyklonale sowie der monoklonale Antikörper konnte im Western-Blot reduziertes sowie nicht reduziertes rHSS sowie endogenes HSS spezifisch erkennen, wobei der monoklonale Antikörper weitaus sensitiver war. Als *in vitro* Proliferationsassays waren sowohl BrdU und radioaktiver (3H-Thymidin) Thymidin Einbau als auch DNA-Bestimmungen einsetzbar. Zugabe von rHSS und/oder EGF hatten einen proliferationsfördernden Einfluss auf sowohl HepG2 als auch primäre humane Hepatozyten (Tabelle 1).

Tabelle 1. ³H-Thymidin-Einbau (cpm/well) bei HepG2 Zellen und primären humanen Leberzellen von 3 verschiedenen Donoren nach 4 Tagen in Kultur. Gemessen wurde jeweils der Thymidin-Einbau für 24 h. Die Zellen wurden in DMEM, supplementiert mit oder ohne Zusätze, kultiviert. Es wurden jeweils 1,5 Mio Zellen pro well (35 mm Durchmesser, n = 3) ausgesät. Supplementierung der Wachstumsfaktoren: EGF 10 ng/ml, rHSS 50 nM

	Kontrolle	+ EGF	+ rHSS	+ EGF/rHSS
HepG 2	71267 ± 3514	73728 ± 934	78543 ± 4387	–
Donor 1	21650 ± 957	23317 ± 1283	26753 ± 284	24259 ± 886
Donor 2	20197 ± 1921	20496 ± 1840	23718 ± 1749	28427 ± 6317
Donor 3	17987 ± 3125	18649 ± 2824	18909 ± 2267	19536 ± 1404

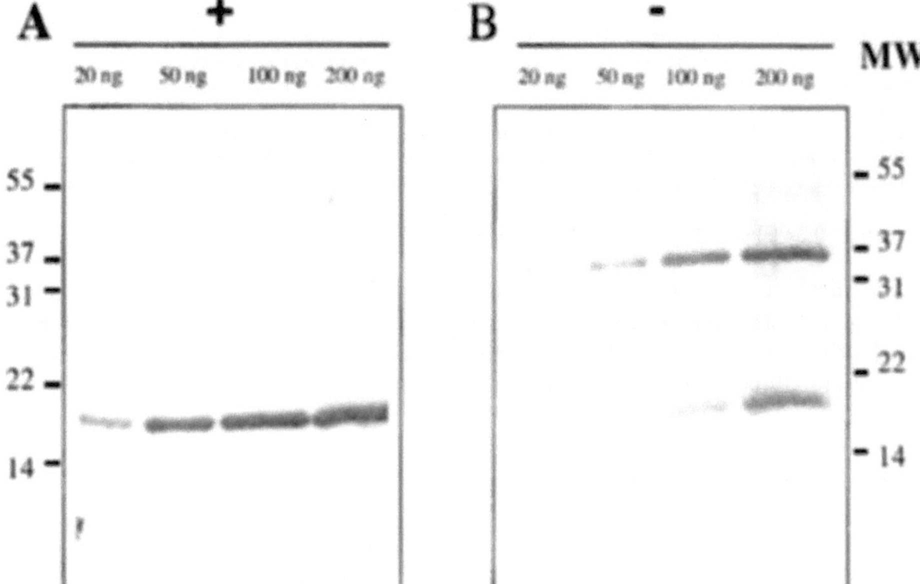

Abb. 1. Aufgereinigte 150 mM-Fraktion rHis-6-HSS (12,5%iges Gel, Silberfärbung) *MW* = Molekulargewicht. Nach Reinigung über Ni^2+-Affinitätssäulen, anschließender Dialyse gegen 25 mM HEPES (pH 8,1) und Aufkonzentrierung liegt das rekombinante HSS als reines Protein vor. Nach Silberfärbung sind keine weiteren Banden nachweisbar. **A** Im reduzierenden (+) Milieu (2-Mercaptoethanol) läuft das Protein auf einer Höhe von ca. 18 kDa. **B** Unter nicht reduzierenden (−) Bedingungen tritt zusätzlich eine zweite Bande (Homodimer) bei ca. 35 kDa auf, die im Verhältnis 2:1 vorliegt.

Schlussfolgerung

rHSS in E. coli exprimiert liegt als Monomer und Homodimer vor, deren Wirkung auf humane Hepatozyten in vitro untersucht wurde. Als read-out Parameter wurden Proliferationsassays etabliert, die auch geringe mitotische Aktivität nachweisen konnten und eine Steigerung der Leberzellproliferation durch rHSS in Kombination mit EGF zeigten. Einer der Angriffspunkte bzw. Wirkorte von HSS/HPO scheint die intrazelluläre Signalkaskade der EGF-vermittelten Proliferationsstimulation zu sein [4]. Es gilt weiterführend zu untersuchen, in welchen Bereichen dieser Signalkaskade HSS eingreift, und mit welchen Partnern HSS wechselwirken kann.

Literatur

1. Fleig WE, Hoss G (1989) Partial purification of rat hepatic stimulator substance and characterization of its action on hepatoma cells and normal hepatocytes. Hepatology 9: 240–248
2. Francavilla A, Hagiya M, Porter KA, Polimeno L, Ihara I, Starzl TE (1994) Augmenter of liver regeneration: its place in the universe of hepatic growth factors. Hepatology 20: 747–757
3. Hagiya M, Francavilla A, Polimeno L, Ihara I, Sakai H, Seki T, Shimonishi M, Porter KA, Starzl TE (1994) Cloning and sequence analysis of the rat augmenter of liver regeneration (ALR) gene:

expression of biologically active recombinant ALR and demonstration of tissue distribution. Proc Natl Acad Sci USA 91: 8142–8146

4. Li Y, Li M, Xing G, Hu Z, Wang Q, Dong C, Wie H, Fan G, Chen J, Yang X, Zhao S, Chen H, Guan K, Wu C, Zhang C, He F (2000) Stimulation of the mitogen-activated protein kinase cascade and tyrosine phosphorylation of the epidermal growth factor receptor by hepatopoietin. J Biol Chem 275: 37443–37447

5. Wang G, Yang X, Zhang Y, Wang Q, Chen H, Wie H, Xing G, Xie L, Hu Z, Zhang C, Fang D, Wu C, He F (1999) Identification and characterization of receptor for mammalian hepatopoietin that is homologous to yeast ERV1. J Biol Chem 274: 11469–11472

Danksagung: Wir danken Herrn Prof. G. Löffler für die fruchtbaren Diskussionen.

Korrespondenzadresse: Dr. med. Wolfgang Erwin Thasler, Chirurgische Klinik und Poliklinik und Zentrum für Leberzellforschung, Klinikum der Universität Regensburg, Franz-Josef-Strauß-Allee 11, 93053 Regensburg, Fax.: +49-941/9446838, e-mail: wolfgang.thasler@klinik.uni-regensburg.de

Leukozyten-ICAM-1 Bindung induziert Leberregeneration nach partieller Leberresektion

Leukocyte-ICAM-1 binding induces liver regeneration following partial liver resection

N. Selzner, M. Selzner, H. A. Rüdiger und P-A. Clavien

Klinik für Visceral- und Transplantationschirurgie, Universität Zürich, Zürich, Schweiz

Abstract

Despite decades of investigations, mechanisms initiating liver regeneration after major tissue loss remain poorly understood. The release of pro-inflammatory cytokines (Tumor necrosis factor α, TNFα, and Interleukin 6, IL-6) by Kupffer cells following systemic endotoxemia induced by partial hepatectomy (PH) have been implicated as important factors initiating hepatocytes proliferation. To determine the impact of the inflammatory phenomena and the pathway triggering the initiation of liver growth, we studied the effect of PH in mice lacking type I intracellular adhesion molecules (ICAM-1). *Methods*: C57BL/6 (wild type) and ICAM-1 deficient mice were subjected to 70% hepatectomy. Regeneration was determined at day 2 and day 4 after partial hepatectomy by PCNA staining (G_1-phase), BrdU incorporation (S-phase), and mitosis (M-phase) in 30 high power fields. Involvement of Kupffer cells and pro-inflammtory cytokines was evaluated measuring TNFα and IL-6 proteins expression in liver tissue 3 h after PH. The impact of leukocytes recruitment was evaluated by numbers of leukocytes clusters infiltrated in remnant liver, at the same time point (3 h after PH) in 30 high power fields. *Results*: Following 70% hepatectomy, all three markers of regeneration are significantly decreased in ICAM-1 mice compared to wild type at day 2 and day 4, Table 1. Subsequently a decrease in TNFα and IL-6 protein levels was observed in ICAM-1 deficient compared to wild type mice (82 vs. 55 pg/mg, $p = 0.045$ and 218 vs. 149 pg/mg). Furthermore, numbers of leukocytes clusters infiltrated in the liver tissue are significantly lower in ICAM-1 deficient mice compared to wild type mice (0.25 vs. 3.75 clusters per 30PF. $p = 0.038$). Finally, pretreatment of ICAM-1 mice with recombinant IL-6 normalized all three markers of regeneration. *Conclusion*: These data demonstrate that ICAM-1 and leukocytes recruitment plays important roles in induction of early phase of liver regeneration following PH, most likely by mechanisms involving pro-inflammatory cytokines release by Kupffer cells.

Einleitung

Trotz intensiver Forschung in den letzten Jahren ist der Mechanismus der Induktion der Leberregeneration nach Parenchymverlust weiterhin unklar. Die Freisetzung von pro-inflammatorischen Zytokinen (TNFα und Interleukin-6 [IL-6]) durch Kupfferzellen nach Leberresektion wurde als wichtiger Faktor der Induktion von Leberzellregeneration erkannt [1 – 3].

Die Bedeutung anderer inflammatorischer Phänomene wie z.B. die Leukozytenadhäsion an sinusoidalen Adhäsionsmolekülen ist zur Zeit nicht bekannt. Um den Einfluss der
Leukozytenadhäsion an sinusoidalen Adhäsionsmolekülen auf die Leberregeneration zu
bestimmen, haben wir Leberregeneration in intrazellulär Adhäsionsmolekül-1 (ICAM-1)
defizienten Mäusen nach Leberteilresektion bestimmt.

Methodik

C57/BL6 (wild type) und ICAM-1 defiziente Mäuse wurden 70% Leberteilresektion
unterzogen. Die Leberregeneration wurde 2 und 4 Tage nach Leberresektion bestimmt. Die
Regeneration wurde mittels PCNA-Färbung (G1-Phase), BrdU-Färbung (S-Phase) und
mitotischem Index (Mitosen) bestimmt. TNFα und IL-6 Freisetzung wurden 3 Stunden
nach Resektion bestimmt. Die Adhäsion der Leukozyten an das sinusoide Endothel wurde
ebenfalls nach 3 Stunden gemessen.

Ergebnisse

Nach 70% Leberteilresektion waren alle 3 Regenerationsmarker in ICAM-1 defizienten
nach 2 und 4 Tagen signifikant erniedrigt (Tabelle 1). Ebenfalls waren TNFα und IL-6 in
den defizienten Versuchstieren signifikant reduziert im Vergleich zu den Kontrolltieren (82
vs 55 pg/mg, $p = 0{,}045$ und 218 vs 149 pg/mg $p = 0{,}033$). Die Anzahl der Leukozytenin-
filtration war niedriger in den ICAM-1 defizienten Tieren verglichen mit dem wild type
(0,25 vs 3,75 Leukozytencluster/30 high power fields). Schließlich kam es zu einer
vollständigen Normalisierung aller Regenerationsmarker durch Vorbehandlung der
ICAM-1 defizienten Tiere mit rekombinanten IL-6 (r-IL6) (Tabelle 1).

Tabelle 1

Gruppe	PCNA/HPF	BrdU/HPF	Mitosen/HPF
C57BL/6 Tag 2	97,5	19,5	1,5
ICAM-1 KO Tag 2	25	9,2	0,65
C57BL/6 Tag 4	42	9,4	2,75
ICAM-1 KO Tag 4	18	5,5	2
ICAM-1 KO + rIL6 Tag 2	120	16	1,7

Schlussfolgerung

Die Ergebnisse zeigen, dass Leukozytenadhäsion an ICAM-1 eine entscheidende Bedeutung bei der Induktion von Leberregeneration nach Parenchymverlust hat. Die Induktion
der Regeneration der Leukozyten/ICAM-1 Interaktion wird durch Freisetzung von TNFα
und IL-6 vermittelt.

Literatur

1. Yamada Y, Kirillova I, Peschon JJ, Fausto N (1997) Initiation of liver growth by tumor necrosis factor: Deficient liver regeneration in mice lacking type I tumor necrosis factor receptor. Proc Natl Acad Sci USA 94: 1441 – 1446
2. Cressman DE, Greenbaum LE, DeAngelis RA, Ciliberto G, Furth EE, Poli V, Taub R (1996) Liver failure and defective hepatocyte regeneration in interleukin-6-deficient mice. Science 274: 1379 – 1383
3. Selzner M, Camargo C, Clavien P-A (1999) Ischemia impairs liver regeneration following major tissue loss in the rodent. Hepatology 30: 469 – 475

Korrespondenzadresse: Dr. M. Selzner, Klinik für Visceral- und Transplantationschirurgie, Universität Zürich, Rämistrasse 100, 8091 Zürich, Schweiz

Induktion der HGF-Expression in Leber und Medulla renalis durch hepatische Fibrinkleberapplikation im toxischen Leberschaden

Hepatic application of fibrin glue in toxic liver damage induces expression of HGF in the liver and medulla renalis

T. C. Schmandra[1], N. Stamer[1], K. F. Beck[1], J. Pfeilschifter[2] und E. Hanisch[1]

[1] Klinik für Allgemein- und Gefäßchirurgie
[2] Institut für Allgemeine Pharmakologie und Toxikologie, Johann Wolfgang Goethe-Universität Frankfurt am Main

Abstract

Background. Expression and activation of hepatocyte growth factor (HGF) is stimulated by a complex system of interacting proteins. Thrombin plays an initial role in this process activating the HGF activator. We investigated the impact of temporary occlusion of the hepatobiliary tract with fibrin glue (major component thrombin) on the HGF expression (in liver and kidney) in thioacetamide-induced liver damage in a rat model. *Method.* In 50 rats liver damage was induced by daily intraperitoneal (i.p.) application of thioacetamide (100 mg/kg) for 14 days. After 7 days laparotomy was performed in all animals. The common bile duct was microsurgically isolated and cannulated with a silicone tube. In the experimental group ($n = 25$) 0.2 ml fibrin glue was injected into the hepatobiliary tract (control group/$n = 25$: injection of 0.2 ml sodium chloride 0.9%) Daily i.p. administration of thioacetamide continued for 7 consecutive days. Then animals were sacrificed for blood analysis and immunohistochemical detection of HGFα, HGFβ, and the c-met-receptor. To investigate HGF expression Northern blotting was performed with hybridization of hepatic RNA with an analogous, rat-specific [α^{32}P]cDNA-HGF probe. In conclusion, intrahepatic HGF-RNA content could be analysed by scanning membrane radioactivity. *Results.* Fibrin glue occluded animals showed significantly lower liver enzyme activities and serum levels of bilirubin, creatinine and urea nitrogen. Immunohistochemistry revealed a significant increase in HGFα- and especially HGFβ-positive cells (7-fold higher) in the liver. In the renal medulla HGFβ-positive cells were also significantly increased (4-fold higher). Intrahepatic HGF-RNA content was significantly higher in fibrin glue-treated animals (+35%). *Conclusion:* Application of thrombin (via fibrin glue occlusion of the hepatobiliary tract) is able to activate HGF expression in the liver. Due to this positive effect fibrin glue application might be useful in the future treatment of toxic liver damage.

Einleitung

Der Hepatozytenwachstumsfaktor (HGF) ist der potenteste Stimulus für die Hepatozytenproliferation und DNA-Synthese und bestimmt somit maßgeblich die Regenerationsfähigkeit von geschädigtem Lebergewebe [1 – 3]. Die intrahepatische Expression des HGF wird dabei von einem komplexen System interagierender Proteine stimuliert. Dabei kommt Thrombin in der Initiierung der HGF-Expression eine entscheidende Rolle zu, da es direkt auf den HGF-Aktivator (HGFA) wirkt [4]. Erst der aktivierte HGFA ist in der Lage durch proteolytische Spaltung den HGF in seine aktive heterodimerische Molekülform zu überführen [5]. Wir untersuchten deshalb die Auswirkungen einer temporären hepatobiliären Fibrinkleberokklusion (mit Thrombin als einem Hauptbestandteil des Fibrinklebers) auf die HGF-Expression (in Leber- und Nierengewebe) und Leberleistung im induzierten Leberschaden.

Methodik

Sprague-Dawley-Ratten (n = 50) erhielten an 6 aufeinanderfolgenden Tagen eine intraperitoneale (i.p.) Injektion von Thioacetamid (100 mg/kg KG). Am 7. Tag wurden alle Tiere laparotomiert. In der Experimentalgruppe (n = 25) erfolgte die mikrochirurgische Präparation des Gallengangs mit nachfolgender Injektion von 0.2 ml Fibrinkleber (Behring, Marburg) in das proximale hepatobiliäre System, in der Kontrollgruppe wurde lediglich NaCl 0.9% injiziert. Es schloss sich die i.p. Applikation von Thioacetamid (100 mg/kg/d) bei allen Tieren für weitere 7 Tage an. Am 14. Tag folgte die Blut- und Organentnahme von Leber und Niere für die laborchemische Analyse und die immunhistochemische Markierung von HGFα, HGFβ und des C-met-Rezeptors. Zur Bestimmung der jeweiligen HGF-Expression wurde nach Northern-Blot-Verfahren die gewonnene hepatische RNA mit analoger, rattenspezifischer [α^{32}P]cDNA-HGF-Sonde hybridisiert. Der intrahepatische HGF-RNA-Anteil konnte dann über die im BAS 1500 Scanner (Fa. Fuji) detektierte radioaktive Signalgebung bestimmt werden.

Ergebnisse

Die immunhistochemische Untersuchung des Lebergewebes Fibrinkleber-okkludierter Tiere zeigte eine signifikant höhere Anzahl HGFα-positiver und HGFβ-positiver Zellen (hier um den Faktor 7 höher). Unterschiede bezüglich des C-met-Rezeptors fanden sich nicht. Die mit Fibrinkleber behandelten Tieren zeigten zudem eine signifikant höhere Anzahl an HGFβ-positiven Zellen in der Medulla renalis (um den Faktor 4), nicht jedoch im Cortex. Bei den Tieren der Experimentalgruppe waren die Serumaktivitäten der Lebertransaminasen und die Serumspiegel von Bilirubin, Harnstoff und Kreatinin signifikant niedriger. Die Tiere imponierten klinisch deutlich vitaler und zeigten im Gegensatz zur Kontrollgruppe keine katabole Stoffwechsellage. Die postoperative Letalität in der Kontrollgruppe betrug 20%, während alle Fibrinkleber-okkludierten Tiere überlebten. Der molekularbiologisch bestimmte Gehalt an intrahepatischer HGF-RNA im Lebergewebe Fibrinkleber-okkludierter Tiere war im Vergleich zur Kontrollgruppe um 35% signifikant höher.

Schlussfolgerung

Die intrahepatische Applikation von Thrombin (hier vermittelt über eine temporäre Fibrinkleberokklusion des hepatobiliären Systems) scheint in der Lage zu sein die HGF-Expression im Thioacetamid-induzierten Leberschaden entscheidend zu stimulieren. Die HGF-Expression ist dabei nicht nur im Lebergewebe, sondern auch in der Medulla renalis gesteigert. Über eine Induktion der HGF-vermittelten Leberregeneration könnten so u.U. positive Effekte in der Behandlung des toxischen Leberschadens oder des fulminanten Leberversagens erzielt werden.

Literatur

1. Ishiki Y, Ohnishi H, Muto Y, Matsumoto K, Nakamura T (1992) Direct evidence that hepatocyte growth factor is a heptotrophic factor for liver regeneration and for potent anti-hepatitis action in vivo. Hepatology 16: 1227 – 1235
2. Fujiwara K, Nagoshi S, Ohno A, Hirata K, Ohta J, Mochida S, Tomiya T, Higashio K, Kurokawa K (1993) Stimulation of liver growth by exogenous human hepatocyte growth factor in normal and partially hepatectomized rats. Hepatoloy 18: 1443 – 1449
3. Masuhara M, Yasunaga M, Tanigawa K, Tamura F, Yamashita S, Sakaida I, Okita K (1996) Expression of hepatocyte growth factor, transforming growth factor alpha and transforming growth factor beta 1, messenger RNA in various human liver diseases and correlation with hepatocyte proliferation. Hepatology 24: 323 – 329
4. Shimomura T, Kondo J, Ochiai M, Naka D, Miyazawa K, Morimoto J, Kitamura N (1993) Activation of the zymogen of hepatocyte growth factor activator by thrombin. J Biol Chem 268: 22927 – 22932
5. Miyazawa K, Shimomura T, Kitamura N (1996) Activation of hepatocyte growth factor in the injured tissues is mediated by hepatocyte growth factor activator. J Biol Chem 271: 3615 – 3618

Korrespondenzadresse: Dr. T. C. Schmandra, Klinik für Allgemein- und Gefäßchirurgie, Johann Wolfgang Goethe-Universität Frankfurt am Main, Theodor-Stern-Kai 7, 60590 Frankfurt am Main, Tel.: 069/6301 5253, Fax: 069/6301 7452, e-mail: schmandra@em.uni-frankfurt.de

Expression von Heat-Shock-Protein 70 (HSP70), Heat-Shock-Cognate 70 (HSC70), BCL-2 und Early-Growth-Response 1(Egr-1) im Pfortaderastligaturmodell der Ratte

Expression of heat shock protein 70 (HSP70), heat shock cognate 70 (HSC70), BCL-2 and early growth response 1 (Egr-1) in the rat portal branch ligation model

Y. K. Vashist, L. Müller, J. Meyer, J. Göttsche, C. Wilms, D. C. Broering und X. Rogiers

Abteilung für Hepatobiliäre Chirurgie, Chirurgische Klinik und Poliklinik, Universitätsklinikum Hamburg-Eppendorf

Abstract

Background: In rats, partial ligation of portal branches produces atrophy of the deprived lobes and hypertrophy of the intact lobes. The molecular characteristics of the initiated biological processes in the portal blood-deprived lobes are unknown. It is not clear, if these processes have antiapoptotic and cytoprotective effects on the hepatocytes. For this reason, we analyzed the molecular alterations at the transcriptional and translational level in the shrinking and proliferating lobes. *Methods*: We attempted to determine expression of heat shock protein 70 (HSP70), heat shock cognate 70 (HSC70), early growth response- 1 (Egr-1) and BCL-2 after 70% portal branch ligation (PBL) and sham operation (SO) by RT-PCR, Northern blot and immunohistochemical techniques. *Results*: 6 and 12 hours postoperatively HSP70 (30-fold) and Egr-1 (4,5-fold) showed increased expression in the atrophying lobes compared to SO. In case of HSC70 and BCL-2 no changes were found. *Conclusion*: These changes may contribute to preserve the organ architecture and function of the portal blood-deprived lobes.

Einleitung

Die präoperative Pfortaderastligatur oder -embolisation hat sich in der onkologischen Leberchirurgie bewährt, da durch diese Techniken das Risiko eines postoperativen Leberversagens minimiert werden kann. Das 70% Pfortaderastligaturmodell an der Ratte ist geeignet, Veränderungen in der Genexpression und ihr zeitliches Auftreten im ligierten und nicht-ligierten Lappen parallel zu untersuchen. Die sog. 'early immediate response' ist unspezifisch, da sie sowohl im ligierten als auch im nicht-ligierten Lappen molekulare Veränderungen hervorruft. Im Verlauf kennzeichnen sich die ligierten unter Portalblutdeprivation befindlichen Lappen durch eine progrediente Atrophie aus. Seit längerem sind histopathologische Veränderungen bekannt, die auf der Ausschaltung des direkten Pfortaderflusses beruhen. Bis dato konnte es jedoch nicht gelingen, die molekularen Mechanismen zu charakterisieren, die einerseits die fortschreitende Atrophie regulieren und andererseits zum Beispiel das Auftreten großflächiger konfluierender Nekrosen verhindern. HSP70, als Hauptvertreter der Heat-Shock-Familie und BCl-2 eines Mitglied der BCL-Proteinfamilie, werden unter einer Vielzahl von unphysiologischen Umweltbedingungen in den Zellen expremiert. Ihnen kommt eine direkte Rolle als antiapoptotische und zytoprotektive Faktoren zu. HSC70 stellt die konstitutiv exprimierte Form in der Zelle dar, wohingegen HSP70 unter Stressbedingungen induziert wird. Egr-1 spielt als Induktor für Antiapoptose und Zytoprotektion wichtigen Faktoren wie dem IGF-II eine wichtige Rolle und im Rahmen der Leberregeneration auf der Transkriptionsebene direkt beteiligt.

Material und Methoden

Haltung und Versuchsdurchführung erfolgten nach den geltenden Tierschutz-Richtlinien. Es wurden mind. 6 Tiere (männliche Wistar-Ratten), jeweils aus der Pfortaderastligatur- (PBL) und Scheinoperationsgruppe (SO), für jedes Intervall und jeden Versuch, analysiert. Die mRNA-Expression von HSP70, HSC70, BCL-2 und Egr-1 wurde mit RT-PCR und Northern-Blotting zu den Zeitpunkten 3, 6, 12, 24, 48, 96, 192 Stunden sowie 2 Wochen postoperativ, bestimmt. Die Digoxigenin-Markierung der DNA-Proben erlaubte eine Detektion auf Chemolumineszensbasis und anschließender densitometrischer Auswertung. Für den Proteinnachweis wurde die Immunhistochemie verwendet.

Ergebnisse

Eine perioperative Mortalität trat lediglich inzidentiell als Folge der Narkose auf und lag unter 5%. Nach PBL kam es im ligierten Lappen gegenüber SO zu einem signifikanten Anstieg der HSP70-mRNA-Expression, dessen Höhepunkt (30fach) 6 h postoperativ lag (Abb. 1a). Dieses konnte auch in der Immunhistochemie nachgewiesen werden. Die Egr-1-mRNA-Expression wies einen nahezu fünffachen Anstieg 12 h postoperativ in den ligierten Lappen gegenüber der SO auf (Abb. 1b). Die HSC70 und BCL-2-mRNA-Expression zeigte zu keinem Zeitpunkt erkennbare Veränderungen im Vergleich zur SO.

Diskussion und Schlussfolgerung

In der Literatur wird nach partieller Hepatektomie und in Zellkulturen eine erhöhte Expression von HSP70 und Egr-1 im Zusammenhang mit Apoptose und Zytoprotektion beschrieben. Bei der PBL liegt jedoch kein Parenchymverlust vor. Interessanter Weise wurde nach PBL im Vergleich zur in Literatur verfügbaren Daten eine verspätete Expression von HSP70 und Egr-1 festgestellt. Die erhöhte Expression von HSP70 und Egr-1 im ligierten Lappen könnte daher eine wichtige Rolle beim Erhalt leberspezifischer Organstruktur und -funktion spielen. Als Triggermechanismen könnten einerseits die Portalblutdeprivation, andererseits auch die Hyperoxigenierung durch Erhöhung des arteriellen Blutflusses diskutiert werden. Zukünftig ist zu untersuchen, ob die im ligierten Lappen lokalisierten malignen Tumore durch Portalblutentzug einen Wachstumsreiz erhalten und die in dieser Arbeit dokumentierten molekularen Veränderungen hierbei eine Rolle spielen.

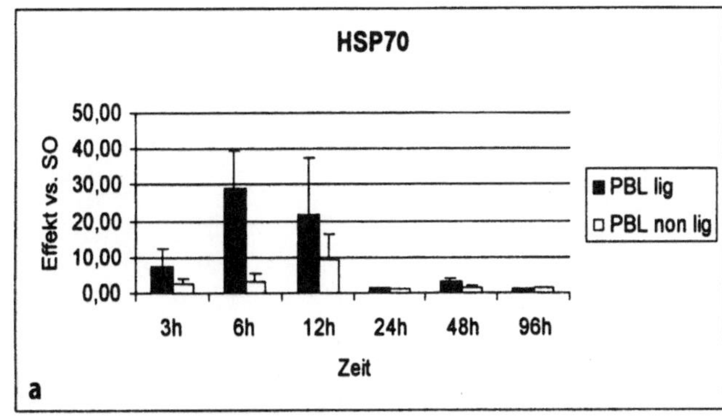

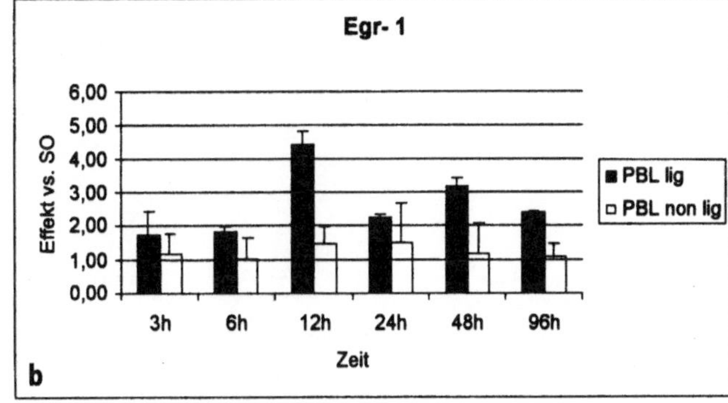

Abb. 1. Densitometrische Analyse der Expression von HSP70 (**a**) und Egr-1 (**b**) nach Pfortaderastligatur im ligierten und nicht-ligierten Lappen versus Scheinoperation

Literatur

1. Chun-Ying L, Jae-Seon L, Young-Gyu K, Jong-IL K and Jeong-Sun S (2000) Heat Shock Protein 70 Inhibits Apoptosis Downstream of Cytochrome c release and Upstream of Caspase-3 Activation, J Biol Chem 275: 25665 – 25671
2. Fink AL (1999) Chaperone-mediated protein folding, Physiol Rev Apr 79: 425 – 449
3. Soo-Kyung B, Myung-Ho B, Mee-Young A, Myung JS, You ML, Moon-Kyoung B, Ok-Hee L, Byung CP and Kyu-Won K. (1999) Egr-1 Mediates transcriptional Activation of IGF-II Gene in Response to Hypoxia, Cancer Res 59: 5989 – 5994
4. Tetsumi K, Yuji K. Minoru N, Hisamitsu O, Kiyotaka S, Tetsuya A, Kenji S, Hideaki I and Ken H (1995) Induction of Heat Shock Protein 70 and Nucleolin and Their Intracellular Distribution during Early Stage of Liver Regeneration, J Biol Chem 117:1170 – 1177

Korrespondenzadresse: Yogesh Kumar Vashist, Universitätsklinikum Eppendorf, Abteilung für Hepatobiliäre Chirurgie, Universitätsklinikum Hamburg-Eppendorf, 20253 Hamburg, Fax.: 040-42803-3431, e-mail: vashist@uke.uni-hamburg.de

Auswirkungen der Pfortaderarterialisation auf Funktion, Regeneration und Morphologie nach Hemihepatektomie beim Schwein

Impact of complete arterialization of the portal vein on function, regeneration, and morphology of the liver following hemihepatectomy in pigs

R. Ott[1], D. Schuppan[2], A. Tannapfel[3], C. Wittekind[3], V. Müller[1], T. Reck[1], W. Erhardt[4], J. Henke[4] und W. Hohenberger[1]

[1] Chirurgische Klinik mit Poliklinik
[2] Medizinische Klinik I, Universität Erlangen-Nürnberg
[3] Institut für Pathologie, Universität Leipzig
[4] Arbeitsgruppe Experimentelle Chirurgie, Institut für Experimentelle Chirurgie und Therapieforschung, Technische Universität München

Abstract

Background: Arterialization of the portal vein has been propagated as a technical variant in liver transplantation. However, the consequences of this unphysiological vascular supply are insufficiently known. *Methods:* 27 healthy pigs were subjected to a left hemihepatectomy and divided into 3 groups. The first group received complete arterialization of the portal vein (PVA). In the second group hepatic artery blood flow was interrupted by division in addition (PVA/DHA). Nine animals served as controls (Group C). *Results:* In comparison with the controls, arterialization (PVA and PVA/DHA) led to significantly faster hepatic regeneration with comparable liver function, with increases of liver size to 278% and 293% vs. 134% ($p = 0.002$) after 3 weeks. This was accompanied by enhanced hepatic expression of the proliferation markers MIB-1 (22.4% and 16.7% vs. 5.9%, $p = 0.002$) and PCNA (86% and 68% vs. 66%, $p = 0.002$) one week post-operation. In parallel, the number of apoptotic hepatocytes increased from 1.6% to 2.5% and 2.3% ($p = 0.002$). No significant difference was found in the collagen content of the livers after 3 weeks. *Conclusions:* PVA promotes early hepatic regeneration, especially in reduced-size or split grafts. However, development of fibrosis in the long-term may preclude its use for orthotopic transplantation, whereas it appears to be useful for auxiliary transplantation.

Einleitung

In der Lebertransplantation wird die Arterialisierung der Pfortader (PA) als technische Variante propagiert, wenn eine nicht rekanalisierbare Thrombose der Empfängerpfortader vorliegt oder bei auxiliärer Transplantation, welche ein hohes Risiko einer primären Nichtfunktion (PNF) und Thrombose der Transplantatpfortader aufweist [1, 4]. Die Auswirkungen dieser unphysiologischen Situation auf die Regeneration und Funktion der Leber sind bislang jedoch noch nicht hinreichend bekannt.

Material und Methode

Bei insgesamt 27 Schweinen wurde durch eine linksseitige Hemihepatektomie (43% Resektionsvolumen) eine Regeneration der Restleber induziert [2]. Bei 9 Tieren wurde zusätzlich ein portocavaler Shunt angelegt und die Pfortader mit einem Gefäßinterponat zur Aorta komplett arterialisiert (APS). Bei weiteren 9 Tieren erfolgte zusätzlich zur Pfortaderarterialisierung die Ligatur der Arteria hepatica (APS/L). Als Kontrollgruppe (K) dienten jene Schweine, bei denen die Gefäßversorgung unverändert blieb. Biopsien aus der Leber wurden vor Operation, nach 7 Tagen und am Ende des Versuches nach 21 Tagen entnommen. Immunhistochemisch wurden im Lebergewebe die Proliferation (PCNA, MIB-1, AgNOR) sowie die Apoptose durch In situ end labelling (ISEL) semiquantitativ bestimmt. Der Fibrosegrad wurde semiquantitativ mit einem histologischen Score [3] (0 – 3 Punkte) sowie quantitativ durch Bestimmung des relativen Hydroxyprolingehaltes in der Leber erfasst. Täglich wurden die Leberfunktionsparameter (CHE, Quick, Fibrinogen) analysiert.

Ergebnisse

Nach Arterialisierung (APS und APS/L) nahm das Lebergewicht bis zum Ende des Versuchszeitraumes hoch signifikant mehr zu als in der Kontrollgruppe ($p < 0.001$). Auch MIB-1 ($p < 0.01$) und PCNA ($p < 0.01$) wurden nach 7 Tagen vermehrt exprimiert (Tabelle 1). Zu diesem Zeitpunkt war die Apoptose bei den arterialisierten Tieren gegenüber der Kontrollgruppe ebenfalls signifikant gesteigert ($p < 0.05$). Bezüglich der

Tabelle 1. Auswirkungen der Pfortaderarterialisierung: vorzeitige Sterblichkeit, Funktion, Regeneration, Fibrose der Leber. Einteilung der Fibrose nach dem Score von Ruwart [3]: 0: normal oder gering vermehrter Kollagengehalt; $1+$: deutliche Vermehrung ohne Septen; $2+$: deutliche Vermehrung mit inkompletten Septen; $3+$: deutliche Vermehrung mit kompletten Septen. PCNA: Proliferating cell nuclear antigen. ISEL: in situ end labelling

	I: Kontrolle	II: APS	III: APS/L	p
Vorzeitige Sterblichkeit	22% (2/9)	22% (2/9)	66% (6/9)	I + II vs. III: $p < 0.05$
Leberfunktion (max. Anstieg)				
GOT (U/l)	88 ± 11	238 ± 127	156 ± 31	I vs. II: $p = 0.05$; I vs. III: $p = 0.03$
GPT (U/l)	38 ± 3	74 ± 17	50 ± 6	n.s.
LDH (U/l)	813 ± 22	2126 ± 1174	1492 ± 347	I vs. II: $p = 0.03$; I vs. III: $p = 0.03$
GlDH (U/l)	$12,1 \pm 3,4$	$14,6 \pm 3,4$	$20,5 \pm 5,2$	n.s.
Alkalische Phosphatase (U/l)	329 ± 19	421 ± 43	323 ± 28	n.s.
Bilirubin (μmol/l)	$9,06 \pm 1,71$	$6,16 \pm 1,02$	$9,23 \pm 0,85$	n.s.
Leberregeneration				
Lebergewichtszunahme (%) Tag 21	134 ± 74	278 ± 89	293 ± 101	I vs. II: $p = 0.001$
MIB-1-Index (%) Tag 7	$5,9 \pm 2,4$	$22,4 \pm 12,6$	$16,7 \pm 18,1$	I vs. II: $p = 0.002$
PCNA-Index (%) Tag 7	$66 \pm 17,3$	$86 \pm 11,7$	$68 \pm 19,4$	I vs. II: $p = 0.002$
Apoptose				
ISEL-Index (%) Tag 7	$1,6 \pm 0,4$	$2.5 \pm 0,5$	$2,3 \pm 0,4$	I vs. II: $p = 0.03$
Leberfibrose (Scorepunkte)				
präoperativ	$1,00 \pm 0,29$	$0,63 \pm 0,38$	$0,67 \pm 0,29$	n.s.
Tag 7	$1,78 \pm 0,22$	$2,00 \pm 0,37$	$1,75 \pm 0,25$	n.s.
Tag 21	$2,29 \pm 0,18$	$2,17 \pm 0,17$	$1,50 \pm 0,50$	n.s.

Leberfunktion fand sich zwischen den einzelnen Versuchsgruppen kein Unterschied. Die vorzeitige Sterblichkeit war bei Pfortaderarterialisierung (APS) und in der Kontrollgruppe gleich (2/9), jedoch bei zusätzlicher Ligatur der Arteria hepatica (APS/L) signifikant erhöht (6/9; $p < 0.05$). Ursachen für die erhöhte Letalität in dieser Gruppe war ein progredientes Rechtsherzversagen mit Ascites und Pleuraergüssen ($n = 3$), bzw. eine Pfortaderthrombose ($n = 1$). Letale septische Komplikationen traten in allen Gruppen gleich häufig auf ($n = 2$). Postoperativ nahmen sowohl die Fibrosescorewerte, als auch der relative Hydroxyprolingehalt der Leber in allen Gruppen zu, wobei sich zwischen APS und Kontrollgruppe kein signifikanter Unterschied fand.

Diskussion und Schlussfolgerung

Die Arterialisierung der Pfortader führt gegenüber der normalen Gefäßversorgung zu einer schnelleren Regeneration der geschädigten oder resezierten Leber bei vergleichbarer (Früh-) Funktion und ohne Nachweis einer frühzeitigen Fibrose. Daher könnte diese Technik insbesondere bei der auxiliären Transplantation und bei der Verwendung von Split-Grafts vorteilhaft sein. Potentielle Probleme, wie ein durch eine 'Überarterialisierung' induziertes Rechtsherzversagen oder eine später auftretende Fibrose der Leber lassen sich möglicherweise durch eine Druck- und Flussbegrenzung in der arterialisierten Pfortader vermeiden [4] [5]. Vor einer breiteren klinischen Anwendung der Pfortaderarterialisierung sind daher weitere experimentelle Untersuchungen notwendig.

Literatur

1. Erhard J, Lange R, Giebler R, Rauen U, de Groot H, Eigler FW (1995) Arterialization of the portal vein in orthotopic and auxilary liver transplantation. Transplantation 60: 877 – 9
2. Rossi G, De Carlis L, Doglia M, Fassati LR, Tarenzi L, Galmarini D (1987) Orthotopic transplantation of partially hepatectomized liver in the pig. Transplantation 43: 362 – 5
3. Ruwart MJ, Wilkinson KF, Rush BD, Vidmar TJ, Peters KM, Henley KS, Appelman HD, Kim KY, Schuppan D, Hahn EG (1989) The integrated value of serum procollagen III peptide over time predicts hepatic hydroxyproline content and stainable collagen in a model of dietary cirrhosis in the rat. Hepatology 10: 801 – 6
4. Stange B, Glanemann M, Nüssler NC, Bechstein WO, Neuhaus P, Settmacher U (2001) Indication, technique, and outcome of portal vein arterialization in orthotopic liver transplantation. Transpl Proc 33: 1414 – 1415
5. Müller V, Ott R, Tannapfel A, Hohenberger W, Reck T (2001) Arterialization of the portal vein in liver transplantation. A new microsurgical model in the rat. Transplantation 71: 977 – 1011

Korrespondenzadresse: Priv.-Doz. Dr. Rudolf Ott, Chirurgische Universitätsklinik Erlangen, Krankenhausstraße 12, 91054 Erlangen, Tel.: + + 49-9131-853-3100, Fax: + + 49-9131-853-9227, e-mail: Rudolf.Ott@chir.imed.uni-erlangen.de

Techniken zur Induktion einer segmentalen Hyperplasie der Leber. Ist die präoperative Pfortaderast-Embolisation der Pfortaderast-Ligatur vorzuziehen?

Techniques to induce segmental hyperplasy of the liver. Is the preoperative portal branch embolisation superior to portal vein ligation?

D. C. Broering, C. Wilms, L. Mueller, C. Lenk, M. Michelsen, Y. Vashist, C. Hillert, K. Helmke, G. Krupski und X. Rogiers

Abteilung für Hepatobiliäre Chirurgie, Universitätsklinikum Hamburg-Eppendorf

Abstract

Background: At present, extensive hepatic resection represents the most established treatment for malignancies of the liver. Posthepatectomy liver failure is one of the most serious complications. It is unclear, whether portal vein branch ligation or embolisation represents the more favorable procedure in terms of efficiency to induce a hypertrophy of the future remnant liver volume. *Material and Methods*: 30 mini pigs underwent surgery. In portal vein branch ligation group(PBL, $n = 13$) and portal vein branch embolisation group (PVE, $n = 11$), 75% of the liver volume was excluded from direct portal inflow. 6 animals underwent sham operations (SO). To assess the hypertrophy, weight of the non-occluded liver lobes were measured 4 weeks postoperatively. *Results*: Superior hypertrophy after 4 weeks was observed in the PVE-group compared to the PBL-group. In contrast to the other groups elevation of AST, ALT and GLDH-levels were much higher in the PBL-group. *Conclusion*: PVE is represents the more effective technique in terms of inducing hypertrophy of the future remnant liver.

Einleitung

Die bisherigen Ergebnisse bei der Behandlung von primären und sekundären Tumoren der Leber konnten zeigen, dass derzeit lediglich die Resektion des Tumors einen kurativen Therapieansatz bietet [1]. Durchführbarkeit, Sicherheit und Radikalität der Resektion sind in hohem Maße vom Leberrestvolumen abhängig, da ein Verlust an Leberparenchym von mehr als 75% das Risiko eines postoperativen Leberversagens deutlich erhöht [2]. Ein Verlust an Leberparenchym dieser Größenordnung ist bei radikalen Resektionen hilärer Gallengangskarzinome keine Seltenheit [3]. Zur Minimierung dieses Risikos wurden daher verschiedene Techniken etabliert, die eine praeoperative kompensatorische Leberhyperplasie induzieren [4]. Eine vorhergehende tierexperimentelle Studie konnte zeigen, dass die arterielle Ligatur keine Leberhyperplasie induziert. Unklar ist jedoch, ob die Pfortaderastligatur oder die Pfortaderastembolisation zur Vergrößerung des prospektiven Leberrestvolumens angewandt werden sollte.

Material und Methoden

Insgesamt wurden 30, von der Hamburger Ethikkommission genehmigte, Mini-Pigs operiert. Sowohl in der Ligatur-Gruppe (PBL: n = 13) als auch in der Embolisations-Gruppe (PVE: n = 11) wurde 75% des portalen Zuflussgebietes der Leber durch Ligatur bzw. durch Embolisation ausgeschaltet. Zur Embolisation wurde Histoacryl und Lipidiol verwandt. Als Kontrollgruppe wurden 6 Tiere scheinoperiert (S-OP). Zur Beurteilung der Leberregenerationsleistung im nicht-ligierten, rechts-lateralen Lappen wurde 4 Wochen nach Ligatur/Embolisation die Leber zwecks Gewichtsbestimmung der einzelnen Lappen entnommen. Zur Begutachtung der Leberfunktion, dem Ausmaß der hepatozellulären Schädigung, wurde der Quick-Wert sowie die Transaminasen im Verlauf bestimmt. Blutentnahmen erfolgten präoperativ sowie 6, 12, 24, 48, 72 h, 7, 14, 21 und 28 d postoperativ. Das Signifikanzniveau wurde anhand des Mann- Whithney U- Testes ermittelt (p < 0,05).

Ergebnisse

Der Quotient aus den Lebersegmentgewichten (nicht-ligierter/nicht-embolisierter Anteil) und dem Körpergewicht wurde zur Bestimmung der regenerativen Antwort nach den einzelnen Operationstechniken herangezogen. Hieraus ergab sich eine maximale Leberzellhyperplasie 4 Wochen nach portaler Embolisation. Die Ratio der Embolisation-Gruppe beträgt 0,84 ($\pm$0,14) und ist im Vergleich zur Ligatur-Gruppe mit 0,59 ($\pm$0,12) signifikant höher (p = 0,0019). Die Ratio der S-OP-Gruppe beträgt lediglich 0,4 ($\pm$0,07).

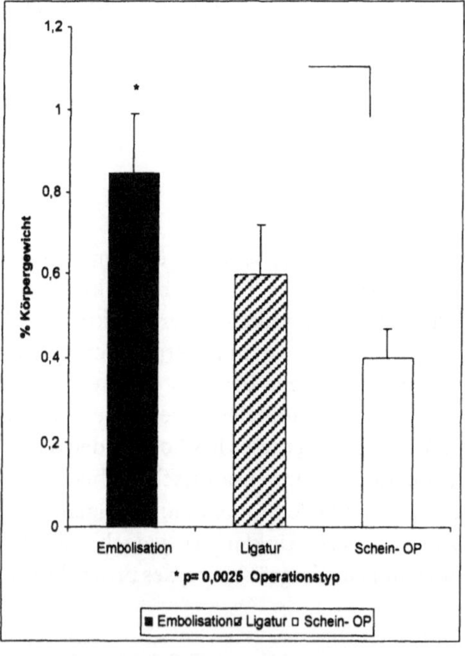

Abb. 1. Gewichtszunahme des nicht-okkludierten rechtslateralen Segments nach portaler Ligatur, Embolisation oder Scheinoperation

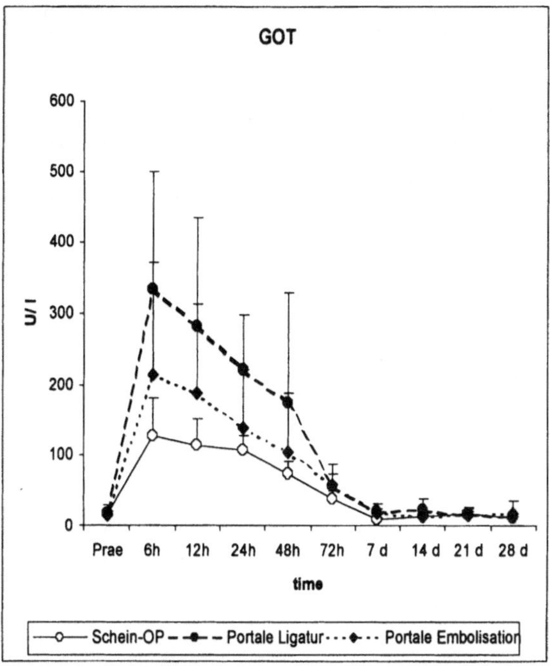

Abb. 2. Transaminasenverlauf nach portaler Ligatur, Embolisation oder Scheinoperation

Die zur Bestimmung des Ausmaßes der hepatozellulären Schädigung herangezogenen Leberenzyme (Transaminasen, GLDH) erbrachten nach PBL höhere postoperative Werte als nach Pfortaderastembolisation. Weder nach PBL noch nach PVE konnte ein signifikanter Abfall des Quickwertes festgestellt werden.

Diskussion und Schlussfolgerung

Die präoperative Pfortaderastembolisation ist die effektivste Methode zur Induktion einer kompensatorischen Hyperplasie im nicht embolisierten Anteil der Leber. Sie ist der Pfortaderast-Ligatur überlegen, da sie geringere hepatozelluläre Schäden und eine stärkere regenerative Antwort induziert. Aufgrund des transkutanen Zugangs ist sie zudem deutlich weniger invasiv. Daher ist die praeoperative portale Embolisation die Methode der Wahl zur Vergrößerung des prospektiven Leberrestvolumens.

Literatur

1. Boerma EJ (1990) Research into the results of resection of hilar bile duct. Cancer Surgery Sep 108: 572–580
2. Makuuchi M, Takayasu K, Yamazaki S, Hasegawa H, Nishihura S, Shimamura Y (1984) Preoperative transcatheter embolisation of the portal venous branch for patients recieving extended lobectomy due to bile duct carcinoma. J Jpn Soc Clin Surg 45: 14–20
3. Bengmark S, Ekberg H, Evander A, Klofver-Stahl B, Tranberg KG (1988) Major liver resection for hilar cholangiocarcinoma. Ann Surg 207: 120–125

4. Imamura H, Shimada R, Kubota M, Matsuyama J, Nakayama A, Miyagawa S, Makuuchi M, Kawasaki S (1999) Preoperative portal vein embolization: An audit of 84 patients. Hepatology 29: 1099 – 1105

Korrespondenzadresse: Dr. med. D. C. Broering, Abteilung für Hepatobiliäre Chirurgie, Universitätsklinikum Hamburg-Eppendorf, Chirurgische Klinik, Martinistraße 52, 20246 Hamburg, Fax: 040-42803-3431, e-mail: broering@uke.uni-hamburg.de

Alloantigenspezifische Modulation der Immunantwort nach Transplantation: Untersuchungen zur Immunogenität von MHC-Klasse-I Peptiden und ihren Varianten

Alloantigen-specific modulation of the immune response after transplantation: Investigation on the immunogenicity of MHC class-I peptides and their variants

W. Timmermann[1], G. Sitaru[2], C. Otto[2], H.-J. Gassel[1], K. Ulrichs[2] und A. Thiede[1]

[1] Chirurgische Universitätsklinik, Würzburg
[2] Experimentelle Transplantations-Immunologie, Chirurgische Universitätsklinik, Würzburg

Abstract

After transplantation, CD4$^+$ T cells are activated in response to allogeneic proteins of the major histocompatibility complex (MHC). These MHC proteins are recognized as processed MHC peptides bound to MHC class II molecules on the recipient's antigen presenting cells. This so-called indirect pathway is essential in the process of allograft rejection and therefore seems to be ideal for the presentation of designed allo-MHC peptides with immunomodulative properties. Such peptides should prevent the activation of those T cells that are responsible for allograft rejection. We proved the practicability of this strategy in an experimental rat model. First, we analyzed different synthetic MHC class I peptides of the Wistar-Furth (WF, RT1^u) rat strain for their ability to induce a T-cell alloresponse in Lewis (LEW, RT1^l) rats in order to identify the immunodominant wild type peptide. Second, based on the amino acid sequence of this peptide, analogues for T-cell modulation were designed.

Eight 18-to-21-mer MHC class I peptides, representing nearly 80% of the extracellular region of the MHC class I molecules of WF rats, were proved for their possible immunogenicity in LEW rats. After 7 days the proliferation of peptide-specific T cells was determined *in vitro* [4]. Peptide P1 is immunodominant and induces T cell proliferation of 20,000 cpm with a Th1 type specific cytokine profile (IL-2 and IFN-γ > 200 pg/ml). P1 differs in three amino acids from the corresponding region of MHC class I molecules of LEW rats. These amino acids were substituted sequentially and each analogue was tested for its immunogenicity. From the 6 possible analogues, peptide P1.5 reduced significantly the strength of T cell response by more than 40%. Furthermore, these primed T cells, producing the immunoregulatory cytokines IL-4, IL-10, and IL-13 do not influence the rejection process.

A strategy for inhibition of T-cell activation in an alloantigen specific manner may be useful in preventing the alloresponse against the allograft without suppressing the whole immune system. The present study shows the possibility of manipulating the T cell alloreactivity by the indirect pathway with synthetic MHC class I derived peptides. Furthermore, peptide analogues such as peptide P1.5 may be useful to suppress the T cell alloreactivity in order to prevent allograft rejection in an antigen-specific manner.

Einleitung

Bei der Transplantatabstoßung stellen die aus den Molekülen des Haupthistokompatibilitätskomplex (MHC) des Spenders durch empfängereigene antigenpräsentierende Zellen (APC) prozessierten MHC-Peptide einen wichtigen Stimulus zur Aktivierung alloreaktiver T-Lymphozyten dar [1]. Auch durch synthetische MHC-Peptide, die mit definierten Bereichen des MHC-Klasse-I-Moleküls identisch sind, werden alloreaktive T-Lymphozyten aktiviert. Dies erlaubt, ihre Immunogenität, d. h. die Fähigkeit eine T-Zellproliferation auszulösen, zu untersuchen. Ziel dieser Studie war, aus einer Anzahl synthetischer MHC-Klasse-I Peptide das immundominante Peptid zu identifizieren, um anschließend hieraus durch gezielten Aminosäureaustausch Varianten mit herzustellen [2]. Dabei wurde der Einfluß der allogenen Aminosäuren, d. h. der Aminosäuren, in denen sich Spender und Empfänger in diesem Bereich unterscheiden, für die Immunogenität des Peptids untersucht.

Methodik

Lewis (LEW, RT1^l) Ratten werden mit jeweils 100 µg der acht synthetischen MHC-Klasse-I Peptide P1 bis P8, die mit definierten Bereichen des MHC-Klasse-I Moleküls des Ratteninzuchtstammes Wistar Furth (WF, RT1^u) identisch sind, immunisiert [3]. Die Bestimmung der Proliferation peptidspezifischer Effektor T-Lymphozyten erfolgt *in vitro* [4]. Die Wirkung synthetischer Peptide auf die Transplantatfunktion wurde nach heterotoper Herztransplantation in der allogenen WF-nach-LEW Stammkombination analysiert.

Ergebnisse

Mit den acht synthetischen, zwischen 18 und 21 Aminosäuren langen Peptiden P1 bis P8 wurden nahezu 80% vom extrazellulären Bereich des MHC-Klasse-I Moleküls der Wistar Furth Ratte (RT1.A^u) funktionell analysiert. Peptid P1, das mit dem ersten β-Faltblatt der α1-Domäne identisch ist, wurde als das immundominante MHC-Klasse-I Peptid identifiziert. Dieses Peptid induziert die stärkste T-Zellproliferation (20 000 cpm) mit einem Th1-dominierten Cytokinmuster (IL-2 und IFN-γ jeweils > 200 pg/ml). In Peptid P1 befinden sich drei allogene Aminosäuren an den Positionen 5, 9 und 10. Diese wurden sequentiell durch Aminosäuren ausgetauscht, die an diesen Positionen sich im MHC-Klasse-I Molekül (RT1.A^l) von LEW befinden. Von den 6 möglichen Peptidvarianten reduzierte die Variante P1.5 (Austausch von Leu durch Asp und Thr durch Ile) die T-Zellproliferation auf nahezu 11 000 cpm. P1.5-spezifische T-Lymphozyten sezernieren ein Th-2 dominiertes Cytokinmuster (IL-4, IL-10 und IL-13). Im Gegensatz zum Ausgangspeptid P1 beeinflußt Variante P1.5 nicht die Abstoßung heterotoper Herztransplantate: P1: 4,6 Tage, P1.5: 8,6 Tage. Die nicht mit Peptid behandelten Kontrolltiere zeigten eine Transplantatfunktion von 8 Tagen.

Diskussion

Alloreaktive CD4$^+$ T-Lymphozyten werden durch synthetische MHC-Klasse-I Peptide aktiviert. Dabei beschränkt sich die Variabilität auf wenige Aminosäuren, d.h. in diesen Aminosäuren unterscheiden sich Spender und Empfänger. Für die Transplantation von Bedeutung ist, dass diese Peptide die Abstoßung fördern. Werden die allogenen Aminosäuren im immundominanten Peptid durch empfängerspezifische ausgetauscht, so beeinflussen diese Varianten die Aktivierung alloreaktiver T-Lymphozyten unterschiedlich stark. Mit Peptidvarianten wie P1.5 ergeben sich mögliche Perspektiven zur antigenspezifischen Hemmung der Transplantatabstoßung.

Diese Arbeit wird vom Interdisziplinären Zentrum für Klinische Forschung der Universität Würzburg unterstützt.
Gabriela Sitaru ist Mitglied des Graduiertenkollegs „Immunmodulation" der Universität Würzburg.

Literatur

1. Cjte I, Rogers NJ, Lechler RI (2001) Allorecognition. Transfus Clin Biol 8: 318 – 323
2. Sloan-Lancaster J, Allen PM (1996) Altered peptide ligand-induced partial T cell activation: molecular mechanisms and role in T cell biology. Annu Rev Immunol 14: 1 – 27
3. Chowdhury NC, Saborio DV, Garrovillo M, Chandraker A, Magee CC, Waaga AM, Sayegh MH, Jin MX, Oluwole SF (1998) Comparative studies of specific acquired systemic tolerance induced by intrathymic inoculation of a single synthetic Wistar-Furth (RT1U) allo-MHC class I (RT1.AU) peptide or WAG (RT1U)-derived class I peptide. Transplantation 66: 1059 – 1066
4. Otto C, Rohde AC, Timmermann W, Waaga AM, Gebert A, Gasser M, Gassel HJ, Thiede A, Ulrichs K (2001) Acceptance of small bowel allografts by indirect allorecognition of donor class II MHC allopeptides. Transplant Proc 33: 431 – 432

Korrespondenzadresse: Dr. Christoph Otto, Chirurgische Universitätsklinik und Poliklinik, Experimentelle Transplantations-Immunologie, Josef-Schneider-Straße 2, 97080 Würzburg, Tel.: 0931-201-3320, Fax: 0931-201-3448, e-mail: chotto@chirurgie.uni-wuerzburg.de

Eine kontinuierliche Expression löslicher MHC-Spenderantigene mittels adenoviralem Vektor induziert eine Verlängerung der Überlebenszeit von Herztransplantaten im „High"-Respondermodell ACI zu Lewis

High levels of soluble donor MHC class I antigen produced by adenoviral gene transfer prolongs heart transplant survival in the high-responder strain combination ACI to Lewis

C. Graeb[1,2,3], M. N. Scherer[1,2], M. Justl[1], J. Andrasy[1], S. Tange[1], E. Frank[1], K.-W. Jauch[1] und E. K. Geissler[1,4]

[1] Klinik und Poliklinik für Chirurgie, Universität Regensburg
[2] Gefördert durch die Forschungsförderung der Universität Regensburg (ReForM) und das Walter-Brendel-Transplantationsstipendium
[3] Gefördert durch die Deutsche Forschungsgemeinschaft (DFG, GR 1478/2-1 und GR 1478/3-1 und GR 1478/3-2)
[4] Gefördert durch die National Institutes of Health (AI39741) und durch die American Heart Association (9960073V)

Abstract

Background: We have previously shown with ex vivo liposome-gene transfer that soluble donor MHC class I (sdMHCI) antigen prolongs heart transplant (Tx) survival in a donor-specific manner when combined with low-dose cyclosporine. The need for concurrent immunosuppression is likely related to the short duration and low-level of sdMHCI expression with this gene transfer method. Here our aim was to improve the immunosuppressive effect of sdMHCI by increasing expression via adenoviral gene transfer. *Methods*: Using the AdEasy system (B. Vogelstein, Johns Hopkins) we constructed an E1-E3-deleted, replication-deficient adenovirus containing the genes for a secreted form of the rat MHC class I molecule, RT1.A^a (Ad-RQ). An „empty" adenovirus was used for controls. Lewis (RT1.A^l) rats were intravenously injected with 2×10^9 fluorescence forming units of Ad-RQ and serum was tested for RT1.A^a by ELISA. Some animals were challenged with a fully allogeneic heterotopic ACI (RT1.A^a) heart Tx 14 days after Ad-RQ or „empty" adenovirus injection, and allograft survival was determined. *Results*: Serum samples taken from Ad-RQ-injected rats showed a 100-fold higher expression of RT1.A^a till day 7 compared to the liposome-transfection we have used before. Over the next 7 days Ad-RQ-injected rats showed a 75-fold higher expression of RT1.A^a compared to the liposome-transfection method. Controls receiving „empty" adenovirus showed no RT1.A^a signal. ACI heart Tx survival was prolonged to up to 4 days with Ad-RQ vs. „empty" virus-injected controls. *Conclusions*: Adenoviral gene transfer produces in vivo serum RT1.A^a levels that are almost 100-fold higher after 7 days, compared to our previously reported ex vivo liposome gene transfer method. Prolongation of heart Tx survival without concurrent immunosuppression in a high-responder combination suggests a therapeutically useful effect of sdMHCI.

Einleitung

Nach Vorversuchen, in denen nach Gentransfer (Lipofektion) transfizierte Hepatozyten lösliche Allo-MHC Klasse I Moleküle exprimierten, konnten wir zeigen, daß eine spenderspezifische zelluläre und humorale Suppression gegenüber Herz- und Lebertransplantaten (Tx) erzielt werden konnte [1, 2].

Eine Limitierung in diesen Versuchen war dabei die kurzfristige Expression relativ geringer Mengen der spenderspezifischen, löslichen MHC-Antigene (Ag), so dass in dem bislang verwendeten Herz(H)Tx Modell eine zusätzliche konventionelle Immunsuppression mit Cyclosporin A (CyA) erforderlich war, um einen immunsuppressiven Effekt *in vivo* zu erzielen. Mit dem von Vogelstein et al. [4] zur Verfügung gestellten adenoviralen Vektorsystem entwickelten wir das replikationsdefiziente Adenovirus Ad-RQ, mit dem es erstmals möglich ist, lösliche MHC-Moleküle in großer Menge über eine deutlich längeren Zeitraum zu exprimieren. In der aktuellen Studie berichten wir über eine Überlebenszeitverlängerung (ÜLZ) von HTx in der „high"-Responderstammkombination ACI zu Lewis auch ohne zusätzliche Immunsuppression.

Material und Methode

Rekombinates Adenovirus (Ad-RQ): Unter Verwendung des pAdEasy-Systems (B. Vogelstein[4]) konstruierten wir ein E1-, E2-delitiertes, replikationsdefizientes, rekombinantes Adenovirus (Ad-RQ), das für die Gensequenz des löslichen Spender-MHC Ag (RT1.A^a) kodiert. Zum Nachweis der Funktionalität und zum Ausschluss der Zelltoxizität wurden zunächst primär kultivierte Hepatozyten mit verschiedenen Konzentrationen von Ad-RQ infiziert (3×10^6 bzw. 5×10^6 fluorescent forming units (ffu) / 60 mm Petrischale). *In vivo* erfolgte die Infektion naiver Lewis-Ratten mit 2×10^9 ffu Ad-RQ, gefolgt von einer HTx (n = 5) eines ACI-Spenders 14 Tage später. Als Kontrollen dienten Empfänger, die entweder mit 2×10^9 ffu „Leervirus" infiziert wurden oder unbehandelt waren.

Heterotope Herztransplantation: Die heterotope HTx von ACI (RT1.A^a) zu Lewis (RT1.A^l) erfolgte nach einer modifizierten Methode wie in dem von Ono und Lindsey [5] beschriebenen Modell, unter End-zu-Seit Anastomosierung der Pulmonalarterie auf die infrarenale V. cava sowie der Spender-Aorta auf die infrarenale Empfänger-Aorta.

RT1.A^a spezifischer ELISA: Der Nachweis des vom Adenovirus (Ad-RQ) exprimierten Ag *in vitro* und *in vivo* wurde mittels eines Sandwich-ELISA, der spezifisch für das MHC Klasse I Ag von ACI-Ratten (RT1.A^a) ist, geführt. Nach Beschichtung der ELISA-Platten mit dem RT1.A^a-spezifischen monoklonalen Antikörper (Ak) R3/13 konnte das sich daran bindende Ag mit einem Ak, spezifisch für Ratten-Klasse I Ag (OX-18), nachgewiesen werden. Der Ag-Ak-Komplex wurde anschließend mittels eines Meerrettich-Peroxidase konjugierten Ak markiert und bei 490 nm in einem automatischen ELISA-Platten-Photometer ausgelesen. Die Methodik für den ELISA wurde in früheren Arbeiten ausführlich für die *in vitro*-, als auch für die *in vivo*-Ag-Bestimmung dargestellt [1, 6].

Ergebnisse

Nach Infektion primärer Lewis-Hepatozytenkulturen mit 5×10^6 ffu/60 mm Petrischale konnten in den Kulturüberständen nach 48 h, im Vergleich zu der bis dahin verwendeten Lipofektionsmethode, ca. 10 mal höhere RT1.A^a-Spiegel gemessen werden. Die Infektion der Kulturen mit der geringeren Menge Ad-RQ (3×10^6 ffu/Petrischale) ergab erwartungsgemäß eine geringere Expression von löslichem RT1.A^a, die aber immer noch deutlich über den Ergebnissen der Lipofektionsmethode lagen.

Nach *in vivo* i. v. Applikation von 2×10^9 ffu Ad-RQ in naive Lewis-Ratten zeigte sich im Vergleich zu der bislang verwendeten Lipofektion bis Tag 7 eine ca. 100 mal höhere Serum-Expression von RT1.A^a und bis Tag 14 eine ca. 75 mal höhere Serum-Expression. Es sei bemerkt, dass mit der Lipofektionsmethode lediglich eine *in vivo* Expression von > 100 ng/ml für 2 Tage erzielt werden konnte. In den *in vivo* Versuchen konnte, im Vergleich zu Kontrolltieren, eine signifikante Verlängerung der ÜLZ von HTx (ACI zu Lewis) von ca. 4 Tagen nach Injektion von 2×10^9 ffu 14 Tage vor HTx erreicht werden. Kontrolltiere, die mit Leervirus (n = 3) injiziert worden waren, stießen, ebenso wie unbehandelte Kontrolltiere (n = 3), ihre HTx nach 6 Tagen ab.

Diskussion

Aus *in vitro* und *in vivo* Untersuchungen im Menschen und in Tiermodellen ist bekannt, dass der Leber als transplantiertem Organ eine immunologisch privilegierte Stellung zukommt. Ein mögliches Erklärungsmodell basiert auf der Beobachtung, dass eine transplantierte Leber relativ hohe Mengen an löslichen, spenderspezifischen MHC Klasse I Ag exprimiert. Versuche, diesen sogenannten spenderspezifischen Lebereffekt *in vivo* zu imitieren, waren dadurch limitiert, dass die bisherige kontinuierliche gentherapeutische Expression von spenderspezifischen MHC Klasse I Ag *in vivo* nur in relativ geringen Mengen und über eine kurzen Zeitraum möglich war. Unsere neuen Ergebnisse zeigen, dass durch Verwendung eines adenoviralen Vektors eine suffiziente Expression von löslichen Spender-MHC Ag über einen relativ langen Zeitraum *in vivo* erreicht werden kann. Dadurch ist in unseren aktuellen Versuchen erstmals, auch ohne zusätzliche, konventionelle Immunsuppression, eine ÜLZ von HTx in einer „high"-Responderkombination (ACI zu Lewis) erzielt worden. In weiterführenden Experimenten soll durch Zweitinjektionen von Adenoviren zum Zeitpunkt der Tx eine weitere ÜLZ erreicht werden. Interessanterweise konnte in ersten Versuchen durch zusätzliche Gabe von CyA eine nochmals verlängerte Expressionszeit *in vivo*, mit hohen Serum-RT1.A^a-Spiegeln über 3 bis 4 Wochen, erzielt werden.

Unsere Ergebnisse zeigen erste Hinweise, dass der s. g. Lebereffekt durch gentherapeutische Expression von lediglich einem löslichen, spenderspezifischen MHC Klasse I Ag *in vivo* simuliert werden kann. Weitere Untersuchungen zur Bestimmung des idealen Zeitpunkts und der zu verwendenden Expressionsmenge sind erforderlich, um dem ultimativen Ziel einer spenderspezifischen Toleranzinduktion näherzukommen.

Literatur

1. Graeb C, Scherer MN, Knechtle SJ, Geissler EK (1998) Immunologic suppression mediated by genetically modified hepatocytes expressing secreted allo-MHC class I molecules. Hum Immunol 59: 415–425
2. Scherer MN, Graeb C, Tange S, Dyson C., Jauch K-W, Geissler EK (2000) Immunologic considerations for therapeutic strategies utilizing allogeneic hepatocytes: hepatocyte-expressed membrane-bound major histocompatibility complex class I antigen sensitizes, while soluble antigen suppresses the immune response in rats. Hepatology 32: 999–1007
3. Geissler EK, Korzun WJ, Graeb C (1997) Secreted donor-MHC class I antigen prolongs liver allograft survival and inhibits recipient anti-donor CTL responses. Transplantation 64: 782–786
4. He T-C, Zhou S, Da Costa LT, Kinzler KW, Vogelstein B (1998) A simplified system for generating recombinant adenoviruses. Proc Natl Acad Sci USA 95: 2509–2514
5. Ono K, Lindsey ED (1969) Improved technique of heart transplantation in rats. J Thorac Cardiovasc Surg 57: 225–229
6. Geissler EK, Wang J, Fechner JH, Burlingham WJ, Knechtle SJ (1994) Immunity to MHC class I antigen following direct DNA transfer into skeletal muscle. J Immunol 152: 413–421

Korrespondenzadresse: Dr. med. Christian Graeb, Universität Regensburg, Klinik und Poliklinik für Chirurgie, Franz-Josef-Strauß-Allee 11, 93053 Regensburg, Tel.: ++49-(0)941-944-6801, Fax: ++49-(0)941-944-6802, e-mail: christian.graeb@klinik.uni-regensburg.de

Induktion von Toleranz durch Applikation von spenderspezifischen Splenozyten und CTLA4-Ig Gabe nach Lebertransplantation in der Ratte

Tolerance after rat liver allograft transplantation induced by an application of CTLA4-Ig and donor specific spleen cells

U. P. Neumann, V. Schmitz, U. Fischer, J. M. Langrehr und P. Neuhaus

Klinik für Allgemein-, Viszeral- und Transplantationschirurgie, Charité Virchow Klinikum, Humboldt Universität Berlin

Abstract

Introduction: CTLA4-Ig blocks CD28-mediated co-stimulatory signals and inhibits in vitro and in vivo immune responses. The study was designed to investigate the effectiveness of CTLA4-Ig treatment and additive application of donor splenocytes in preventing rejection in rat liver allografts. *Material and Methods*: DA rats (RT1^a) were used as donors and Lewis (RT1^l) rats as recipients of an orthotopic liver transplantation (ORLT). Recipients were divided in 4 groups: Group 1 ($n = 8$) received an ORLT and no further treatment. Group 2 ($n = 8$) received an injection of 0.5 mg CTLA4-Ig on day 3 and 4 after the transplantation. Group 3 ($n = 8$) was treated similar to group 3 but received additionally 2.5×10^8 spleen cells intravenously on day 4. Group 4 was treated with 2.5×10^8 donor specific spleen cells intravenously on day 4. *Results*: Median survival time of group 1 was 12 days. Delayed treatment with CTLA4-Ig in group 2 resulted in a median prolongation of survival to 30 days. Two of these animals survived long-term more than 150 days. All animals of group 3 survived more than 150 days after ORLT without clinical signs of rejection. Median survival in group 4 was 9 days and therefore similar to non-treated animals. Microscopic and macroscopic studies of liver specimens in long-term surviving animals demonstrated no signs of ongoing chronic rejection after 150 days. *Conclusions*: Delayed treatment with CTLA4-Ig prolongs survival but does not introduce tolerance. The effectiveness of the treatment can be markedly improved by the additional application of donor specific cells. In contrast to this treatment with donor specific cells alone was not effective in preventing graft rejection. The combined therapy of CTLA4-Ig and donor specific cells may be an interesting option for immunomodulation in clinical liver transplantation.

Einleitung

CTLA4-Ig blockiert CD28-vermittelte co-stimulatorische Signale und inhibiert kompetitiv in vitro und in vivo immunologische Reaktionen [1]. Der signifikante immunsuppressive Effekt von CTLA4-Ig konnte in verschiedenen tierexperimentellen Untersuchungen zur Entwicklung von Toleranz nach Organtransplantation aufgezeigt werden. Allerdings waren die Ergebnisse nach CTLA4-Ig Therapie in den nachfolgenden Untersuchungen variabel und ein Großteil der transplantierten Organe wurde letztendlich abgestoßen [2]. In einem voll-allogenen Rattenlebertransplantationsmodell führte die Gabe von CTLA4-Ig zu einer Transplantatverlängerung bis 98 Tagen, aber gewährleistete nicht ein langfristiges Transplantatüberleben [3]. Neuere Studien zeigen, dass die Effizienz der CTLA4-Ig Therapie von dem Zeitpunkt der Gabe abhängen. Weiterhin gibt es Anhalt dafür, dass dieser Effekt durch spenderspezifische Transfusionen noch verstärkt werden kann [4]. Für uns stellte sich daher die Frage, ob durch die Kombination von CTLA4-IG und Applikation spenderspezifischer Splenozyten ein additiver immunsuppressiver Effekt zu erreichen ist.

Methodik

Wir führten Rattenlebertransplantationen (ORLT) im arterialisierten, voll allogenen Modell Da (RT1^a) auf Lewis (RT1^l) in Standardtechnik durch. Die Empfänger wurden anschließend in 4 Gruppen zu je 8 Tieren aufgeteilt: Gruppe 1 erhielt eine ORLT und keine weitere medikamentöse Therapie. Gruppe 2 erhielt 0,5 mg CTLA4-IG intraperitoneal (i. p.) am Tag 3 und 4 nach ORLT. Gruppe 3 wurde wie Gruppe 2 behandelt und erhielt zusätzlich $2{,}5 \times 10^8$ spenderspezifische Splenozyten am Tag 4. Gruppe 4 wurde mit $2{,}5 \times 10^8$ spenderspezifischen Splenozyten am Tag 4 behandelt.

Ergebnisse

Das mediane Überleben der Tiere der Gruppe 1 betrug 10 Tage (Abb. 1). Die Behandlung mit CTLA4-IG an den Tagen 3 und 4 nach ORLT verlängerte das Überleben der Tiere im Median auf 30 Tage ($p < 0.05$). Alle Tiere der Gruppe 3 lebten mehr als 150 Tage nach ORLT und zeigten in den aufgearbeiteten Histologien keine Anzeichen einer Abstoßung ($p < 0.05$). Das Überleben der Gruppe 4 entsprach mit 9 Tagen dem Überleben in der Gruppe 1.

Diskussion

Die Mechanismen mit denen CTLA4-Ig ein langfristiges Überleben nach Organtransplantation vermittelt sind ungeklärt. Co-stimulatorische Signale sind bei der Regulierung pro-inflammatorischer Zytoine beteiligt und erhöhen gleichzeitig die Rate apoptotischer alloreaktiver T-Zellen. Im Modell der allogenen ORLT führt diese Modulierung des co-stimulatorischen Signals durch CTLA4-Ig zu einer effizienten Verzögerung von Abstoßungsepisoden. Allerdings lässt sich durch die alleinige Therapie mit CTLA4-IG am Tag 3 und 4 nach ORLT kein langfristiges Organüberleben gewährleisten. Die erneute Präsentation von spenderspezifischem Antigen führt zu einer langfristigen Transplantatakzeptanz ohne Zeichen der Rejektion im Transplantat nach über 150 Tagen. In diesem Zusammenhang bleibt offen, inwieweit dieser potenzierte Effekt der Therapie spenderspezifisch ist, oder ob er sich auch durch Splenozyten von anderen Rattenstämmen erreichen ließe. Die alleinige Gabe von Splenozyten postoperativ hat in einem Modell der Rattenherztransplantation schon zu einem verlängerten Organüberleben geführt [5], war in diesem Modell nach ORLT nicht effektiv und verlängerte das Überleben und den Zeitpunkt des Auftretens und die Inzidenz von Abstoßungen nicht.

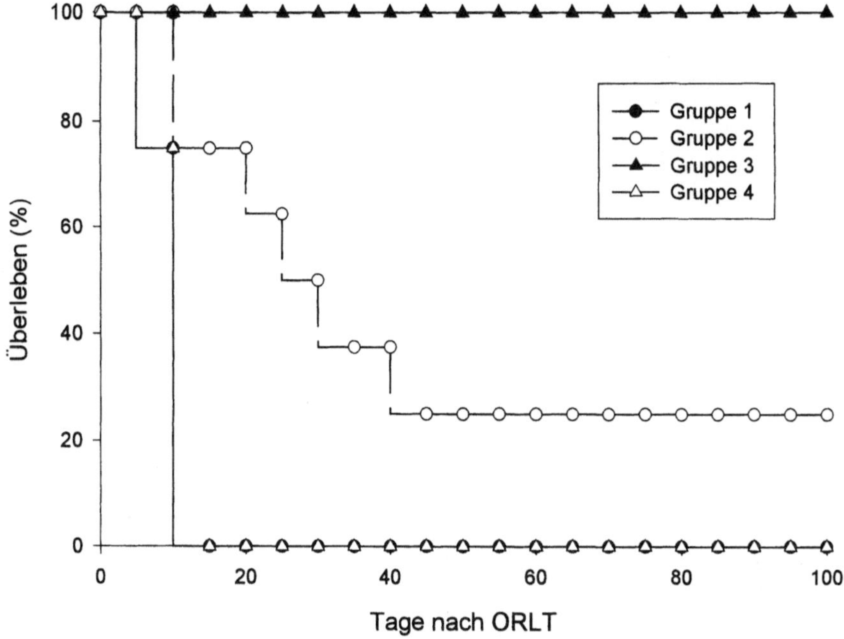

Abb. 1. Das Überleben der Tiere die ausschließlich lebertransplantiert wurden (*Gruppe 1*) entsprach den Tieren, die zusätzlich mit Splenozyten behandelt wurden (*Gruppe 4*). CTLA4-Ig Behandlung an den Tagen 3 und 4 nach ORLT verlängerte signifikant das Überleben (*Gruppe 2*). Langfristiges Transplantatüberleben ließ sich durch CTLA4-Ig und Splenozyten erreichen

Literatur

1. Linsley PS, Brady W, Urnes M, Grosmaire LS, Damle NK, Ledbretter JA (1991) CTLA-4 is a second receptor for the B cell activation antigen B7. J Exp Med 174: 561–569
2. Turka LA, Linsley PS, Lin H, Brady W, Leiden JM, Wei RQ, Gibson ML, Zheng XG, Myrdal S, Turka LA, Linsley PS, Lin H, et al. (1992) T-cell activation by the CD28 ligand B7 is required for cardiac allograft rejection in vivo. Proc Natl Acad Sci USA 89: 1102–1105
3. Tu Y, Rehmann A, Flye MW (1997) Transplant Proc 1997; 29: 1036–1037
4. Lin H, Bolling SF, Linsley PS, Wei RQ, Gordon D, Thompson CB, Turka LA (1993) Long-term acceptance of major histocompatibility complex mismatched cardiac allografts induced by CTLA4Ig plus donor-specific transfusion. J Exp Med 178: 1801–1806
5. Tsui TY, Deiwick A, Ko S, Schlitt H (2000) Specific immunosuppression by postoperative infusion of allogeneic spleen cells: requirement of donor major histocompatibility complex expression and graft-versus-host reactivity. Transplantation Jan 15 69: 25–30

Korrespondenzadresse: Dr. U. P. Neumann, Klinik für Allgemein-, Viszeral- und Transplantationschirurgie, Charité Virchow-Klinikum, Augustenburger Platz 1, 13353 Berlin, Tel: +49 30 450 52001, Fax: +49 30 450 552900, e-mail: ulf.neumann@charite.de

Met-RANTES verbessert die mikrokapilläre Perfusion während der akuten Abstoßung am Dünndarmtransplantat der Ratte

Met-RANTES improves acute-rejection-induced microvascular injury in rat small bowel transplantation

J. Bedke[1], T. Stojanovic[1], H.-J. Gröne[4], M. Heuser[3], L. Scheele[1], A. E. Proudfoot[5], H. Becker[1], P. M. Markus[1] und M. Hecker[2]

[1] Abteilung für Allgemeinchirurgie
[2] Abteilung für Herz und Kreislaufphysiologie
[3] Abteilung für Urologie, Universität Göttingen
[4] Abteilung für Molekulare und Zelluläre Pathologie, DKFZ Heidelberg
[5] Serono Pharmaceutical Institute, Genf, Schweiz

Abstract

Purpose of the Study: Acute rejection-induced microvascular injury results in graft dysfunction, ultimately leading to graft loss. Infiltration of T-cells and monocytes as a consequence of an enhanced leukocyte-endothelial cell interaction appears to play an important role in this deleterious process. Recruitment of these pro-inflammatory mononuclear cells to the vessel wall is mediated by chemokines such as RANTES, a potent chemoattractant for T cells, monocytes and natural killer cells. We investigated the effect of the RANTES antagonist Met-RANTES on rejection-induced microvascular perfusion failure in a rat model of small bowel transplantation. *Methods:* Heterotopic small bowel transplantation (SBTx) was performed in the fully allogeneic BN ($RT1^n$) to LEW ($RT1^l$) and syngeneic LEW to LEW rat strain combination. Intravital microscopy was performed from postoperative day (POD) 1 to 7 both in the allogeneic and syngeneic groups. In the Met-RANTES group ($n = 5$) the excised small bowels were flushed with 100 µg Met-RANTES in 3 ml Ringers solution. Recipients were then treated with 200 µg Met-RANTES per day intravenously for 5 days. Intravital microscopy analysis of an exteriorized jejunal segment of the donor small bowel was performed on POD 5. The percentages of perfused villi and villus stasis, mucosal and muscular functional capillary densities (FCD), capillary diameters and red blood cell velocities, and finally permanent leukocyte adherence to postcapillary submucosal venules were assessed. *Results:* Syngeneic SBTx revealed homogenous perfusion of villi and muscle layers over the whole study period. Allogeneic SBTx showed a decline in perfusion from POD 1 until complete failure on POD 7 accompanied by a continuous increase in leukocytes-endothelial cell interaction (990 as compared to 556 sticker/mm² in the allogeneic and syngeneic control group on POD 7, $n = 6$). On POD 5, mucosal FCD was significantly reduced in the allogeneic group (456 vs. 786 cm^{-1}, $n = 6$) with near maximum leukocyte-endothelial cell interaction. In our preliminary study Met-RANTES treatment prevented this decrease in mucosal FCD (705 cm^{-1} on POD 5, $n = 5$), and reduced the number of leukocytes sticking to the postcapillary submucosal venules by approximately 50%. *Conclusions:* Blocking chemokines or their receptors, thereby limiting leukocyte-endothelial cell interaction, may constitute a useful therapeutic approach to the prevention of microvascular perfusion failure in acute transplant rejection.

Einleitung

Akute Abstoßung am Dünndarmtransplantat der Ratte führt zur Störung der mikrokapillären Perfusion, welche schlussendlich in einem Transplantatversagen endet. Infiltration von T-Zellen, Monozyten und Makrophagen als Konsequenz einer gesteigerten Leukozyten-Endothel-Interaktion scheint eine wichtige Rolle während der akuten Abstoßung zu spielen. Die Rekrutierung und Adhäsion von pro-inflammatorischen mononukleären Zellen an die Gefäßwand wird unter anderem durch Chemokine vermittelt. RANTES, ein potenter Chemoattraktor für T-Zellen, Monozyten und Killer-Zellen, scheint im Rahmen der Abstoßung eine wichtige Rolle zu spielen. Wir untersuchten den Effekt des RANTES Antagonisten Met-RANTES auf die mikrokapilläre Perfusion während der akuten Abstoßung am Dünndarmtransplantat der Ratte.

Material und Methoden

Heterotope Dünndarmtransplantationen an der Ratte wurden in der allogenen Stammkombination BN ($RT1^n$) auf Lewis ($RT1^l$) und der syngenen Stammkombination Lewis auf Lewis durchgeführt. Die mikrokapilläre Perfusion der transplantierten Dünndärme ($n = 6$ am 1., 5., 6., 7. postoperativen Tag und $n = 3$ am 2.–4. postoperativen Tag, allogen und syngen), wurde mit Hilfe der Auflicht-Intravitalmikroskopie vom 1. bis zum 7. postoperativen Tag untersucht. Eine Gruppe allogen transplantierter Tiere ($n = 5$) wurden mit Met-RANTES behandelt. Hierbei wurden 100 µg Met-Rantes in 3 ml Ringer-Lösung in die explantierten Dünndärme infundiert. Die Tiere wurden postoperativ mit 200 µg Met-RANTES in 0,5 ml Ringer i. v. pro Tag bis zum 5. postoperativen Tag behandelt und die transplantierten Dünndärme dann mit Hilfe der Intravitalmikroskopie untersucht. Als Parameter der mukosalen mikrokapillären Perfusion wurden der Perfusions- und Staseindex, der Anteil von perfundierten Kapillaren pro Villusfläche (funktionelle Kapillardichte), kapilläre Durchmesser und die Fließgeschwindigkeit der Erythrozyten bestimmt. Als Maß für die Leukozyten-Endothelzell-Interaktion wurde die Anzahl der permanent an das Endothel anhaftenden Leukozyten („Sticker") bestimmt.

Ergebnisse

Syngen transplantierte Dünndärme zeigten eine homogene Perfusion über den gesamten Beobachtungszeitraum. In allogen transplantierten Dünndärmen kam es zu einer progredienten Reduktion der kapillären Perfusion vom 1. postoperativen Tag bis zum kompletten Perfusionsversagen am 7. postoperativen Tag, begleitet von einem parallelen Anstieg der Leukozyten-Endothelzell-Interaktion (990 vs. 556 Sticker/mm^2 allogen vs. syngen am 7. postoperativen Tag, $n = 6$). Am 5. postoperativen Tag kam es in der allogenen Gruppe zu einer signifikanten Reduktion der funktionellen Kapillardichte (456 vs. 786 cm^{-1}; allogen vs. syngen, $n = 6$) bei gleichzeitiger, fastmaximaler Leukozyten-

Endothelzell-Interaktion. Die Met-RANTES-Therapie verhinderte den Abfall der mukosalen funktionellen Kapillardichte (705 cm^{-1} am 5. postoperativen Tag, n = 5) und führte zu einer Reduktion der Leukozyten-Endothelzell-Interaktionen in submukösen postkapillären Venolen um fast 50%.

Schlussfolgerung

Eine Blockierung von Chemokinen oder deren Rezeptoren und die hierdurch verringerte Leukozyten-Endothelzell-Interaktion scheint ein vielversprechender therapeutischer Ansatz zur Reduktion der akuten Transplantatabstoßung und des kapillären Perfusionsschadens zu sein.

Literatur

1. Stojanovic T, Schlemminger R, Bedke J, Grone HJ, Heuser M, Leister I, Hecker M, Becker H, Markus PM (2000) In vivo changes in acute rejection of rat small bowel allografts. Transplant Proc 32: 1247 – 1248
2. Nelson PJ, Pattison JM, Krensky AM (1998) The chemokine RANTES. In: Thorpe R, Mire-Sluis A (eds): Cytokines, Handbook of Immunopharmacology Series. Academic Press, London 433 – 448
3. Rose ML (1997) Role of endothelial cells in allograft rejection. Vasc Med 2: 105 – 114

Korrespondenzadresse: Dr. J. Bedke, Klinik und Poliklinik, Abt. für Allgemeinchirurgie, Universität Göttingen, Robert-Koch-Straße 40, 37073 Göttingen

STAT-1 Decoy-Oligodeoxynukleotid verbessert die mukosale Perfusion im Modell der akuten Abstoßung am Dünndarmtransplantat der Ratte

STAT-1 decoy oligodeoxynucleotide improvement of mucosal perfusion in a rat model of acute transplant rejection

T. Stojanovic[1], L. Scheele[1], H. Becker[1], A. H. Wagner[2] und M. Hecker[2]

[1] Abteilung für Allgemeinchirurgie
[2] Abteilung für Herz und Kreislaufphysiologie, Universität Göttingen

Abstract

Purpose of the Study: Microcirculatory blood flow in acutely rejecting small bowel transplants is severely compromised mainly due to the interaction of leukocytes with the vascular endothelium. Recruitment and activation of these leukocytes at the surface of the endothelium involves several adhesion and co-stimulatory molecules such as, e. g. CD40. Binding of activated T helper cells expressing the corresponding ligand (CD154) to endothelial cells leads to a reciprocal stimulation of the two cell types that may play an important role in acute allograft rejection. Down-regulation of the exaggerated expression of CD40 in endothelial cells under pro-inflammatory conditions may therefore provide an effective means by which T helper cell-endothelial cell interaction and hence transplant rejection could be attenuated. To this end, a decoy oligodeoxynucleotide (dODN) strategy targeting STAT-1, the main transcription factor involved in CD40 expression under pro-inflammatory conditions, was developed. *Methods*: Heterotopic small bowel transplantation (SBTx) was performed in the fully allogeneic BN (RT1^n) to LEW (RT1^l) rat strain combination without immunosuppressive therapy. After excision, University of Wisconsin (UW) solution containing either no additives (control group, $n = 6$), the STAT-1 consensus dODN (final concentration of 20 μM, $n = 6$) or the corresponding mutant dODN (dODN control group, $n = 6$) was infused into the donor organs via the mesenteric artery access and then incubated for 2 h at 4 – 8 °C. The UW solution was flushed out of the grafts immediately before implantation was completed. Intravital microscopy analysis of an exteriorized jejunal segment of the donor small bowel was performed on postoperative day 7. The percentages of perfused villi and villus stasis, mucosal and muscular functional capillary densities (FCD), capillary diameters and red blood cell velocities, and finally permanent leukocyte adherence to post-capillary venules in the submucosa were assessed. *Results*: Mucosal perfusion and perfusion of the muscle layers, as assessed by villi and muscle layer FCD, were markedly reduced both in the control and in the dODN control group to approximately 10% of the level in the syngeneic LEW to LEW rat strain combination. In comparison, mucosal perfusion was 4-fold higher in the consensus dODN group, red blood cell velocity 10-fold, and perfusion index 3-fold. Stasis was reduced by 60% and the number of leukocytes sticking to the endothelium by 25%, although the latter effect did not gain statistical significance. *Conclusions*: Blockade of STAT-1-mediated gene expression, in particular that of CD40 in endothelial cells under pro-inflammatory conditions, by pre-treating the donor organ with an appropriate dODN helps to maintain microcirculatory blood flow and hence organ function in acutely rejecting small bowel transplants in the rat.

Einleitung

Akute Abstoßungsepisoden führen zu einer Störung der mukosalen Perfusion von Dünndarmtransplantaten (DDTx). Dies ist ursächlich auf eine verstärkte Interaktion von Leukozyten mit Endothelzellen zurückzuführen. Die Rekrutierung und Aktivierung dieser Leukozyten auf der Endotheloberfläche wird durch mehrere Adhäsions- und co-stimulierende Moleküle herbeigeführt. Eines dieser co-stimulierenden Moleküle ist CD40. Die Bindung von aktivierten, den CD40 Liganden CD154 exprimierenden T-Zellen an das Endothel führt zu einer reziproken Aktivierung beider Zellen. Diese Aktivierung scheint eine wichtige Rolle in der akuten Transplantatabstoßung zu spielen. Eine Herunterregulierung der unter pro-inflammatorischen Bedingungen gesteigerten CD40-Expression auf Endothelzellen könnte zu einer verminderten T-Zellaktivierung am Endothel und möglicherweise zu einer Abschwächung der Transplantatabstoßung führen. In unserer Studie wurden Decoy Oligodesoxynukleotide (dODN) gegen STAT-1 eingesetzt. STAT-1 scheint der wichtigste Transkriptionsfaktor für die Expression von CD40 auf Endothelzellen nach Stimulierung mit pro-inflammatorischen Zytokinen zu sein.

Material und Methoden

Heterotope DDTX wurde in der allogenen Stammkombination BN (RT 1^n) auf Lewis (RT1^l) durchgeführt. Nach Explantation wurde das Gefäßsystem mit Ringer-Lösung perfundiert (Kontrollgruppe, n = 6) oder mit Ringer-Lösung, die STAT-1 consensus dODN (Endkonzentration 20 µM, n = 6) oder ein mutiertes Kontrolloligonukleotid (n = 6) enthielt. Das Darmlumen wurde mit UW-Lösung irrigiert und der Darm bei 4 °C in UW-Lösung für 2 Stunden zur Inkubation der Oligonukleotide mit den Endothelzellen gelagert. Vor Reperfusion wurde das Gefäßsystem noch einmal mit 3 ml Ringer-Lösung perfundiert und die Oligonukleotide ausgespült. Am 7. postoperativen Tag wurde die Mikrozirkulation und die Leukozyten-Endothelzell-Interaktion (LEI) mit Hilfe der Intravitalmikroskopie bestimmt. Als Parameter der mukosalen Mikrozirkulation wurden der Perfusions- und Staseindex, die funktionelle Kapillardichte (FCD), der kapilläre Durchmesser und die Fließgeschwindigkeit der Erythrozyten (RBCV) bestimmt. Als Maß für die LEI wurde die Anzahl der permanent an das Endothel anhaftenden Leukozyten in den postkapillären Venolen bestimmt.

Ergebnisse

Die mukosale FCD, als Maß für die Perfusion, war sowohl in der Kontroll-Gruppe als auch in der mit mutierten Oligonukleotiden behandelten Kontrollgruppe bis auf 10% der Werte von syngen transplantierten Dünndärmen ohne Abstoßung verringert. Im Vergleich dazu war die FCD um den Faktor 4 erhöht in mit STAT-1 dODN therapierten Tieren. Die RBCV war in diesen Tieren 10-fach und der Perfusionsindex 3-fach erhöht. Der Staseindex wurde um 60% und die LEI um 25% reduziert. Der letztere Effekt erreichte jedoch keine statistische Signifikanz.

Schlussfolgerung

Eine Blockade der STAT-1 vermittelten Genexpression, wie der zytokininduzierten endothelialen CD40-Expression durch Vorbehandlung mit einem entsprechendem Decoy-Oligonukleotid führt, unter pro-inflammatorischen Bedingungen, zu einer verbesserten kapillären Durchblutung und somit Organfunktion während der akuten Abstoßung eines Dünndarmtransplantates an der Ratte.

Literatur

1. Stojanovic T, Schlemminger R, Bedke J, Grone HJ, Heuser M, Leister I, Hecker M, Becker H, Markus PM (2000) In vivo changes in acute rejection of rat small bowel allografts. Transplant Proc 32: 1247 – 1248
2. Hancock WW, Buelow R, Sayegh MH, Turka LA (1998) Antibody-induced transplant arteriosclerosis is prevented by graft expression of anti-oxidant and anti-apoptotic genes. Nat Med 4: 1392 – 1396
3. Krzesz R, Wagner AH, Cattaruzza M, Hecker M (1999) Cytokine-inducible CD40 gene expression in vascular smooth muscle cells is mediated by nuclear factor NF κB and signal transducer and activator of transcription-1. FEBS Lett 453: 191 – 196
4. Wagner AH, Hecker M. Modulation der Transkription pro-inflammatorischer Genprodukte. Patent application no. DE 100 49 549.4 – 44, Deutsches Patentamt

Korrespondenzadresse: Dr. T. Stojanovic, Klinik und Poliklinik, Abt. für Allgemeinchirurgie, Universität Göttingen, Robert-Koch-Straße 40, 37073 Göttingen

Klinische Dünndarmtransplantation – auf dem Weg zur etablierten Therapie?

Clinical small bowel transplantation – an established treatment?

A. R. Müller[1], A. Pascher[1], K. P. Platz[1], R. J. Schulz[2], A. Dignass[2], C. Radtke[3] und P. Neuhaus[1]

[1] Klinik für Allgemein-, Visceral- und Transplantationschirurgie
[2] Klinik für Gastroenterologie
[3] Klinik für Pathologie, Charité, Campus Virchow-Klinikum, Humboldt Universität, Berlin

Abstract

Clinical small bowel transplantation has been rarely performed in Germany, because of the high risk for the development of acute rejection and rejection-associated complications. This included peritonitis and sepsis as well as over-immunosuppression-associated infections. Isolated small bowel transplantation was performed in 5 adult patients with short gut syndrome. All patients are alive with good graft function. Acute rejection was not observed so far. The incidence of infectious complication including bacterial and viral infections was low. This was achieved by a highly potent immunosuppressive management which was gradually tapered over time. The decrease in immunosuppression was guided by the use of soluble immune parameters and determination of cellular immune status. Last not least a great deal of attention was paid to preservation of mucosal gut flora and barrier function.

Einleitung

Die isolierte Dünndarmtransplantation ist aufgrund der hohen Inzidenz von akuten Abstoßungen sowie infektiösen und anderen Komplikationen in Deutschland bisher selten durchgeführt worden. In der Hand erfahrener Zentren haben sich die Ergebnisse nach Dünndarmtransplantation in den letzten Jahren deutlich verbessert [1, 2].

Methodik

Fünf Patienten mit Kurzdarmsyndrom aufgrund von Mesenterialinfarkt (n = 2), Malrotation, Volvolus und Desmoidtumor mit Poliposis intestinii erhielten eine isolierte Dünndarmtransplantation. Aufgrund der Poliposis coli wurde bei einem Patienten simultan eine Proktocolektomie durchgeführt. Das Alter der Patienten betrug 26, 27, 31, 39 und 49 Jahre. Die Immunsuppression erfolgte mittels Quadruple Therapie mit Tacrolimus, Rapamycin, Prednisolon und ATG (Anti-Thymozytenglobulin, einmalig 8 mg/KG vor Transplantation bzw. Daclizumab (24 h nach Reperfusion, 1 mg/KG) als Induktionstherapie. Zur schnelleren Regeneration der Mukosabarriere wurden sowohl der Spender, als auch der Empfänger (direkt postoperativ) mit Immunonutrition (Glutamin, Arginin, Omega-3 Fettsäuren) versorgt. Die Antibiotikaprohylaxe wurde auf 48 h begrenzt; eine selektive Darmdekontamination wurde nicht durchgeführt. Spender und Empfänger wurden mit Lactobacillen therapiert. Die Abstoßungsdiagnostik wurde anhand international etablierter Kriterien an Dünndarmbiopsien vorgenommen [3]. Zusätzlich wurden der zelluläre Immunstatus sowie lösliche Immunparameter bestimmt. Der Konservierungs/Reperfusionsschaden wurde anhand zuvor beschriebener Kriterien klassifiziert [4].

Ergebnisse

Alle 5 Patienten überlebten (5, 7, 9, 11 und 18 Monate). Alle Patienten sind vollständig enteral ernährt. Die initiale Transplantatfunktion war gut bei geringem histologischen Konservierungsschaden 0 - I°. Die Hyaluronsäure (HA: $19,4 \pm 2,5$ µg/l)-Spiegel im Plasma stiegen mit zunehmender kalter Ischämiezeit (2,75; 4,0; 5,5; 5,75 und 6,0 h) an: HA: 213 µ/l, 403 µg/l, 649 µ/l; 701 µg/l; und 13 111 µg/l. Während PCT, TNF, IL-6 und IL-8 sich bereits innerhalb von 2 – 5 Tagen normalisierten, dauerte es bei HA 2 – 8 Wochen bis zur vollständigen Normalisierung.

Eine akute Abstoßung wurde bei keinem Patienten diagnostiziert (Tabelle 1). Chirurgische Komplikationen wurden nur bei einem Patienten beobachtet. Dieser Patient entwickelte eine Insuffizienz der coloanalen Anastomose mit 4-Quadranten-Peritonitis, die derzeit überstanden ist. In der frühpostoperativen Phase trat ferner eine nicht beatmungspflichtige Pneumonie auf, die der Therapie mit Antibiotika für 5 Tage bedurfte. Im späteren Verlauf wurden 2 Episoden einer milden CMV Infektion sowie 3 EBV-Reaktivierungen beobachtet, die erfolgreich mit Ganciclovir i.v. und Reduktion der Immunsuppression therapiert wurden (Tabelle 1). Vier Patienten sind derzeit zu Hause und gehen ihrer Arbeit nach.

Diskussion und Schlussfolgerung

Aufgrund der Verbesserungen in der Immunsuppression und dem perioperativen Management kann die Dünndarmtransplantation erfolgreich und sicher durchgeführt werden. Akute Abstoßungen können verhindert werden bei niedriger infektiöser

Tabelle 1. Ergebnisse nach Dünndarmtransplantation (n = 5)

Patienten Überleben	100%
Transplantat-Überleben	100%
Lebensqualität	Gut, sehr gut
Berufstätig	4/6 Patienten
Akute Abstoßung	0
Chirurgische Komplikationen	Anastomoseninsuffizienz, coloanale Anastomose
Infektionen (< 1 Monat)	Peritonitis (n = 1)
	Pneumonie (n = 1)
Infektionen (> 1 Monat)	Pneumonie (n = 1)
	Port-Infektionen (n = 2)
	Harnwegsinfekt (n = 1)
	CMV Infektionen (n = 2)
	EBV Reaktivierungen (n = 3)

Komplikationsrate. Neben der initial potenten Immunsupperssion ist jedoch die kontrollierte Reduktion der Immunsuppression unter zur Hilfenahme von löslichen Immunparametern sowie der Bestimmung des zellulären Immunstatus von nicht minderer Bedeutung. So können im späteren Verlauf virale Infektionen wie Cytomegalievierus (CMV) Infektion und Epstein Barrvierus (EBV) Infektionen bzw. Reaktivierungen erfolgreich verhindert werden. Letztere sind dafür bekannt, dass sie verantwortlich sind für die hohe Inzidenz von Lymphomen (PTLD) nach Dünndarmtransplantation.

Ein weiterer Baustein in diesem Konzept ist die frühe Wiederherstellung der Mukosabarriere und der natürlichen Darmflora mittels Therapie des Spenders und Empfängers mit Immunonutrition und Lactobacillen. So kann trotz geringer antibiotischer und antiviraler Prophylaxen die Infektionsrate niedrig gehalten werden. Die wiedererlangte Möglichkeit der vollständigen enteralen Ernährung bietet den Patienten einen unschätzbaren Gewinn an Lebensqualität.

Literatur

1. Sudan DL, Kaufman SS, Shaw BW, Fox IJ, McCashland TM, Schafer DF, Radio SJ, Hinrichs SH, Vanderhoof JA, Langnas AN (2000) Isolated intestinal transplantation for intestinal failure. AJG 95: 1506–1515
2. Abu-Elmagd K, Reyes J, Bond G, Mazariegos G, Wu T, Murase N, Sindhi R, Martin D, Colangelo J, Zak M, Parm DJ, Ezzelarab M, Dvorcjik I, Parizhskaya M, Detsch M, Demetris A, Fung J, Arzl TE (2001) Clinical intestinal transplantation: a decade of experience at a single center. Ann Surg 234: 404–417
3. Lee RG, Nakamura K, Tsamandas AC, Demetris A (1996) Pathology of human intestinal Transplantation. Gastroenterology 110: 2009–2012
4. Müller AR, Langrehr JM, Nalesnik M, Hoffman RA, Lee TK, Lee KKW, Schraut WH (1994) Mucosal glutaminase acitivy andhistology as parameters of small bowel preservation injury. J Surg Res 56: 207–213
5. Müller AR, Platz KP, Neuhaus P (2001) Dünndarmtransplantation (DTX). In Pfitzmann R, Neuhaus P, Hetzer R (Hrsg) Organtransplantation – Transplantation thorakaler und abdomieller Organe. Walter de Gruyter, Berlin – New York, S. 217–238

Korrespondenzadresse: PD Dr. Andrea Raffaella Müller, Klinik für Allgemein-, Visceral- und Transplantationschirurgie, Charité, Campus Virchow Klinikum, Humboldt Universität Berlin, Augustenburger Platz 1, 13353 Berlin

Stellenwert der Kältekonservierung zur Induktion von Organakzeptanz am Beispiel der orthotopen allogenen Aortentransplantation im Rattenmodell

The impact of cryopreservation for the induction of organ tolerance after allogeneic aorta transplantation in the rat model

M. Gabriel[1] und F. Fändrich[2]

[1] Klinik für Allgemeine und Gefäßchirurgie, Medizinische Universität Poznan, Polen
[2] Klinik für Allgemeine und Thoraxchirurgie, CAU-Kiel

Abstract

To verify the influence of different preservation methods on the grafts and their functioning, as well as the transplant arteriosclerosis development, an animal model was studied. The experiments were performed on DA and Lew rats. The aortic grafts were transplanted in three groups of rats: I – homografts Lew → Lew, II – fresh allografts Lew → DA, and III – frozen allografts Lew → DA. Histological and immunohistochemical examination did not reveal any serious structural changes of the homogenic grafts. In allogenic grafts, the infiltration of macrophages and T-lymphocytes were found in the first 15 days. From the 20th day the continuous intimal thickening produced 50% stenosis within 120 days. The results confirm the participation of the antigenuity of the allogenic grafts in the structure change initiation. No influence of the thermal preservation on the scope of the changes was observed.

Einleitung

Die Standardmaßnahmen bei Behandlung der Gefäßprotheseninfektionen sind nicht komplikationslos und sind mit hoher Amputations- und Mortalitätsrate verbunden. Als viel versprechende therapeutische Alternative sind orthotope Revaskularisationen mittels autogenem oder allogenem Gewebe fortgesetzt [1]. Heutzutage verschieben sich die Schwerpunkte gegenwärtige Forschungsansätze zunehmend auf Entwicklungen neuer Konservierungsmethoden zur Verhinderung der chronischen Transplantatabstoßung, deren Ursachen noch unbefriedigend charakterisiert sind.

Diese experimentelle Studie im Tiermodell der Ratte zielte darauf ab, die Wirksamkeit der Kältekonservierung der Aorta zur Unterdrückung der, durch eine chronische Abstoßungsreaktion verursachten, Einengung der Gefäßtransplantate zu charakterisieren.

Methodik

Die Lew-infrarenalen Aortaabschnitte wurden nach der von Mennander [2] beschriebenen Methode unter Äthernarkose in das Abdomen von DA-Ratten transplantiert. Die zu vergleichenden experimentellen Ansätze umfassten folgende Tiergruppen, (n = 16): I. allogen Lew → DA, unbehandelt; II. allogen Lew → DA, kältekonserviert (10% DMSO, 5% FCS, − 1 °C/min eingefroren) und III. syngen Lew → Lew, unbehandelt. Eine immunohistochemische und histopathomorphologische Aufarbeitung der Transplantate erfolgte an den Tagen 3, 10, 15, 20, 30, 60, 90 und 120.

Ergebnisse

Die durchgeführte immunohistochemische und histopathologische Untersuchung der syngenen Aortentransplantate (Gruppe III) zeigte keine signifikante Änderung der feingeweblichen Struktur der Gefäßwand. Die, in den ersten 15 Tagen gestiegene, Anzahl der proliferierenden Zellen (mAk Ki S3R), der Makrophagen (mAk Ki M2R) und T-Zellen (mAk KiT1R) sinkt zwischen dem 15 und 60 Tag bis zum Ausgangwert zurück.

In den Transplantaten der Gruppe I und II wurden in den ersten 15 Tagen eine zunehmende Infiltration der Gefäßwände durch Makrophagen und T-Zellen nachgewiesen. Am 20. Tag der Untersuchung konnte eine zunehmende zeitabhängige Verdickung der Intima der Aortawand nachgewiesen werden. Sie wurde durch vermehrte Proloferation der glatten Muskelzellen verursacht (mAk anti-α-Actin) und wurde für eine ca. 50%ige Einengung der Transplantate am 120. Tag verantwortlich. Es konnten keine signifikante Unterschiede im Ausmaß der Makrophagen oder T-Zellen-Infiltrationen, im Grad der Verdickung der internen Gefäßwandschicht, in der Anzahl der proliferierenden Zellen oder Expression des OX3-Antigenes zwischen den frischen und kältekonservierten Transplantaten nachgewiesen werden.

Die Ergebnisse (Zellenzahl sowie Dicke der Intima- und Mediaschicht) sind in der 1. und 2. Abbildung dargestellt.

Diskussion

Eine chronische Abstoßungsreaktion führt zu strukturellen und funktionellen Veränderungen in den transplantierten Organen. Zu den ersten Veränderungen, die normalerweise in den kleinen Arterien nachgewiesen werden können, gehören: I. zeitabhängige Verdickung der Intima, die durch vermehrte Migration und Proliferation der glatten Muskelzellen verursacht wurde; II. fortschreitende Nekrose der Mediaschicht mit Senkung des Gehaltes der Muskelzellen; III. Verdickung des Perithels, die durch eine Infiltration der Makrophagen und T-Zellen sowie durch zunehmende Fibroblastenproliferation verursacht wurde [3].

Die zusätzlich in den ersten 15 Tagen nachgewiesene Infiltration in der Intima- und Mediaschicht kann für die Beschädigung der elastischen Fasern sorgen, was zur späteren Komplikation wie linearer Bruch des Transplantates sowie Aneurysmabildung führen kann [4].

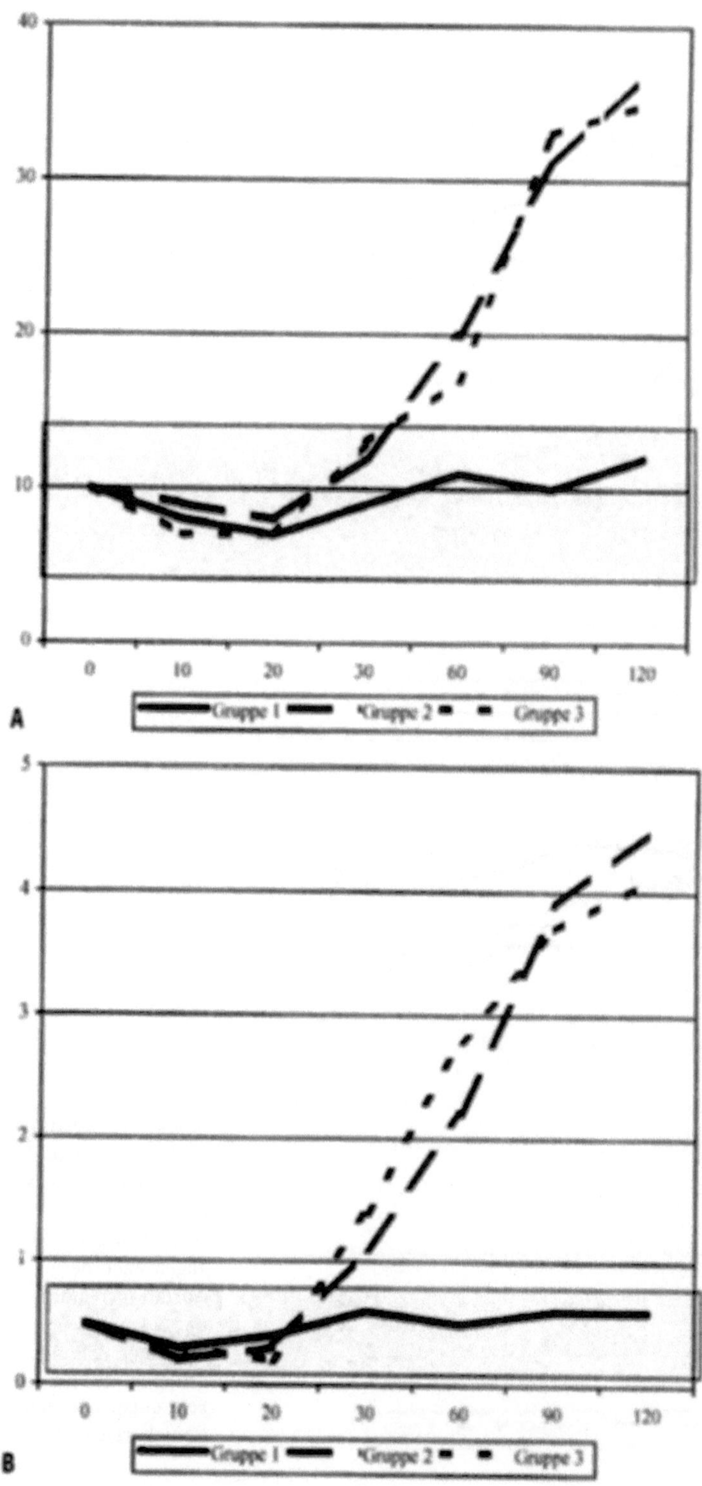

Abb. 1. Die Bestimmung der Zellenzahl (**A**), sowie der Dicke (**B**) der Intimaschicht in den 120 Tagen nach der Aortatransplantation. G 1, G 2, G 3 – die Untersuchungsgruppen, das graue Feld entspricht dem Normbereich

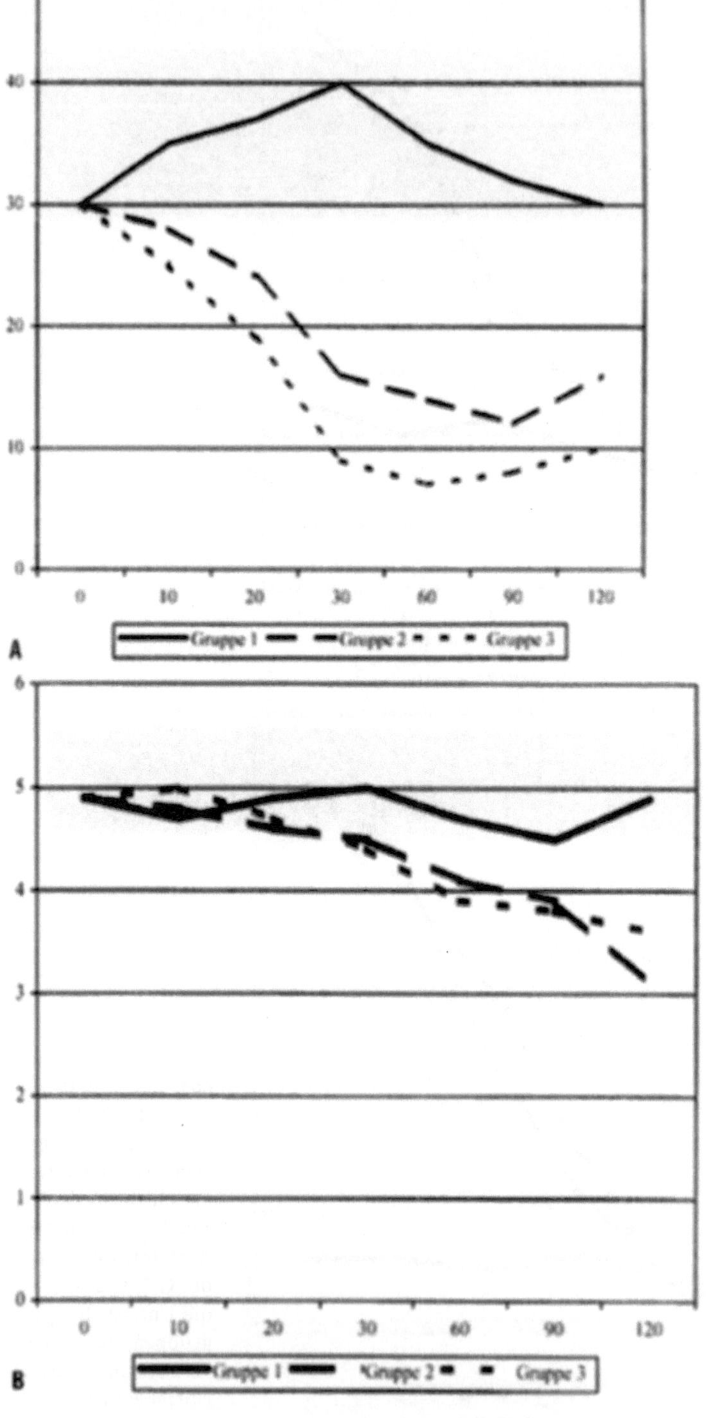

Abb. 2. Die Bestimmung der Zellenzahl (**A**), sowie der Dicke (**B**) der Mediaschicht in den 120 Tagen nach der Aortatransplantation. G 1, G 2, G 3 – die Untersuchungsgruppen, das graue Feld entspricht dem Normbereich

Die HLA-Antigene, die für die Auslösung der chronischen Abstoßungsreaktion verantwortlich sind, können auf allen Epithelial- sowie Muskelzellen nachgewiesen werden. Es wurde nachgewiesen, dass eine chemische oder thermische Konservierung der Gefäße zur Senkung der Immunogenität der Transplantate führt. Gleichzeitig haben diese Konservierungsmaßnahmen keinen Einfluss auf die mechanische Eigenschaften des Gewebes [5]. Eine totale Entfernung der Epithelialzellen führt zur Steigerung des Transplantathrombosegefahr.

Schlussfolgerung

Die in dieser Studie dargelegten Ergebnisse bestätigen die Bedeutung der initialen vom Transplantat ausgehenden Immunogenität, die durch Kältekonservierung nicht beeinflusst werden kann.

Literatur

1. Gabriel M, Pukacki F, Zapalski S, Pawlaczyk K (1998) Die allogenen Arterientransplantate als aorto-iliaco-femoraler Gefäßersatz bei Protheseninfektionen. Langenbecks Arch Chir Suppl. II: 1302 – 1304
2. Mennander A, Tiisala S, Paavonen T, Häyry P (1991) Chronic rejection in rat aortic allografts. An experimental model for transplant arteriosclerosis. Arterioscler and Thromb 11: 671 – 680
3. Amano J, Ishiyama S, Nishikawa T (1997) Proliferation of smooth muscle cells in acute allograft vacsular rejection. J Thorac Cardiovasc Surg 113: 19 – 25
4. Nataf P, Guettier C, Martinelli L, Regan M (1995) Cryopreserved small-diameter arterial allografts for arterial by-pass procedures: an experimental study. J Cardiovasc Surg 36: 79 – 85
5. Pukacki F, Jankowski T, Gabriel M, Oszkinis G, Krasiński Z, Zapalski S (2000) The mechanical properties of fresh and cryopreserved arterial homografts. Eur J Vasc Endovasc Surg 20: 21 – 24

Korrespondenzadresse: Dr. med. Marcin Gabriel, Klinik für Allgemeine und Gefäßchirurgie, Ul. Dluga 1 – 2, PL-61848 Poznan, Tel.:/Fax: 0048-618522284, e-mail: mgabriel@pro.onet.pl

Immunsuppression nach allogener Nebenschilddrüsentransplantation in der Ratte

Immunosuppression following parathyroid allotransplantation in rats

S. Timm, C. Otto, W. Hamelmann, D. Begerich, K. Ulrichs, A. Thiede
und W. Timmermann

Experimentelle Transplantationsimmunologie, Chirurgische Universitätsklinik und Poliklinik Würzburg

Abstract

Background: Allogeneic transplantation of parathyroid tissue could be a possible curative treatment for patients with permanent hypoparathyroidism. Various methods to overcome rejection in this experimental setting have been published, but longtime acceptance has not yet been achieved. The aim of this study was to compare the effect of a shorttime immunosuppression on organ function after rat parathyroid allotransplantation, with those after rat small bowel allotransplantation. *Methods*: Heterotopic parathyroid transplantation (donor: Wistar-Furth RT1^u, recipient: Lewis RT1^l) to the paravertebral muscles was performed in 5 groups: 1. syngeneic control LEW-LEW ($n = 5$), 2. allogeneic control WF-LEW ($n = 5$), 3. allogeneic Tx plus cyclosporin A (CyA) 20 mg/kg/day from day 0 – 13 ($n = 3$), 4. allogeneic Tx plus CyA 10 mg/kg/day from day 0 – 13 ($n = 3$), 5. allogeneic Tx plus CyA 10 mg/kg/day from day -7 to day 7. In addition orthotopic small bowel transplantation was performed in two groups: 1. WF-LEW plus CyA 10 mg/kg/day from day 0 – 13 ($n = 3$), 2. WF-LEW plus CyA 20 mg/kg/day from day 0 – 13 ($n = 3$). In case of rejection organs were explanted for histological examination. *Results*: Recipients of syngeneic transplants showed organ function up to day 100, while allogeneic transplants were rejected at 13 ± 1 days (median). Recipients treated with CyA showed a cellular organ rejection after 28 ± 2 days dosage independentely. In contrast organ function after small bowel transplantation lasted 88 ± 19 days in group 1, and 100 days (80%) in group 2. In those animals transplantspecific tolerance was seen at day 300 after transplantation. *Discussion*: While organ function is dependent on the amount of immunosuppression in small bowel transplantation, this could not be observed for parathyroid allotransplantation. Missing vascularisation of transplants, or the heterotopic location of implantation could be possible reasons, and will therefore be the target of further investigations.

Einleitung

Die allogene Transplantation von Nebenschilddrüsengewebe (NSD-Tx) könnte eine mögliche kurative Therapie des permanenten Hypoparathyreoidismus darstellen. Eine Reihe von unterschiedlichen experimentellen Ansätzen sind hierzu bereits publiziert, Langzeitakzeptanz der Transplantate konnte jedoch bisher nicht erzielt werden. Zwar wäre eine dauerhafte postoperative Immunsuppression hierbei nicht vertretbar, ihr zeitlich limitierter Einsatz jedoch denkbar. Ziel der vorliegenden Studie war es daher, den Effekt einer kurzfristigen medikamentösen Immunsuppression auf die Transplantatfunktion nach allogener NSD-Tx in der Ratte zu untersuchen. Als Grundlage für Dosierung und Applikationsdauer des Immunsuppressivums dienten die Überlebensdaten orthotop dünndarmtransplantierter Tiere (ODD-Tx) in derselben Stammkombination.

Methodik

Männliche Tiere des Inzuchtrattenstammes Lewis (LEW, RT1^l) mit einem Körpergewicht von 250 – 350 g dienten als Empfänger, Tiere des Stammes Wistar-Furth (WF, RT1^u) als Spender. 21 – 28 Tage nach erfolgreicher Parathyreoidektomie der Empfängertiere (Serumkalzium < 1,7 mmol/L; Normbereich 2,2 – 2,7 mmol/L) wurde im Spender-Empfänger-Verhältnis 5:1 eine heterotope NSD-Tx in eine Tasche der paravertebralen Muskulatur durchgeführt. Folgende Gruppen wurden gebildet: 1. syngene Kontrollgruppe LEW-LEW (n = 5), 2. allogene unbehandelte Kontrollgruppe WF-LEW(n = 5), 3. allogene Transplantation plus Cyclosporin A (CyA) 20 mg/kg/Tag von Tag 0 – 13 (n = 3), 4. allogene Transplantation plus CyA 10 mg/kg/Tag von Tag 0 – 13 (n = 3), 5. allogene Transplantation plus CyA 10 mg/kg/Tag von Tag – 7 – 7 (n = 3). Die transplantierten Tiere wurden unter kalziumfreier Diät gehalten und maximal 100 Tage beobachtet. Die Organfunktion wurde mittels regelmäßiger Kalziumbestimmungen überwacht und die Transplantate im Fall einer vermuteten Abstoßungsreaktion (Kalziumabfall > 0,5 mmol/L) entnommen und histologisch untersucht. In der Kombination WF-LEW wurde in zwei Gruppen eine orthotope Dünndarmtransplantation durchgeführt: 1. 10 mg/kg/Tag CyA von Tag 0 – 13 (n = 3), 2. 20 mg/kg/Tag CyA von Tag 0 – 13 (n = 3). Im Falle einer Abstoßungsreaktion wurden die Organe entnommen und histologisch untersucht.

Ergebnisse

Bei allen transplantierten Tieren wurde ein postoperativer Anstieg des Serumkalziums auf über 2,3 mmol/l innerhalb der ersten 6 Tage als Ausdruck einer erfolgreichen Transplantation festgestellt. Während alle Tiere der syngenen Kontrollgruppe eine Transplantatfunktion über den gesamten Beobachtungszeitraum bis Tag 100 zeigten, wurden unbehandelt allogen transplantierte Organe nach 13 ± 1 Tagen (Median) abgestoßen. Alle Transplantate der mit CyA behandelten Tiere zeigten unabhängig von Dosierung und Applikationsdauer um den Tag 28 ± 2 (Median) histologisch eine zelluläre Abstoßungsreaktion. Im Gegensatz hierzu überlebten die dünndarmtransplantierten Tiere der Gruppe 1 im Mittel 88 Tage (± 19,8 Tage), die der Gruppe 2 zu 80% über 100 Tage. Bei diesen Tieren wurde eine transplantatspezifische Toleranz am Tag 300 nach Transplantation festgestellt.

Diskussion

Die kurative Therapie endokriner Funktionsstörungen durch Gewebeübertragung ist seit längerem Gegenstand experimenteller und klinischer Forschung. Für die allogene Nebenschilddrüsentransplantation ohne Immunsuppression sind eine Reihe von experimentellen Ansätzen zur Reduktion bzw. Elimination der zellulären Abstoßungsreaktion publiziert worden. Insbesondere die Reduktion der mit dem Transplantat übertragenen „passenger lymphocytes", die in der direkt vermittelten Alloerkennung eine entscheidende Rolle spielen, durch Zellkultur [5], eine intermediäre Nacktmauspassage der Transplantate [4] oder die Verwendung antikörpergebundener magnetischer Mikrosphären [1], zeigte eine kurzfristige Verlängerung der Transplantatfunktion. Eine weitere Möglichkeit stellt die Immunoprotektion des zu transplantierenden Gewebes durch semipermeable Mikrokapseln dar [3]. Langzeitüberleben konnte jedoch bisher mit keiner dieser Methoden erzielt werden. Eine lebenslange immunsuppressive Therapie ist zwar bei dieser Transplantation nicht vertretbar, eine zeitlich limitierte Immunsuppression jedoch denkbar. In einer Kombination aus präoperativer anti-MHC-Klasse-II Antikörper- und CyA Medikation konnten Bloom et al. eine Transplantatfunktion von 280 Tagen erzielen [2]. Die eigenen Daten zeigen sich hier deutlich diskrepant: In beiden untersuchten Transplantationsmodellen lässt sich eine akute Abstoßungsreaktion der transplantierten Organe feststellen. Für die Dünndarmtransplantation zeigt sich eine Abhängigkeit der Transplantatfunktionszeit von der Dosierung der Immunsuppression. Entsprechend hohe Dosierungen führen zu Langzeitüberleben. Dies trifft für die allogene Nebenschilddrüsentransplantation nicht zu. Bei vergleichbarer CyA Dosierung, unabhängig davon ob prä- oder postoperativ verabreicht wird, lässt sich hier lediglich eine geringe Verlängerung der Transplantatfunktionsdauer von 13 auf 28 Tage erzielen. Möglicherweise ist die Tatsache, dass es sich um primär nicht vaskularisierte Transplantate handelt, hierbei von Bedeutung.

Literatur

1. Anton G, Decker G, Stark J, Rene J, Margolius J (1995) Allotransplantation of parathyroid cells. Lancet 345: 124
2. Bloom A, Economou S, Gebel H (1986) Indefinite survival of rat parathyroid allografts without postoperative immunosuppression. Surgery 100: 1032–1036
3. Hasse C, Schrezenmeier J, Stinner B, Scherk C, Wagner PK, Neumann K, Rothmund M (1994) Successful allotransplantation of microencapsulated parathyroids in rats. World J Surg 18: 630–634
4. Sollinger HW, Mack E, Cook K, Belzer FO (1983) Allotransplantation of human parathyroid tissue without immunosuppression. Transplantation 36: 599–603
5. Wozniewicz B, Migaj M, Giera B, Prokurat A, Tolloczko T, Sawicki A, Nawrot I, Gorski A, Zabitkowska T, Kossakowska AE (1996) Cell culture preparation of human parathyroid cells for allotransplantation without immunosuppression. Transplantation Proc. 28: 3542–2544

Korrespondenzadresse: Dr. S. Timm, Chirurgische Universitätsklinik und Poliklinik, Universität Würzburg, Josef-Schneider-Straße 2, 97080 Würzburg, Tel.: 0931 2011, Fax: 0931 201 5205, e-mail: stephan.timm@mail.uni-wuerzburg.de

Xenogene Inseltransplantation zur Therapie des Diabetes Mellitus: Langzeitfunktion ohne Immunsuppression im Rattenmodell

Xenogeneic islet transplantation for treatment of diabetes mellitus: Long-term function without immunosuppression in a rat model

Th. Meyer, S. Breuer, A. Popel, A. Kerscher, U. Beutner, A. Thiede und K. Ulrichs

Experimentelle Transplantations-Immunologie, Chirurgische Universitätsklinik und Poliklinik, Julius-Maximilians-Universität, Würzburg

Abstract

The xenogeneic transplantation of porcine pancreatic islets of Langerhans is regarded as a potential alternative treatment for diabetes mellitus, but acute rejection and possible retroviral infections are obstacles for the clinical transplantation of porcine pancreatic islets. A solution could be the microencapsulation of the porcine pancreatic islets. Our results show that microencapsulated xenogeneic porcine pancreatic islets can induce long-term normoglycemia in diabetic rats without any immunosuppressive therapy. Diabetes was induced in Wistar rats ($n = 15$) with streptozotozin. Normoglycemia occurred between day 1 and 15 after xenotransplantation. Two xenografts (13.3%) failed to induce normoglycemia, because the capsules did not contain enough viable porcine pancreatic islets. Seven xenografts (46.7%) functioned for more than 40 days, the longest now for > 550 days. However, in six rats (40%) the xenografts failed to control the blood glucose level adequately for more than 20 days, due to inflammatory reactions at the site of the grafts. Nevertheless, our results are very promising and might lead the way towards preclinical trials in non-human primates.

Einleitung

Die allogene Pankreastransplantation stellt zur Zeit die Methode der Wahl im Spätstadium des Diabetes mellitus dar, vor allem, wenn als Folge des Diabetes ein Nierenversagen auch eine Nierentransplantation erforderlich macht [1, 2]. Eine Alternative könnte – besonders auch im Hinblick auf den bestehenden Organmangel – die xenogene Transplantation isolierter porziner Langerhansinseln darstellen, die jedoch nur unter lebenslanger starker Immunsuppression der Patienten realisierbar wäre. Einen interessanten Ansatz hierzu stellt die Methode der Immunisolation porziner Langerhans-Inseln mit biokompatiblen Alginaten dar, die eine Immunsuppression der Patienten überflüssig machen könnte [3].

Methodik

Die xenogene Langerhans-Inseltransplantation wurde nach Diabetesinduktion mit Streptozotozin (STZ; 55 mg/kg Körpergewicht) in Wistar-Ratten durchgeführt. Nur Tiere mit einem Blutzuckerspiegel > 300 mg/dl an mehr als 2 aufeinanderfolgenden Tagen wurden als diabetisch eingestuft. Die Isolierung porziner Langerhans-Inseln erfolgte nach der Methode von Ricordi mit Liberase[PI] aus hirntoten Hybridschweinen (Alter: 6 – 7 Monate bzw. 2 – 3 Jahre) [4]. Nach 24-stündiger in vitro Kultur wurden die porzinen Langerhans-Inseln mit einem hochreinen Barium-Alginat mikroverkapselt. Eintausend dieser Mikrokapseln mit einem Durchmesser von ca. 300 – 500 µm wurden unter die linke Nierenkapsel und/oder in das Peritoneum der STZ-diabetischen Ratten (n = 15) – ohne eine prae- oder postoperative Immunsuppression – transplantiert. Zunächst täglich, später wöchentlich, wurden Blutzuckerspiegel und Körpergewicht – als Parameter für die Transplantatfunktion – gemessen.

Ergebnisse

Mikroverkapselte porzine Langerhans-Inseln zeigten in vitro und in vivo eine physiologische Glukosetoleranz. Zwischen dem ersten und dem fünfzehnten Tag nach Xenotransplantation wurden die Ratten normoglykämisch. Zwei Xenotransplantate (13,3%) induzierten keine Normoglykämie, da die Mikrokapseln möglicherweise eine unzureichende Anzahl vitaler porziner Langerhans-Inseln enthielten. Vier Ratten (26,7%) zeigten über 230 Tage eine gute Transplantatfunktion, eine sogar über 550 Tage. Weitere drei Ratten (20%) zeigten bisher über 40 Tage normale Blutzuckerwerte. Sechs Ratten (40%) zeigten nach 12 – 20 Tagen ein Transplantatversagen, das möglicherweise auf eine akut entzündliche Reaktion zurückzuführen war. Trotz suffizienten Schutzes vor akuter Abstoßung zeigte sich jedoch eine milde spezifische Immunantwort gegen porzine Langerhans-Inseln, deren Ursachen derzeit genauer analysiert werden.

Diskussionen und Schlussfolgerung

Mikroverkapselte porzine Langerhans-Inseln können – ohne prae- oder postoperative Immunsuppression – eine langanhaltende Normoglykämie in immunkompetenten diabetischen Wistar-Ratten bewirken. Die Ergebnisse unserer in-vivo-Untersuchungen stellen somit einen erfolgreichen präklinischen Ansatz zur Therapie des Diabetes mellitus mittels xenogener Inseltransplantation dar.

Literatur

1. Hopt UT, Drognitz O (2000) Pancreas organ transplantation. Langenbeck's Arch Surg 385: 379 – 389
2. Sutherland DER, Gruessner RWG, Gruessner AC (2001) Pancreas transplantation for treatment of diabetes mellitus. World J Surg 25: 487 – 496
3. Zekorn TDC, Bretzel RG (1999) Immunoprotection of islets of Langerhans by microencapsulation in barium alginate beads. In: Kühtreiber WM, Lanza RP, Chick WL (Hrsg) Cell encapsulation – technology and therapeutics. Birckhäuser Boston-Basel-Berlin, S. 90 – 96

4. Krickhahn M, Meyer Th, Bühler C, Thiede A, Ulrichs K (2002) Highly efficient isolation of porcine islets of Langerhans for xenotransplantation: Numbers, purity, yield and in vitro function. Ann Transplant (in press)

Korrespondenzadresse: Prof. Dr. K. Ulrichs, Experimentelle Transplantations-Immunologie (ETI), Chirurgische Universitätsklinik, Josef-Schneider-Straße 2, 97080 Würzburg, Tel.: 0931-201-3257, Fax: 0931-201-3448, e-mail: ulrichs@mail.uni-wuerzburg.de

Veränderung von Perfusion und hepatisch-oxidativem Stress nach Hirntod

Changes in perfusion and hepatic oxidative stress following brain death

M. Golling[1], A. Mehrabi[1], K. Blum[2], H. Kellner[2], C. Jahnke[2], B. Hashemi[3], R. Ahmadi[3], Ch. Busch[2], Th. Kraus[1] und E. Klar[1]

[1] Chirurgische Universitätsklinik
[2] Institut für Experimentelle Chirurgie, Universität Heidelberg
[3] Neurochirurgische Universitätsklinik, Heidelberg

Abstract

Brain death [BD] is an important, multifactorial variable contributing to the donor specific damage of the liver. Our study aimed at assessing the specific influence of hemodynamic instability on systemic and hepatic parameters of perfusion and oxidative stress in a porcine model of brain death. *Method:* BD was induced in 16 pigs (German landrace, 18 – 28 kg) in 2 groups (hypotension [HYPO-BD]: $n = 8$; normotension [NORM-BD]: $n = 8$) and compared to controls/living donors [LD]: $n = 6$) over a period of 2 h. We analyzed systemic hemodynamic parameters and oxidative stress (total glutathione in erythrocytes [$tGSH_E$]), and compared them to hepatic parameters of perfusion (hepatic artery [HAF] and portal venous [PVF] flow, microperfusion [MP]) and liver oxidative stress ($rGSH_L$, $GSSG_L$). *Results:* Independent of the hemodynamic stability, liver macro- and microcirculation dropped ([HYPO-BD]: 79 ± 6 to 69 ± 10 ml/100 g/min, [NORM-BD]: 81 ± 10 to 73 ± 7 ml/100 g/min, p < 0,05). Hepatocellular damage (AST: [NORM-BD]: 49 ± 20 U/L; [HYPO-BD]: 170 ± 140 U/L, p < 0.01) and hepatic oxidative stress increased ([$rGSH_L$]/[$GSSG_L$]: [NORM-BD]: 29.4 ± 2.3 to 13.0 ± 1.3 [HYPO-BD]: 29.4 ± 2.3 to 9.05 ± 0.81; p < 0.001) in both BD-groups. Systemic oxidative stress was increased in HYPO-BD only ([$tGSH_E$]: 2.65 ± 0.25 to 0.15 ± 0.25 mM; p < 0.01). *Conclusion:* During BD, liver specific parameters (portal venous flow, microperfusion, AST, hepatic oxidative stress) were compromized *independent* of the hemodynamic status. Hence, the systemic hemodynamic status does not reflect the functional status of the liver during brain death.

Einleitung

Der hirntod- (HT) induzierte Präkonservierungsschaden ist klinisch und experimentell schwer zu erfassen und verlangt die gleichzeitige Beobachtung systemischer und hepatischer Parameter unter weitgehender Ausschaltung assoziierter Kovariablen (z. B. Kreislaufinstabilität). Die Hypotension ist ein bekannter aber selten untersuchter Risikofaktor während des Hirntodes [1]. Sowohl HT als auch Hypotension können zu einer Minderperfusion, generellen Ischämie, einer Erhöhung des oxidativen Stresses und letztendlich einem ausgeprägten Präkonservierungsschaden der Leber beitragen [1, 2]. Ziel dieser tierexperimentellen Studie war die Untersuchung direkter und indirekter

Auswirkungen des hämodynamisch stabilen ($\leftrightarrow$RR-HT) und instabilen ($\downarrow$RR-HT) Hirntodes auf Leberperfusion und oxidativen Stress.

Material und Methode

Der HT wurde in 2 Gruppen (25 $\pm$ 4,3 kg; $\leftrightarrow$ RR: n $= 8$; $\downarrow$ RR: n $= 8$) durch NaCl-Infusion in einen epidural plazierten Tiemann-Katheter entweder schnell (1 ml/min; $\downarrow$ RR: 42 $\pm$ 2 mm Hg) oder langsam (1 ml/5 min; $\leftrightarrow$ RR: 69 $\pm$ 7 mm Hg) induziert und mit Kontrollen (i. e. „Lebendspendern" (K/LS); n $= 6$) verglichen. Dabei wurde die Makro- (A. hepatica [HAF] und Pfortader [PVF], in ml/100 g^{-1}/min^{-1}) und Mikrozirkulation (Thermodiffusion [TD]; ml/100 g^{-1}/min^{-1}) sowie der Leberblutflussindex ([LBFI= PVF-HAF/PVF + HAF]), und der systemische und hepatische, oxidative Stress (Glutathion (GSH) in Erythrozyten [tGSH$_E$]; Leber: reduziertes [rGSH$_L$] und oxidiertes [GSSG$_L$] GSH [nmol/mg] 2 Std nach HT/LS analysiert. Die statistische Analyse erfolgte mittels Wilcoxon- und Mann-Whitney U-Test [MW $\pm$ SD].

Ergebnisse

Der aortale Fluss fiel in beiden HT-Gruppen, wobei lediglich die $\downarrow$ RR-Gruppe Signifikanz erlangte (p < 0.05). Der ZVD blieb unverändert. In beiden HT-Gruppen fällt die Lebermakro- und mikroperfusion. Als einziger Enzymparameter stieg die GOT, unabhängig von cardialen Enzymparametern ebenfalls in beiden HT-Gruppen an (Tabelle 1). Der systemische oxidative Stress stieg nur in der hypotensiven Gruppe signifikant (tGSH$_E$: von 2.65 $\pm$ 0.25 auf 0.15 $\pm$ 0.25 mM; p < 0.01), während der hepatische oxidative Stress – sowohl in der hypo- als auch normotensiven Gruppe – stieg ($\downarrow$ GSH$_L$/GSSG$_L$) (Tabelle 1).

Tabelle 1. Vergleich der hypotensiven ($\downarrow$ *RR-HT*) und normotensiven ($\leftrightarrow$*RR-HT*) Gruppe bzw. in der Kontrollgruppe (Lebendspender: *K/LS*) vor bzw. 2 Stunden nach Hirntodinduktion. Darstellung der Perfusionsparameter (*HAF*: arterieller Fluss [ml/100 g/min], *PVF*: Portalvenöser Fluss [ml/100 g/min], *TD*: hepatische Mikroperfusion [ml/100 g/min]), Transaminasenverlauf (*GOT*: Glutamat-Oxalacetat-Transferase [U/l]) und des oxidativen Stress (*tGSH$_E$*: Gesamtglutathion in Erythrozyten, *rGSH$_L$*: reduziertes Glutathion in der Leber, *GSSG$_L$*: oxidiertes Glutathion in der Leber [nmol/mg Protein]). Statistik mittels Wilcoxon- bzw. Mann-Whitney U-Test [MW $\pm$ SD].

$\downarrow$ RR-HT	HAF	PVF	TD	GOT	tGSH$_E$	rGSH$_L$	GSSG$_L$
vor	34 $\pm$ 15	134 $\pm$ 35	79 $\pm$ 6	35 $\pm$ 19	2.7 $\pm$ .3	28.4 $\pm$ 2.2	1 $\pm$ .07
nach 2 Std	18 $\pm$ 8	104 $\pm$ 39	69 $\pm$ 10	170 $\pm$ 140	0.15 $\pm$ .2	12.3 $\pm$ .5	1.4 $\pm$ .04
p#	*< 0.05*	*< 0.05*	*< 0.05*	*< 0.01*	*< 0.001*	*< 0.01*	*< 0.05*
$\leftrightarrow$ RR-HT	HAF	PVF	TD	GOT	tGSH$_E$	rGSH$_L$	GSSG$_L$
vor	34 $\pm$ 12	118 $\pm$ 41	81 $\pm$ 9	24 $\pm$ 7	2.4 $\pm$ .4	27.8 $\pm$ 3.3	1 $\pm$ .07
nach 2 Std	35 $\pm$ 12	89 $\pm$ 17	73 $\pm$ 7	49 $\pm$ 20	1.6 $\pm$ .5	19 $\pm$ 1.2	1.3 $\pm$ .05
p#	*ns*	*< 0.05*	*< 0.05*	*< 0.01*	*ns*	*< 0.05*	*ns*
K/LS	HAF	PVF	TD	GOT	tGSH$_E$	rGSH$_L$	GSSG$_L$
vor	33 $\pm$ 13	134 $\pm$ 52	84 $\pm$ 113	24 $\pm$ 7	2.4 $\pm$ .3	27 $\pm$ 3	.9 $\pm$ .05
nach 2 Std	31 $\pm$ 7	128 $\pm$ 82	86 $\pm$ 8	28 $\pm$ 15	2.1 $\pm$ .2	30 $\pm$ 0.7	.6 $\pm$ .06
p#	*ns*	*ns*	*ns*	*ns*	*ns*	*ns*	*< 0.05*

Diskussion

Trotz fehlender Definition stellt die sog. „hämodynamische Instabilität" immer noch die primäre Kontraindikation für eine Organakzeptanz in bis zu 30% der Fälle dar. Neben der erwartungsgemäßen Reduktion des HAF konnten wir auch eine Verminderung des PVF konstatieren. Das 'hepatic arterial buffer system' erwies sich als ineffektiv [3], vermutlich u. a. aufgrund des efferenten sympathischen Einflusses nach HT. Die damit einhergehende Veränderungen der Mikrozirkulation ($\downarrow$ 10%) waren geringer als der Makrozirkulation ($\downarrow = 23 - 47\%$), als möglicher Hinweis auf eine verbesserte Compliance und eines verminderten Shuntflusses [4].

Der Anstieg des systemischen oxidativen Stress unter hypotensiven Bedingungen zeigt die Sensitivität, gleichzeitig aber auch die eingeschränkte Spezifität dieses Parameters im Hinblick auf die Schädigung des Zielorgans [5]. Unsere Resultate lassen einen vergleichbaren hepatisch-oxidativen Stress – unabhängig von der hämodynamischen Situation – vermuten. Inwiefern die Mikroperfusions- und GSH-Messung einen potentiellen Nutzen bei der Einschätzung des Präkonservierungsschadens der Leber versprechen, werden weitere klinische Untersuchungen zeigen müssen.

Literatur

1. Pratschke J, Wilhelm MJ, Kusaka M, Basker M, Cooper CKC, Hancock WW, Tilney NL (1999) Brain death and its influence on donor organ quality and outcome after liver transplantation. Transplantation 67: 343 – 348
2. Lin H, Okamoto R, Yamamoto Y, Maki A, Ueda J, Tokunaga Y, Yamamoto S, Mori K, Tanaka K, Yamaoka Y, Ozawa K (1989) Hepatic tolerance to hypotension as assessed by the changes in arterial ketone body ratio in the state of brain death. Transplantation 47: 444 – 448
3. Lautt WW, Greenway CV (1987) Conceptual review of the hepatic vascular bed. Hepatology 7: 952 – 963
4. Richardson PD, Withrington PG (1981) Liver blood flow I. Intrinsic and nervous control of liver blood flow. Gastroenterology 81: 159 – 173
5. Biasi F, Bosco M, Chiappino I, Chiarpotto E, Langranco G, Ottobrelli A, Massano G, Conadio PP, Vaj M, Andorno E, Rizzetto M, Salizzoni M, Poli G (1995) Oxidative damage in human liver transplantation. Free Rad Biol Med 19: 311 – 317

Korrespondenzadresse: Priv. Doz. Dr. med. M. Golling, Knappschaftskrankenhaus Bochum-Langendreer, Ruhr-Universität Bochum, In der Schornau 23 – 25, 44892 Bochum, Tel.: 0049-234-299-3208, Fax: 0049-234-299-3209

Risikofaktor Hirntod – Einflüsse der Spendervorbehandlung auf die Funktion nach experimenteller Nierentransplantation

Risk factor brain death – improvements in early behavior of rat kidney allografts after donor treatment

J. Pratschke[1], G. Kofla[3], M. J. Wilhelm[2], A. Vergoupoulos[3], S. G. Tullius[1], N. L. Tilney[2], H. D. Volk[3] und P. Neuhaus[1]

[1] Klinik für Allgemein-, Viszeral- und Transplantationschirurgie, Charité, Campus Virchow-Klinik, Humboldt-Universität Berlin
[2] Surgical Research Laboratories, Harvard Medical School, Brigham and Women's Hospital, Boston, MA
[3] Abteilung für klinische Immunologie, Charité, Campus Mitte, Humboldt-Universität Berlin

Abstract

Introduction: Kidneys transplanted from living donors perform consistently better than those from cadaver sources. We have recently demonstrated that donor BD produces inflammatory changes in peripheral organs within hours, amplifies coincident I/R injury and accelerates acute and chronic rejection. The present study assesses the influence of alternative strategies on the early behavior of kidneys after transplantion into unmodified hosts. *Methods*: A standardized rat model of BD was used. Donors were treated immediately after induction of BD either with i.v. steroids which block inflammatory cytokine release or with a soluble selectin glycoprotein ligand, sPSGL, which blocks initial selectin mediated cellular adhesion. Untreated BD-donors served as controls. Kidney grafts were examined serially up to 10 days by morphology, immunohistology and RT-PCR. *Results*: Overall survival of unmodified recipients of kidneys from BD donors was significantly reduced vs. living donors ($p < 0.01$). Animals with organs from BD donors which had received steroids or sPSGL survived significantly longer than those from untreated BD donors ($p < 0.01$). The intensity of I/R injury and of acute rejection were reduced. Cellular infiltration and transcription of mRNA of representative proinflammatory mediators were diminished ($p < 0.05$). *Conclusions*: Treatment of organ donors at the time of BD markedly improves organ quality after kidney transplantation, upgrading it to that from a living donor.

Einleitung

Transplantate von nichtverwandten Lebendspendern (LS) zeigen unabhängig von der immunologischen Kompatibilität eine signifikant bessere Kurzzeit- und Langzeitfunktion im Vergleich zu Transplantaten von hirntoten Kadaverspendern (KS) [1]. Wir zeigten bereits in Vorarbeiten, dass der Hirntod des Spenders den Reperfusionsschaden, die Kinetik der akuten Abstoßungsreaktion und chronischen Rejektion nach Nieren – und Herztransplantation beeinflusst [2, 3]. Die Auswirkungen einer immunmodulatorischen

Spendervorbehandlung auf die Qualität des Transplantates sind bislang nicht definiert. In den vorliegenden Experimenten verglichen wir in einem allogenen Nierentransplantationsmodell die Auswirkungen einer unspezifischen Spendervorbehandlung mit Kortikosteroiden versus eines spezifischen Ansatzes mit dem E und P-Selectin blockierenden Antikörper sPSGL.

Methodik

Die Induktion des Hirntodes erfolgte mittels eines standardisierten, normotensiven Hirntodmodells [4]. Als Kontrollgruppe dienten anästhesierte und beatmete F344 Ratten (250 – 300 g KG), in der experimentellen Gruppe wurden hirntote beatmete Tiere verwendet. Nierentransplantate hirntoter F-344 Spender in LEW Empfänger wurden zu den Zeitpunkten 0, 6 h, 24 h, 3 d, 10 d (n = 4/Gruppe/Zeitpunkt) untersucht und mit Transplantaten von LS verglichen. In den Vorbehandlungsgruppen wurden die hirntoten Spendertiere mit 10 mg/kg Hydrocortison oder alternativ 500 ul sPSGL behandelt. Semiquantitative morphologische, immunhistologische und molekularbiologische Analysen (RT-PCR) wurden durchgeführt (IFNγ, TNFα, CD25, Perforin, FAS Ligand, IL4, IL10, iNOS, CD3, IL2, HO-1).

Ergebnisse

Nierentransplantate von hirntoten KS zeigten eine signifikant reduzierte Überlebenszeit im Vergleich zu LS (p < 0.01), Transplantate von konditionierten hirntoten Spendern zeigten sowohl nach Vorbehandlung mit Kortikosteroiden, als auch mit sPSGL deutlich verbesserte Überlebenszeiten (p < 0.01). Durch die Vorbehandlungen konnte der Reperfusionsschaden und die Intensität akuter Rejektionen reduziert werden. Leukozytäre Infiltrate und tubuläre Schäden waren nach Vorbehandlung (p < 0.01) im Vergleich zu hirntoten Spenderorganen geringer ausgeprägt. Nach Transplantation unbehandelter Organe hirntoter Spender zeigte sich eine signifikant erhöhte Anzahl ED1 +, CD4+ und CD8+ Zellen im Gewebe. Die Vorbehandlung mit sPSGL war effektiver in der Reduktion zellulärer Infiltrate, verglichen mit der Vorbehandlung mit Steroiden (p < 0.05). Die proinflammatorischen Mediatoren TNFα, IFNγ, Mip1α, Perforin und FAS-Ligand sind nach Spender – Hirntod in der unbehandelten Gruppe im Vergleich zu LS signifikant erhöht (p < 0.05), nach Transplantation zeigten sich konstante Unterschiede zwischen beiden Gruppen. Die Spenderbehandlung mit Steroiden limitierte signifikant die Transkription dieser Zytokine, die Behandlung mit sPSGL zeige geringere Effekte. Im Gegensatz dazu war die Vorbehandlung mit sPSGL effektiver in der Reduktion zellulärer Marker (CD3, CD25) verglichen mit Steroidgaben.

Diskussion

Der Hirntod des Spenders und der damit verbundene Ausfall der regulatorischen Hirnfunktion auf die Hormonsteuerung sowie die massive Katecholaminausschüttung begünstigen proinflammatorische Veränderungen in Organen bereits vor Transplantation.

Es zeigte sich, dass sowohl akute Rejektionen als auch chronische Dysfunktionen nach Transplantation mit Organen von KS signifikant früher auftreten. Dies ist die Konsequenz einer erhöhten Immunogenität des Kadaverspender-Transplantates. Der erhöhten Expression von Entzündungsmediatoren im Nierengewebe folgt eine frühzeitige und verstärkte Immunantwort des nichtsupprimierten Empfängers, welche eine intensivere initiale Rejektion triggert. Nach Spendervorbehandlung ist die Funktion von Kadaverspenderorganen im Vergleich zu unbehandelten Organen deutlich verbessert. Unsere Ergebnisse demonstrieren, dass die hirntodinduzierten pro-inflammatorischen Veränderungen in Organen von hirntoten Spendern durch immunmodulatorische Spendervorbehandlung reduziert werden können.

Die Arbeit wurde mit DFG-Mitteln gefördert (Pr 578/2-1).

Literatur

1. Terasaki PI, Cecka JM, Gjertson DW, Takemoto S (1995) High survival rates of kidney transplants from spousal and living unrelated donors. N Engl J Med 333: 333–336
2. Pratschke J, Wilhelm MJ, Kusaka M, Beato F, Milford EL, Hancock WW, Tilney NL (2000) Accelerated rejection of rat renal allografts from brain dead donors. Ann Surg 232: 263–271
3. Wilhelm MJ, Pratschke J, Beato F, Taal M, Kusaka M, Hancock WW, Tilney NL (2000) Activation of the heart by donor brain death accelerates acute rejection after transplantation. Circulation 102: 2426–2433
4. Pratschke J, Wilhelm MJ, Kusaka M, Laskowski I, Tilney NL (2000) A model of gradual onset brain death for transplant-associated studies in rats. Transplant 69: 427–430

Korrespondenzadresse: Dr. med. J. Pratschke, Klinik für Allgemein-, Viszeral- und Transplantationschirurgie, Charité, Campus Virchow-Klinik, Humboldt-Universität Berlin, Augustenburger Platz 1, 13353 Berlin, Tel.: 030-450-552002, Fax: 030-32764326, e-mail: Johann.Pratschke@charite.de

Modifikation des Zelltodes in transplantierten Lungen nach Ischämie und Reperfusion durch adenoviral gesteuerten in vivo Interleukin 10 (IL-10) Gentransfer in Spenderlungen vor Organentnahme

IL-10 gene transfection of donor lungs ameliorates post-transplant cell death by a switch from cellular necrosis to apoptosis

S. Fischer[1], M. de Perrot[2], R. G. Leyh[1], T. Kofidis[1], A. R. Simon[1], A. Haverich[1] und S. Keshavjee[2]

[1] Abteilung für Thorax-, Herz- und Gefäßchirurgie, Medizinische Hochschule Hannover
[2] Thoracic Surgery Research Laboratory, Toronto General Hospital Research Institute, University of Toronto, Toronto, Canada

Abstract

Background: We have previously shown that cell death is a pathophysiologic consequence of inflammatory processes during ischemia and reperfusion in transplanted lungs. Apoptosis is predominant in transplanted lungs after 6 to 12 h of preservation with satisfying lung function and necrosis in lungs after 18 to 24 h of preservation with poor graft function. The aim of this study was to determine whether donor lung transfection with the gene that encodes for the anti-inflammatory cytokine IL-10 ameliorates cell death in transplanted lungs. *Methods*: 15 Lewis rats were divided into 3 groups ($n = 5$). Group 1 received intratracheal administration of 5×10^9 pfu Ad5E1RSVhIL-10 (IL-10), group 2 5×10^9 pfu 'empty'vector (EV), and group 3 vector diluent (VD, 3% sucrose). After 24 h *in vivo* transfection, lungs were stored at 4 °C for 24 h and then transplanted. After 2 h of reperfusion lungs were flushed with a trypan blue (TB) solution via the pulmonary artery in order to stain all dead cells in the lungs and then fixed in 10% formalin. For apoptosis detection the TUNEL technique was applied in combination with a propidium iodide stain, which stains all nucleated cells (dead + alive). TB + /TUNEL- cells were considered as necrotic cells, TB + /TUNEL+ cells were considered as apoptotic cells. This triple staining technique has previously been developed, validated and described by us. The total number of cells in study lungs and the number of apoptotic and necrotic cells were counted in random high power fields of tissue sections. *Results*: The total number of dead cells was similar in the EV, VD and IL-10 group with 32.1 ± 3.3, 30.2 ± 2.5 and 30.3 ± 3.8, respectively. The amount of apoptosis, however, was the highest in IL-10 lungs (9.7 ± 1.9) compared to 2 ± 1.9 and 1.8 ± 2 in VD and EV lungs. Opposite to that, the number of necrotic cells was the lowest in the IL-10 group with 20.6 ± 5.7 vs. 28.3 ± 3.1 and 30.3 ± 4.2 in the VD and EV group. The differences between apoptosis and necrosis within the EV and VD group were $p < 0.001$. In IL-10 lungs apoptosis differed from necrosis also significantly ($p < 0.05$). Apoptosis and necrosis in IL-10 lungs were significantly different from numbers in EV and VD lungs (all $p < 0.05$). *Conclusions*: Donor lung IL-10 gene transfection prior to transplantation ameliorates post-transplant cell death by decreasing the amount of necrotic cells and increasing the amount of apoptotic cells. It is possible that AdhIL-10, by decreasing pro-inflammatory cytokine production, leads to less overall injury which in turn preserves the ability of damaged cells to undergo the more quiescent and less tissue damaging mode of cell death – apoptosis – rather than necrosis. This study supports the role of gene therapy in lung transplantation and may help to make longer ischemic times and improved graft preservation possible in the future.

Einleitung

Wir haben kürzlich gezeigt, dass der Zelltod eine pathophysiologische Konsequenz inflammatorischer Prozesse im Rahmen von Ischämie und Reperfusion in transplantierten menschlichen Lungen darstellt [1]. Dabei ist die zelluläre Apoptose die prädominante Zelltodform in transplantierten Lungen nach 6 und 12-stündiger Ischämie mit befriedigender Transplantatfunktion und die zelluläre Nekrose häufiger in transplantierten Lungen nach 18 und 24-stündiger kalter Konservierung bei schlechter Transplantatfunktion [2]. Außerdem konnten wir zeigen, dass die transtracheale adenoviral gesteuerte Transfektion von Spenderlungen vor der Transplantatentnahme mit dem Gen, welches für das anti-inflammatorische Zytokin IL-10 codiert, den Ischämie/Reperfusions-(I/R)-Schaden signifikant vermindert und die unmittelbare Transplantatfunktion signifikant verbessert [3]. Das Ziel dieser Studie war es, zu untersuchen, ob die Transfektion von Spenderlungen mit dem menschlichen IL-10 Gen mittels Adenoviren einen Einfluss auf den Zelltod in transplantierten Lungen hat.

Methodik

15 Lewisratten wurden in 3 Gruppen aufgeteilt (n = 5 Transplantationen). Spendertiere der Gruppe A erhielten eine transtracheale Applikation von 5×10^9 plaque forming units (pfu) Ad5E1RSVhIL-10 (IL-10). Tiere der Gruppe B erhielten 5×10^9 pfu eines leeren Vektors (LV), der nicht das IL-10 Gen trug und Tiere in der Gruppe C erhielten lediglich das Vektordiluent (VD, 3% Succroselösung). Nach 24-stündiger in vivo Transfektion wurden die Lungen entnommen und für weitere 24 Stunden bei 4 Grad Celsius in Konservierungslösung gelagert, danach transplantiert und für 2 Stunden reperfundiert. Am Ende der Reperfusionsphase wurden die Transplantatlungen mit einer Trypan-Blue (TB) Lösung über die Pulmonalarterie gespült, um alle avitalen Zellen anzufärben, und danach in Formalin fixiert. Zur Identifizierung der Apoptose wurde die TUNEL-Technik angewendet, welche mit einem Propidium Iodid Counterstaining kombiniert wurde, um alle nukleierten Zellen (avital + vital) anzufärben. TB + /TUNEL- Zellen wurden als nekrotische Zellen betrachtet, TB + /TUNEL+ Zellen wurden als apoptotisch gewertet. Diese 3-Wege Färbetechnik wurde in Vorarbeiten von uns entwickelt, validiert und beschrieben [2]. Die Gesamtzahl der Graftzellen, sowie der apoptotischen und nekrotischen Zellen wurde in per Randomisierung ausgewählten High Power Feldern von 2 unabhängigen Personen gezählt.

Ergebnisse

Die Gesamtzahl der avitalen Zellen war in allen 3 Gruppen vergleichbar mit LV: 32.1 ± 3.3, VD: 30.2 ± 2.5 und IL-10: 30.3 ± 3.8 Zellen. Die Anzahl an apoptotischen Zellen jedoch war am größten in der IL-10 Gruppe (9.7 ± 1.9 Zellen) im Vergleich zu der VD-Gruppe mit 2 ± 1.9 Zellen und der LV-Gruppe mit 1.8 ± 2 Zellen. Im Gegensatz dazu war die Anzahl nekrotischer Zellen am niedrigsten in IL-10 Lungen mit 20.6 ± 5.7 gegenüber 28.3 ± 3.1 (VD) und 30.3 ± 4.2 (LV) Zellen. Innerhalb der VD und LV-Gruppen differierte die Zahl an nekrotischen und apoptotischen Zellen signifikant ($p < 0.001$). In IL-10 Lungen war die Anzahl der apoptotischen Zellen ebenfalls signifikant unterschiedlich von der Anzahl nekrotischer Zellen ($p < 0.05$). Apoptose und Nekrose differierten zudem signifikant von Apoptose- und Nekrosezahlen in LV- und VD-Lungen.

Diskussion und Schlussfolgerung

Die Gentransfektion von Spenderlungen vor der Organentnahme mit dem menschlichen IL-10 Gen vermindert den Transplantatschaden und moduliert den Zelltod in der Lunge nach Transplantation durch eine quantitative Abnahme der Zellnekrose und eine Zunahme der Apoptose. Es ist denkbar, dass AdhIL-10 durch die Verminderung der Produktion von pro-inflammatorischen Zytokinen den Gesamtschaden in der transplantierten Lunge mindert und somit der so weniger geschädigten Zelle ihre Fähigkeit reserviert, das genetische Suicid-Programm des programmierten Zelltodes – Apoptose – zu starten. Im Gegensatz zur Nekrose bleibt die Apoptose nur auf die individuelle Zelle beschränkt, während die Nekrose durch unkontrollierten Zellzerfall Nachbargewebe und -zellen schädigt oder zerstört und somit die Inflammation aufrecht erhält. Diese Studie unterstützt die Rolle der Gentherapie in der Lungentransplantation und wird möglicherweise helfen, längere Ischämiezeiten tolerabel zu machen bzw. die Qualität der Transplantatkonservierung zu verbessern.

Literatur

1. Fischer S, Cassivi SD, Xavier AM, Cardella JA, Cutz E, Edwards V, Liu M, Keshavjee S (2000) Cell death in human lung transplantation: apoptosis induction in human lungs during ischemia and after transplantation. Ann Surg 231: 424 – 31
2. Fischer S, MacLean AA, Liu M, Cardella JA, Slutsky AS, Suga M, Moreira JF, Keshavjee (2000) Dynamic changes in apoptotic and necrotic cell death correlate with severity of ischemia-reperfusion injury in lung transplantation. Am J Respir Crit Care Med 162: 1932 – 9
3. Fischer S, Liu M, MacLean AA, de Perrot M, Ho M, Cardella JA, Zhang XM, Bai XH, Suga M, Imai Y, Keshavjee S (2001) In vivo transtracheal adenovirus-mediated transfer of human interleukin-10 gene to donor lungs ameliorates ischemia-reperfusion injury and improves early posttransplant graft function in the rat. Hum Gene Ther 12: 1513 – 26

Korrespondenzadresse: Dr. med. M. Sc. Stefan Fischer, Abteilung für Thorax-, Herz- und Gefäßchirurgie, Medizinische Hochschule Hannover, Carl-Neuberg-Straße 1, 30625 Hannover, Tel.: 0511-532-4280, Fax: 0511-95 48 221, e-mail: fischer@thg.mh-hannover.de

Verbesserung der Transplantatfunktion von NHBD-Lungen durch die Gabe von Glyceroltrinitrat

Improving pulmonary graft function of NHBD-lungs by administering glyceroltrinitrate

F. Löhe[1], G. Preissler[1], T. Annecke[1], M. Brunner[1], C. Pächer[1], C. Müller[1] und K. Meßmer[2]

[1] Chirurgische Klinik und Poliklinik
[2] Institut für Chirurgische Forschung, Klinikum Großhadern, Ludwig-Maximilians-Universität München

Abstract

Background: The warm ischemic period of non-heart beating donor (NHBD) lungs results in an increased ischemia reperfusion injury after transplantation potentially deteriorating pulmonary graft function. The purpose of this study was to improve the pulmonary graft function by administering a NO-donor (glyceroltrinitrate, GTN) after reperfusion. *Methods*: 18 native-bred pigs (bodyweight 20 – 30 kg) underwent left lung allotransplantation. In the control group, lungs were flushed (Perfadex®) and harvested immediately after cardiac arrest. In the NHBD group ($n = 6$) and NHBD/GTN group ($n = 6$) lungs were subjected to a warm ischemia of 90 min before flushing and harvesting. Recipient animals in the NHBD/GTN group received 2 µg/kg/min glyceroltrinitrate intravenously.

After a total ischemic time of 19 hours pulmonary grafts were reperfused and graft function was assessed during an observation period of 5 hours.

Tissue specimens for histological examination were taken at the end of reperfusion. *Results*: Compared to the control group, pulmonary gas exchange was significantly impaired in the NHBD group. Pulmonary graft function in the NHBD/GTN group showed no differences as compared to the control group and was significantly better than in the NHBD group. Histologic alterations were more pronounced in the NHBD group and NHBD/GTN group as compared to control group. *Conclusion*: Continuous infusion of glyceroltrinitrate improves pulmonary graft function of NHBD lungs after long-term preservation. NHBD lungs potentially alleviate critical organ shortage in lung transplantation.

Einleitung

Durch die warme Ischämiezeit resultiert nach Transplantation von Lungen nicht herzschlagender Organspender (non heart beating donors, NHBD) ein größerer Ischämie-Reperfusionsschaden, der zu einer frühen Transplantatdysfunktion führen kann. Tierexperimentell zeigte sich nach Langzeitkonservierung von NHBD-Lungen im Vergleich zu Lungen ohne warme Ischämiezeit (heart beating donors, HBD) eine Einschränkung des pulmonalen Gasaustauschs nach Reperfusion [3]. Durch NO-Inhalation während der warmen Ischämiezeit sowie nach Reperfusion von NHBD-Lungen konnte experimentell die Transplantatfunktion signifikant verbessert werden [1].

Ziel der vorliegenden Untersuchung war eine Reduktion des Ischämie-Reperfusionsschadens und somit die konsekutive Verbesserung der Transplantatfunktion von NHBD-Lungen nach Langzeitkonservierung durch die intravenöse Gabe eines NO-Donators während der Reperfusionsphase.

Material und Methoden

Die Untersuchung wurde am Modell der linksseitigen orthotopen Einzellungentransplantation an Hausschweinen (20 – 30 kg Körpergewicht) durchgeführt.

In der NHBD-Gruppe (n = 6) und NHBD/GTN-Gruppe (n = 6) wurden die Lungen nach Induktion des Herzstillstandes mit 100% Sauerstoff gebläht und für 90 Minuten im Spendertier belassen. Anschließend erfolgte eine Flush-Perfusion der Spenderlungen mit 60 ml/kg hypothermer LPD-Lösung (Perfadex®). In der Kontrollgruppe (n = 6) wurden die Lungen sofort nach Induktion des Herztodes mit 60 ml/kg hypothermer LPD-Lösung (Perfadex®) perfundiert. Nach Explantation wurden die Spenderlungen hypotherm gelagert.

Nach einer gesamten Ischämiezeit von 18 Stunden wurden die Lungen gewichtsgleichen Empfängertieren transplantiert. Während einer Reperfusionssphase von 5 h wurden der pulmonale Gasaustausch (paO_2, $paCO_2$, Q_s/Q_t) und die Hämodynamik (MAP, MPAP, PCWP, PVR) während isolierter Ventilation und Perfusion der Transplantatlungen dokumentiert.

Die Beatmung erfolgte mit einem Atemminutenvolumen von 240 ml/kg bei einem PEEP von 5 cm H_2O und einem FiO_2 von 1,0. In der Reperfusionsphase erhielten die Empfängertiere der NHBD/GTN-Gruppe kontinuierlich 2 µg/kg/min Glyceroltrinitrat (GTN) intravenös.

Am Versuchsende wurde Gewebeproben der Transplantatlungen und der kontralateralen Nativlungen zur histologischen Untersuchung entnommen.

Alle Werte werden als Mittelwert und Standardfehler des Mittelwertes angegeben. Der Vergleich zwischen den Gruppe erfolgte mit dem One Way ANOVA und einem Student-Newman-Keuls Test. P < 0,05 wurde als signifikant bewertet.

Ergebnisse

Während isolierter Ventilation und Perfusion der Transplantatlungen war der paO_2 in der NHBD-Gruppe signifikant niedriger (p < 0,05) als in der Kontrollgruppe und betrug 5 Stunden nach Reperfusion 288 ± 62 mmHg (Kontrollgruppe: 439 ± 32 mmHg). Im Vergleich zur NHBD-Gruppe war der paO_2 in der NHBD/GTN-Gruppe während der gesamten Reperfusionsphase (498 ± 59 mmHg nach 5 Stunden) signifikant höher (p < 0,05). In der NHBD-Gruppe war der $paCO_2$ signifikant höher (p < 0,05) als in der NHBD/GTN-Gruppe, die keinen Unterschied des $paCO_2$ zur Kontrollgruppe zeigte.

Es zeigte sich kein Unterschied des PVR zwischen der NHBD-Gruppe und NHBD/GTN-Gruppe. Im Vergleich hierzu war der PVR in der Kontrollgruppe bereits 4 Stunden nach Reperfusion signifikant höher und betrug 5 Stunden nach Reperfusion 1312 ± 71 dynes $\cdot$ s $\cdot$ cm^{-5} (NHBD-Gruppe: 845 ± 06 dynes $\cdot$ s $\cdot$ cm^{-5}, NHBD-GTN-Gruppe 925 ± 75 dynes $\cdot$ s $\cdot$ cm^{-5}).

Die histologischen Veränderungen am Endothel der Transplantatlungen waren etwas ausgeprägter in der NHBD-Gruppe und NHBD-GTN-Gruppe als in der Kontrollgruppe, zeigten aber im Gruppenvergleich keine signifikanten Unterschiede. Im Vergleich zu den kontralateralen Nativlungen waren diese Veränderungen deutlich schwerer.

Diskussion

Die NO-Beatmung von NHBD-Lungen nach Transplantation [1] sowie der Zusatz von Radikalfängern zur Perfusionslösung bei der Flush-Konservierung von NHBD-Lungen [2] führten experimentell zu einer Verbesserung der Transplantatfunktion von NHBD-Lungen nach einer relativ kurzen hypothermen Lagerung bis maximal 4 Stunden. Die vorliegende Untersuchung zeigt erstmals, dass durch die intravenöse Gabe eines NO-Donators in der Reperfusionsphase nach Transplantation langzeitkonservierter NHBD-Lungen eine signifikante Verbesserung der Transplantatfunktion erreicht wird. Auf Grund unserer Ergebnisse erscheint eine Erweiterung des Organangebotes durch den Einsatz von NHBD-Lungen mit der Gabe von NO-Donatoren in der Reperfusionsphase möglich.

Literatur

1. Bacha EA, Sellak H, Murakami S, Mazmanian GM, Détruit H, DeMontpreville V, Chapelier AR, Libert JM, Dartevelle PG, Hervé P (1997). Inhaled nitric oxide attenuates reperfusion injury in non-heartbeating-donor lung transplantation. Transplant 63: 1380 – 1386
2. Egan TM, Ulicny KS, Lambert CJ, Wolcox BR (1993) Effect of a free radical scavenger on cadaver lung transplantation. Ann Thorac Surg 55: 1453 – 1459
3. Loehe F, Mueller C, Annecke T, Siebel A, Bittmann I, Messmer K, Schildberg FW (2000) Pulmonary graft function after long-term preservation of non-heart-beating donor lungs. Ann Thorac Surg 69: 1556

Korrespondenzadresse: Dr. med. Florian Löhe, Chirurgische Klinik und Poliklinik, Klinikum Großhadern, LMU-München, Marchioninistraße 15, 81377 München, Tel.: 089/7095-2673, Fax: 089/7095-5674, e-mail: floehe@hotmail.com

Vergleich der Effektivität der drei verschiedenen Isoformen von Superoxiddismutase nach Überexpression mittels adenoviralem Gentransfer hinsichtlich der Organfunktion nach Transplantation von Fettlebern in der Ratte

Effects of three superoxide dismutase genes delivered with an adenovirus on graft function after transplantation of fatty livers in the rat

T. G. Lehmann[1,5], M. D. Wheeler[1], M. Froh[1], R. F. Schwabe[2], H. Bunzendahl[3], R. J. Samulski[4], D. A. Brenner[2] und R. G. Thurman[1]

[1] Lab. of Hepatobiology and Toxicology, Dept. of Pharmacology
[2] Dept. of Internal Medicine
[3] Dept. of Surgery
[4] Gene Therapy Center, University of North Carolina, Chapel Hill, North Carolina USA
[5] Chirurgische Universitätsklinik Heidelberg

Abstract

Oxygen-derived free radicals play a central role in reperfusion injury after organ transplantation and are degraded by endogenous radical scavengers such as superoxide dismutase (SOD). It has been demonstrated that overexpression of SOD by delivery of the cytosolic Cu/Zn-SOD gene with an adenovirus (Ad.SOD1) reduces organ injury and increases survival in a rat model of liver transplantation. However, it remains controversial, which of the three isoforms of SOD provides the most protective effect. Thus, the purpose of this study was to identify the isoform with highest effectiveness against reperfusion injury after transplantation of fatty livers since these are particularly susceptible. Donors were given ethanol by gauvage prior to organ harvest to induce steatotic livers. Some of the ethanol-fed donors were infected either with the gene *lacZ* encoding bacterial β-galactosidase (Ad.*lacZ*), Ad.SOD1, Ad.SOD2 (mitochondrial isoform), or Ad.SOD3 (extracellular isoform). After liver transplantation, SOD activity in liver, survival, histopathology, release of transaminases, activation of NF-κB, IκB kinase (IKK), Jun-N-terminal kinase (JNK), and TNFα were evaluated. Ad.SOD1 and Ad.SOD2 treatment increased survival dramatically, blunted transaminase release, and reduced necrosis significantly while Ad.SOD3 had no protective effect. Only Ad.SOD1 reduced the activation of NF-κB. IKK activity was not affected by any treatment, but Ad.SOD1 exclusively blunted JNK activity. Moreover, Ad.SOD1 only reduced release of TNFα. This study demonstrates for the first time that cytosolic SOD represents the most effective isoform of SOD to protect marginal livers from failure after transplantation and may be related to lowered NF-κB and JNK activity due to reduced oxygen radical production.

Einleitung

Der Ischämie/Reperfusionsschaden ist die wesentliche Ursache des frühen Transplantatversagens nach Lebertransplantation [1]. Insbesondere verfettete Lebern zeigen ein ausgeprägtes Schädigungsmuster nach Transplantation dieser Organe. Der Mangel an Spenderorganen beherrscht die klinische Transplantationsmedizin, der Bedarf übersteigt das Angebot. Die hat zur Nutzung von Fettlebern geführt, welche höhere Raten an primärem Organversagen bzw. Dysfunktion zeigen. Derzeit existiert kein therapeutischer Ansatz, verfettete Spenderlebern so zu behandeln, dass eine reduzierte Organschädigung bzw. eine höhere Überlebensrate resultiert. Freie Sauerstoffradikale sind entscheidend für Parenchymzellschädigung nach Reperfusion und führen zu Entzündung, Nekrose und Apoptose. Sie werden bei Reperfusion in Kupffer'schen Sternzellen, als auch in Parenchymzellen und Leukozyten produziert [2]. Endogene Radikalfänger wie im wesentlichen die Superoxiddismutase (SOD), bauen freie Radikale ab. Exogen zugeführte Radikalfänger zeigen keine suffiziente Wirkung, da sie durch Proteasen rasch abgebaut werden [3]. Durch adenovirale Gentransfer lässt sich auch unter den Bedingungen einer Transplantation intrazellulär die Expression und Aktivität eines Zielproteins mehrfach erhöhen. Im Modell der Transplantation von gesunden Lebern und insbesondere von Fettlebern in der Ratte konnte gezeigt werden, dass mittels adenoviralem Gentransfer von Cu/Zn-SOD der Ischämie/Reperfusionsschaden vermindert und die Überlebensrate erhöht wird [4]. Als wesentlicher Mechanismus wurde erstmals eine drastische Reduktion von freien Radikalen in vivo nachgewiesen. In anderen Modellen wurde durch die Überexpression von cytosolischer oder auch mitochondrialer Superoxiddismutase eine Organprotektion bei Ischämie/Reperfusionsschäden erreicht [5]. Unklar war es jedoch, welche der drei verschiedenen Isoformen der SOD die höchste Effektivität aufzeigt. Ziel dieser Studie war es, die drei verschiedenen Isoformen von SOD hinsichtlich ihrer Effektivität zur Verhinderung des Reperfusionsschadens an marginalen Spenderorganen zu untersuchen.

Methodik

Rekombinantes Adenovirus, welches das Transgen für Cu/Zn-SOD (Ad.SOD1), mitochondriale Mn-SOD (Ad.SOD2), extrazelluläre Ec-SOD (Ad.SOD3) oder für β-Galaktosidase (Ad.*lacZ*) enthält, wurde nach standardisierten Protokollen angefertigt. Bei weiblichen Sprague-Dawley Ratten wurde durch die Verabreichung von einer 20%igen Ethanollösung intragastral 20 Stunden vor Organentnahme eine ausgeprägte Steatose der Lebern erzielt. Einigen Spendertieren wurde 72 Std. vor Organentnahme das Gen für SOD1/SOD2 oder SOD3 enthaltende Adenovirus (3×10^9 PFU) intravenös injiziert. Als Kontrollen dienten verfettete Spenderorgane, welchen Ad.*lacZ* injiziert wurde, Fettlebern ohne Adenovirus und unbehandelte, gesunde Organe. Nach 24 Std. kalter Konservierung wurden Lebern orthotop transplantiert. Die Gentransfektionsrate wurde durch immunhistochemischen Nachweis von β-Galaktosidase ermittelt. Enzymaktivitäten wurden im Homogenat und Serum spektrophotometrisch bestimmt. Darüber hinaus wurden Überlebensraten, Lebertransaminasen und Histopathologie ermittelt, sowie die Aktivität von NF-κB, Jun-N-terminal kinase (JNK), und TNFα untersucht. Als statistische Berechnungsverfahren wurden Fisher's Exact Test oder 2-Wege ANOVA gewählt. Statistisch signifikante Unterschiede wurden als $p < 0.05$ definiert.

Ergebnisse

72 Std. nach Injektion von Ad.lacZ etwa exprimieren 80% aller Hepatozyten die β-Galaktosidase im immunhistochemischen Präparat. Die gewählte Dosierung von Adenovirus führte nicht zu einem Anstieg von Transaminasen oder zu entzündlichen Infiltraten vor Organexplantation. In der Ad.SOD1 Gruppe war die SOD-Aktivität im Lebergewebe 2.5-fach erhöht. In Ad.SOD2 infizierten Lebern war die SOD Aktivität rund 90% derer der SOD1 überexprimierenden Lebern. Überexpression von SOD3 führte nicht zu einer Erhöhung der Aktivität im Homogenat. Im Serum hingegen war die SOD-Aktivität nur in Ad.SOD3 infizierten Tieren vor Organentnahme erhöht. Sowohl Ad.SOD1 als auch Ad.SOD2 Infektion der Spenderorgane verbessern das Überleben hochsignifikant von 50% auf 100% bzw. 75%. Ad.SOD1 ist bei der Verminderung des Transaminasenanstieges nach Reperfusion deutlich effektiver als Ad.SOD2: Im Vergleich zu den Kontrolltieren (ALT etwa um 1800 U/l) stiegen die Transaminasen 8 h nach Implantation nur um etwa 40% bei den Ad.SOD1 infizierten Tieren (ALT 454 ± 52 U/l) und um 60% bei den Ad.SOD2 infizierten Tieren (ALT 965 ± 115 U/l) an. Bei den Ad.SOD3 infizierten Transplantaten zeigten sich keine signifikanten Unterschiede im Vergleich zu den Kontrollen. Die Analyse der Nekroseareale 8 Std. nach Reperfusion ergab analoge Ergebnisse, beste Protektion bei SOD1 Überexpression, deutliche Protektion bei SOD2 Überexpression und keinerlei Effekt bei SOD3 Überexpression. Nur Ad.SOD1 reduziert die Aktivierung von NF-κB und vermindert die JNK Aktivität. Ausschließlich bei Ad.SOD1 zeigte sich eine deutliche Reduktion der TNFα Aktivität.

Schlussfolgerung

Der Ischämie/Reperfusionsschaden steht im Mittelpunkt der pathophysiologischen Mechanismen, welche zum Organversagen nach Lebertransplantation führen und freie Radikale sind dabei entscheidend beteiligt. Die endogene, intrazelluläre Überexpression von SOD führt zu einer kontinuierlichen Aktivitätssteigerung und somit zu einer deutlichen Organprotektion. Die Effektivität von zytosolischer, mitochondrialer und extrazellulärer Superoxiddismutase hinsichtlich der zellulären Protektion vor Reperfusionsschäden wurde bisher kontrovers diskutiert. Diese Studie demonstriert erstmals, dass die zytosolische SOD die effektivste Isoform ist, um marginale Lebern vor dem Organversagen nach Lebertransplantation zu schützen. Der protektive Effekt ist ausgeprägter als bei der mitochondrialen Isoform. Diese Effektivität steht in kausalem Zusammenhang mit einer reduzierten Akivität an TNFα, NF-κB und JNK. Hochwahrscheinlich sind diese Effekte auf eine verminderte Radikalproduktion intrazellulär zurückzuführen. Insbesondere grenzwertig verfettete Spenderlebern könnten in Zukunft genetisch modifiziert werden, um die hohe primäre Versagensquote dieser Organe zu vermindern. Dies würde zu einer dringend benötigten Erweiterung des Spenderpools führen.

316

Literatur

1. Lemasters JJ, Bunzendahl H, Thurman RG (1995) Reperfusion injury to donor livers stored for transplantation. Liver Transplant Surg 1: 124 – 138
2. Connor HD, Gao W, Nukina S, Lemasters JJ, Mason RP, Thurman RG (1992) Evidence that free radicals are involved in graft failure following orthotopic liver transplantation in the rat – An electron paramagnetic resonance spin trapping study. Transplantation 54: 199 – 204
3. Kawamoto S (1990) Inhibition of ischemia and reflow-induced liver injury by an SOD derivative that circulates bound to albumin. Arch Biochem Biophys 277: 160 – 165
4. Lehmann TG, Wheeler MD, Schwabe RF Connor HD, Schoonhoven R, Bunzendahl H, Brenner DA, Samulski RJ, Zhong Z, Thurman RG (2000) Gene delivery of Cu/Zn-superoxide dismutase improves graft function after transplantation of fatty livers in the Rat. Hepatology 32: 1255 – 64
5. Zwacka RM, Zhou W, Zhang Y, Darby CJ, Dudus L, Halldorson J, Oberley L, Engelhardt JF (1998) Redox gene therapy for ischemia/reperfusion injury of the liver reduces AP1 and NF-kappaB activation. Nat Med 4: 698 – 704

Korrespondenzadresse: Dr. med. Thorsten G. Lehmann, Abteilung für Allgemeinchirurgie, Chirurgische Universitätsklinik Heidelberg, 69120 Heidelberg, Tel.: (06221) 566111, Fax: (06221) 565781, e-mail: Thorsten Lehmann@med.unc.edu

Wirkung von Adrenalin und Noradrenalin auf die hepatische Mikro- und Makroperfusion in der frühen Phase nach experimenteller Lebertransplantation im Schweinemodell

Effect of adrenaline and noradrenaline on hepatic micro- and macroperfusion in the early phase after porcine liver transplantation

A. Mehrabi[1], M. Golling[1], T. Boucsein[1], Ch. Busch[2], M. W. Büchler[1], E. Klar[1] und Th. Kraus[1]

[1] Chirurgische Universitätsklinik Heidelberg
[2] Institut für Experimentelle Chirurgie der Universität Heidelberg

Abstract

Application of catecholamines in the postoperative care after liver transplantation (LTx) does not only support systemic pressure but can also negatively affect microcirculation (MC) in visceral organs depending on the dosage applied. Whether MC in the early course after LTx is particularly sensitive to catecholamines due to the preceding ischemic/ reperfusion injury has not been examined yet. In a porcine model we analyzed hepatic MC of transplanted livers as compared to the physiological situation during i. v. catecholamine application. In the control group (16 healthy pigs) a laparotomy was performed and a systemic application of Adrenaline (ADR: $n = 8$) or Noradrenaline (NORADR: $n = 8$) followed. Another group of 16 animals received catecholamines on the first postoperative day after LTx. Over a time span of 240 min hepatic parenchymal MC was continuously assessed by thermodiffusion and transhepatic blood flow was measured using ultrasound probes. Hepatic MC remained stable in native livers under ADR application. Under NORADR there was a trend for MC reduction. In contrast, in transplanted livers we noted a significant reduction of hepatic MC by about 40% compared to baseline levels during ADR as well as NORADR. Changes in hepatic macrocirculation matched changes in MC. More pronounced disturbances of MC and macrocirculation after LTx might be explained by ischemia/reperfusion injury of transplanted livers or by loss of intrahepatic regulatory mechanisms due to denervation after organ harvesting. Application of catecholamines following LTx should therefore be carefully indicated. A continuous measurement of hepatic MC might be helpful due to hepatic vulnerability early after LTx.

Einleitung

Der Einsatz von Katecholaminen im frühen postoperativen Verlauf nach Lebertransplantation (LTx) hat nicht nur eine systemische druckunterstützende Wirkung, sondern kann potentiell die Mikroperfusion viszeraler Organe dosisabhängig auch negativ beeinflussen [1]. Ob die Mikroperfusion gerade im früh-postoperativen Lebertransplantat, bedingt durch den Ischämie/Reperfusionsschaden besonders sensitiv durch Katecholamin-

Applikation gestört wird, ist nicht hinreichend untersucht. Gleichfalls ist unklar, wie die transplantierte (denervierte) Leber durch Wegfall der nervalen Regulation mikro- und makrozirkulatorisch auf Katecholamine reagiert. In der vorliegenden Studie wurde im Großtiermodell die hepatische Mikro- und Makroperfusion im Transplantat („Transplantatleber") unter Katecholamin-Applikation (Adrenalin bzw. Noradrenalin) in verschiedenen Dosisbereichen (Niedrig- bzw. Hoch-Dosis) differenziert und mit der physiologischen Situation („Nativleber") verglichen.

Material und Methode

Kontrollgruppe (Nativleber): Bei 16 deutschen Landschweinen ($25,4 \pm 3,9$ kg) erfolgte in ITN (Isofluran, Lachgas und Fentanyl) eine Laparotomie und nach einer Erholungsphase (30 min) die zentralvenöse Applikation von Adrenalin (ADR; n = 8) oder Noradrenalin (NORADR; n = 8) in verschiedenen Dosisbereichen (Niedrig-Dosis: 5 µg/kg KG/h, Hoch-Dosis: 10 µg/kg KG/h; für jeweils 120 min pro Phase).

Versuchsgruppe (Transplantatleber): Bei 16 Tieren ($24,9 \pm 3,3$ kg) erfolgte eine orthotope LTx (kalte Ischämiezeit: 8 h) und angeschlossen am ersten postoperativen Tag nach regelrechtem Verlauf eine Re-Laparotomie. Nach Ruhephase (30 min) wurde wie oben bei stabilen kardiozirkulatorischen Verhältnissen eine systemische Katecholamin-Applikation (ADR: n = 8; oder NORADR: n = 8) in zwei Dosisbereichen (Niedrig-Dosis: 5 µg/kg KG/h, Hoch-Dosis: 10 µg/kg KG/h; für jeweils 120 min pro Phase) durchgeführt.

Messprotokoll: Über einen Zeitraum von 240 min wurde mittels an V. portae und A. hepatica communis angebrachten Ultraschall-Flussmessköpfen (Transsonic System Inc.; New York, USA) der transhepatische Blutfluss (THF: ml/min, Addition der Flüsse in der V. portae und A. hepatica) und mittels einer im Leberparenchym implantierten Thermodiffusionssonde (Thermal Technologies Inc., Cambridge, USA) [2] die hepatische Mikroperfusion (MC: ml/100 g/min) kontinuierlich quantifiziert. Zudem erfolgte eine synchrone Erfassung von Parametern der systemischen Zirkulation.

Statistische Analyse: Unterschiede zwischen Mittelwerten während Katecholaminapplikation wurden mittels Student t-Test auf Signifikanz geprüft (Daten als Mittelwert $\pm$ SEM; * = $p < 0,05$).

Ergebnisse

Die hepatische Mikrozirkulation blieb in der Kontrollgruppe unter Adrenalin-Applikation in beiden Dosisbereichen konstant. Unter Noradrenalin wurde ein Trend zur parenchymatösen MC-Reduktion von 79 ± 4 auf 61 ± 3 ml/100 g/min festgestellt. Im Gegensatz hierzu zeigte sich nach LTx in den untersuchten Dosisbereichen unter Adrenalin (TD: 67 ± 5 auf 41 ± 3 ml/100 g/min) als auch Noradrenalin (TD: 77 ± 4 auf 44 ± 4 ml/100 g/min) eine signifikante Reduktion der hepatischen Mikrozirkulation um 39% – 43% verglichen mit den Ausgangswerten (Tabelle 1). Veränderungen der hepatischen Makroperfusion (THF) verhielten sich in Kontrollgruppe (Reduktion: 13 – 20%) als auch Transplantat-

319

Tabelle 1. Mittelwerte der hepatischen Mikroperfusion (MC, ml/100g/min) und des transhepatischen Flusses (THF, ml/min) in beiden Katecholamin-Gruppen für die Nativ- und Transplantatleber. Unterschiede zwischen Mittelwerten der Einzelparameter wurden mittels gepaartem t-Test auf statistische Signifikanz geprüft (Mittelwert ± SEM; * = p < 0,05 vs. Ausgangswert).

MC (ml/100g/min) in der Versuchsgruppe

Adrenalin

	Niedrig-Dosis (5 µg/kg KG/h)				Hoch-Dosis (10 µg/kg KG/h)			
Nativleber	65 ± 6	73 ± 7	76 ± 6	81 ± 7	81 ± 9	79 ± 5	67 ± 5	62 ± 4	60 ± 2
Transplantat	67 ± 5	65 ± 6	58 ± 5	55 ± 5*	55 ± 4*	61 ± 6	61 ± 7	52 ± 4*	41 ± 3*

Noradrenalin

Nativleber	79 ± 4	82 ± 4	84 ± 4	72 ± 3	72 ± 4	75 ± 5	68 ± 6	64 ± 3*	61 ± 3*
Transplantat	77 ± 4	68 ± 3	66 ± 4	63 ± 3	58 ± 2*	56 ± 4*	51 ± 6*	45 ± 5*	44 ± 4*

THF (l/min) in der Versuchsgruppe

Adrenalin

	Niedrig-Dosis (5 µg/kg KG/h)				Niedrig-Dosis (5 µg/kg KG/h)			
Nativleber	0,9 ± 0,2	1,2 ± 0,2	1,2 ± 0,2	1,2 ± 0,2	1,1 ± 0,2	1,0 ± 0,2	0,9 ± 0,2	0,8 ± 0,2	0,7 ± 0,1*
Transplantat	1,2 ± 0,2	0,9 ± 0,1	0,8 ± 0,1	0,8 ± 0,1*	0,7 ± 0,1*	0,5 ± 0,1*	0,4 ± 0,1*	0,5 ± 0,1*	0,5 ± 0,1*

Noradrenalin

Nativleber	1,0 ± 0,2	1,2 ± 0,2	1,0 ± 0,2	1,1 ± 0,2	1,1 ± 0,1	0,9 ± 0,1	0,8 ± 0,1*	1,0 ± 0,1	0,9 ± 0,1
Transplantat	1,2 ± 0,2	1,0 ± 0,1	0,9 ± 0,1	0,9 ± 0,1	0,8 ± 0,1*	0,6 ± 0,1*	0,5 ± 0,1*	0,6 ± 0,1*	0,6 ± 0,1*

gruppe (Reduktion: 53 – 60%) bei beiden Katecholaminen und Dosisbereichen jeweils analog zu MC-Veränderungen (Tabelle 1).

Diskussion und Schlussfolgerung

Kreislaufinstabilitäten nach LTx spielen für das klinische Outcome (Inzidenz bis zu 70%, kardiovaskuläre Mortalität bis 21%) [3, 4] eine wichtige Rolle. Eine temporär eingeschränkte Ventrikelfunktion bei kardialer Belastung während der anhepatischen Phase wird dafür verantwortlich gemacht. Diese Situation kann durch Katecholamin-Applikation optimiert werden. Katecholamine führen neben ihrer kreislaufunterstützenden Wirkung ggf. aber auch zu Minderperfusion viszeraler Organe. Es wird postuliert, dass eine nach LTx vorgeschädigte Leber hierdurch einen sekundär aggravierten Schaden erleiden könnte [1]. Wir konnten früher zeigen, dass die mittels Thermodiffusion erfasste hepatische MC mit der Leberfunktion bzw. dem Leberschaden nach LTx korreliert [5]. Nach experimenteller LTx konnten wir nun unter Applikation von Adrenalin und Noradrenalin eine signifikante Veränderung der MC feststellen. Die im Vergleich zu gesunden Lebern erheblich ausgeprägtere Störung der hepatischen Mikro- und Makrozirkulation könnte auf eine Vorschädigung bzw. Sensibilisierung (Arteriolen bzw. Sphinkteren) durch den Ischämie-/Reperfusionsschaden zurückzuführen sein. In Nativlebern (nicht denerviert) war im Vergleich zu der Transplantatleber die Verminderung der hepatischen MC nicht signifikant. Somit könnte auch der Wegfall nervaler hepatischer Flussregulationsmechanismen [6] für die negative Auswirkung der Katecholamine auf die hepatische MC im Transplantat verantwortlich sein. Dies könnte eine weitere Intensivierung des Ischämie/ Reperfusionsschadens zur Folge haben. Soweit die Ergebnisse auf die humane Situation übertragbar sind, erscheint in der Klinik besonders nach LTx eine vorsichtige Indikationsstellung beim Katecholamin-Einsatz erforderlich. Wegen der hohen Sensitivität von Lebertransplantaten ist bei früher postoperativer Katecholaminapplikation eine kontinuierliche Erfassung der hepatischen MC, z. B. mittels Thermodiffusion, wünschenswert.

Literatur

1. Rettke SR, Chantigian RC, Janossy TA, Burritt MF, Van Dyke RA, Harper JV, Ilstrup DM, Taswell HF, Wiesner RH, Krom RA (1989) Anesthesia approach to hepatic transplantation. Mayo Clin Proc 64: 224 – 231
2. Klar E, Kraus Th, Bleyl J, Newman WH, Bowman HF, Hofmann WJ, Kummer R, Herfarth Ch (1999) Thermodiffusion for continuous quantification of hepatic microcirculation – validation and potential in liver transplantation. Microvasc Res. 58: 156 – 166
3. Sampathkumar P, Lerman A, Kim BY, Narr BJ, Poterucha JJ, Torsher LC, Plevak DJ (1998) Post liver transplantation myocardial dysfunction. Liver Transpl Surg. 4: 399 – 403
4. Abbasoglu O, Levy MF, Brkic BB, Testa G, Jeyarajah DR, Goldstein RM, Husberg BS, Gonwa TA, Klintmalm GB (1997) Ten years of liver transplantation: an evolving understanding of late graft loss. Transplantation 64: 1801 – 1807
5. Klar E, Angelescu M, Zapletal C, Kraus T, Herfarth C (1999) Impairment of hepatic microcirculation as an early manifestation of acute rejection after clinical liver transplantation. Transplant Proc. 31: 385 – 387
6. Lautt WW (1985) Mechanism and role of intrinsic regulation of hepatic arterial blood flow: hepatic arterial buffer response. Am J Physiol. 249: G549 – 556

Korrespondenzadresse: Dr. A. Mehrabi, Chirurgische Universitätsklinik Heidelberg, Im Neuenheimer Feld 110, 69120 Heidelberg, Tel.: 0049-6221-566520, Fax: 0049-6221-564953, e-mail: arianeb_mehrabi@med.uni-heidelberg.de

Die präoperative von Willebrand Faktor abhängige Thrombozytenfunktion sowie Plasmaspiegel seines funktionellen Antigens im Empfänger korrelieren mit dem Ausmaß des hepatozellulären Schadens nach orthotoper Lebertransplantation

The preoperative von Willebrand Factor dependent platelet function and its functional antigen in the recipient do correlate with extent of hepatocellular damage subsequent to orthotopic liver transplantation

J. Schulte am Esch II, R. Tustas, A. Akyildiz, E. G. Achilles, C. Hillert, L. Fischer, D. C. Bröring und X. Rogiers

Abteilung für Hepatobiliäre Chirurgie, Chirurgische Klinik, Universität Hamburg

Abstract

Platelets and their functional status of the recipient seem to have an important role in ischemia/reperfusion (I/R) injury of the liver. Von Willebrand Factor (vWF) serves as a major platelet adhesion and activation molecule at sites of endothelial injury as observed in I/R injury. This prospective study in 33 consecutive LTX patients was conducted to correlate vWF-dependent platelet aggregation as well as total and functional vWF plasma levels pre-oLTX with markers of I/R injury and early graft function following oLTX. Whole-blood aggregometry as marker of platelet function was performed in the course of oLTX. Multimeric analysis of plasma vWF was performed to quantify the functional protein. Serum GPT levels served as markers of hepatocellular damage, PT as marker of early graft function. Patients were divided in a group with high I/R damage (hI/R) demonstrating serum GPT level above 500 IU on day 1 or 2 after oLTX and a group with low I/R injury (lI/R) staying below 500 IU postoperatively. hI/R was characterized by significantly decreased PT levels on day 3 and 4 in comparison to the lI/R group. vWF-dependent platelet aggregation was significantly increased in the hI/R group if contrasted to the lI/R group and did positively correlate with GPT levels on day 1 and day 2 after oLTX. This was in contrast to other stimuli of platelet aggregation like ADP and collagen. Recipients functional vWF level pre-oLTX correlated positively with serum GPT level on day 1 and day 2, as did differences of functional vWF between pre-oLTX and 20 min post-reperfusion with GPT levels. These data suggest vWF as important participant in the scenario of platelet recruitment and reperfusion injury after oLTX. This mechanism seems at least in part to be determined prior to grafting.

Einleitung

Thrombozyten und deren Funktionsstatus spielen eine wichtige Rolle beim Ischämie-/Reperfusions-Schaden (I/RS) des Lebertransplantates [1, 2]. Von Willebrand Faktor (vWF)

stellt ein bedeutendes Thrombozyten-Adhäsions- und Aktivierungsmolekül an Orten der Endothelschädigung dar. Die Thrombozytenaktivierung wird durch die Interaktion des vWF mit dessen Rezeptor auf Thrombozyten (GPIb) initiiert. Nur die höchsten Formen des bis zu 100-fach multimerisierten Plasmaproteins sind funktional. In dieser Studie wurde der aktive vWF und dessen Antigen mit Markern des I/RS korreliert.

Methodik

33 Erwachsene, welche sich einer orthotopen Lebertransplantation (OLT) unterzogen, wurden in die Studie eingeschlossen. Die Vollblutaggregometrie wurde zur Evaluation der Thrombozytenfunktion im Verlauf der oLTX eingesetzt. Als Plättchen-Stimulatoren wurden Kollagen, Ristocetin (Aktivator des vWF), und ADP verwendet. vWF-Antigen-Spiegel wurden mit einem ELISA bestimmt. Die Multimeranalyse mittels SDS-Agarose-Gelelektrophorese und anschließendem Immunoblotting diente der Quantifizierung des funktionellen vWF. Dieser wurde als Quotient der höchsten Multimerformen und den mittleren bis niedrigen Multimeren definiert. Die Serum-GPT diente als Marker des Reperfusionsschadens, der Quick als Marker der Lebersyntheseleistung.

Ergebnisse

Alle Empfänger zeigten prä-OP eine reduzierte Thrombozytenfunktion im Vergleich zu einem gesunden Kontroll-Kollektiv. Patienten mit GPT-Anstieg an Tag 1 oder 2 > 500 U/l wiesen, im Vergleich zu solchen < 500 U/l, vor OLTX eine signifikant verminderte, für die Thrombozytenzahl korrigierte, vWF-abhängige Plättchenfunktion auf. Letztere korrelier-te positiv mit GPT Serumspiegeln am Tag 1 (r = 0.55; p < 0.002) und Tag 2 (r = 0.54; p < 0.002) nach oLTX. Dies stand im Gegensatz zu anderen Plättchenstimulatoren wie Kollagen und ADP. Der funktionelle vWF des Empfängers prä-OP korrelierte ebenfalls positiv mit der Serum-GPT am Tag 1 (r = 0.42; p = 0.023) und Tag 2 (r = 0.5; p = 0.006) nach oLTX. Dies galt ebenfalls für die Differenz des funktionellen vWF vor OP und 20 min. nach Reperfusion als Hinweis für den vWF-Verbrauch (Tag 1: r = 0.55; p = 0.006; Tag 2: r = 0.67; p = 0.0004). Der Quick-Wert war bei Empfängern mit vermehrtem postoperativem GPT-Anstieg in den ersten Tagen nach OLTX signifikant (p = 0,01) vermindert.

Diskussion

Diese Daten legen eine wichtige Rolle des Empfänger-vWF bei der Thrombozytenrekru-tierung und dem hepatozellulären Schaden im Transplantat nach oLTX nahe, was letztlich mit einer schlechten früher Transplantatfunktion einher geht. Dieser Pathomechanismus scheint zumindest partiell, bereits vor der Transplantation im Empfänger festgelegt zu sein. Thrombozyten werden als Induktoren von sinusoidaler Endothelzell (SEZ) -Apoptose der Leber nach Reperfusion diskutiert [3]. Apoptose von SEZ wird als ein Schlüsselereignis des I/RS der Leber angenommen [4]. Die in dieser Studie gezeigte Korrelation des Verbrauchs von funktionellem vWF mit Markern des postoperativen Leberzellschadens unterstützt unsere Hypothese, dass erhöhte funktionelle vWF-Plasmaspiegel im Empfänger die

Plättchenadhäsion am Transplantatendothel im Rahmen der Reperfusion fördern und derart den Ischämie-/Reperfusionsschaden begünstigen. Die Modulation der Thrombozyten beim Empfänger könnte den Reperfusionsschaden vermindern und damit das frühe LTX-Ergebnis verbessern.

Literatur

1. Plevak DJ, Halma GA, Forstrom LA, Dewanjee MK, MK OC, Moore SB, Krom RA and Rettke SR (1988) Thrombocytopenia after liver transplantation. Transplant Proc 20: 630 – 633
2. Porte RJ, Blauw E, Knot EA, de Maat MP, de Ruiter C, Minke Bakker C and Terpstra OT (1994) Role of the donor liver in the origin of platelet disorders and hyperfibrinolysis in liver transplantation. J Hepatol 21: 592 – 600
3. Sindram D, Porte RJ, Hoffman MR, Bentley RC and Clavien PA (2000) Platelets induce sinusoidal endothelial cell apoptosis upon reperfusion of the cold ischemic rat liver. Gastroenterol 118: 183 – 191
4. Borghi-Scoazec G, Scoazec JY, Durand F, Bernuau J, Belghiti J, Feldmann G, Henin D and Degott C (1997)Apoptosis after ischemia-reperfusion in human liver allografts. Liver Transplant Surg 3: 407 – 415

Korrespondenzadresse: Dr. med. Jan Schulte am Esch, Abteilung für Hepatobiliäre Chirurgie, Klinik und Poliklinik für Chirurgie, Universitätsklinikum Hamburg-Eppendorf, Universität Hamburg, Martinistraße 52, 20246 Hamburg, Tel.: 040-42803-6680/-6136, Fax: 040-559 29 563, e-mail: jschulte@uke.uni-hamburg.de

Einfluss der portalvenösen und simultanen Transplantatreperfusion auf die Mikrozirkulation nach Leber-Lebendtransplantation

Analysis of human hepatic microcirculatory changes following portal reperfusion and delayed arterialization versus simultaneous portal/arterial reperfusion in living-donor liver transplantation

G. Puhl[1], K.-D. Schaser[2], D. Pust[1], K. Köhler[2], B. Vollmar[3], M. D. Menger[3], U. Settmacher[1] und P. Neuhaus[1]

[1] Klinik für Allgemein-, Viszeral- und Transplantationschirurgie
[2] Klinik für Unfall- und Wiederherstellungschirurgie, Charité, Campus Virchow-Klinikum, Humboldt-Universität Berlin
[3] Institut für Klinisch-Experimentelle Chirurgie, Universität des Saarlandes, Homburg/Saar

Abstract

In clinical liver transplantation portal reperfusion is preferentially performed before arterial reconstruction to reduce the anhepatic period. Experimental and clinical data have raised doubts upon this concept. However, visualization and quantitative analysis of sinusoidal perfusion comparing simultaneous arterial/portal with portal/delayed arterialization reperfusion are missing up to now. Therefore, the present study aimed to analyze sinusoidal perfusion during sequential and simultaneous graft reperfusion in patients undergoing living-donor liver transplantation ($n = 21$). Microvascular observation was performed using the orthogonal polarization spectral (OPS)-imaging technique. Baseline microcirculation was assessed in donor livers directly following laparotomy. In group 1 ($n = 14$) the reperfusion was performed sequentially compared to group 2 ($n = 7$) with simultaneous arterial/portal reperfusion. Sinusoidal perfusion was analyzed 5 and 30 min following rearterialization. The mean cold ischemia time was 72 ± 33 min in group 1 and 100 ± 36 min in group 2 ($p = 0.1$). The mean portal clamping time was 41 ± 16 min in group 1 and 57 ± 11 min in group 2 ($p = 0.07$). Quantification of the microcirculatory parameters was performed off-line by using a computer-assisted image analysis system as were the sinusoidal diameter (D), red blood cell velocity (RBCV), sinusoidal volumetric blood flow (BVs), functional sinusoidal density (FSD), and inter-sinusoidal distance (ISD). Deteriorations of sinusoidal perfusion were significantly less pronounced in group 2. Typically, manifestation of red blood cell sludging and sinusoidal perfusion stasis was observed in group 1. In group 2 the FSD was significantly increased compared to group 1. In contrast, the RBCV, D, and BVs in group 1 were significantly higher compared to group 2, indicating a reactive post-ischemic hyperemia. Delayed arterialization, i.e. portal reperfusion may cause rapid graft rewarming without adequate oxygenation, resulting in warm ischemia, which may lead to the more pronounced post-ischemic reaction. The lack of vis a tergo during initial reperfusion, when sinusoids have to be cleared of hepatocellular blebs and endothelial cells detached during cold storage, may be responsible for sinusoidal no-reflow phenomenon, particularly in areas receiving predominantly arterial inflow and could explain the improvement of FSD following simultaneous reperfusion.

Einleitung

Die initiale Reperfusion bei der Lebertransplantation kann entweder portalvenös (sequentiell) oder simultan nach Fertigstellung der portalen und arteriellen Anastomose erfolgen. Die Diskussion über die Überlegenheit der einen oder anderen Methode wird zwar grundsätzlich geführt, kann für die klinische Transplantation jedoch nicht mit quantitativen Daten belegt werden. Experimentelle Daten deuten auf der Ebene der Mikrozirkulation auf eine Überlegenheit der simultanen Reperfusion hin [1]. Ziel der vorliegenden Studie war die quantitative Beurteilung der mikrovaskulären Perfusion nach sequentieller und simultaner Reperfusion während der Leberlebend-Transplantation. Zur Messung wurde die orthogonale Reflex-Spectrophotometrie (OPS-imaging) [2] eingesetzt, die eine direkte Visualisierung der Mikrozirkulation und die quantitative Auswertung der mikrovaskulären Parameter ermöglicht.

Patienten und Methoden

Insgesamt wurden 21 Organe in 42 Patienten untersucht. In den Spender erfolgten alle Messungen direkt nach Laparotomie. In den Empfängern wurden die Messungen 5 und 30 Minuten nach der zur portalvenösen Reperfusion sequentiell durchgeführten arteriellen Rekonstruktion (Gruppe 1, n = 14), sowie 5 und 30 Minuten nach der simultanen Transplantatreperfusion (Gruppe 2, n = 7) durchgeführt. In 19 Patienten wurde der rechte Leberlappen, in zwei Patienten die linkslateralen Lebersegmente transplantiert. Die mittlere Kaltischämie betrug 72 ± 33 min in der Gruppe 1 und 100 ± 36 min in der Gruppe 2 (p = 0,1). Die mittlere Pfortaderklemmzeit betrug 41 ± 16 min in Gruppe 1 und 57 ± 11 min in Gruppe 2 (p = 0,07). Zur Messung wurde die OPS-Kamera an drei verschiedenen Stellen des Transplantat-Leberlappens aufgesetzt und Videosequenzen aufgezeichnet. Die computergestützte (CapImage®) Auswertung umfasste den sinusoidalen Durchmesser (SD), funktionelle sinusoidale Dichte (FSD), intersinusoidaler Abstand (ISD), Erythrozytenfließgeschwindigkeit in den Sinusoiden (RBCV). Die Errechnung des sinusoidalen Blutflussvolumens (BVs) erfolgte nach $BV = \pi/(D/2)^2 \times V_{RBCV}$.

Ergebnisse

In der Gruppe der sequentiell reperfundierten Organe zeigten sich inhomogene Perfusionsmuster mit vereinzelter sinusoidaler Stase und Sludgebildung, die in der Gruppe nach simultaner Reperfusion geringer ausgeprägt waren. Es zeigte sich zusätzlich eine signifikant höhere Dichte perfundierter Sinusoide zugunsten der simultanen Transplantatreperfusion. Der sinusoidalen Durchmesser, die intrasinusoidale Fließgeschwindigkeit und das Blutflussvolumen waren dagegen in der Gruppe der sequentiellen Reperfusion signifikant erhöht und blieben nach simultaner Reperfusion auf dem Ausgangsniveau (Tabelle 1).

Tabelle 1. Parameter der sinusoidalen Mikrozirkulation nach Leberlebend-Transplantation am Menschen; PV = Pfortader, HA 5: 5 min nach arterieller Reperfusion, HA 30: 30 min nach arterieller Reperfusion; [a] $p < 0{,}05$ sequentielle *vs.* simultane Reperfusion (students t-test)

Parameter	Baseline		PV + HA 5		PV + HA 30	
	Sequentiell	Simultan	Sequentiell	Simultan	Sequentiell	Simultan
SD (µm)	$8{,}7 \pm 0{,}5$	$8{,}5 \pm 0{,}3$	$10 \pm 1{,}2$	$8{,}7 \pm 0{,}6$[a]	$9{,}7 \pm 0{,}9$	$8{,}9 \pm 0{,}5$[a]
FSD (cm^{-1})	384 ± 15	407 ± 37	303 ± 37	379 ± 34[a]	334 ± 15	378 ± 40[a]
ISD (µm)	$23{,}2 \pm 1{,}4$	$22{,}2 \pm 2{,}2$	$34{,}6 \pm 6$	$23{,}8 \pm 0{,}9$[a]	$32{,}2 \pm 5{,}9$	$23{,}6 \pm 3$[a]
RBCV	934 ± 174	611 ± 118	857 ± 107	599 ± 121[a]	1128 ± 233	592 ± 159[a]
BV$_s$ (pl/s)	$55{,}1 \pm 11{,}3$	$34{,}1 \pm 7{,}5$	$68{,}8 \pm 24{,}9$	$35{,}7 \pm 6{,}4$[a]	$87{,}4 \pm 24{,}2$	$35{,}6 \pm 10{,}3$[a]

Schlussfolgerungen

Die Technik der Transplantatreperfusion hat einen signifikanten Einfluss auf die Mikrozirkulation nach Lebertransplantation. Bei vergleichbarer Kaltischämie in beiden Gruppen wird durch die schnelle Transplantataufwärumung bei nur unzureichendem Sauerstoffangebot durch die portale Reperfusion offensichtlich eine weitere warme Ischämie induziert [1], die durch die postischämische Hyperämie in der Gruppe der sequentiell reperfundierten Transplantate zum Ausdruck kommt. Nach simultaner Reperfusion zeigt sich eine signifikante Verbesserung der Dichte perfundierter Sinusoide. Diese Perfusionsverbesserung könnte direkte Folge des initial höheren Perfusionsdruckes für die durch die Kaltischämie ohnehin ödematösen Endstrombahn mit günstigerer Clearance von zellulären Aggregaten aus den Sinusoiden sein [3], sowie der von Beginn der Reperfusion an besseren Oxygenierung. Ausgehend vom Ausmaß der mikrovaskulären Dysfunktion i.S. eines Reperfusionsschadens, ist in der entscheidenen Frühphase nach Reperfusion [4] die simultane Reperfusion der sequentiellen Reperfusion überlegen.

Literatur

1. Post S, Palma P, Gonzalez AP, Rentsch M, Menger MD (1994) Timing of arterialization in liver transplantation. Ann Surg 220: 691 – 698
2. Groner W, Winkelman JW, Harris AG, Ince C, Bouma GJ, Messmer K, Nadeau RG (1999) Orthogonal polarization spectral imaging: a new method for study of the microcirculation. Nat Med 5: 1209 – 1212
3. van As AB, Lotz Z, Tyler M, Kahn D (2001) Effect of early arterialization of the porcine liver allograft on reperfusion injury, hepatocellular injury, and endothelial cell dysfunction. Liver Transpl 7: 32 – 37
4. Post S, Rentsch M, Gonzalez AP, Palma P, Otto G, Menger MD (1995) Importance of the first minutes of reperfusion in hepatic preservation injury. Transpl Proc 27: 727 – 728

Korrespondenzadresse: Dr. med. G. Puhl, Klinik für Allgemein-, Viszeral- und Transplantationschirurgie, Charité, Campus Virchow-Klinikum, Medizinische Fakultät, Humboldt-Universität Berlin, Augustenburger Platz 1, 13353 Berlin, Tel.: 030 450552001, Fax: 030 450552900, e-mail: gero.puhl@charite.de

Bedeutung der Transplantatrearterialisierung nach auxiliärer partieller orthotoper Lebertransplantation (APOLT) in der Therapie des akuten Leberversagens

Impact of graft rearterialization after auxiliary partial orthotopic liver transplantation (APOLT) in the treatment of acute liver failure

D. Palmes[1], K. H. Dietl[1], T. Budny[1], S. Skawran[1], H. Herbst[2] und H. U. Spiegel[1]

[1] Abteilung Chirurgische Forschung, Klinik und Poliklinik für Allgemeine Chirurgie, Universitätsklinikum Münster
[2] Gerhard-Domagk-Institut für Allgemeine Pathologie, Universitätsklinikum Münster

Abstract

The aim of this study was to investigate the impact of graft rearterialization after auxiliary partial orthotopic liver transplantation (APOLT) in the treatment of acute liver failure (ALF).

35 Lewis rats were randomly divided into group I (ALF without therapy), group II (ALF treated by APOLT without graft rearterialization) and group III (ALF treated by APOLT with graft rearterialization). In all groups the ALF was induced by a 90% hepatectomy with only 50% of the quadrate lobe remaining. The left liver lobe of the donor rat served as auxiliary graft and was orthotopically implanted with graft rearterialization using an aortic segment (group III). Postoperatively, liver function and survival were observed until the 14th day (Kruskall-Wallis-test, $\alpha < 0,05$).

Acute liver failure without therapy led to the death of all animals within 2 days. After APOLT, 80% of all animal survived until the 14th day showing significantly decreased liver enzymes. After 14 days the native liver was 5-fold enlarged showing signs of hyperplasia. The lack of graft rearterialization led to increased cholestatic parameters and a secondary biliary fibrosis 2.–4.° corresponding to *Ruwart* after 14 days. In contrast to this in group III the normal histoarchitecture of the graft could been preserved until the 14th day by graft rearterialization.

In this model the lack of graft rearterialization caused a progressive graft dysfunction. The consequences after APOLT depend on the regeneration and function of the native liver: In case of an insufficient native liver function an immediate retransplantation is required. In case of an advanced native liver regeneration the progressive failure of the auxiliary graft may be compensated by the native liver and, furthermore, avoids functional competition between the graft and the native liver after APOLT.

Einleitung

Während nach orthotoper Lebertransplantation (LTx), bei der eine lebenslange Transplantatfunktion erforderlich ist, ein Verschluss der Transplantatarterie eine sofortige Retransplantation erfordert, ist bei der auxiliären LTx jedoch eine zeitlich nur begrenzte

Transplantatfunktion erforderlich, sofern sich die Eigenleber regeneriert [1]. Ziel der Studie ist deshalb die Untersuchung der Bedeutung der Transplantatarterialisierung auf das Überleben, Transplantatfunktion und Eigenleberregeneration nach APOLT an der Ratte.

Methodik

35 Lewis-Ratten wurden randomisiert in Gruppe I (ALV ohne Therapie, n = 7), Gruppe II (ALV mit APOLT ohne Transplantatrearterialisierung, n = 7 pro Spender- und Empfängertier) und Gruppe III (ALV mit APOLT mit Transplantatrearterialisierung, n = 7 pro Spender- und Empfängertier) unterteilt. Das ALV wurde durch subtotale Hepatektomie induziert, so dass nur 50% des Lobus quadratus erhalten blieben. Als auxiliäres Transplantat diente der linke Leberlappen einer Spenderratte, der orthotop in mikrochirurgischer Technik implantiert wurde. Die Transplantatarterialisierung in Gruppe III erfolgte durch ein Aortensegment, das End-zu-Seit an die infrarenale Aorta abdominalis der Empfängerratte genäht wurde [2]. Postoperativ wurde das Überleben bis zum 14. Tag beobachtet. Anschließend wurde das Volumen von Transplantat und Eigenleber bestimmt und Biopsien aus dem Transplantat und Eigenleber zur histologischen Untersuchung entnommen. Die Leberfunktion wurde durch ALT, Bilirubin und Alkalische Phosphatase bestimmt. P < 0,05 galt als signifikant (Kruskal-Wallis-Test).

Ergebnisse

Alle Tiere im ALV ohne Therapie starben bis zum 2. postoperativen Tag mit blasser Verfärbung und kleintröpfiger Verfettung der Eigenleber. Nach APOLT (Gruppe II und III) überlebten 80% aller Tiere und zeigten signifikant niedrigere NH_3 und Bilirubinwerte im Vergleich zur Gruppe I. Nach 14 Tagen war die Eigenleber in den Gruppen II und III auf das 5-fache vergrößert. Die fehlende Transplantatarterialisierung (Gruppe II) führte nach 14 Tagen zu erhöhten postoperativen AP-Werten und zu einer sekundären biliären Zirrhose 2.–4.° nach *Ruwart*. Im Gegensatz führte die Transplantatarterialisierung (Gruppe III) zu signifikant niedrigeren AP-Spiegel bei Erhaltung der Transplantatperfusion und physiologischen Histoarchitektur.

Diskussion und Schlussfolgerung

In diesem Modell führt die fehlende Transplantatarterialisierung nach APOLT zu einem chronisch-progredienten Transplantatversagen, dessen Folgen abhängig von der Funktion und Regeneration der Eigenleber sind. Eine insuffiziente Eigenleberfunktion erfordert eine sofortige Retransplantation. Bei bereits fortgeschrittener Eigenleberregeneration kann das durch den Transplantatarterienverschluss verursachte progrediente Transplantatversagen u. U. durch die Funktion der sich regenerierenden Eigenleber kompensiert werden, so dass eine Retransplantation nicht erforderlich wird. Darüber hinaus kann sich das Fehlen der funktionellen Konkurrenz zur Eigenleber noch förderlich auf die Eigenleberregeneration auswirken.

Danksagung. Dr. med. D. Palmes wurde von der Else Kröner-Fresenius-Stiftung gefördert.

Literatur

1. Palmes D, Qayumi AK, Spiegel HU (2000) Liver bridging techniques in the treatment of acute liver failure. Invited Review. J Invest Surg 13: 299–311
2. Palmes D, Dietl KH, Drews G, Hölzen JP, Herbst H, Spiegel HU (2002) Auxiliary partial orthotopic liver transplantation (APOLT): Treatment of acute liver failure in a new rat model. Langenbeck's Arch Surg 386: 534–541

Korrespondenzadresse: Dr. med. Daniel Palmes, Abteilung Chirurgische Forschung, Klinik und Poliklinik für Allgemeine Chirurgie, Universitätsklinikum Münster, Tel.: 0251/83 56301, Fax: 0251/83 56366, e-mail: palmes@uni-muenster.de

Bedeutung der Kaspasenaktivität für das hepatische Mikrozirkulationsversagen nach Ischämie und Reperfusion

Role of caspase activity for hepatic microvascular perfusion failure after ischemia and reperfusion

G. A. Wanner[1], L. Mica[1], S. Kolb[2], O. Trentz[1] und W. Ertel[3]

[1] Klinik für Unfallchirurgie
[2] Departement Pathologie, Universitätsspital Zürich
[3] Klinik für Unfall- und Wiederherstellungschirurgie, Universitätsklinikum Benjamin Franklin, Berlin

Abstract

Background: Sinusoidal perfusion failure (no-reflow), leukocyte accumulation in the hepatic microvasculature (reflow-paradox), and Kupffer cell dysfunction are critical determinants of liver ischemia/reperfusion (I/R) injury. Most recent studies indicate that caspase-mediated apoptosis of hepatic parenchymal and non-parenchymal cells contributes to post-ischemic liver dysfunction. *Methods*: To study the role of caspase activity for hepatic microvascular injury after I/R, C3H/HeN mice were laparotomized under rompun/ketanest anesthesia (90/25 mg/kg b.w.) and subjected to 60 min left lobar liver ischemia followed by 90 min of reperfusion in the presence (I/R + z-VAD, $n = 6$) or absence (I/R, $n = 6$) of the caspase inhibitor z-VAD-fmk (z-VAD). Sham-operated animals ($n = 6$) served as a control. Hepatic microcirculation was repetitively analyzed at 10, 45, and 90 min of reperfusion using intravital fluorescence microscopy, including quantitative analysis of sinusoidal perfusion (sodium fluorescence), leukocyte adherence in post-sinusoidal venules (rhodamine-6G), and phagocytic activity of Kupffer cells (fluorescence-labeled latex beads). Sinusoidal endothelial cell injury was analyzed using electron microscopy. Data are mean ± SEM; ANOVA and Student-Newman-Keuls-test. *Results*: Hepatic microcirculation after I/R was characterized by severe sinusoidal perfusion failure during early reperfusion ($37.2 \pm 3.1\%$ and $12.6 \pm 2.8\%$ of non-perfused sinusoids at 10 and 90 min of reperfusion vs. sham: $< 5\%$; $p < 0.01$). Adherence of leukocytes to the venular wall was significantly ($p < 0.05$) increased (e.g. $10{,}798 \pm 3{,}415$ cells/mm^2 (10 min) endothelial surface vs. sham: < 20 cells/mm^2) during reperfusion while phagocytic activity was significantly ($p < 0.05$) suppressed. Repetitive administration of z-VAD prevented ($p < 0.01$) sinusoidal perfusion failure ($< 5\%$ of non-perfused sinusoids) and leukocyte accumulation in post-sinusoidal venules (< 20 cells/mm^2), while Kupffer cell activity was not altered by z-VAD. Transmission electron micrographs of post-ischemic livers revealed early signs of apoptosis in sinusoidal endothelial cells which were prevented by z-VAD. *Conclusion*: These data suggest that protection of hepatic microcirculation by caspase inhibition may represent a therapeutic approach to counteract I/R-mediated liver injury.

Einleitung

Sinusoidales Perfusionsversagen (no-reflow), mikrovaskuläre Leukozytenakkumulation (reflow-paradox) und Einschränkung der Kupfferzellfunktion sind entscheidende Faktoren des hepatischen Ischämie-/Reperfusions- (I/R) schadens [1 – 3]. Die Bedeutung der Apoptose von Hepatozyten (HC) und Nichtparenchymzellen (NPC) für den postischämischen Leberschaden wird dabei kontrovers diskutiert. Während aktuelle Studien [4] die pathophysiologische Relevanz der Kaspasen-vermittelten HC- und NPC-Apoptose nach I/R aufzeigten, wurde von anderen Autoren [5] die Nekrose als quantitativ vorherrschende Form des Zelltodes beschrieben. Ziel der Studie war deshalb, die Bedeutung der Kaspasenaktivität für die o.g. Determinanten des I/R-Schadens der Leber *in vivo* zu untersuchen.

Methodik

C3H/HeN Mäuse wurden unter Rompun/Ketanest Narkose (90/25 mg/kg KG) laparotomiert. Der linke Leberlappen wurde einer 60-minütigen Ischämie unterzogen, gefolgt von 90 Minuten Reperfusion. Weitere Tiere wurden vor Induktion der Ischämie mit dem Kaspase-Inhibitor z-VAD-fmk (z-VAD) behandelt. Kontrolltiere wurden laparotomiert, ohne dass eine Leberischämie induziert wurde. Die hepatische Mikrozirkulation wurde repetitiv nach 10, 45 und 90 Minuten Reperfusion mittels intravitaler Fluoreszenzmikroskopie untersucht (n = 6 Tiere/Gruppe). Dies umfasste die quantitative Analyse der sinusoidalen Perfusion (Na^+-Fluoreszein), der Leukozytenadhärenz in postsinusoidalen Venolen (Rhodamine-6G) und der Phagozytoseaktivität der Kupfferzellen (Fluoreszenzmarkierte Latex-Partikel). Der Apoptosenachweis erfolgte immunhistochemisch (M30-Antikörper, Zytokeratin-18 Spaltprodukte), die Endothelzell-Morphologie wurde elektronenmikroskopisch (TEM) beurteilt. MW ± SEM; ANOVA und Student-Newman-Keuls Test.

Ergebnisse

Die Mikrozirkulation der Leber nach I/R war durch eine ausgeprägte Reduktion der sinusoidalen Perfusion gekennzeichnet (37,2 ± 3,1% und 12,6 ± 2,8% nicht-perfundierte Sinusoide nach 10 und 90 Minuten Reperfusion vs Kontrolle: < 5%; p < 0,01). Die Adhärenz von Leukozyten in postsinusoidalen Venolen war signifikant (p < 0,05) gesteigert (z.B. 10 798 ± 3415 Zellen/mm^2 (10 min) Endothelzelloberfläche vs Kontrolle: < 20 Zellen/mm^2), während die Phagozytoseaktivität der KC supprimiert (p < 0,05) war. Die Administration von z-VAD verhinderte (p < 0,01) das sinusoidale Perfusionsversagen und die Leukozyten-Akkumulation in postsinusoidalen Venolen, während die Kupfferzellaktivität durch z-VAD nicht beeinflusst wurde. Histologische Präparate postischämischer Lebern wiesen Apoptose vorwiegend in NPC sowie in HC der Perizentralregion auf, welche durch z-VAD gehemmt wurde. TEM-Präparate zeigten eine verbesserte Integrität des sinusoidalen Endothels durch z-VAD.

Diskussion

Die Ergebnisse geben Anhalt für Kaspasen-abhängige und -unabhängige Mechanismen im Rahmen des postischämischen hepatischen Mikrozirkulationsschadens. Die Hemmung der Kaspasenaktivität schützte sinusoidale Endothelzellen und verhinderte das Mikrozirkulationsversagen sowie die postsinusoidale Leukozytenadhärenz in der Reperfusionsphase, während die postischämische Dysfunktion der Kupfferzellen nicht beeinflusst wurde. Protektion der Mikrozirkulation durch Hemmung der Kaspasenaktivität stellt möglicherweise einen therapeutischen Ansatz zur Reduktion des I/R-Schadens der Leber dar.

Literatur

1. Vollmar B, Glasz J, Leiderer R, Post S, Menger MD (1994) Hepatic microcirculatory perfusion failure is a determinant of liver dysfunction in warm ischemia-reperfusion. Am J Pathol 145: 1421 – 1431
2. Vollmar B, Menger MD, Glasz J, Leiderer R, Messmer K (1994) Impact of leukocyte-endothelial cell interaction in hepatic ischemia-reperfusion injury. Am J Physiol 267: G786 – G793
3. Vollmar B, Glasz J, Post S, Menger MD (1994) Depressed phagocytic activity of Kupffer cells after warm ischemia-reperfusion of the liver. J Hepatol 20: 301 – 304
4. Natori S, Selzner M, Valentino KL, Fritz LC, Srinivasan A, Clavien PA, Gores GJ (1999) Apoptosis of sinusoidal endothelial cells occurs during liver preservation by a caspase-dependent mechanism. Transplantation 68: 89 – 96
5. Gujral JS, Bucci TJ, Farhood A, Jaeschke H (2001) Mechanism of cell death during warm hepatic ischemia-reperfusion in rats: apoptosis or necrosis? Hepatology 33: 397 – 405

Korrespondenzadresse: Dr. med. Guido A. Wanner, Klinik für Unfallchirurgie, Universitätsspital Zürich, Rämistrasse 100, 8091 Zürich, Schweiz, Tel.: 0041-1-255-3025, Fax: 0041-1-255-4406, e-mail: guido.wanner @chi.usz.ch

Hitzeschockpräkonditionierung wirkt protektiv auf die postischämische Mikrozirkulation der steatotischen Leber

Heat shock preconditioning protects genetically fat Zucker rat livers from microvascular perfusion failure after ischemia reperfusion

K. Yamagami[1,2], R. Schauer[1], J. Hutter[1], G. Enders[1], R. Leiderer[1], Y. Yamamoto[2], Y. Yamaoka[2] und K. Meßmer[1]

[1] Institut für Chirurgische Forschung, Ludwig-Maximilian Universität München
[2] Abteilung für Gastroenterologische Chirurgie, Universtät Kyoto, Japan

Abstract

Introduction: Pre-existing impairment of the microcirculation might render steatotic livers more susceptible to ischemia/reperfusion (I/R) injury, thereby complicating transplantation of these organs. We have investigated the effect of heat shock preconditioning (HSPC) on the post-ischemic microcirculation in steatotic livers by intravital fluorescence microscopy. *Material and Methods*: Obese Zucker rats were assigned to three groups (C, IR, and HS). HSPC was performed by whole-body hyperthermia (42 °C, 15 min) only in group HS. 60 min-partial liver ischemia was applied in group HS and IR. Sham-operated animals served as controls (group C). During reperfusion, microvascular parameters, liver enzymes, oxidized and reduced glutathione (GSSG/GSH) were determined; tissue samples were taken for electron microscopy and Western blot analysis. *Results*: Microvascular parameters (sinusoidal perfusion rate, sinusoidal diameter, leukocyte recruitment in sinusoids and in post-sinusoidal venules) proved reduction of I/R-induced microvascular failure after HSPC. Liver enzymes and GSSG/GSH ratio were significantly lower in group HS compared to group IR. Electron microscopy showed less damage in group HS compared to group IR. Marked expression of heat shock protein 72 (HSP72) and heme oxygenase (HO-1) was found only in livers of group HS. *Conclusion*: HSPC mitigates the I/R injury of the steatotic liver by attenuating post-ischemic microvascular perfusion failure. This beneficial effect was found to be associated with the induction of HSP72 and HO-1.

Einleitung

Das Risiko eines primären Organversagens ist bei der Transplantation von Fettlebern erhöht. Ursächlich könnte eine Mikozirkulationsstörung sein, bedingt durch hepatozelluläre Schwellung mit konsekutiver Einengung von sinusoidalen Lumina. Der hepatozelluläre Schaden nach I/R kann durch Hitzeschockpräkonditionierung (HSPC) verringert werden (1). Ziel der vorliegenden Studie war es, den Einfluss von HSPC auf die postischämische Mikrozikulation der steatotischen Leber zu untersuchen.

Methodik

Die Experimente wurden mit Genehmigung der Aufsichtsbehörde an 25 männlichen Zucker-Ratten mit genetischer Disposition zur Fettsucht durchgeführt. Alle Eingriffe wurden in Pentobarbitalnarkose vorgenommen (50 mg/kg Körpergewicht). Es wurden drei Gruppen gebildet: Bei den Tieren der Gruppe HS wurde eine 15-minütigen Ganzkörperhyperthermie (42 °C Rektaltemperatur) durch Wasserbad erzeugt; 48 Stunden später wurde eine 60-minütige partielle Leberischämie induziert (n = 6). In der Gruppe IR wurde ebenso verfahren, jedoch keine Hyperthermie erzeugt (Rektaltemperatur im Wasserbad 37 °C) (n = 6). In Gruppe C wurden alle operativen Maßnahmen ohne Hyperthermie bzw. Ischämie durchgeführt (n = 6). Nach 60 min Reperfusion (in Gruppe C zu dem entsprechenden Zeitpunkt) wurden mit Hilfe der intravitalen Fluoreszenzmikroskopie der sinusoidale Durchmesser, der sinusoidale Perfusionsindex, sowie die Anzahl der in den Sinusoiden retinierten bzw. in den postsinusoidalen Venolen adhärenten Leukozyten bestimmt. Weiterhin wurden die Leberenzymaktivität (AST, ALT und LDH) und das Verhältnis von oxidiertem zu reduziertem Glutathion (GSSG/GSH) sowie der mittlere arterielle Blutdruck gemessen. Für die ultrastrukturelle Untersuchung und die Darstellung der Expression der Hitzeschock-Proteine HSP72 und HO-1 mit Hilfe von Western Blots wurden in gesonderten Experimenten (n = 7) Gewebeproben entnommen. Die Ergebnisse sind als Mittelwert ± Standardabweichung angegeben. Statistisch signifikante Unterschiede wurden mit Hilfe einer Kruskal-Wallis-ANOVA und dem Student-Newman-Keuls-Test ermittelt, das Signifikanzniveau wurde auf 0,05 festgelegt.

Ergebnisse

Alle Tiere blieben während des Versuchsablaufes kreislaufstabil. Die Ergebnisse der intravitalmikroskopischen Untersuchung, die Aktivität der Leberenzyme und das GSSG/GSH-Verhältnis sind in Tabelle 1 zusammengefasst. Die elektronen-mikroskopischen Aufnahmen des postischämischen Lebergewebes ließen in der Gruppe IR eine ausgeprägte Endothelzellschwellung sowie eine Auflockerung der inneren Mitochondrienmembran erkennen. Diese pathologischen Veränderungen waren in der Gruppe HS in deutlich

Tabelle 1. Intravitalmikroskopische Daten wurden nach 60 Minuten Reperfusion erhoben, alle übrigen Werte nach 120 Minuten Reperfusion. **Perfusionsindex:** prozentualer Anteil der perfundierten Sinusoide an allen visualisierten Sinusoiden. **GSSG/GSH:** Verhältnis von oxidiertem zu reduziertem Glutathion. Mittelwert ± SD (n = 6).
* p < 0.05 vs **C.** [a]: p < 0.05 vs **IR**

	HS	IR	C
Perfusionsindex (%)	81.3 ± 12.2 [a]	62.9 ± 10.6 *	96.1 ± 1.2
Sinusoidaler Durchmesser (µm)	10.1 ± 0.6 [a]	9.1 ± 0.6 *	10.5 ± 0.6
Retinierte Leukozyten in Sinusoiden (n/mm^2)	24.8 ± 10.2 [a]	48.1 ± 15.6 *	18.2 ± 8.6
Adhärente Leukozyten in postkapillären Venolen (n/mm^2)	175.8 ± 79.0 * [a]	357.8 ± 74.9 *	73.4 ± 19.3
AST (U/ml)	233.3 ± 46.4 * [a]	394.8 ± 126.5 *	61.0 ± 17.6
ALT (U/ml)	230.8 ± 81.7 * [a]	545.2 ± 226.7 *	44.3 ± 13.0
LDH (U/ml)	2696.7 ± 1158.6 * [a]	5225.7 ± 2635.2 *	339.2 ± 195.1
GSSG/GSH × 10^{-2}	4.5 ± 2.9 [a]	9.7 ± 3.5 *	3.2 ± 2.7

geringerem Umfang in der Gruppe C überhaupt nicht zu finden. Eine erhöhte Expression von HSP 72 und HO-1 konnte nur in der Gruppe HS nachgewiesen werden.

Diskussion und Schlussfolgerung

HSPC ist in der Lage, den Perfusionsausfall und die Rekrutierung von Leukozyten in der postischämischen Fettleber bei gleichzeitiger Verminderung des oxidativen Stresses und des hepatozellulären Schadens zu reduzieren. HSP 72 wirkt als *molecular chaperon*, daneben dürfte die HO-1 vermittelte vermehrte Freisetzung bzw. Synthese von CO und NO eine Perfusionsverbesserung bewirken [2, 3].

Literatur

1. Yamagami K, Yamamoto Y, Kume M, Kimoto S, Yamamoto H, Ozaki N, Yamamoto M, Shimahara Y, Toyokuni S, Yamaoka Y (1998) Heat shock preconditioning ameliorates liver injury following normothermic ischemia-reperfusion in steatotic rat livers. J Surg Res 79: 47 – 53
2. Suematsu M, Kashiwagi S, Sato T, Goda N, Shinoda Y, Ishimura Y (1994) Carbon monoxide as an endogenous modulator of hepatic vascular perfusion. Biochem Biophys Res Commun 205: 1333 – 1337
3. Amersi F, Buelow R, Kato H, Ke B, Coito AJ, Shen XD, Zhao D, Zaky J, Melinek J, Lassman CR, Kolls JK, Alam J, Ritter T, Volk HD, Farmer DG, Ghobrial RM, Busuttil RW, Kupiec-Weglinski JW (1999) Upregulation of heme oxygenase-1 protects genetically fat Zucker rat livers from ischemia/reperfusion injury. J Clin Invest 104: 1631 – 1639

Korrespondenzadresse: Dr. med. K. Yamagami, Abteilung für Gastroenterologische Chirurgie, Universität Kyoto, Kawaharacho 54, Shogoin, Sakyo, 606-8507, Kyoto, Japan, Tel.: +81-75-751-3242, Fax: +81-75-751-4263, e-mail: Kazuhiko.Yamagami@icf.med. uni-muenchen.de

Rolle der Poly(ADP-Ribose)Polymerase bei der Ausbildung des mikrovaskulären Ischämie-Reperfusionsschadens der Leber

Role of poly(ADP-ribose)polymerase in the manifestation of microvascular hepatic ischemia-reperfusion injury

A. Khandoga, G. Enders, P. Biberthaler und F. Krombach

Institut für Chirurgische Forschung, Ludwig-Maximilians-Universität München

Abstract

The nuclear repair enzyme poly(ADP-ribose)polymerase (PARP) has been shown to play an important role in the pathogenesis of the inflammatory response. The aim of this *in vivo* study was to investigate whether PARP participates in the microvascular mechanisms of hepatic ischemia-reperfusion (I/R) injury.

A warm lobar hepatic ischemia was induced for 90 min in C57BL/6x129Sv wild-type (PARP$+/+$, $n=7$) and PARP-1-deficient mice (PARP$-/-$, $n=7$). Leukocyte and platelet adherence as well as sinusoidal perfusion were quantitatively analyzed by intravital fluorescence microscopy after 30 min of reperfusion. Sham-operated animals served as controls ($n=7$). At the end of the experiments, AST serum activity was determined. Apoptosis was quantified *in vivo* by counting of H33342-stained condensed nuclei. Phagocytic activity of Kupffer cells was assessed after application of fluorescence-labeled latex beads.

In PARP$+/+$ mice, I/R caused significantly enhanced leukocyte- and platelet-endothelial cell interactions in post-sinusoidal venules as well as sinusoidal perfusion failure, an increase in AST activities, and apoptosis induction. In contrast, the post-ischemic increase in the number of adherent leukocytes and platelets was significantly attenuated in PARP $-/-$ mice. Concomitantly, the sinusoidal perfusion was improved and the increase in the AST activity as well as in the number of apoptotic cells was lower in PARP $-/-$ mice compared to PARP $+/+$ mice. Furthermore, I/R-induced Kupffer cell activation was slower in PARP $-/-$ mice.

These findings provide evidence that PARP modulates leukocyte- and platelet-endothelial cell interactions in the post-ischemic liver. This anti-adhesive effect is associated with a reduced Kupffer cell activity. Lack of PARP-1 results in an attenuation of hepatic microvascular/cellular I/R damage and apoptosis.

Einleitung

Dem nukleären DNA-Reparaturenzym Poly(ADP-Ribose)Polymerase (PARP) werden proinflammatorische Eigenschaften zugeschrieben [1]. *In vitro*-Untersuchungen zeigten, dass eine übermäßige und schnelle PARP-Aktivierung Oxidantien-induzierte zelltoxische Effekte mediieren bzw. potentiell verstärken kann [2]. Ziel dieser *in vivo* Studie war es, die Bedeutung der PARP-Expression für die Ausbildung des durch Ischämie-Reperfusion (I/R) induzierten mikrovaskulären Schadens der Leber zu analysieren.

Methodik

In Inhalationsanästhesie (FiO$_2$: 35%, N$_2$O: 63%, Isofluran 2%) wurde in C57BL/6x129Sv-Wildtyp (PARP + / +) und PARP-1-defizienten (PARP − / −) Mäusen eine warme isolierte reversible Ischämie des linken Leberlappens für 90 min induziert (je n = 7). Nach 30 min Reperfusion wurden die Leukozyten- und Thrombozyten-Endothelzell-Interaktion in postsinusoidalen Venolen sowie die sinusoidale Perfusion mittels intravitaler Fluoreszenzmikroskopie quantitativ erfasst. Thrombozyten wurden von syngenen Spendertieren isoliert und *ex vivo* mit Rhodamin-6G markiert. Als Kontrolle dienten schein-operierte PARP + / + Tiere (n = 7). Am Versuchsende wurde die Serumaktivität der GOT bestimmt. In einer separaten Versuchsserie wurden eine dynamische Untersuchung der I/R-induzierten Aktivierung von Kupfferzellen nach Applikation fluoreszierender Latex-Partikel (Durchmesser: 1 μm) sowie eine Analyse der hepatozellulären Apoptose nach Injektion von Bisbenzimid (H33342) nach I/R in PARP + / + und PARP − / − Tieren (n = 3 je Gruppe) mittels intravitaler Fluoreszenzmikroskopie durchgeführt.

Ergebnisse

In postsinusoidalen Venolen schein-operierter Tiere fand sich nur eine geringe Anzahl permanent adhärenter Leukozyten (24 ± 8/mm^2) und Thrombozyten (67 ± 23/mm^2). Nach 90 min Ischämie in Wildtyp-Tieren war die Anzahl adhärenter Leukozyten und Thrombozyten in postsinusoidalen Venolen signifikant erhöht (372 ± 27/mm^2 und 416 ± 19/mm^2); die Aktivität der GOT war im Vergleich zu schein-operierten Tieren um das 12-fache angestiegen (2706 ± 275 IU/L). In PARP − / − Tieren fand sich nach I/R jedoch eine signifikant geringere Anzahl adhärenter Leukozyten (174 ± 18/mm^2) und Thrombozyten (187 ± 46/mm^2). Die sinusoidale Perfusion war signifikant verbessert (71 ± 1% bei PARP + / + Tieren vs. 87 ± 3% bei PARP − / − Tieren) und die Aktivität der GOT um 70% vermindert.

Die I/R-induzierte Aktivierung von Kupfferzellen war in PARP − / − Tieren im Vergleich zu PARP + / + Tieren vermindert. Die *in vivo* Analyse der Apoptose-Induktion zeigte nach I/R bei PARP − / − Tieren eine geringere Anzahl an Hepatozyten mit Kernkondensation (5,2 ± 2,0/Azinus) als bei PARP + / + Tieren (10,0 ± 5,1/Azinus).

Schlussfolgerung

Die Ergebnisse dieser *in vivo* Studie deuten darauf hin, dass die PARP-Expression während hepatischer I/R sowohl die Leukozyten- und Thrombozyten-Endothelzell-Interaktion moduliert als auch an der Aktivierung von Kupfferzellen beteiligt ist. PARP-Defizienz geht mit einer Verminderung sowohl des Perfusionsversagens als auch der Nekrose-/Apoptoseinduktion in der postischämischen Leber einher. Welche Mechanismen den antiadhäsiven Effekt in PARP-1-defizienten Tieren mediieren, muss in weiteren Studien geklärt werden.

Literatur

1. Szabo C (1998) Role of poly(ADP-ribose)synthetase in inflammation. Eur J Pharmacol 350: 1–19
2. Herceg Z, Wang ZQ (2001) Functions of poly(ADP-ribose) polymerase (PARP) in DNA repair, genomic integrity and cell death. Mutat Res 477: 97–110

Korrespondenzadresse: Dr. Andrej Khandoga, Institut für Chirurgische Forschung, Klinikum der Universität München, Marchioninistraße 15, 81366 München, Tel.: ++49-89-7095-4355, Fax: ++49-89-7095-4353, e-mail: Andrej.Khandoga@icf.med.uni-muenchen.de

VIP verbessert die mikrovaskuläre Perfusion des Dünndarms nach Ischämie und Reperfusion der Leber

VIP improves the microcapillary perfusion of the small intestine after ischemia and reperfusion of the liver

J. Sydow[1], I. Leister[1], T. Stojanovic[1], L. Füzesi[2], H. Becker[1] und P. M. Markus[1]

[1] Abteilung für Allgemeinchirurgie
[2] Zentrum Pathologie, Georg-August-Universität Göttingen

Abstract

Background: The present study investigates the effects of the vasoactive hormone VIP (vasoactive intestinale polypeptide) on the microcapillary perfusion of the small intestine after hepatic ischemia and reperfusion in the rat model. *Method*: Wistar rats underwent laparotomy under ether-anaesthesia and continuous hemodynamic monitoring. By clamping the left A. hepatica hepatic ischemia was induced for a period of 40 min followed by 60 min of reperfusion. The control group was prepared in a similar fashion without clamping of liver vessels. Ten minutes before starting reperfusion, VIP (50 pmol/kg/h) was continuously infused intravenously. Microcirculatory parameters as functional capillary density (FCD [cm^{-1}]), both in the mucosa as well as in the muscularis, red blood cell velocity (RBCV [mm/s]) and perfusion index (PI) were determined for the small intestine using intravital microscopy (plasma stain: FITC-Dextran). Significant differences were evaluated using the Tukey's test after performing a multivariance-analysis (ANOVA).

Results: (mean ± SEM) The FCD of the small intestine following ischemia and reperfusion of the left hepatic lobe (I/R group) showed a significant reduction in comparison with the control group in both the mucosa (I/R 515 ± 20 vs. control 770 ± 18 [cm^{-1}]; $p < 0.01$) and the muscularis (I/R 272 ± 9 vs. control 320 ± 5 [cm^{-1}]; $p < 0.01$). In parallel, the PI was significantly decreased (I/R 0.68 ± 0.025 vs. control 0.93 ± 0.013; $p < 0.01$). The RBCV was significantly lower in the I/R group than in the control group (I/R 0.35 ± 0.007 vs. control 0.49 ± 0.013 [mm/s]; $p < 0.01$). After giving VIP there was an increase of the FCD in the mucosa (615 ± 21 [cm^{-1}]) and of the RBCV (0,43 ± 0,013 [mm/s]). GRP only supplied an increase of the RBCV (0,39 ± 0,01 [mm/s]). *Conclusion*: This present intravital microscopic study supports the hypothesis that the protection of intestinal functions appears to be of importance in hepatobiliary surgery. The changes in microvascular perfusion of the small intestine are possibly responsible for increased postoperative resorption of enterotoxins as well as for septic complications. In cases of extended periods of ischemia we suggest that vasoactive substances like VIP in addition to preoperative preparation of the intestine could improve microvascular perfusion.

Einleitung

Nach Ischämie und Reperfusion der Leber werden nicht nur Funktionsstörungen der primären Schockorgane wie Niere und Lunge [1, 2], sondern auch Störungen der Resorption und der Gefäßpermeabilität am Dünndarm beschrieben [3, 4]. Als mikrovaskuläres Korrelat finden sich Alterationen der Dünndarmmikrozirkulation. In der vorliegenden Studie wird der Einfluss des vasoaktiven Hormons VIP (vasoaktives intestinales Polypeptid) auf die mikrokapilläre Perfusion des Dünndarms nach Leberischämie am Rattenmodell untersucht.

Methodik

Wistar Ratten ($n = 12$) wurden unter Ethernarkose und kontinuierlichem haemodynamischen Monitoring laparotomiert. Durch Abklemmen der linken A. hepatica wurde für 40 Minuten eine Leberischämie induziert, gefolgt von einer Phase der Reperfusion von 60 Minuten. Die Kontrollgruppe wurde in gleicher Weise jedoch ohne Abklemmen der A. hepatica präpariert. In den Hormongruppen wurde 10 Minuten vor Beginn der Reperfusion VIP (50 pmol/kg/h) kontinuierlich intravenös infundiert. Mittels Inravitalmikroskopie wurden anschließend die mikrozirkulatorischen Parameter Funktionelle Kapillardichte (FKD [cm^{-1}]) in der Mukosa sowie in der Muskularis, Blutflussgeschwindigkeit (RBCV [mm/s]) sowie der Perfusionsindex (PI) des Dünndarms bestimmt (Plasmafarbstoff: FITC-Dextran). Signifikante Unterschiede wurden mittels Tukey's-Test nach Multivarianzanalyse (ANOVA) ermittelt.

Ergebnisse

(Mittelwert $\pm$ SEM): Die FKD des Dünndarms nach Ischämie und Reperfusion des linken Leberlappens (I/R-Gruppe) zeigte sowohl in der Mukosa (I/R 515 $\pm$ 20 vs. Kontrolle 770 $\pm$ 18 [cm^{-1}]; p < 0,01) als auch in der Muskularis (I/R 272 $\pm$ 9 vs. Kontrolle 320 $\pm$ 5 [cm^{-1}]; p < 0,01) einen signifikanten Abfall im Vergleich zur Kontrollgruppe. Parallel dazu war der PI signifikant erniedrigt (I/R 0,68 $\pm$ 0,025 vs. Kontrolle 0,93 $\pm$ 0,013; p < 0,01). Die RBCV war in der I/R-Gruppe signifikant geringer als in der Kontrolle (I/R 0,35 $\pm$ 0,007 vs. Kontrolle 0,49 $\pm$ 0,013 [mm/s]; p < 0,01). Nach Gabe von VIP kam es zu einem Anstieg der FKD (615 $\pm$ 21 [cm^{-1}]) und der RBCV [043 $\pm$ 0,013 [mm/s]) in der Mukosa.

Diskussion

Anhand der vorliegenden intravitalmikroskopischen Studie erscheint der Schutz intestinaler Funktionen auch in der hepatobiliären Chirurgie wichtig. Störungen der Mikrozirkulation des Dünndarms sind möglicherweise verantwortlich für eine gesteigerte postoperative Enterotoxinresorption sowie septische Komplikationen. Vor dem Hintergrund unserer Ergebnisse kann neben einer präoperativen Darmvorbereitung in Fällen längerer Ischämiezeiten der Einsatz vaoaktiver Substanzen wie VIP zur Verbesserung der mikrovaskulären Perfusion erwogen werden.

Literatur

1. Serizawa A, Nakamura S, Suzuki S, Baba S, Nakano M (1996) Involvement of platelet-activating factor in cytokine production and neutrophil activation after hepatic ischemia-reperfusion. Hepatology 23: 1656 – 1663
2. Suzuki S, Serizawa A, Sakaguchi T, Tsuchiya Y, Kojima Y, Okamoto K, Kurachi K, Konno H, Fujise Y, Baba S (2000) The roles of platelet-activating factor and endothelin-1 in renal damage after total hepatic ischemia and reperfusion. Transplantation 69: 2267 – 2273
3. Liu DL, Jeppsson B, Hakansson CH, Odselius R (1996) Multiple-system organ damage resulting from prolonged hepatic inflow interruption. Arch Surg 131: 442 – 447
4. Liu P, Lu X, Han M (1998) Influence of portal triad clamping on the intestine in pigs. Hunan I Ko Ta Hsueh Hsueh Pao 23: 246 – 248

Korrespondenzadresse: Joachim Sydow, Abteilung für Allgemeinchirurgie/Mikrozirkulationslabor, Georg-August-Universität, 37075 Göttingen, Fax: 0551-396106, e-mail: Joachim.Sydow@web.de

Ischämische Präkonditionierung: Eine neue Strategie zur Verhinderung von Reperfusionsschäden in der Fettleber

Ischemic preconditioning of the fatty liver: A new strategy to protect against ischemic injury

M. Selzner, N. Selzner, H. A. Rüdiger und P.-A. Clavien

Klinik für Viszeral- und Transplantationschirurgie, Universität Zürich, Schweiz

Abstract

Hepatic steatosis is associated with a reduced tolerance against ischemia/reperfusion injury resulting in an increased mortality after liver resection, shock, and trauma. Ischemic preconditioning (a short time of ischemia prior to a sustained ischemic insult) has recently been described as a protective strategy against reperfusion injury in normal livers. We hypothesized that ischemic injury can be prevented by ischemic preconditioning in steatotic livers. *Methods*: Steatosis was induced by a choline deficient diet in mice. 75 min ischemia of the median and left liver lobes (70%) was performed in fatty and lean mice. In addition, another group of fatty mice was treated with 10 min ischemia and 15 min reperfusion (ischemic preconditioning) prior to 75 min ischemia. Liver injury was determined by AST release. Hepatocyte apoptosis was evaluated by the TUNEL test and caspase 3 activity. Necrosis was quantified by H&E staining. In addition, ATP levels of liver tissue were determined by a bioluminescence assay prior and after ischemia and reperfusion. *Results*: After 4 h of reperfusion steatotic mice had increased AST levels when compared with non-steatotic littermates (15816 vs. 10460 U/L; $p < 0.001$). Ischemic preconditioning reduced the AST values of the fatty mice to levels even lower than in lean animals (8300 U/L). After 24 h reperfusion lean animals (5360 U/L) and fatty animals with preconditioning (3417 U/L) had drastic reduced AST levels, while the AST levels remained high in fatty animals without preconditioning (13466 U/L). Apoptosis was the predominant form of cell death in the lean liver with 77% Tunel pos. hepatocytes at 4 h reperfusion compared with only 17% in fatty livers and 5% in fatty livers with ischemic preconditioning ($p < 0.001$ each). Caspase 3 activity, as a key mediator of apoptosis, was 3-fold higher in lean animals at 4 h reperfusion when compared to the fatty group without ischemic preconditioning ($p < 0.01$ each). 24 h after reperfusion 85% of the liver tissue was necrotic in fatty animals, compared with 18% necrosis in the lean control ($p < 0.01$). Ischemic preconditioning of fatty mice reduced the amount of necrosis to 30% ($p < 0.01$). Hepatic steatosis was associated with a significant decrease of tissue ATP levels after 4 h and 24 h reperfusion when compared with the lean group (1.29 vs. 0.76 & 1.06 vs. 0.39 μmol/pg; $p = 0.04$ & $p = 0.007$). Ischemic preconditioning of fatty livers increased the tissue ATP levels significantly at both time points (1.06 & 0.83 μmol/pg; $p < 0.05$ each). *Conclusion*: Ischemic preconditioning effectively protects the steatotic liver by reducing apoptotic and necrotic liver injury. Ischemic reperfusion in steatotic livers is associated with low ATP levels, which can be improved by ischemic preconditioning.

Einleitung

Bei Patienten mit Fettlebern (Steatose) sind bereits kurze Ischämiezeiten im Rahmen von Resektionen und Transplantationen mit einer erhöhten Morbidität und Mortalität verbunden [1, 2]. Ischämische Präkonditionierung (eine kurze Ischämiezeit gefolgt von einer kurzzeitigen Reperfusionsphase) wurde kürzlich als ein neues Verfahren zur Verminderung von Reperfusionsschäden beschrieben [3]. Wir stellten die Hypothese auf, dass ischämische Präkonditionierung Fettlebern gegen Ischämie/Reperfusionsstörungen schützt.

Methodik

Fettleber wurde durch eine Cholin defiziente Ernährung in Mäusen erzeugt. Tiere mit einer Fettleber sowie eine nicht steatotische Kontrollgruppe wurden einer 75-minütigen Ischämie des linken und mittleren Leberlappens (70%) unterzogen. Zusätzlich erhielt eine Mausgruppe 10 Minuten Ischämie und 15 Minuten Reperfusion (ischämische Präkonditionierung) vor der 75-minütigen Ischämiephase. Leberschädigung wurde durch GOT-Freisetzung quantifiziert. Hepatozelluläre Apoptosen wurden durch den Tunel-Test sowie die Caspase 3 Aktivierung bestimmt und Nekrosen durch H&E Färbung evaluiert. Zusätzlich wurden ATP-Spiegel im Lebergewebe mittels eines biolumineszenten Assays bestimmt.

Ergebnisse

Nach 4 Stunden Reperfusion hatten Mäuse mit Fettlebern 5-fach höhere GOT-Werte als nicht steatotische Kontrolltiere (5816 vs 1150 U/L; $p < 0.001$ (15816 vs 10460 U/L; $p < 0.001$). Ischämische Präkonditionierung von steatotischen Mäusen senkte die GOT Spiegel auf Werte im Bereich der nicht steatotischen Tiere (8300 U/L). Nach 24 Stunden Reperfusion waren die GOT-Werte in schlanken (5360 U/L) und steatotischen Tieren mit Präkonditionierung (3417 U/L) drastisch reduziert, während steatotische Tiere ohne Präkonditionierung (13466 U/L) weiterhin deutlich erhöhte GOT-Spiegel aufwiesen. Apoptose war die dominante Form des Zellunterganges bei schlanken Mäusen mit 77% Tunel pos. Hepatozyten, verglichen mit 17% und 4% bei Fettmäusen mit und ohne Präkonditioniernung ($p < 0.001$). Die Caspase 3 Aktivität, ein Schlüsselmediator der apoptotischen Signalkette, war 3-fach höher in nicht steatotischen Mäusen als in Tieren mit Fettleber mit oder ohne Präkonditionierung ($P < 0.01$ jeweils). 24 Stunden nach Reperfusion war 85% des Lebergewebes in steatotischen Mäusen nekrotisch, verglichen mit 18% in nicht steatotischen Tieren ($p < 0.01$). Ischämische Präkonditionierung reduzierte die Lebernekrosen auf 30% in Mäusen mit Fettleber ($p < 0.01$). Steatose war assoziiert mit signifikant reduzierten ATP Spiegeln 4 Stunden und 24 Stunden nach Reperfusion in steatotischen Lebergeweben verglichen mit normalen Lebern in Kontrollmäusen (1.29 vs 0.76 & 1.06 vs 0.39 µmol/pg; $p = 0.04$ & $p = 0.007$). Ischämische Präkonditionierung erhöhte die ATP Spiegel zu beiden Zeitpunkten signifikant (1.06 & 0.83 µmol/pg; $p < 0.05$ jeweils).

Schlussfolgerung

Ischämische Präkonditionierung ist ein neuer Mechanismus zur Verhinderung von Reperfusionschäden in der Fettleber. Der nekrotische Zelluntergang wird durch Verbesserung der Gewebs-ATP Spiegel vermindert.

Literatur

1. Behrns KE, Tsiotos GG, DeSouza NF, Krishna MK, Ludwig J, Nagorney DM (1998) Hepatic steatosis as a potential risk factor for major hepatic resection. J Gastro Surg 2: 292 – 298
2. D'Alessandro A, Kalayoglu M, Sollinger H, Hoffmann RM, Reed A, Knechtle SJ, Pirsch JD, Hafez GR, Lorentzen D, Belzer FO (1991) The predictive value of donor liver biopsies for the development of primary nonfunction after orthotopic liver transplantation. Transplantation 51: 157 – 163
3. Clavien PA, Surinder SS, Sindram D, Bently, RC (2000) Protective effects of ischemic preconditioning for liver resection performed under inflow occlusion in humans. Ann Surg 232: 155 – 162

Korrespondenzadresse: Dr. M. Selzner, Klinik für Viszeral- und Transplantationschirurgie, Universität Zürich, Rämistrasse 100, 8091 Zürich, Schweiz

Einfluss des NO-Donors Spermine/Nitric Oxide Complex auf die Nekroserate von Lappenplastiken nach Ischämie am epigastrischen Lappenmodell der Ratte

The Role of the NO Donor Spermine/Nitric Oxide Complex on Flap Necrosis following Ischemia in a Rat Epigastric Flap Model

M. V. Küntscher[1], S. Juran[1], D. Erdmann[1], H. Menke[1], M. M. Gebhard[2] und G. Germann[1]

[1] Abteilung für Verbrennungen, Plastische- und Handchirurgie, BG Unfallklinik Ludwigshafen; Plastische- und Handchirurgie, Universität Heidelberg
[2] Abteilung für Experimentelle Chirurgie, Chirurgische Universitätsklinik Heidelberg

Abstract

The purpose of this study is to determine whether flap survival can be improved by pre- or post-ischemic intravenous application of Spermine/Nitric Oxide Complex (Sper/NO).

Thirty-seven male Wistar rats were divided into four experimental groups. An extended epigastric adipo-cutaneous flap (6×10 cm) was raised. In one of the control groups (K, n = 10), a three hour flap ischemia was induced by clamping the pedicle. Another group served as a non-ischemic control (KO, n = 8). The animals of group S1 (n = 10) received 500 nmol/kg Sper/NO intravenously 30 min prior to ischemia. In group S2 (n = 9) an equivalent dose of Sper/NO was administered 5 min prior to reperfusion. Flap ischemia was induced in group S1, and S2 as in control group K.

Average flap necrosis area was 68.2% ($\pm 18.1\%$) in the control group K, and 29.7% ($\pm 13,3\%$) in the non-ischemic controls (KO). The group with pre-ischemic application of Sper/NO (S1) demonstrated with an average flap necrosis of 11.2% ($\pm 5.9\%$), whereas it was 59.2% ($\pm 14.4\%$) in group S2. Group S1 showed a significantly lower flap necrosis area than the groups K, KO, and S2 (p < 0.05). Group S2 demonstrated a significantly higher mean flap necrosis area than the non-ischemic controls (p < 0.05). However, no significant difference could be shown between the groups S2 and K.

Our data show, that pharmacological ischemic preconditioning, and enhancement of flap survival can be achieved by intravenous administration of Sper/NO. The application of Sper/NO at the end of the ischemic period provides no protection against ischemia-reperfusion injury.

Einleitung

Stickstoffmonoxid (NO) wird als Gegenspieler des Endothelins ein positiver Effekt im Ischämie/Reperfusionsschaden zugeschrieben [1]. Zudem scheint NO ein wesentlicher Faktor im Phänomen der ischämischen Präkonditionierung zu sein [2]. Die vorliegende Studie sollte zeigen, ob die Nekroserate von Lappenplastiken durch die exogene Zufuhr eines NO-Donors mit einer langen Halbwertszeit ($T_{1/2phys}$: 39 min bei 37 °C in Lösung) vermindert werden kann.

Methodik

Die Experimente erfolgten am erweiterten epigastrischen Lappenmodel der Ratte. Es wurden 37 männliche Wistar-Ratten mit einem Gewicht von 200 bis 330 g den Gruppen Kontrollgruppe ohne Ischämie (K), Kontrollgruppe mit Ischämie (KO), Spermine-NO vor der Ischämie (S1) und Spermine-NO nach der Ischämie (S2) zugeordnet.

Bei allen Tieren wurde ein adipokutaner epigastrischer Lappen (6×10 cm) gestielt an der rechten A. und V. epigastrica superficialis gehoben. In den Gruppen KO (n = 10), S1 und S2 wurde eine standardisierte Lappenischämie (Yasargil Clip mit 65 g Kompression und pulsoximetrische Kontrolle) von 3 Stunden durchgeführt. In der Gruppe K (n = 8) erfolgte keine Lappenischämie. In der Gruppe S1 (n = 10) wurden 30 min vor der Ischämie 500 nmol/kg Spermine-NO intravenös injiziert. In der Gruppe S2 (n = 9) erfolgte die Injektion der gleichen Dosis Spermine-NO am Ende der Ischämie 5 min vor Reperfusion. In allen Gruppen wurde der Lappen am Ende der Ischämie, nach Unterlegen einer Silikonfolie, wieder in die Hebestelle eingenäht. Die Nekroserate wurde nach 4 bis 5 Tagen durch ein digitales Foto erfasst und planimetrisch ausgewertet. Die statistische Auswertung erfolgte mit dem exakten Rangtest nach Wilcoxon für unverbundene Stichproben.

Ergebnisse

In der Kontrollgruppe ohne Ischämie (K) lag die prozentuale Nekrose des Lappens bei durchschnittlich 29,7% (± 13,3%). In der zweiten Kontrollgruppe mit Ischämie (KO) lag sie bei 68,2% (± 18,1%). Die Gruppe mit der prä-ischämischen Applikation von Spermine-NO (S1) zeigte eine durchschnittliche Nekroserate von 11,2% (± 5,9%), während in der Gruppe S2 durchschnittlich 59,2% (± 14,4%) des Lappens nekrotisch wurden. Die Nekroserate in der Gruppe S1 war signifikant niedriger als in den Gruppen K, KO und S2 (p < 0.05). Die Gruppe S2 hatte eine signifikant höhere durchschnittliche Lappennekrose als die Kontrollgruppe ohne Ischämie (p < 0.05), zeigte aber keinen Unterschied zur Kontrollgruppe mit Ischämie.

Diskussion

Codeiro et al. [3] beobachteten am Modell des muskulo-kutanen Lappens am Schwein, dass die post-ischämische Applikation des NO-Vorläufers L-Arginin das Ausmaß der Nekrose verkleinerte, während dieser Effekt durch das unspezifische Blocken der NO-Synthetase (NOS) durch L-NAME aufgehoben wurde. Unsere Studie zeigte, dass die post-ischämische Applikation eines NO-Donor ineffektiv war. Die prä-ischemische Gabe zeigte hingegen eine sehr gute Protektion gegen den Ischämie-Reperfusionsschaden. Wang et al. [2] zeigten am Cremaster-Modell der Ratte, dass die Applikation des NO-Donors Natrium-Nitroprussid den gleichen präkonditionierenden Effekt hatte, wie ein Vorklemmen des Gefäßstiels. Der Effekt war durch das Blocken der NOS durch L-NAME wiederum aufgehoben. In Wangs Studie erfolgte sowohl die Applikation des NO-Donors als auch das Vorklemmen 24 Stunden vor der Ischämie. Somit wurde der Protein-Synthese abhängige Effekt der späten Phase der ischämischen Präkonditionierung erfasst. Unsere Daten zeigen, dass eine akute medikamentöse Präkonditionierung, die klinisch selbst bei Notfall-Lappenplastiken angewandt werden könnte, auch effektiv ist.

Spermine/Nitric Oxide Complex sind NO freisetzende Zwitter-Ionen, die von Polyaminen abstammen und in vivo nach einmaliger Applikation kontrolliert NO freisetzen [4, 5]. Die Halbwertszeit dieser Substanz beträgt 39 Minuten in Phosphatpuffer (pH 7,4). Neben den bekannten vasodilatatorischen Eigenschaften von NO hemmt Sper/NO zusätzlich die Thrombozytenaggregation in vivo [4]. Das Ausmaß und die Dauer dieser Effekte korreliert mit der Freisetzungsrate von NO in wässriger Lösung [4].

Diodati et al. untersuchten die hämodynamischen Nebenwirkungen von Sper/NO am Kaninchen-Modell und beobachteten einen dosisabhängigen Abfall des mittleren arteriellen Drucks und des systemisch vaskulären Wiederstandes ohne Änderungen des Herzzeitvolumens [5].

Sie schlussfolgerten, dass NO-Donoren, bei vorhersagbaren vasodilatatorischen Effekten, eine Reihe potentieller Anwendungsmöglichkeiten in der kardio-vaskulären Pharmakologie haben.

Unsere Daten zeigen, dass eine akute pharmakologische Präkonditionierung von Lappenplastiken durch Sper/NO simultan mit oder kurz vor der Lappenpräparation möglich ist. Diese Ergebnisse könnten dazu beitragen, die Komplikationsrate jeglicher Arten gestielter oder freier Lappenplastiken speziell in Hochrisikogruppen wie Rauchern, adipösen Patienten oder Patienten nach Bestrahlung zu vermindern. Weitere Studien sind erforderlich, um die „ideale" Dosis von Sper/NO bezüglich der hämodynamischen Nebenwirkungen auf der einen Seite und dem positiven Effekt auf das Überleben von Gewebetransplantaten auf der anderen, zu determinieren.

Literatur

1. Peralta C, Closa D, Hotter G, Gelpí E, Prats N, Roselló-Catafau J (1996) Liver ischemic preconditioning is mediated by the inhibitory action of nitric oxide on endothelin. Biochem Biophys Res Comm 229: 271–274
2. Wang WZ, Anderson GL, Guo SZ, Tsai TM, Miller FN (2000) Initiation of microvascular protection by nitric oxide in late preconditioning. J Reconstr Microsurg 16: 621–628
3. Cordeiro PG, Santamaria E, Hu QY (1998) Use of a nitric oxide precursor to protect pig myocutaneous flaps from ischemia-reperfusion injury. Plast Reconstr Surg 102: 2040–2048
4. Diodati JG, Quyyumi AA, Hussain N, Keefer LK (1993) Complexes of nitric oxide with nucleophiles as agents for the controlled biological release of nitric oxide: antiplatelet effect. Thromb Haemost 18; 70: 654–658
5. Diodati JG, Quyyumi AA, Keefer LK (1993) Complexes of nitric oxide with nucleophiles as agents for the controlled biological release of nitric oxide: hemodynamic effect in the rabbit. J Cardiovasc Pharmacol 22: 287–292

Korrespondenzadresse: Dr. med. Markus Küntscher, BG Unfallklinik Ludwigshafen, Klinik für Plastische-, Rekonstruktive- und Handchirurgie – Brandverletztenzentrum, Plastische- und Handchirurgie, Universität Heidelberg, Ludwig-Guttmann-Straße 13, 67071 Ludwigshafen, Tel.: 0621/68100, Fax: 0621/6810211, e-mail: markus.kuentscher@urz.uni-heidelberg.de

Heparin-Antithrombin-III-Antagonismus bei Endotoxinämie

Heparin-antithrombin-III-antagonism during endotoxemia

M. W. Laschke[1], J. N. Hoffmann[2], B. Vollmar[1], D. Inthorn[2], F. W. Schildberg[2] und M. D. Menger[1]

[1] Institut für Klinisch-Experimentelle Chirurgie, Universität des Saarlandes, Homburg/Saar
[2] Chirurgische Klinik, Klinikum Großhadern, Ludwig-Maximilians-Universität, München

Abstract

A recent clinical sepsis trial reported a significant reduction in 90-day mortality by antithrombin III (AT) exclusively in the subgroup of patients without simultaneous low-dose heparin prophylaxis. Patients additionally receiving heparin did not benefit from AT treatment. Herein, we studied whether this clinically observed heparin AT antagonism may be caused by a heparin-mediated inhibition of AT action on endotoxin-induced microcirculatory dysfunction. In Syrian golden hamsters normotensive endotoxemia was induced by 2 mg/kg endotoxin (LPS, *E. coli*) i.v.. In a first group of animals, AT (AT, 250 IU/kg i.v., $n = 6$) was given 5 min before LPS administration. A second group of animals (Heparin + AT, $n = 5$) received AT (250 IU/kg i.v.) combined with unfractionated heparin (sodium heparin, 100 IU/kg/24 h, i.v.). Additional animals (LMWH + AT, $n = 5$) received AT (250 IU/kg i.v.) combined with low molecular weight heparin (nadroparin 5 µl/kg, s.c., 2 h before LPS). LPS-treated animals, which received only saline, served as controls (control, $n = 6$). Using dorsal skinfold chamber preparations, endotoxin-induced microvascular leukocyte-endothelial cell interaction (LE) and alteration of functional capillary density (FCD) were studied by intravital video fluorescence microscopy. In controls, LPS induced a massive increase in LE with a maximum at 8 h and an impressive decrease in FCD over a 24 h period. Both LPS effects were effectively prevented by AT treatment ($p < 0.05$), whereas Heparin + AT and LMWH + AT animals showed microcirculatory alterations comparable to that in controls. Furthermore, the combined application of Heparin + AT or LMWH + AT produced an increase in wet-to-dry weight ratio of organs relevant to sepsis (liver: 4.1 ± 0.3 and 3.8 ± 0.1) in comparison to AT (3.6 ± 0.1), indicating more interstitial edema formation due to increased microvascular permeability. To summarize, this study shows a relevant *in vivo* antagonism of the beneficial AT action during endotoxemia by heparin or LMWH. These findings correspond to the clinical observation that the reduction of sepsis-induced mortality by AT is reversed by concomitant heparin treatment.

Einleitung

Antithrombin III (AT) ist ein physiologischer Inhibitor von Thrombin und anderen Serin-Proteasen der Gerinnungskaskade [1]. Bei Patienten mit Trauma, Schock und Sepsis ist die AT-Aktivität deutlich verringert und korreliert mit einer schlechten Prognose [2]. Umgekehrt führt die therapeutische AT-Gabe in mehreren tierexperimentellen Modellen (Endotoxinämie, Sepsis) zu einer deutlichen Reduktion der Mortalität [3]. Diese Ergebnisse sprechen für eine anti-inflammatorische Wirkung von AT, welche wahrscheinlich durch Wechselwirkung mit dem Gefäßendothel mit nachfolgender Prostacyclin-Freisetzung hervorgerufen wird [4]. Eine aktuelle klinische Studie (Kybersept® trial) konnte bei 2300 septischen Patienten nachweisen, dass die Gabe von AT die 90-Tage-Mortalität nur in der Untergruppe von Patienten reduzierte, welche keine gleichzeitige Heparin-Prophylaxe erhielten [5]. Es wird daher vermutet, dass Interaktionen zwischen Heparin und dem Endothel bzw. Heparin und AT die günstige Wirkung von AT auf die Mikrozirkulation negativ beeinflussen. Aus diesem Grund untersuchten wir, inwieweit der klinisch beobachtete Heparin-AT-Antagonismus durch eine Heparin-vermittelte Reduktion der AT-Protektion der Mikrozirkulation im Rahmen einer Endotoxinämie zu erklären ist.

Methodik

Bei Syrischen Goldhamstern wurde durch Gabe von 2 mg/kg Endotoxin (LPS, *E. coli*) i. v. eine normotensive Endotoxinämie induziert. In einer ersten Versuchsgruppe verabreichten wir AT (AT, 250 IU/kg i. v., n = 6) 5 min vor LPS-Gabe. Eine zweite Gruppe (Heparin + AT, n = 5) erhielt AT (250 IU/kg i. v.) in Kombination mit Standardheparin (Natrium-Heparin, 100 IU/kg/24 h, i. v.). LMWH + AT-Tiere (n = 5) wurden mit AT (250 IU/kg i. v.) und niedermolekularem Heparin (Nadroparin 5 µl/kg, s. c., 2 h vor LPS-Gabe) behandelt. Als Kontrolle dienten LPS-exponierte Tiere ohne Behandlung (Kontrolle, n = 6). Mit Hilfe der intravitalen Fluoreszenzmikroskopie untersuchten wir am Modell der Rückenhautkammer die mikrovaskuläre Leukozyten-Endothelzell-Interaktion und die funktionelle Kapillardichte (FKD) über einen Zeitraum von 24 h.

Ergebnisse

Die alleinige LPS-Gabe führte zu einer deutlichen Zunahme der Leukozyten-Endothelzell-Interaktion mit einem Maximum nach 8 h (venuläre Leukozyten-Adhärenz: 632 ± 81 mm^{-2} vs. 0 h: 33 ± 11 mm^{-2}; $p < 0.05$) sowie zu einer signifikanten Abnahme der funktionellen Kapillardichte nach 24 h ($-62 \pm 7\%$ des Ausgangswertes; $p < 0.05$). Durch Applikation von AT konnten diese LPS-assoziierten Mikrozirkulationsstörungen effektiv reduziert werden (venuläre Leukozyten-Adhärenz: 181 ± 35 mm^{-2}; FKD: $-5 \pm 16\%$; $p < 0.05$). Durch zusätzliche Gabe von Heparin bzw. LMWH wurde die AT-vermittelte Protektion komplett aufgehoben (venuläre Leukozyten-Adhärenz: 835 ± 210 mm^{-2} bzw. 900 ± 491 mm^{-2}; FKD: $-61 \pm 10\%$ bzw. $-85 \pm 8\%$). Gleichzeitig zeigten diese Tiere bei Analyse des Feucht-Trocken-Gewichtskoeffizienten Sepsis-relevanter Organe (Leber) erhöhte Werte (4.1 ± 0.3 und 3.8 ± 0.1) im Vergleich zur AT-Gruppe (3.6 ± 0.1), welche als ausgeprägtere interstitielle Ödembildung gewertet werden müssen.

Schlussfolgerung

Mit dieser Studie konnte erstmalig *in vivo* ein Antagonismus zwischen AT und Heparin bzw. LMWH gezeigt werden. Diese Ergebnisse korrelieren mit der klinischen Beobachtung einer eingeschränkten Überlebensrate von AT-behandelten septischen Patienten unter gleichzeitiger Heparin- bzw. LMWH-Therapie. Der mögliche Verlust der Protektion von AT durch Heparin sollte in der Behandlung septischer Patienten bedacht werden.

Literatur

1. Bone RC (1992) Modulators of coagulation. A critical appraisal of their role in sepsis. Arch Intern Med 152: 1381–1389
2. Fourrier F, Chopin C, Goudemand J (1992) Septic shock, multiple organ failure, and disseminated intravascular coagulation. Compared patterns of antithrombin III, protein C, and protein S deficiences. Chest 101: 816–832
3. Hoffmann JN, Inthorn D (2001) Indikation zur Antithrombinsubstitution bei chirurgischen Patienten. Chir Praxis 58: 203–213
4. Uchiba M, Okajima K, Murakami K (1998) Effects of various doses of antithrombin on endotoxin-induced endothelial cell injury and coagulation abnormalities in rats. Thromb Res 89: 233–241
5. Warren BL, Eid A, Singer P, Pillay SS, Carl P, Novak I, Chalupa P, Atherstone A, Penzes I, Kubler A, Knaub S, Keinecke HO, Heinrichs H, Schindel F, Juers M, Bone RC, Opal SM (2001) Caring for the critically ill patient. High-dose antithrombin III in severe sepsis: a randomized controlled trial. JAMA 286: 1869–1878

Korrespondenzadresse: Matthias W. Laschke, Institut für Klinisch-Experimentelle Chirurgie, Universität des Saarlandes, Kirrbergerstraße, Gebäude 65, 66421 Homburg/Saar, Tel.: 06841/16-26561, Fax: 06841/16-26553, e-mail: mlaschke@12move.de

Positiver Effekt von Antithrombin III auf die mesenteriale und hepatische Leukozytenadhärenz und Transaminasenanstieg bei entzündlicher Darmerkrankung und Leberzirrhose der Ratte

Positive effects of Antithrombin III on mesenteric and hepatic leukocyte adherence and the course of liver enzymes in inflammatory bowel disease and liver cirrhosis in rats

S.-M. Maksan[1], Z. Ülger[2], M. M. Gebhard[3] und J. Schmidt[2]

[1] Chirurgische Universitätsklinik Mannheim
[2] Chirurgische Universitätsklinik Heidelberg
[3] Abteilung für Experimentelle Chirurgie, Chirurgische Universitätsklinik Heidelberg

Abstract

Liver cirrhosis is one of the most prevalent comorbidities causing liver insufficiency and peritonitis in ICU patients with bowel disorders. The aim of our study was to analyze hepatic and mesenteric microcirculation and leukocyte-endothelium interaction in a rat model with liver cirrhosis and inflammatory bowel disease and to determine the antiinflammatory influence of antithrombin III (ATIII).

In male Wistar rats liver cirrhosis and bowel inflammation was induced in standardized models. Analysis of microcirculation of liver parenchyma and the mesenteric interstitium was done by intravital videomicroscopy. Results were analyzed off-line and showed that liver cirrhosis leads to an enhancement of leukocyte-endothelium interaction and an increase of liver enzymes ($p < 0.05$). The extent of liver damage and the peak of serum transaminases was significantly decreased after the application of ATIII. The results of our study suggest that ATIII should be substituted in clinical situation.

Einleitung

Die Leberzirrhose ist eine Erkrankung mit steigender Prävalenz. In der klinischen Situation sind diese Patienten bei Auftreten einer Enteritis oder Darmatonie in hohem Maße gefährdet, ein septisches Krankheitsbild mit Leberinsuffizienz und Durchwanderungsperitonitis zu durchlaufen. Ziel der Studie war es, im Tierexperiment den Einfluss der Leberzirrhose [1] auf die mesenteriale Durchblutung mit und ohne Darmentzündung [4] und ihre Beeinflussung durch die Gabe von ATIII [2], für das eine antiinflammatorische Potenz diskutiert wird, zu untersuchen.

Methodik

Bei männlichen Wistar-Ratten (n = 6 je Gruppe, Gewicht 450 ± 47 g) wurde eine Leberzirrhose durch eine repetitive enterale Gabe von Tetrachlorkohlenstoff in aufsteigenden Konzentrationen von 0,04 bis 0,4 ml über 12 Wochen induziert. Die Darmentzündung wurde durch 2malige Gabe von 7,5 mg Indomethacin/kg KG s.c. im Abstand von 24 h ausgelöst. Die ATIII Gabe erfolgte in einer Dosierung von 250 I.E./kg KG 24 h nach der Indomethacingabe intravenös. Die Bestimmung der Leukozytenadhärenz und Erythrozytengeschwindigkeit erfolgte in der Leber und dem Dünndarmmesenterium mittels IVM (Intravitalmikroskopie) 7 Tage nach Induktion der Darmentzündung [3]. Die Ergebnisse werden als Mittelwerte ± Standardabweichung angegeben. Eine statistische Analyse erfolgt mit dem t-Test.

Ergebnisse

Die mesenteriale und hepatische Mikrozirkulation war hinsichtlich Blutflussgeschwindigkeit und Gefäßdurchmesser in allen Gruppen vergleichbar. Die Zahl der adhärenten Leukozyten im Leberendothel und die Transaminasen waren in der Therapiegruppe mit ATIII gegenüber den Zirrhosetieren mit einer Darmentzündung signifikant reduziert ($p < 0,05$) (Tabelle 1).

	Adhärente Leukozyten/100 µm Mesenterialendothel	Adhärente Leukozyten/100 µm Leberendothel	GOT [U/ml]	GPT [U/ml]
Kontrollgruppe	1,62 ± 0,85	1,84 ± 0,32	28,67 ± 4,85	16,67 ± 1,11
Zirrhosegruppe	2,54 ± 1,19	1,91 ± 0,28	63,67 ± 10,42	30,66 ± 8,08
Zirrhose/Entz.gruppe	5,24 ± 1,23	5,40 ± 1,65	109,5 ± 39,18	84,67 ± 32,95
ATIII-Gruppe	4,36 ± 1,19	3,97 ± 1,04*	29,17 ± 7,62*	21,17 ± 13,61*

*$p < 0,05$ (ATIII Gruppe vs. Zirrhose/Entzündungsgruppe)

Schlussfolgerung

Die mesenteriale Durchblutung und Leukozyten-Endothel-Interaktion (LEI) wird durch eine bestehende Leberzirrhose negativ beeinflusst. Dieser Effekt wird durch die Auslösung einer Darmentzündung verstärkt. Eine Leberzirrhose führt zu einer signifikanten Erhöhung der LEI und der Transaminasen ($p < 0,05$). Das Ausmass der Leberzellschädigung und die LEI der Leber kann durch die Gabe von ATIII signifikant verringert werden. Antithrombin III unterstreicht somit seine antiinflammatorische Potenz und sollte in der klinischen Situation substituiert werden.

Literatur

1. Ariosto F, Riggio O, Cantafora A, Colucci S, Gaudio E, Mechelli C, Merli M, Seri S, Capoccia L (1989) Carbon tetrachloride-induced experimental cirrhosis in the rat: a reapprisal of the model. Eur Surg Res 21: 280–286
2. Maksan SM, Maksan MO, Gebhard MM, Herfarth Ch, Klar E (2000) Reduction of hepatic reperfusion injury by antithrombin III and aprotinin. Transplant Int 13: S562–S564

3. Menger MD, Marzi I, Messmer K (1991) In vivo fluorescence microscopy for quantitative analysis of hepatic microcirculation in hamsters and rats. Eur Surg Res 23: 158 – 169
4. Yamada T, Deitch E, Specian RD, Perry MA, Sartor MB, Grisham MB (1993) Mechanisms of acute and chronic intestinal inflammation induced by indomethacin. Inflammation 17: 641 – 662

Korrespondenzadresse: Dr. med. Saša-Marcel Maksan, Chirurgische Universitätsklinik Mannheim, Theodor Kutzer Ufer 1 – 3, 68161 Mannheim, Tel.: + + 49-621-3832357, e-mail: sasa-marcel.maksan@chir.ma.med.uni-heide lberg.de

Hemmung der Magenmotilität durch viszerale Lymphmediatoren postoperativ, bei der Peritonitis und bei der Sepsis

Visceral lymph harvested postoperatively, or during peritonitis or sepsis inhibits gastric motility in rats

J. Glatzle[1,2], T. T. Zittel[1] und H. E. Raybould[2]

[1] Abteilung für Allgemeinchirurgie, Chirurgische Universitätsklinik Tübingen
[2] Dept. Anatomy, Physiology and Cell Biology, University of California at Davis, Davis, California, USA

Abstract

Gastrointestinal (GI) motility and transit are strongly inhibited following an acute insult to the GI tract, such as surgery, peritonitis or sepsis. Recently it was demonstrated, that pro-inflammatory cytokines are drained into the visceral lymph after an insult to the GI tract and that they mediate systemic responses. The aim of the present study was to determine whether visceral lymph collected during an acute insult to the GI tract inhibits gastric motility. Visceral lymph was obtained from lymph fistula rats after small intestinal manipulation, induction of peritonitis by acetic acid injection, or sepsis by lipopolysaccharide injection. Inhibition of gastric motility was measured manometrically in urethane-anesthetized recipient rats after injection of lymph into the jugular vein. Mesenteric lymph flow was significantly increased after an acute insult to the gastrointestinal tract. Injection of this lymph produced a significant and prolonged inhibition of gastric motility in recipient rats. These data suggest that mediators in visceral lymph, possibly pro-inflammatory cytokines, may contribute to the inhibition of gastric motility after an acute insult to the GI tract.

Einleitung

Postoperativ, bei der Peritonitis und bei der Sepsis kommt es zu einer Hemmung der gastrointestinalen Motilität. Hierdurch wird die enterale Ernährung behindert, nachfolgend kann die bakterielle Translokation zur systemischen Infektion führen und den Krankheitsverlauf protrahieren. Erst kürzlich konnte gezeigt werden, dass während einer Peritonitis pro-inflammatorische Zytokine vom Gastrointestinaltrakt ausgeschüttet werden und diese via viszeraler Lymphe in die systemische Zirkulation drainiert werden [1]. Mediatoren in viszeraler Lymphe kommt möglicherweise eine wesentliche Bedeutung bei der Entstehung gastrointestinaler oder systemischer Symptome zu. In der vorliegenden Studie sollte anhand von verschiedenen Modellen (postoperativ, Peritonitis und Sepsis) der Einfluss viszeraler Lymphe auf die Magenmotilität untersucht werden.

Methodik

Viszerale Lymphe wurde von wachen Sprague Dawley Ratten gesammelt. Je ein Polyvinyl-Katheter wurde in ein mesenteriales Lymphgefäß und in das Duodenum implantiert. Über den duodenalen Katheter wurde kontinuierlich eine Glukoselösung (Glukose 0,2 mol/l, NaCl 145 mmol/l, KCl 4 mmol/l, 3 ml/h) infundiert. Viszerale Lymphe wurde bei Kontrolltieren (n = 6), bei Tieren nach intestinaler Manipulation (n = 6), bei Tieren mit Peritonitis (0,5% Essigsäure, Sigma, 1 ml, i.p.) und bei Tieren mit Sepsis (Lipopolysaccharide, E. coli, Serotype 0111:B4, Sigma, 5 mg/kg, in 1 ml, i.p., n = 6) für 12 h auf Eis gesammelt. Separaten Ratten wurde diese Lymphe (1 ml) in Urethan-Narkose (n = 10 je Gruppe) über die V. jugularis infundiert, während gleichzeitig die Magenmotiliät über einen intragastralen Katheter registriert wurde (Abnahme des Magentonus [δ cm H$_2$O] und Zeitdauer [min]).

Ergebnisse

Der viszerale Lymphfluss war während Peritonitis und Sepsis signifikant erhöht (durchschnittlicher Lymphfluss über 12 h: Kontrolle 2,45 $\pm$ 0,04; Peritonitis 2,67 $\pm$ 0,07; Sepsis 3,25 $\pm$ 0,1 ml/h; jeweils p < 0,01 vs Kontrolle). Viszerale Lymphe, die postoperativ, bei Peritonitis oder Sepsis gesammelt wurde, hemmte die Magenmotilität signifikant stärker und länger als Lymphe der Kontrolltiere (s. Abb. 1; Dauer der Hemmung: Kontrolle 1,9 $\pm$ 1,3 min; postoperativ 6,13 $\pm$ 0,6 min; Peritonitis 9,9 $\pm$ 0,9 min; Sepsis 6,9 $\pm$ 0,8 min; jeweils p < 0.01 vs Kontrolle).

Diskussion

Wir konnten erstmals zeigen, dass die viszerale Lymphe postoperativ, während einer Peritonitis oder während einer Sepsis Mediatoren enthält, die die Magenmotilität signifikant hemmen. Abdominelle Operationen, Peritonitis oder Sepsis können zu einer

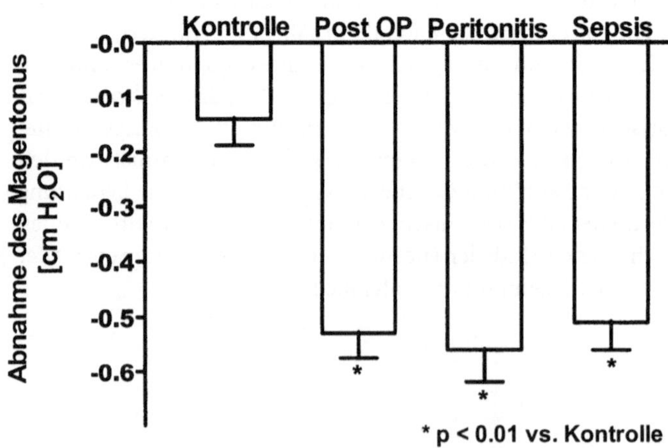

Abb. 1. Abnahme des Magentonus nach Injektion von viszerale Lymphe, die unter Kontrollbedingungen, postoperativ, während Peritonitis oder Sepsis gesammelt wurde

Aktivierung von Immunzellen in der Darmwand führen [2]. Diese Immunzellen setzen Entzündungsmediatoren frei wie z.B. pro-inflammatorische Zytokine [2]. Derartige Entzündungsmediatoren sind nach einem akuten Insult auf den Gastrointestinaltrakt in hohen Konzentrationen in der viszeralen Lymphe nachweisbar [1, 3]. Der viszeralen Lymphe kommt damit wahrscheinlich eine wichtige Rolle bei der Regulation gastrointestinaler und systemischer Funktionen postoperativ, bei der Peritonitis und bei der Sepsis zu.

Literatur

1. Sakashita YE, Hiyama Y, Imamura Y, Murakami Y, Sugahara Y, Takesue Y, Matsuura Y (2000). Generation of pro-inflammatory and anti-inflammatory cytokines in the gut in zymosan-induced peritonitis. Hiroshima J Med Sci 49: 43 – 48
2. Stenson WF (1999) Gastrointestinal Inflammation. In: Yamada T (Hrsg) Textbook of Gastroenterology. Lippincott, New York, S 123 – 140
3. Deitch EA (2001) Role of the gut lymphatic system in multiple organ failure. Curr Opin Crit Care 7: 92 – 98

Korrespondenzadresse: Dr. med. Jörg Glatzle, Chirurgische Universitätsklinik Tübingen, Abteilung für Allgemeinchirurgie, Hoppe-Seyler-Straße 3, 72076 Tübingen, Tel.: 07071/ 2986611, Fax: 07071/295600, e-mail: jglatzle@uni-tuebingen.de

Reduktion der Endotoxinämie-induzierten inflammatorischen Antwort und hepatozellulären Apoptose durch in vivo Blockade von p53

Reduction of endotoxinemia-induced inflammatory response and hepatocellular apoptosis by in-vivo inhibition of p53

T. Schäfer[1], F. Berrevoet[2], B. Vollmar[1], C. Scheuer[1], K. Römer[3] und M. D. Menger[1]

[1] Institut für Klinisch-Experimentelle Chirurgie, Universitätskliniken des Saarlandes, Homburg/Saar
[2] Abteilung für Allgemeine- und Viszeralchirurgie, Universitätsklinik Gent, Belgien
[3] Institut für Virologie, Universitätskliniken des Saarlandes, Homburg/Saar

Abstract

Sepsis-associated multiple organ failure still represents a challenging disease with high mortality. Thus far, experimental studies have shown that endotoxinemia causes parenchymal organ dysfunction via the release of cytokines, the activation of leukocytes and alteration of the microcirculation with, finally, apoptotic cell death. Therefore the aim of our study was to evaluate whether a temporary blockade of p53 with pifithrin-α is capable to reduce apoptotic cell death and organ dysfunction in LPS-induced endotoxinemia in rats. Male Sprague-Dawley rats were either treated with pifithrin-α (PFT-α, 2.2 mg/kg bw, ip, $n = 7$) or with the vehicle (DMSO, 1 mg/kg bw, control, $n = 11$) 30 min before induction of endotoxinemia (LPS 10 mg/kg bw, iv). After 16 h of endotoxinemia, animals underwent anesthesia and median laparotomy. The common bile duct was cannulated and the left liver lobe was exteriorized for intravital microscopy. After i. a. injection of fluorescent dyes, hepatocellular apoptosis (bisbenzimide, H33342, 2 µmol/kg), sinusoidal perfusion (Na-fluoresceine, 2 µmol/kg), leukocyte adherence (rhodamin 6G, 0.1 µmol/kg) and Kupffer cell phagocytic activity (fluorescently labelled latex particles, 3×10^8/kg) were analysed. Bile flow served as an indicator for hepatocellular excretory function. After 16 h of endotoxinemia, PFT-α pretreatment caused a significant decrease of the mortality rate and a reduction of the number of apoptotic hepatocytes. Moreover PFT-α treatment caused a significant decrease of the leukocytic inflammatory response with, concomitantly, a significantly higher percentage of perfused sinusoids and increased bile production. Finally, PFT-α normalised the endotoxinemia-associated depression of Kupffer cell phagocytic activity. The present study demonstrates for the first time attenuation of mortality rate, apoptotic cell death and organ dysfunction by PFT-α in a rat model of endotoxinemia. Thus, temporary p53-inhibition seems to be a promising novel tool in the treatment of septic shock conditions.

Einleitung

Das Multiorganversagen im Rahmen der Sepsis stellt in der chirurgischen Intensivmedizin weiterhin ein kritisches Krankheitsbild mit hoher Letalität dar [1]. Bisherige experimentelle Untersuchungen zeigen, dass die Endotoxinämie über vermehrte Ausschüttung proinflammatorischer Zytokine, Aktivierung von polymorphkernigen Leukozyten und Beeinträchtigung der Mikrozirkulation eine Dysfunktion parenchymatöser Organe mit apoptotischem Zelltod bewirkt [2, 3]. Ziel unserer Studie war daher, im LPS-Endotoxinämie-Modell der Ratte zu klären, inwieweit die Blockade des Transkriptionsfaktors p53 mittels Pifithrin-α [4, 5], einem neuen transienten p53-Inhibitor, zu einer Verbesserung von Organfunktion und Überlebensrate durch Reduktion von apoptotischem Zelltod führt.

Material und Methoden

Sieben männlichen Sprague-Dawley-Ratten (219 $\pm$ 9 g KG) wurde 30 min vor i. v. Applikation von LPS (10 mg/kg KG) Pifithrin-α (PFT-α, 2,2 mg/kg KG) intraperitoneal verabreicht. Vehikel-(DMSO)-behandelte Tiere (n = 11, 207 $\pm$ 6 g KG) dienten als Kontrolle. 16 h nach LPS-Gabe wurden die Tiere in Pentobarbitalnarkose (50 mg/kg KG) tracheotomiert und die rechte A. carotis zur Beurteilung der Makrohämodynamik und Applikation von Fluoreszenzfarbstoffen kanüliert. Nach medianer Laparotomie wurde der Ductus choledochus zur Bestimmung der Galleproduktion (Indikator der exkretorischen hepatozellulären Funktion) kanüliert und der linke Leberlappen zur intravitalen Fluoreszenzmikroskopie ausgelagert. Die Intravitalmikroskopie beinhaltete die quantitative Bestimmung der hepatozellulären Apoptose (Bisbenzimid, H33342, 2 µmol/kg), der sinusoidalen Perfusion (Na-Fluorescein, 2 µmol/kg), der venulären Leukozytenadhärenz (Rhodamin 6G, 0,1 µmol/ kg) und der Kupfferzell-Phagozytoseaktivität (Fluoreszenzmarkierte Latexpartikel, 3×10^8/kg).

Ergebnisse

Pifithrin-α bewirkte nach 16 h Endotoxinämie eine Steigerung der Überlebensrate (PFT-α: 100%; DMSO: 63,6%), eine signifikante Reduktion der Anzahl apoptotischer Hepatozyten (PFT-α: 2,1 $\pm$ 0,2%; DMSO: 10,1 $\pm$ 0,6%; p < 0,001) und eine deutliche Verbesserung der sinusoidalen Perfusion (PFT-α: 85,9 $\pm$ 1,4%; DMSO: 62,5 $\pm$ 1,8%, p < 0,001). Darüber hinaus führte Pifithrin-α zu einer signifikanten Reduktion venulär adhärenter Leukozyten (PFT-α: 165 $\pm$ 25 mm^{-2}; DMSO: 463 $\pm$ 40 mm^{-2}, p < 0,001) sowie als Zeichen einer verbesserten Leberfunktion zu einer gesteigerten Galleproduktion (PFT-α: 1,28 $\pm$ 0,11 µl/min.g Leber; DMSO: 0,87 $\pm$ 0,12 µl/min.g Leber, p < 0,05). Schlussendlich bewirkte Pifithrin-α eine Normalisierung (p < 0.05) der durch Endotoxinämie gestörten Kupfferzell-Phagozytoseaktivität.

Zusammenfassung

Unsere Studie zeigt erstmals, dass eine temporäre Blockade von p53 mittels Pifithrin-α bei Endotoxinämie der Ratte zu einer Steigerung der Überlebensrate und einer Reduktion der inflammatorischen Antwort bei gleichzeitiger Verbesserung der hepatischen Mikrozirkulation und Organfunktion führt. Die temporäre pharmakologische Beeinflussung von p53 stellt damit ein neues, vielversprechendes Therapiekonzept in der Behandlung der Sepsis (Endotoxinämie) dar.

Literatur

1. Warren BL, Eid A, Singer P, Pillay SS, Carl P, Novak I, Chalupa P, Atherstone A, Penzes I, Kubler A, Knaub S, Keinecke HO, Heinrichs H, Schindel F, Juers M, Bone RC, Opal SM (2001) Caring for the critically ill patient. High-dose antithrombin III in severe sepsis: a randomized controlled trial. JAMA 286: 1869 – 1878
2. Kosai K, Matsumoto K, Funakoshi H, Nakamura T (1999) Hepatocyte growth factor prevents endotoxin-induced lethal hepatic failure in mice. Hepatology 30: 151 – 159
3. Kam PCA and Ferch NI (2000) Apoptosis: mechanisms and clinical implications. Anaesthesia 2000: 1081 – 1093
4. Komarov PG, Komarova EA, Kondratov RV, Christov-Tselkov K, Coon JS, Chernov MV, Gudkov AV (1999) A chemical inhibitor of p53 that protects mice from the side effects of cancer therapy. Science 285: 1733 – 1737
5. Schäfer T, Berrevoet F, Vollmar B, Scheuer C, Römer K and Menger MD (2001) Reduction of apoptotic cell injury and inflammatory response after warm ischemia in rat liver by p53-inhibition with pifithrin-α. Eur Surg Res 33: 109

Korrespondenzadresse: Dr. Thilo Schäfer, Abteilung für Klinisch-Experimentelle Chirurgie, Geb. 65, Universität des Saarlandes, Kirrbergerstraße, 66421 Homburg/Saar, Tel.: 06841/16-26561, Fax: 06841/16-26553, e-mail: schaeferthilo@hotmail.com

Gadoliniumchlorid erniedrigt die Genexpression von IL-1beta, IL-6 und IL-10 aber nicht von TNF-alpha und IL-1-Rezeptorantagonist in Kupfferzellen bei septischen Schock *in vivo*

Decreased gene expression of IL-1beta-, IL-6- and IL-10- but not of TNF-alpha- and IL-1 receptor antagonist in Kupffer cells derived from gadolinium chloride pre-treated rats with septic shock

D. Henrich[1], C. Herzog[2] und I. Marzi[1]

[1] Klinik für Unfall-, Hand- und Wiederherstellungschirurgie, Universitätsklinikum, Johann-Wolfgang Goethe Universität, Frankfurt am Main
[2] Klinik für Anästhesie und Intensivmedizin, Universitätskliniken des Saarlandes, Homburg/Saar

Abstract

The influence of gadolinium chloride ($GdCl_3$)-pre-treatment on the gene expression of pro-inflammatory (IL-1β, IL-6, TNF-α) and anti inflammatory genes (IL-1β receptor antagonist (IL-1RA), IL-10) in Kupffer cells derived from rats with an LPS induced septic shock was investigated using RT-PCR technique. Kupffer cells were harvested 1 h, 6 h, 12 h after LPS injection and a substantial reduction of IL-6, IL-10, and IL-1β, and a slightly decreased TNF-α as well as an approximately equal IL-1RA gene expression was observed at most time points compared to NaCl pre-treated control animals. These results indicate that $GdCl_3$-blockade of Kupffer cells might not be suitable to treat a hyperinflammation since the expression of anti inflammatory acting genes was also depressed.

Einleitung

Makrophagen, mit Kupfferzellen als Hauptanteil der residenten Makrophagen (ca. 70%), setzen nach entsprechender Aktivierung, wie z. B. Endotoxin oder Immunkomplexe, zahlreiche inflammatorische Mediatoren frei. Aufgrund ihrer hohen Anzahl spielen sie daher eine zentrale Rolle bei der Modulierung systemischer inflammatorischer Reaktionen [1]. Gadoliniumchlorid ($GdCl_3$) ist als ein selektiver und potenter Inhibitor von Makrophagenfunktionen, wie z. B. Phagozytose, Sauerstoffradikalproduktion und der Expression verschiedener zellspezifischer Antigene bekannt [2].

In dieser Studie wurde untersucht, ob und in welchem Umfang die Genexpression auch anti-inflammatorisch wirksamer Mediatoren durch eine Kupfferzellblockade mit $GdCl_3$ reduziert wird. Eine Reduktion würde eine kompensatorische anti-inflammatorische Reaktion der Kupfferzellen einschränken.

Material und Methoden

Nach Genehmigung des Versuchsprotokolls durch die lokale Ethikkommission und in Übereinstimmung mit den NIH-Richtlinien für den Umgang mit Versuchstieren, wurden 59 Sprague-Dawley-Ratten verblindet und randomisiert auf 14 Gruppen verteilt. GdCl$_3$ [10 mg/kg] oder NaCl [0.9%] wurden 24 h vor Versuchsbeginn unter kurzer Äthernarkose in die Schwanzvene injiziert. Septischer Schock wurde durch Injektion von LPS [0.1 mg/ kg] ausgelöst. Zu den Zeitpunkten 0 h (nur Sham baseline) 1 h, 6 h, 12 h wurden die Tiere mittels intraperitonealer Pentobarbitalinjektion [50 mg/kg] anästhesiert, die Lebern entnommen und daraus die Kupfferzell-Fraktion [3] angereichert. Aus dieser wurde die RNA isoliert, revers zu cDNA transkribiert und mit spezifischen Primern für IL-1β, IL1-Rezeptorantagonist (IL-1RA), IL-6, IL-10 und TNF-α in eine PCR eingesetzt. Zur Auswertung wurden die Bandenstärken der untersuchten Gene in Relation zu der korrespondierenden Bande eines koamplifizierten Haushaltsgens (Bandenstärke GAPDH = 100%) gesetzt.

Ergebnisse

Die IL-1β-, IL-6- und IL-10-Genexpression war nach GdCl$_3$-Behandlung bei septischem Schock signifikant erniedrigt. Die Expressionslevel von IL-1RA und TNF-α wurden im Vergleich zu den NaCl-Gruppen kaum beeinflusst. Bei den Shamgruppen (Daten nicht gezeigt) war nur nach GdCl$_3$-Gabe keine TNF-α-Expression zu finden. Für die anderen Parameter wurden zu den NaCl-Shamgruppen vergleichbare Werte gemessen.

Bei GdCl$_3$-behandelten Tieren konnte 6 h nach LPS-Injektion ein signifikanter Anstieg der IL-1β Genexpression von 65% auf 93% gefunden werden. Die IL-1RA-Genexpression blieb über den Beobachtungszeitraum annähernd konstant, während sie bei der NaCl Gruppe nach 12 h signifikant zurückging (Tabelle 1).

Tabelle 1. Genexpression [% GAPDH-Bande, Medianwerte] bei septischen Schock nach GdCl$_3$-Vorbehandlung. Leberentnahme 1 h, 6 h, 12 h nach LPS-Injektion. Statistik: Wilcoxon-Test

Parameter	Gruppe	0 h	1 h	6 h	12 h
IL-1β	GdCl	93	65	93 *↑ vs. 1 h	70
	NaCl	74	138 * ↑	138 *** ↑	123 * ↑
IL-1RA	GdCl	34	39	49	47
	NaCl	11	63	59	31 * ↓ vs. 1 h, 6 h
IL-6	GdCl	0	13	0	0
	NaCl	0	40 * ↑	61 *** ↑	0 * ↓ vs. 1 h, 6 h
IL-10	GdCl	31	0	0	0
	NaCl	38	74 * ↑	19 * ↑	64 * ↑
TNF-α	GdCl	0	89	0 * ↓ vs. 1 h	0 * ↓ vs. 1 h
	NaCl	10	109 *↑ vs. 0 h	n.a.	0 * ↓ vs. 1 h

* = p < 0.05, *** = p < 0.005, ↑ / ↓ = Wert signifikant erhöht/erniedrigt zur Vergleichsgruppe, n.a. = nicht auswertbar

Diskussion

In dieser Studie wurde die Genexpression von Kupfferzellen bei septischen Schock nach Vorbehandlung mit GdCl$_3$ *in vivo* über einen Zeitraum von 12 h gemessen. Über den gesamten Beobachtungszeitraum war die IL-1β-Genexpression konstant erniedrigt. IL-6-mRNA war nur nach 1 h und IL-10-mRNA nur initial (0 h) nachweisbar. Dies ist auf der Proteinebene für IL-1β und IL-6 von [4], für IL-10-mRNA von [5] jeweils zu einem definierte Zeitpunkt nach Schockinduktion beschrieben worden. GdCl$_3$ scheint aber eher ungeeignet, um eine Makrophagen-bedingte Hyperinflammation zu bremsen, da die IL-1β- und TNF-α-Genexpression nur unvollständig reduziert wurde. Das Einsetzen einer anti-inflammatorischen Antwort (IL-10) wurde jedoch über den gesamten Beobachtungszeitraum komplett inhibiert.

Die anhaltende kontinuierliche, nicht gehemmte Expression bestimmter Gene (IL-1RA, GAPDH) deutet daraufhin, dass Kupfferzellen, trotz GdCl$_3$-Blockade, zu einem gewissen Maße reaktiv und funktionell blieben.

Literatur

1. Marzi I, Bauer M, Secchi A, Bahrami S, Redi H, Schlag G (1995) Effect of anti-tumor necrosis factor alpha on leukocyte adhesion in the liver after hemorrhagic shock: an intravital microscopic study in the rat. Shock 3: 27 – 33
2. Vollmar B, Siegmund S, Richter S, Menger MD (1999) Microvascular consequences of Kupffer cell modulation in rat liver fibrogenesis. J Pathol 189: 85 – 91
3. Kawada N, Tran-Thi TA, Klein H, Decker K (1993) The contractil hepatic stellate (Ito) cells stimulated with vasoactive substances. Possible involvement of endothelin-1 and nitric oxide in the regulation of sinusoidal tonus. Eur J Biochem 213: 815 – 823
4. Koo DJ, Chaudry IH, Wang P (1999) Kupffer cells are responsible for producing inflammatory cytokines and hepatocellular dysfunction during early sepsis. J Surg Res 83: 151 – 157
5. Rai RM, Zhang JX, Clemens MG, Diehl AM (1996) Gadolinium chloride alters the acinar distribution of phagocytosis and balance between pro- and anti-inflammatory cytokines. Shock 6: 243 – 247

Korrespondenzadresse: Dr. Dirk Henrich, Klinik für Unfall-, Hand- und Wiederherstellungschirurgie, Klinikum der Johann Wolfgang Goethe-Universität, Theodor-Stern-Kai 7, 60590 Frankfurt am Main, Fax: 069-6301-7108, e-mail: d.henrich@trauma.uni-frankfurt.de

Einfluss von Hitzeschockprotein 70 auf die biliäre Sekretion organischer Anionen bei experimenteller septischer Cholestase

Influence of heat shock protein 70 on biliary secretion of organic anions in septic cholestasis

U. Bolder[1], R. Przkora[1], V. Kidder[1], L. Landmann[2] und K.-W. Jauch[1]

[1] Klinik und Poliklinik für Chirurgie, Universität Regensburg
[2] Institut für Anatomie, Universität Basel, Schweiz

Abstract

Cholestasis and icterus are common problems in sepsis and endotoxemia. Both conditions indicate retention of bile acids and organic anions. These molecules may accumulate in the systemic circulation of within the cytoplasm. Both have been shown to be toxic and capable of inducing necrosis and apoptosis. In previous studies we have shown that heat stress preserves bile acid transport in endotoxemic rats. The aim of the present study was to investigate, if heat stress would also preserve the transport of organic anions. Sulfobromophthalein was used as marker substrate in experiments determining the maximum transport rate in isolated perfused rat livers. Immunoblot analyses, Northern blot analyses and immunofluorescence microscopy determined the regulation and distribution of the basolateral and canalicular transport proteins. The experiments showed that heat stress is capable to prevent impairment of organic anion transport observed in endotoxemia. Preservation primarily affects the protein level rather than the RNA level. Distribution of transporters was not changed by heat stress. The protective effects of heat stress coincided with the induction of heat shock proteins 70 and 25, supporting a crucial role of these chaperones.

Einleitung

Cholestase und Ikterus sind häufig beobachtete Probleme septischer Patienten. Laborchemisch kommt es zu einer Retention von Gallensäuren und organischen Anionen in der systemischen Zirkulation [1]. Diese wird durch eine transkriptionelle Herabregulierung der Translation der hepatozellulären Membrantransporter für diese Substanzen verursacht [2]. Die Retention der genannten Substanzklassen kann auch zu einer intrazellulären Akkumulation führen und Apoptose, Nekrose führen und schließlich ein Organversagen bewirken.

Hitzestress (HS) führte in zahlreichen tierexperimentellen Studien zu einer Resistenz gegenüber sonst letalen Infektionen. Die Synthese von Hitzeschockproteinen (HSPs) ist hierbei der Vermittler des protektiven Effektes. Dies sind Stressproteine, die ihrem Molekulargewicht entsprechend in verschiedene Familien (z. B. HSP25, HSP70 usw.) eingeteilt werden. Auf zellulärer Ebene assoziieren Sie mit zellulären Funktionsproteinen und verhindern deren Entfaltung, Aggregation und Abbau über den Proteasomkomplex. In vorangegangenen Experimenten konnten wir zeigen, dass Hitzestress die Transportfähigkeit für Gallensäuren unter den Bedingungen der LPS-induzierten Cholestase erhält [3]. Ziel der jetzt durchgeführten Untersuchung war es zu ermitteln, ob ein Hitzestress die Störung des hepatozellulären Transports für organische Anionen verhindern kann.

Material und Methoden

Ein HS wurde in SD-Ratten durch eine Hyperthermie mit Erhöhung der Körperkerntemperatur (10 min; 42 °C) ausgelöst. Hierzu wurden die Tiere in einer temperierbaren Röhre platziert. Als Markersubstrat der biliären Sekretion diente Sulfobromophthalein (BSP). In Voruntersuchungen konnte eine hohe Affinität von BSP für den basolateralen Anionentransporter („Organic anion transport protein", oatp) sowie den kanalikulären Anionentransporter („Multi drug resistance protein 2", mrp2) gezeigt werden [4]. Die i. p. Injektion von E. coli Lipopolysaccharid (6 mg/kg; B4:0111) diente als Endotoxinämiemodell und wurde zwei h nach HS (HS/LPS Gruppe) bzw. ohne HS (LPS Gruppe) vorgenommen. Kontrolltiere erhielten ein i. p. Injektion mit 0.15 M NaCl Lösung (Kontrollgruppe) bzw. wurden alleinig einem HS (HS Gruppe) unterzogen. Die biliäre BSP-Exkretion wurde durch Ermittlung des Transportmaximums nach der Methode von Kitani et al. bestimmt [5]. Die Expression der Membrantransporter wurde in Immunoblot-Analysen untersucht. Die Messung der RNA-Spiegel von oatp und mrp2 erfolgte mittels Northern Blot-Analysen. Die Gewebeverteilung wurde durch Immunfluoreszenzmikroskopie untersucht.

Ergebnisse

In Immunoblot-Analysen konnte gezeigt werden, dass sowohl HSP70 als auch HSP25 nach HS bzw. HS/LPS stark induziert wurde. Die höchsten HSP Spiegel wurden nach 12 – 24 h gemessen. Funktionell war die BSP Sekretion (Angaben in $\mu mol \cdot kg^{-1} \cdot min^{-1}$) nach LPS gegenüber der Kontrolle reduziert (0.29 ± 0.02 vs. 0.61 ± 0.03; $P < 0.05$). HS alleine hatte keinen signifikanten Einfluss auf den BSP Transport (0.56 ± 0.03). Dieser war jedoch nach HS/LPS höher, als nach LPS Behandlung (0.45 ± 0.01, $P < 0.05$ vs. Kontrolle, LPS). Die Immunoblot-Analysen ergaben reduzierte Signale des oatp sowie des mrp2 Transporters in isolierten Hepatozytenplasmamembranen nach LPS im Vergleich zur Kontrolle. Nach HS/LPS sowie nach alleinigem HS waren die Signale von oatp und mrp2 mit der Kontrollgruppe vergleichbar. In Northern Blot-Analysen zeigte sich für beide Transporter eine Abnahme nach LPS gegenüber den Kontrollen. HS führte anders als bei den Membranproteinen jedoch nicht zu einer Protektion des RNA Signals. In der Immunfluoreszenzmikroskopie ergab sich ein höheres, streng an die basolaterale Membran gebundenes Signal für oatp, wohingegen nach LPS ein vermindertes z. T. ins Zytoplasma verlagertes Signal detektiert wurde. Das Signal von mrp2 war streng auf die kanalikuläre Hepatozytenmembran beschränkt und war nach HS/LPS dem der Kontrollgruppe vergleichbar, wohingegen nach LPS eine Abnahme der Signalintensität beobachtet wurde.

Schlussfolgerung

HS bewirkt in der experimentellen septischen Cholestase eine Protektion der Transportfunktion für organische Anionen. Diese wird über einen Erhalt der Membrantransport-
proteine oatp und mrp2 unabhängig von deren Transkription vermittelt. Teile der
protektiven Eigenschaften werden durch HSP70 und HSP 25 vermittelt.

Literatur

1. Bolder U, Ton-Nu HT, Schteingart CD, Frick E, Hofmann AF (1997) Hepatocyte transport of bile acids
   and organic anions in endotoxemic rats: impaired uptake and secretion. Gastroenterology 112: 214 –
   225
2. Moseley RH, Wang W, Takeda H, Lown K, Shick L, Ananthanarayanan M, Suchy F (1996) Effect of
   endotoxin on bile acid transport in rat liver: a potential model for sepsis-associated cholestasis. Am J
   Physiol 271: G137 – G146
3. Bolder U, Schmidt A, Landmann L, Kidder V, Tange S, Jauch K.-W. Heat stress prevents impairment of
   bile acid transport in endoroxemic rats by a posttranscriptional mechanism. Gastroenterology (im
   Druck).
4. Kullak-Ublick GA, Hagenbuch B, Stieger B, Wolkoff AW, Meier PJ (1994) Functional characterization
   of the basolateral rat liver organic anion transporting polypeptide. Hepatology 20: 411 – 416
5. Kitani K, Kanai S, Ohta M, Sato Y (1986) Differing transport maxima values for taurine-conjugated
   bile salts in rats and hamsters. Am J Physiol 251: G852 – G858

Korrespondenzadresse: PD. Dr. med. Ulrich Bolder, Klinik und Poliklinik für Chirurgie,
Klinikum der Universität Regensburg, Franz-Josef-Strauss-Allee 11, 93053 Regensburg,
Fax: 0941 944 6802, e-mail: ulrich_bolder@yahoo.com

Perioperative GLY-GLN Infusion vermindert die operationsbedingte Immunsuppression: Schnellere Wiederherstellung der postoperativ verminderten LPS induzierten TNF-alpha Sekretion

Perioperative GLY-GLN infusion diminishes the surgery-induced period of immunosuppression: Accelerated restoration of the LPS-induced TNF-α response

T. Sautner[1], R. Exner[1], D. Tamandl[2], M. Mittelboeck[3], A. Spittler[2] und E. Roth[2]

[1] Klinik für Allgemeinchirurgie
[2] Chirurgische Forschungslaboratorien
[3] Medizinische Computerwissenschaften, Universität Wien

Abstract

Background: Surgery leads to a transitory immunosuppression which in turn is associated with an increased susceptibility to infection and sepsis. It has further been shown that the ex vivo LPS-induced TNF-α secretion into whole blood is reduced under these conditions and a useful tool to detect immunocompetence [1] Recent publications demonstrated an immunostimulating effect of the amino acid glutamine (GLN) [2]. Therefore, we investigated the effect of GLN dipeptides on the LPS induced ex vivo TNF-α production in a perioperative setting. *Methods*: 45 patients undergoing major abdominal surgery were randomly allocated to either receive isonitrogeniously Vamin (controls) or glycyl-glutamine (35 g GLN; GLY-GLN), or alanyl-glutamine (35 g GLN; ALA-GLN) as a continuous infusion over 72 h, starting 24 h before surgery. Before infusion, immediately at the end of surgery as well as 48 h postoperatively blood samples were collected to determine the TNF-α release into whole blood stimulated with LPS. Groups were compared by ANOVA. *Results*: The groups were well comparable concerning age, gender distribution and operation time. At the end of surgery a significant reduction ($^a p < 0.01$) of ex vivo LPS-induced TNF-α production was observed in all groups. In patients who received GLY-GLN the inducible TNF-α production was significantly ($^b p < 0.02$) restored after 48 h to 94% of preoperative values. *Conclusions*: In this prospective randomized study, patients treated with the dipeptide GLY-GLN perioperatively showed a significantly improved LPS-induced TNF-α production. This expresses a reduction of the surgery-induced immunosuppression.

Einleitung

Chirurgische Eingriffe führen zu einer vorübergehenden Immunsuppression, die wiederum mit erhöhter Infektionsgefahr und Sepsis assoziiert ist. Es wurde gezeigt, dass unter diesen Bedingungen die ex vivo LPS induzierte TNF-α Sekretion im Vollblut reduziert ist

382

und somit als Marker für Immunkompetenz verwendbar ist [1]. Jüngste Publikationen zeigen einen immunstimulierenden Effekt der Aminosäure Glutamin (GLN) [2]. Daher untersuchten wir in einer prospektiv randomisierten Studie den Effekt von perioperativ infundierten GLN-Dipeptiden auf die LPS induzierte ex vivo TNF-α Produktion.

Methodik

45 Patienten mit großen abdominalchirurgischen Operationen wurden in drei Gruppen randomisiert um entweder Glycyl-Glutamin (35 g GLN; GLY-GLN), Alanyl-Glutamin (35 g GLN; ALA-GLN) oder das isonitrogene Vamin 14EF (Kontrollgruppe) als kontinuierliche intravenöse Infusion über 72 h zu erhalten, beginnend 24 Stunden vor Operationsbeginn. Vor Infusionsstart, unmittelbar nach der Operation und 48 Stunden postoperativ wurde die TNF-α Sekretion im LPS-stimulierten Vollblut mittels ELISA bestimmt. Die Gruppen wurden mittels ANOVA verglichen.

Ergebnisse

Zwischen den Gruppen bestanden keine Unterschiede betreffend Alter, Geschlecht und Operationsdauer der Patienten. Unmittelbar postoperativ zeigte sich in allen Gruppen eine signifikante Reduktion ($P < 0.01$) der ex vivo LPS induzierten TNF-α Produktion. Bei Patienten, die GLY-GLN erhielten war nach 48 h die induzierte TNF-α Produktion auf 94% des präoperativen Wertes signifikant ($P < 0.02$) verbessert.

Schlussfolgerung

In dieser prospektiv randomisierten Studie zeigten Patienten, die mit dem Dipeptid Glycyl-Glutamin behandelt wurden, eine signifikant verbesserte ex vivo LPS induzierte TNF-α Freisetzung. Dies ist Ausdruck einer Verminderung der postoperativen Immunsuppression.

Literatur

1. Ertel W, Kremer JP, Kenney J, Steckholzer U, Jarrar D, Trentz O, Schildberg FW (1995) Downregulation of proinflammatory cytokine release in whole blood from septic patients. Blood 85: 1341–1347
2. Spittler A, Sautner T, Gornikiewicz A (2001) Postoperative glycyl-glutamine infusion reduces immunosuppression: partial prevention of the surgery induced decrease in HLA-DR expression on monocytes. Clin Nutri 20: 37–42

Korrespondenzadresse: Dr. Ruth Exner, Chirurgische Forschung, AKH Wien, Währinger Gürtel 18–20, 1090 Wien, Österreich, Fax: ++43 1 404006783, e-mail: ruth.exner@akh-wien.ac.at

Immunologische Geschlechtsunterschiede nach abdominal-chirurgischem Trauma – Eine Prospektive Untersuchung

Immunological gender differences following abdominal surgical trauma – a prospective study

M. W. Wichmann[1], G. Meyer[1], C. Müller[1], M. Adam[2], M. K. Angele[1] und F.-W. Schildberg[1]

[1] Chirurgische Klinik und Poliklinik
[2] Institut für Klinische Chemie, Ludwig-Maximilians-Universität München

Abstract

Introduction: A number of clinical and experimental studies focusing on perioperative immune function indicate significant gender differences. Female mice have been reported to have significantly better specific and unspecific immune functions after hemorrhagic shock and soft tissue trauma. Clinical studies also observed reduced postoperative infection and complication rates in female patients. Moreover, significantly better long-term results after colorectal cancer resections have been reported in females. To address the immunological background of these findings, this prospective study evaluates the perioperative course of B and T lymphocytes following abdominal surgical procedures in male and female patients. *Material and Methods*: 20 male and 20 female patients with planned abdominal surgical intervention were prospectively enrolled. Absolute cell numbers of B lymphocytes ($CD19^+$), T lymphocytes ($CD3^+$), T helper ($CD3^+CD4^+$) as well as T suppressor ($CD3^+CD8^+$) lymphocytes were determined by flow cytometry. Blood samples were taken prior to as well as on days one, two and five after surgery. Statistical analysis was done using ANOVA, Dunn's test and Student-Newman-Keuls test. *Results*: Following surgical trauma we observed a significant depression of all lymphocyte subpopulations in male patients with minimum values measured on day one after surgery and persistent depression of cell numbers until day five after surgery. In female patients a short-lived (24 h) significant depression of T lymphocyte cell counts was observed while no significant changes of B lymphocyte counts as well as T helper and T suppressor cell counts occurred. *Conclusions*: Our findings indicate significant gender differences regarding the immune function following elective abdominal surgical trauma with significant advantages for female patients. These observations can help to explain the reported gender differences regarding incidence and mortality of septic complications in surgical patients. Moreover, these immunological gender differences may also contribute to better long-term results after colorectal cancer surgery. Perioperative administration of sex hormone agonists and/or antagonists may, therefore, be a future adjuvant treatment option and requires further clinical experimental evaluation.

Einleitung

In tierexperimentellen und klinischen Studien konnten immunologische Geschlechts-unterschiede nach operativem oder akzidentellem Trauma beobachtet werden. So wurde im Tierversuch gezeigt, dass weibliche Mäuse nach hämorrhagischem Schock und Weichteiltraum eine signifikant bessere spezifische und unspezifische Immunfunktion aufweisen als männliche Versuchstiere [1]. Im Rahmen von klinisch-epidemiologischen Untersuchungen wurde eine signifikant geringere postoperative Infektionsrate mit weniger septischen Krankheitsbildern bei Frauen beobachtet [2, 3]. Bislang ist der immunologische Hintergrund dieser epidemiologischen Beobachtungen im Menschen nicht eindeutig geklärt – tierexperimentelle Daten deuten jedoch auf positive Effekte der weiblichen Geschlechtshormone sowie negative Effekte des männlichen Geschlechts-hormons Testosteron hin [4]. Um diese tierexperimentellen Daten in einer klinischen Studie prospektiv zu überprüfen, wurde bei 20 Männern und 20 Frauen mit abdominal-chirurgischen Operationen der perioperative Zellzahl-Verlauf von Lymphozyten-Subpo-pulationen ermittelt.

Methodik

Jeweils 20 Männer und Frauen mit geplanten abdominal-chirurgischen Eingriffen wurden prospektiv in diese Studie aufgenommen. Die Lymphozyten-Subpopulationen wurden nach Markierung mit monoklonalen Antikörpern (Becton Dickinson, San Jose/CA) durchflusszytometrisch im FACScan Flow Cytometer (Becton Dickinson) aus hämoly-siertem Vollblut bestimmt. Die Blutentnahmen erfolgten präoperativ sowie an den Tagen 1, 2 und 5 postoperativ. Die statistische Auswertung wurde mit ANOVA, Dunn's Test und Student-Newman-Keuls Test durchgeführt.

Ergebnisse

Durch operatives Trauma kam es bei Männern zu einer signifikanten Abnahme der zirkulierenden B-Lymphozyten, die bis zum 5. postoperativen Tag fortbestand. Bei Frauen war dagegen keine wesentliche Veränderung der zirkulierenden B-Lymphozyten zu beobachten. Des weiteren konnte bei Männern eine signifikante Reduzierung der Anzahl zirkulierender T-Lymphozyten und T-Helfer-Zellen festgestellt werden, die auch am Tag 5 postoperativ noch fortbestand. Bei Frauen fand sich eine kurzfristige (24 Stunden postoperativ) signifikante Depression der CD3+ Lymphozyten, während bei T-Helfer- und T-Suppressor-Zellen keine signifikanten postoperativen Veränderungen beobachtet wurden (siehe Tabelle 1).

Diskussion und Schlussfolgerung

Die vorgestellten Ergebnisse weisen auf signifikante geschlechtsspezifische Unterschiede im Rahmen der immunologischen Reaktion auf chirurgisches Trauma hin. Bei Frauen finden sich – einen unkomplizierten postoperativen Verlauf vorausgesetzt – deutlich mehr

Tabelle 1. Zirkulierende Lymphozyten-Subpopulationen bei Männern (N = 20) und Frauen (N = 20) nach abdominal-chirurgischen Eingriffen

Zellen/µl	Präoperativ		Tag 1 postop.		Tag 2 postop.		Tag 5 postop.	
	♂	♀	♂	♀	♂	♀	♂	♀
CD 19+ B-Lymphozyten	174 ± 18	200 ± 24	$95 \pm 12^{\#+}$	198 ± 26	$132 \pm 18^{+}$	212 ± 23	$102 \pm 12^{\#+}$	196 ± 13
CD3+ T-Lymphozyten	1086 ± 45	1225 ± 78	$513 \pm 12^{\#+}$	$774 \pm 34^{\#}$	$684 \pm 34^{\#+}$	1042 ± 86	$766 \pm 64^{\#}$	1012 ± 95
CD3+ CD4+ T-Helfer Zellen	664 ± 23	723 ± 112	$314 \pm 32^{\#+}$	454 ± 45	$403 \pm 16^{\#+}$	612 ± 62	$423 \pm 34^{\#+}$	634 ± 114
CD3+ CD8+ T-Suppressor Zellen	340 ± 55	348 ± 54	$195 \pm 16^{\#+}$	302 ± 24	234 ± 18	322 ± 45	321 ± 65	341 ± 72

$^{\#}$ p < 0.05 vs. entsprechende präoperative Werte, $^{+}$ p < 0.05 Männer vs. Frauen, Mean ± SEM

zirkulierende immunkompetente T- und B-Lymphozyten als bei vergleichbaren Männern. Die Beobachtungen können einen Erklärungsansatz für die in der Literatur beschriebenen Geschlechtsunterschiede hinsichtlich Inzidenz und Mortalität septischer Komplikationen liefern. In diesem Zusammenhang sind auch die besseren Langzeitergebnisse nach kurativer Resektion von Rektumkarzinomen bei Frauen gegenüber Männern von Interesse [5]. Die präoperative Gabe von Geschlechtshormon-Agonisten und/oder -Antagonisten bedarf weiterführender Untersuchungen und könnte langfristig eine zusätzliche Behandlungsoption zur Immunmodulation bei chirurgischen Patienten darstellen.

Literatur

1. Wichmann MW, Ayala A, Chaudry ICH (1997) Male sex-steroids are responsible for depressing macrophage immune function after trauma-hemorrhage. Am J Physiol 273: C1335 – C1340
2. Bone RC (1992) Toward an epidemiology and natural history of SIRS (systemic inflammatory response syndrome). JAMA 268: 3452 – 3455
3. Wichmann MW, Inthorn D, Andress HJ, Schildberg FW (2000) Incidence and mortality of severe sepsis in surgical intensive care patients: the influence of patient gender on disease process and outcome. Intensive Care Med 26: 167 – 172
4. Angele MK, Schwacha mg, Ayala A, Chaudry IH (2000) Effect of gender and sex on immune responses following shock. Shock 14: 81 – 90
5. Wichmann MW, Müller C, Hornung HM, Lau-Werner U, Schildberg FW (2001) Gender differences in long-term survival of patients with colorectal cancer. Br J Surg 88: 1092 – 1098

Korrespondenzadresse: Dr. M. W. Wichmann, Chirurgische Klinik und Poliklinik, Ludwig-Maximilians-Universität, Klinikum Großhadern, Marchioninistraße 15, 81377 München, Tel.: 089-7095-0, Fax: 089-7095-5774

Die geschlechtsspezifische Immunantwort nach traumatisch-hämorrhagischem Schock: Vermittlung durch die LPS-Rezeptoren CD14 und TLR4?

Is the gender specific immune response after trauma and hemorrhagic shock mediated by the different expression of LPS-receptors CD14 and TLR4?

S. Eisenmenger, M. Wichmann, R. Hatz, F. W. Schildberg und M. Angele

Chirurgische Klinik, Klinikum Großhadern, Ludwig-Maximilians-Universität München

Abstract

Background: After trauma and hemorrhagic shock (THS) macrophages obtained from male mice produce significantly lower levels of the proinflammatory cytokines (e. g. IL-1β, IL-6) upon stimulation with lipopolysaccharide (LPS), whereas females do not show any depression. LPS is known to act via the receptors CD14 and TLR4 on macrophages. However, it is still unknown whether the gender specific immune response after THS is mediated by the different expression of LPS-receptors CD14 and TLR4.

Methods: Male and proestrus female mice (C3H/HeN) were subjected to trauma (laparotomy) followed by hemorrhage (mean arterial blood pressure maintained at 35 ± 5 mmHg for 90 min and resuscitation) or sham operation. Two hours after resuscitation, spleen (SMϕ) and peritoneal macrophages (PMϕ) were harvested and cultivated for 2 h. The expression of CD14 and TLR4 was measured by flow cytometry on native SMϕ and PMϕ as well as on LPS stimulated macrophages. F4/80 was used as a macrophage marker.

Results: The expression of CD14 and TLR4 on SMϕ and PMϕ was not affected by the gender of the animals. No significant difference in the expression of CD14 and TLR4 was evident between males and females. Furthermore, incubation of SMϕ with LPS did not alter LPS receptor expression in the study groups.

Conclusion: Thus, the gender specific cytokine secretion after TSH is not caused by a different LPS receptor density on macrophages of male and female mice. This implicates that different, downstream mechanisms might be responsible for the immunological gender differences observed after THS.

Einleitung

Nach wie vor stellt der traumatisch-hämorrhagische Schock (THS) bei jungen Erwachsenen die häufigste Todesursache in industrialisierten Ländern dar. In klinischen Studien zeigte sich hierbei bei männlichen Patienten nach Trauma eine erhöhte Anfälligkeit für das Entstehen einer Sepsis, so wie eine erhöhte Mortalität [1, 2]. Auch in tierexperimentellen Studien war bei männlichen Mäusen eine erhöhte Mortalität nach THS und zusätzlich induzierter polymikrobieller Sepsis zu finden. Mitverantwortlich für diese Beobachtungen könnte eine geschlechtsspezifisch unterschiedliche zelluläre Immunantwort sein. In vorangegangenen Studien konnte eine geschlechtsspezifische, unterschiedliche Zytokin-sekretion durch murine Makrophagen nach THS wie auch nach polymikrobieller Sepsis (PMS) nachgewiesen werden [3]. So zeigten Makrophagen, die aus männlichen Mäusen nach THS isoliert wurden, nach *in vitro* Stimulation mit LPS eine signifikant verminderte Sekretion der proinflammatorischen Zytokine IL-1 und IL-6 im Vergleich zu sham-operierten Tieren. Dagegen war bei weiblichen Tieren nach Induktion des THS keine Inhibition der Sekretion von IL-1 und IL-6 zu finden [3, 4]. Eine mögliche Erklärung hierfür könnte eine geschlechtsspezifisch unterschiedliche Wirkung von LPS sein, welches sowohl während THS und PMS eine Rolle spielt. Die Wirkung von LPS wird unter anderem über die Rezeptoren CD14 und TLR4 vermittelt. Inwieweit eine geschlechtsspezifisch unterschiedliche Expression der Rezeptoren CD14 und TLR4 auf den Makrophagen für die zwischen den Geschlechtern beobachteten unterschiedlichen Zytokinsekretionsmuster verantwortlich ist, ist bislang jedoch nicht geklärt.

Methodik

Männliche (n = 6) und weibliche (n = 6, im Proöstrus-Stadium) C3H/HeN Mäuse wurden mit einem Isofluran/Lachgasgemisch anästhesiert und zur Induktion eines Weichteiltrau-mas laparotomiert. Im Anschluss wurden Katheter in die Femoralarterien eingelegt und der mittlere arterielle Blutdruck durch Blutentzug für 90 min auf 35 ± 5 mmHg reduziert (THS), gefolgt von einer Flüssigkeitssubstitution mit Ringers Lactat. Weibliche (n = 6) und männliche, sham-operierte Tiere (n = 6) dienten als Kontrollgruppe (Ko). Zwei Stunden nach HS oder Sham-Operation wurden die Tiere getötet, Milz- und Peritonealmakro-phagen gewonnen und die Expression von CD14, sowie TLR4 auf den Makrophagen wurde mittels Durchflusszytometrie bestimmt. Die Expression der Rezeptoren wurde auf nativen Peritoneal- und Milzmakrophagen sowie auf kultivierten und mit LPS stimulierten Milzmakrophagen analysiert.

Ergebnisse

Es zeigten sich keine signifikanten Unterschiede in der Expression von TRL4 zwischen Makrophagen aus männlichen und weiblichen Mäusen, weder unter Kontrollbedingungen noch nach THS. Auch die *in vitro* Stimulation der Milzmakrophagen mit LPS führte zu keinem geschlechtsspezifischen Unterschied in der Expression des LPS-Rezeptors TLR4 (Abb. 1). Gleichermaßen fanden sich keine geschlechtsspezifischen Unterschiede in der CD14 Expression.

Schlussfolgerung

In der vorliegenden Untersuchung konnten keine geschlechtsspezifischen Unterschiede in der Expression der LPS-Rezeptoren CD14 und TLR4 auf der Oberfläche von Peritoneal-und Milzmakrophagen gezeigt werden. Damit erscheint die unterschiedliche Sekretion proinflammatorischer Zytokine bei männlichen und weiblichen Versuchstieren nicht durch ein differentielles Expressionsmuster von CD14 bzw. TLR4 vermittelt zu sein. Diese

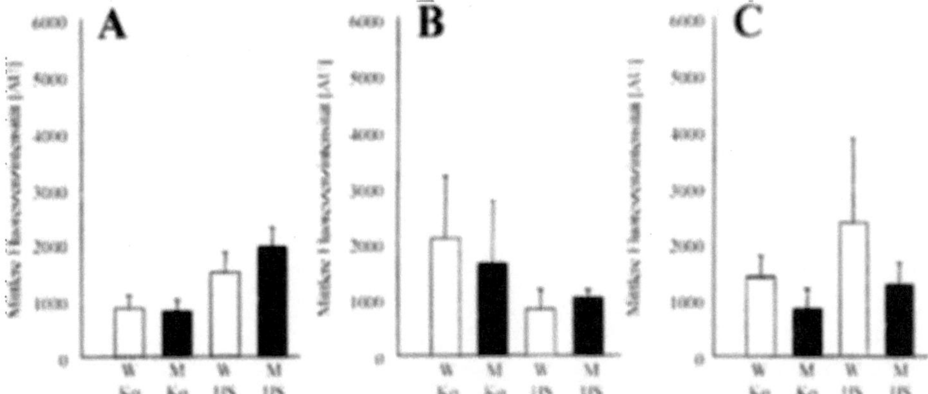

Abb. 1. Durchflusszytometrische Analyse von TLR4 auf Peritonealmakrophagen (**A**), Milzmakrophagen ohne (**B**) und mit LPS-Stimulation (**C**) von weiblichen (*W*) und männlichen (*M*) Mäusen nach traumatisch-hämorrhagischem Schock (*HS*) oder sham-Operation (*Ko*). Es zeigen sich keine geschlechtsspezifischen Unterschiede in der Expression von TLR4 auf der Oberfläche der Makrophagen

Ergebnisse implizieren, dass nicht die LPS-Rezeptoren, sondern ein nachgeschalteter Schritt für die geschlechtsspezifischen immunologischen Unterschiede nach traumatisch-hämorrhagischem Schock maßgeblich ist.

Literatur

1. Schröder J, Kahlke V, Staubach KH, Zabel P, Stuber F (1998) Gender differences in human sepsis. Arch. Surg. 133: 1200 – 1205
2. Oberholzer A, Keel M, Zellweger R, Steckholzer U, Trentz O, Ertel W (2000) Incidence of septic complications and multiple organ failure in severely injured patients is sex specific. J. Trauma 48: 932 – 937
3. Angele MK, Schwacha MG, Ayala A, Chaudry IH (2000) Effect of gender and sex hormones on immune responses following shock. Shock 14: 81 – 90
4. Angele MK, Knoferl MW, Schwacha MG, Ayala A, Cioffi WG, Bland KI, Chaudry IH (1999) Sex steroids regulate pro- and anti-inflammatory cytokine release by macrophages after trauma-hemorrhage. Am. J. Physiol 277: C35 – C42

Korrespondenzadresse: Dr. Simone Eisenmenger, Chirurgische Klinik und Poliklinik, Klinikum Großhadern, Marchioninistraße 15, 81377 Großhadern, Tel.: 089/7095-3449, e-mail: eisenmenger_simone@yahoo.com

Systemische Adaptation und Kreuztoleranz gegenüber LPS: Protektive Mechanismen der Darmmuscularis bei Folgetrauma

Systemic adaptation and cross-tolerance to LPS: Protective mechanisms of the jejunal muscularis after intestinal trauma

N. T. Schwarz[1], J. C. Kalff[1], A. Türler[2], A. J. Bauer[2] und A. Hirner[1]

[1] Klinik und Poliklinik für Allgemein-, Viszeral-, Thorax- und Gefäßchirurgie, Rheinische Friedrich-Wilhelms-Universität Bonn
[2] Department of Medicine, University of Pittsburgh, USA

Abstract

Background and aims: Endotoxin as well as intestinal trauma elicits an inflammatory response within the intestinal muscularis and causes intestinal muscle dysfunction. Our aims were to investigate intestinal muscle recovery after repeated LPS injections as well as the ability of LPS to induce cross-tolerance to postoperative ileus. *Methods*: Motility was measured *in vivo* and *in vitro* by transit and organ bath techniques. NF-kB, NF-IL-6 and STAT were quantified using EMSA and TNF-α, IL-6, iNOS and COX-2 were measured with RT-PCR. Histochemistry for neutrophils was performed in jejunal muscularis wholemounts. *Results*: Endotoxin-induced suppression of *in vitro* muscle contractility temporally recovered over 7 days during the continuous daily injection of LPS. Functional adaptation to continuous LPS was reflected in a significant postoperative blunting of transcription factor activation and cytokine mRNA upregulation compared to the untreated manipulated muscularis and by there reduced the functional, molecular and leukocytic sequelae of intestinal manipulation. *Conclusions*: The intestinal muscularis recovers and develops tolerance to endotoxin over seven days, which confers cross-tolerance to intestinal manipulation. Preconditioning induces protective mechanisms to a subsequent insult within the muscularis externa, which could be therapeutically exploited to prevent postoperative ileus.

Einleitung

Die Traumatisierung des Darms initiiert eine inflammatorische Antwort innerhalb der Darmmuscularis, welche in einer signifikanten Herabsetzung der Darmmotilität resultiert [1]. Diese Veränderungen entstehen auch nach Gabe von LPS [2]. Bei beiden Traumamechanismen werden die Entzündungsreaktionen durch die Induktion residenter Makrophagen innerhalb der Darmmuscularis ausgelöst [3, 4]. Unsere Beobachtungen zeigen, dass Versuchstiere nach Endotoxinvorbehandlung weniger unter einem Folgetrauma leiden. Die hierfür verantwortlichen Mechanismen sind unbekannt [5], besitzen allerdings einen bedeutenden klinischen Stellenwert, da eine systemische Präkonditionierung mit Endotoxin einen protektiven Effekt gegenüber den Folgen eines intraabdominellen Operationstraumas verursachen kann. Ziel der Arbeit ist der Nachweis, inwieweit eine präoperative systemische Präkonditionierung mit LPS zu geringeren Folgen eines operativen Bauchtraumas durch eine molekulare und funktionelle Adaptation und Kreuztoleranz der Darmmuscularis führt.

Material und Methoden

Der Dünndarm von Sprague Dawley Ratten wurde standardisiert manipuliert, entweder mit oder ohne Präkonditionierung durch LPS (tägliche intraperitoneale Injektionen mit 1 mg/kg LPS über 7 Tage, $N = 5$, $p < 0.05$). Im ersten Versuchsabschnitt wurde zunächst mit unterschiedlichen LPS Dosen die Schwellendosis ermittelt, wonach eine geringere posttraumatische Reaktion, beziehungsweise protektive Kreuztoleranz gegenüber Folgetraumata erzielt wurde. In diesen Versuchsgruppen wurde die jejunale zirkuläre Darmmuscularis funktionell *in vitro* untersucht und die *in vivo* Darmtransitzeit gemessen. RT-PCR und Elektromobilitäts Shift Assays (EMSA) von Extrakten isolierter Dünndarmmuscularis wurden durchgeführt und die zelluläre Infiltration der Darmmuscularis histochemisch bestimmt.

Ergebnisse

EMSAs für NF-κB, NF-IL-6 and STAT3 demonstrierten 4 Stunden nach Dünndarmmanipulation verglichen zu Kontrolltieren eine 33.2-, 19.2- und 11.6-fach gesteigerte Aktivierung der Transkriptionsfaktoren innerhalb der Dünndarmmuscularis. Die Präkonditionierung mit LPS führte respektive mit einer 24.4-, 11.2- und 7.0-fachen Aktivierung zu einer signifikanten Reduktion dieser Transkriptionsfaktorenaktivierung. RT-PCR von Proben manipulierter Muscularis zeigte eine akute 9.6-fache Aufregulierung der IL-6 mRNA, welche nach LPS Präkonditionierung signifikant um 44% reduziert war. Eine signifikant reduzierte Expression proinflammatorischer Zytokine wurde ebenfalls für TNF-α (76.4%), iNOS (29.6%) und COX-2 (52.2%) mRNA beobachtet. Dünndarmmanipulation verursachte eine signifikante Suppression der *in vitro* Muskelkontraktilität um 42%, wohingegen nach LPS Präkonditionierung im Vergleich zu Kontrollen diese Suppression der durch Bethanechol stimulierten Muskelkontraktilität aufgehoben war. Dieser protektive funktionelle Effekt wurde auch *in vivo* beobachtet. Er wurde von einer signifikanten Reduktion der leukozytären Infiltrate in der präkonditionierten Darmmuscularis begleitet (29.8 ± 5.93 Neutrophile mit gegenüber 52.9 ± 5.24 Zellen ohne LPS Präkonditionierung).

Zusammenfassung

Die systemische Präkonditionierung mit LPS führt zu einer intestinalen Adaptation, welche eine signifikante Herabsetzung der postoperativen Entzündungsreaktionen in der Darmmuscularis bewirkt. Die postoperative Transkriptionsfaktorenaktivierung und Zytokinaufregulation sowie Leukozytenrekrutierung werden signifikant reduziert, begleitet von einer geringeren postoperativen Suppression der *in vitro* und *in vivo* Muskelkontraktilität. Wir folgern, dass eine signifikante intestinale Kreuztoleranz zwischen LPS und Darmmanipulation stattfindet. Weitere Untersuchungen werden zeigen, inwieweit diese Beobachtung therapeutisch in der Vorbeugung der postoperativen Darmmotilitätsstörung eingesetzt werden kann.

Unterstützt durch Stipendien der Deutschen Forschungsgemeinschaft (SCHW (745/1-1) und des National Insitute of Health (R01-GM-58241 und P50-GM-53789)

Literatur

1. Kalff JC, Schraut WH, Simmons RL, Bauer AJ (1998) Surgical manipulation of the gut elicits an intestinal muscularis inflammatory response resulting in postsurgical ileus. Ann Surg 228: 652 – 663
2. Eskandari MK, Kalff JC, Billiar TR, Lee KK, Bauer AJ (1997) Lipopolysaccharide activates the muscularis macrophage network and suppresses circular smooth muscle activity. Am J Physiol 273: G727 – G734
3. Kalff JC, Schwarz NT, Walgenbach KJ, Schraut WH, Bauer AJ (1998) Leukocytes of the intestinal muscularis: their phenotype and isolation. J Leukoc Biol 63: 683 – 691
4. Schwarz NT, Tuerler A, Bauer AJ, Hirner A, Kalff JC (2001) Neue Aspekte der postoperativen Darmatonie. Viszeralchirurgie 36: 402 – 408
5. Osborne DL, Aw TY, Cepinskas G, Kvietys PR (1994) Development of ischemia/reperfusion tolerance in the rat small intestine. An epithelium-independent event. J Clin Invest 94: 1910 – 1918

Korrespondenzadresse: Dr. Nicolas T. Schwarz, Klinik und Poliklinik für Allgemein-, Viszeral-, Thorax- und Gefäßchirurgie, Universitätsklinikum der Rheinischen Friedrich-Wilhelms-Universität Bonn, Sigmund-Freud-Straße 25, 53105 Bonn, Tel.: 0228-2875109, Fax: 0228-2875137, e-mail: nschwarz@uni-bonn.de

Induziert das stumpfe Thoraxtrauma einen programmierten Zelltod im Lungengewebe?

Is programmed cell death in lung tissue induced by blunt chest trauma

U. C. Liener[1], M. W. Knöferl[1], J. Sträter[2], E. Pauser[1], U. B. Brückner[3], A. K. Nuessler[4], L. Kinzl[1] und F. Gebhard[1]

[1] Abteilung für Unfallchirurgie
[2] Abteilung für Pathologie
[3] Sektion Chirurgische Forschung, Abteilung für Viszerale und Transplantationschirurgie, Universität Ulm
[4] Abteilung für Allgemeine, Viszerale und Transplantationschirurgie, Universitätsklinikum Charité, Berlin

Abstract

Despite relevant therapeutic progress, blunt chest trauma is still associated with high morbidity and mortality. Treatment is so far only supportive and the underlying pathophysiological sequences in the development of severe complications following lung contusion are unknown. Besides necrosis, cells may also undergo programmed cell death (apoptosis) which may be triggered by a variety of factors. It is still unclear to which extent a secondary apoptotic tissue damage, initiated by the primary insult, contributes to the overall pathogenesis of this injury. Therefore, the aim of this study was to elucidate whether an experimental lung contusion may induce apoptosis in the lung tissue.

A total of 64 Wistar rats were randomly and evenly assigned to 8 groups. Four groups of 8 animals each were subjected to a blast wave injury and sacrificed at 6, 24, 48, and 72 h after the trauma. The other 4 groups served as controls and underwent the same manipulations except the blast wave. To asses apoptotic changes the lungs were stained conventionally (HE) and with a TUNEL assay. Active caspase 8 was determined by Western blots and TNF-α plasma levels by ELISA.

Macroscopic postmortem examination showed bilateral pulmonary injury in all trauma animals. They also revealed a higher ($p < 0.005$) number of apoptotic cells in lung tissue as early as 6 hours after the injury. This number gradually increased, reaching a maximum with 6.8 apoptotic cells/HPF in trauma animals compared to 0.6 apoptotic cells/HPF in controls at 48 hours. The trauma caused an increased expression of active caspase 8 in lung tissue at 48 and 72 hours.

Recent research in experimental as well as clinical settings has demonstrated that programmed cell death does occur in various organs following ischemia/reperfusion injury. Our study has provided the first evidence that in addition to necrosis programmed cell death is initiated following experimental pulmonary contusion. However, the exact mechanism by which apoptosis was induced remains unclear. Further studies have to elucidate the pathways of apoptosis following pulmonary contusion.

Einleitung

Trotz Verbesserung der supportiven Therapie ist die schwere Lungenkontusion weiterhin mit einer hohen Komplikationsrate behaftet, deren zugrundeliegenden Pathomechanismen noch unzureichend aufgeklärt sind [1, 2]. Klinische und experimentelle Untersuchungen zeigen, dass durch traumatisch-hämorrhagischen Schock ein programmierter, d.h. apoptotischer Zelluntergang induziert wird [3, 4]. Bisherige Ansätze zum Thoraxtrauma beschäftigen sich in erster Linie mit dem Ausmaß der posttraumatischen Inflammation [2, 5]. Einfluss und Bedeutung sekundärer Schäden, welche als Folge der primären Verletzung initiiert werden, sind weiterhin unklar. Ziel dieser Untersuchung war zu überprüfen, ob durch eine Lungenkontusion ein apoptotischer Zelluntergang im Lungengewebe induziert wird und ob dieses mit einer erhöhten TNF-α Plasmakonzentration einhergeht.

Methodik

Insgesamt 64 männliche Wistar Ratten ($\varnothing$Gewicht 309 ± 47 g (SD)) wurden gleichmäßig ($n = 8$) in je 4 Thoraxtrauma- und 4 Kontrollgruppen randomisiert. Die stumpfe Lungenkontusion wurde in Narkose durch eine auf den Thorax des Tieres fokussierte Druckwelle erzeugt. Kontrolltiere wurden außer der Druckwellenverletzung den gleichen Manipulationen unterzogen. Die Tiere wurden nach 6, 24, 48 bzw. 72 Stunden getötet. Direkt vor jedem Versuchsendpunkt wurden Blutproben zur Messung des arteriellen und venösen Sauerstoffpartialdrucks (pO_2) sowie der Plasmaspiegel von TNF-α (ELISA) entnommen. Danach wurden die intraabdomiellen und intrathorakalen Organe makroskopisch beurteilt. Die Lungen wurden entnommen und konventionell (HE) sowie zum Nachweis von Apoptosen mittels TUNEL-Assay gefärbt und anschließend lichtmikroskopisch untersucht. Die Aktivität von aktiver Caspase 8 im Lungengewebe wurde mittels Western Blot-Technik nachgewiesen. Signifikante Unterschiede zwischen den Gruppen wurden mit einer ANOVA und dem Tukey-Test errechnet. Als Limit wurde ein p-Wert $\leq 0,05$ festgesetzt.

Ergebnisse

Alle traumatisierten Tiere zeigten makroskopisch Hämorrhagien in allen Lungenlappen und die typischen histologischen Zeichen einer Lungenkontusion mit alveolären und bronchialen Blutungen. Weder intraabdominelle noch Verletzungen der Thoraxwand wurden beobachtet. An direkten Folgen der Druckwelle verstarben insgesamt 6 Tiere. Traumatiere hatten zu allen Zeitpunkten des 72stündigen Beobachtungszeitraums eine Reduktion des paO_2.

Im Vergleich zu den Kontrollen war bei den traumatisierten Ratten bereits nach 6 Stunden eine deutlich vermehrte Apoptoserate im Lungengewebe sichtbar. Diese erreichte nach 48 Stunden ein Maximum und betrug nach Trauma im Mittel $6,8 \pm 2,6$ (SD) Apoptosen/ Gesichtsfeld und bei den Kontrollen $0,6 \pm 0,2$ Apoptosen/ Gesichtsfeld ($p < 0,005$). Zusätzlich zum histologischen Nachweis einer vermehrten Apoptoserate war auch die Expression von aktiver Caspase 8 nach 48 bzw. 72 Stunden nach der Lungenkontusion deutlich erhöht. Unterschiede der TNF-α Plasmaspiegel zwischen den Gruppen konnten zu keinem Zeitpunkt festgestellt werden.

Diskussion

Durch die kontaktlose Druckwellenverletzung des Thorax lassen sich im Tiermodell die für eine stumpfe Lungenkontusion typischen Verletzungen erzeugen. Bisher war durch klinische und experimentelle Untersuchungen bekannt, dass eine Lungenkontusion einen nekrotischen Zelluntergang des Lungengewebes hervorruft. Die mit dieser Verletzung assoziierte hohe Komplikationsrate wurde daher auf die lokale wie systemische posttraumatische Inflammation zurückgeführt [1, 2, 5]. Unsere Untersuchungen weisen nun erstmals nach, dass eine stumpfe Lungenkontusion neben dem nekrotischen auch einen apoptotischen Zelltod im Lungengewebe induziert. Dieser ist von einer erhöhten Expression an aktiver Caspase 8 zu den späteren Zeitpunkten (48 und 72 Stunden) begleitet. Dieser sekundäre Zelluntergang könnte somit eine Mitursache des respiratorischen Versagens nach stumpfem Thoraxtrauma sein. Obgleich wir keine erhöhten TNF-α Plasmaspiegel in den traumatisierten Tieren nachwiesen, wäre eine frühzeitige ($<$ 6 Stunden) Induktion der Apoptose durch TNF-α dennoch möglich. Ziel nachfolgender Untersuchungen muss daher die weiterführende Aufklärung der Mechanismen sein, die den apoptotischen Zelluntergang im Lungengewebe nach stumpfem Thoraxtrauma hervorrufen.

Literatur

1. Hoff SJ, (1994) Outcome of isolated pulmonary contusion in blunt trauma patients. Am Surg 60: 138 – 142
2. Obertacke U, Neudeck F, Majetschak M, Hellinger A, Kleinschmidt C, Schade F-U, Hogasen K, Jochum M, Strohmeier W, Thurnher M, Redl H, Schlag G (1998) Local and systemic reactions after lung contusion: an experimental study in the pig. Shock 10: 7 – 12
3. Hotchkiss RS, Schmieg RE, Swanson PE, Freeman BD, Tinsley KW, Cobb JP, Karl IE, Buchman TG (2000) Rapid onset of intestinal epithelial and lymphocyte apoptotic cell death in patients with trauma and shock. Crit Care Med 28: 3207 – 3217
4. Noda T, Iwakiri R, Fujimoto K, Matsuo S, Aw TY (1998) Programmed cell death induced by ischemia-reperfusion in rat intestinal mucosa. Am J Physiol 274: 270 – 276
5. Brückner UB, Pfetsch H, Kinzl L, Bock KH, Gebhard F (1999) Prognostische Bedeutung praklinisch erfasster biochemischer Mediatoren beim Polytrauma. Zentralbl Chir 124: 303 – 310

Korrespondenzadresse: Dr. U. C. Liener, Abteilung für Unfallchirurgie, Universität Ulm, Steinhövelstraße 9, 89070 Ulm

Bedeutung von NO und CO in der kälte-assoziierten Protektion bei lokaler TNF-α-vermittelter Entzündung

Impact of NO and CO on hypothermia-induced attenuation of TNF-α-associated microvascular inflammatory response

M. Amon, M. D. Menger und B. Vollmar

Institut für Klinisch-Experimentelle Chirurgie, Universität des Saarlandes, Homburg/Saar

Abstract

The protective effect of cooling on traumatized and inflamed tissue has been recognized long time ago, yet the underlying mechanisms are not fully understood. In our study we used the competitive inhibitors of constitutive NO synthase and heme oxygenase (HO-2), N^G-nitro-L-arginine-methyl-ester (L-NAME) and tin-protoporphyrine IX (SnPP-IX) to evaluate the impact of NO and CO on microvascular and cellular changes of inflamed tissue after cooling. Dorsal skinfold chambers of hairless mice were exposed to 2000 U of TNF-α and subsequently cooled for 30 min by immersion with ice-cold saline to a surface temperatur of $8 - 10\,°C$. Arteriolar diameters, arteriolar volumetric blood flow (VBF), functional capillary density (FCD) and the number of permanent adherent leukocytes in venules were evaluated by intravital fluorescence microscopy at baseline and 30, 60, 90, 120 and 180 min after exposure to TNF-α. Animals were either exposed to TNF-α and cooling ($n = 6$) or were additonally pre-treated with L-NAME and SnPP-IX ($n = 6$). Animals receiving TNF-α without subsequent cooling served as controls ($n = 6$). Data are given as % of baseline values $\pm$ SEM. ANOVA and Students' Newman-Keuls test. In controls, arteriolar diameters remained constant after TNF-α exposure, while VBF and FCD decreased to about 60% of baseline after 180 min. Further, TNF-α induced a significant increase of the number of adherent leukocytes, reflecting the inflammatory response. Cooling of TNF-α-exposed tissue significantly attenuated all microcirculatory disorders. After pharmacological blockade of both NO and CO, hypothermia-induced vasoconstriction, hypoperfusion and reduction of FCD persisted during passive rewarming of tissue. Furthermore, the number of adherent leukocytes increased significantly despite initial cooling. To summarize, our results show that endogenously produced NO and CO are involved in the hypothermia-induced protection of inflamed tissue as blocking of both mediators led to an inhibition of the cooling-associated reconstitution of microvascular perfusion. Moreover, NO and CO seem to mediate the anti-adhesive effects of cooling and thus the reduction of TNF-α-induced inflammatory response.

Einleitung

Der protektive Effekt der Kühlung wird schon seit langer Zeit zur Schmerztherapie, Ödemprophylaxe bzw. -reduktion sowie zur Minimierung einer Progression der Gewebeschädigung nach mechanischem Trauma, bei Entzündung oder Verbrennung genutzt. Die Mechanismen dieser Protektion sind jedoch nur unvollständig geklärt. Zum einen kommt eine Reduktion des Stoffwechsels mit einer Verminderung des Sauerstoffbedarfs des Gewebes [1], zum andern aber auch Veränderungen in der Mikrozirkulation in Betracht. So konnte in früheren Studien gezeigt werden, dass Kühlung zur Reduktion des Entzündungs-bedingten Perfusionsversagens, der Endothelschädigung sowie der Leuko-zyten-Endothelzell-Interaktion führt [2, 3]. Das Ziel unserer Studie war die Klärung der Frage, ob endogen produziertes NO und CO an dieser Kälte-vermittelten Protektion beteiligt sind, da beide Substanzen bekanntermaßen vasoaktive und zellmodulierende Wirkung besitzen [4, 5]. Wir verwendeten daher die kompetitiven Inhibitoren der konstitutiven NO-Synthase und Häm-Oxygenase (HO-2), N^G-nitro-L-Arginine-methyl-ester (L-NAME) und Zinn-Protoporphyrin IX (SnPP-IX) zur Klärung der Beteiligung von NO und CO an der mikrovaskulären und zellulären Antwort entzündeten Gewebes auf Kühlung.

Methodik

Als Modell diente die chronische Rückenhautkammer-Präparation an der haarlosen Maus. Nach lokaler Applikation von 2000 U TNF-α erfolgte die Kühlung mit kalter Kochsalzlö-sung für 30 Minuten auf eine Gewebeoberflächentemperatur von 8 – 10 °C. Arterioläre Durchmesser, arteriolärer volumetrischer Blutfluss, funktionelle Kapillardichte und die Anzahl permanent adhärenter Leukozyten in Venolen wurden vor sowie 30, 60, 90, 120 und 180 Minuten nach TNF-α-Exposition mit Hilfe der intravitalen Fluoreszenzmikroskopie analysiert. Untersucht wurden TNF-α-exponierte und gekühlte Tiere (n = 6) sowie Tiere, die mit L-NAME (50 mg/kg KG i.v. 15 Minuten vor TNF-α-Exposition) und SnPP-IX (50 µmol/kg KG i.p. 24 Stunden vor TNF-α-Exposition) vorbehandelt waren und anschließend TNF-α-exponiert und gekühlt wurden (n = 6). TNF-α-exponierte Tiere ohne anschließende Kühlung dienten als Kontrollen (n = 6). Daten: % des Aus-gangswertes ± SEM, ANOVA, Student Newman Keuls Test.

Ergebnisse

In der Kontrollgruppe blieben die arteriolären Durchmesser nach TNF-α-Exposition nahezu konstant (100 ± 4%), während der volumetrische Blutfluss auf 61 ± 14% und die funktionelle Kapillardichte auf 61 ± 3% reduziert waren. Als Zeichen einer entzündlichen Gewebereaktion stieg die Anzahl der adhärenten Leukozyten auf 493 ± 83% des Aus-gangswertes an. Kühlung hingegen induzierte initial eine ausgeprägte Vasokonstriktion (69 ± 7%) mit Reduktion des volumetrischen Blutflusses (26 ± 7%) und der funktionellen Kapillardichte (57 ± 3%), war jedoch – nach spontaner Wiedererwärmung – von einer Vasodilatation (132 ± 19%), Hyperperfusion (194 ± 55%) und einer nahezu kompletten Normalsierung der funktionellen Kapillardichte (88 ± 4%) gefolgt. Desweiteren konnte nach Kühlung kein signifikanter Anstieg der Leukozyten-Endothelzell-Interaktion gezeigt werden (155 ± 34%). Nach Blockade von NO und CO hingegen bestand auch nach passiver Wiedererwärmung des Gewebes weiterhin eine Vasokonstriktion (87 ± 5%), eine Hypo-perfusion (52 ± 13%) sowie eine Reduktion der funktionellen Kapillardichte (41 ± 5%).

Desweiteren war unter diesen Bedingungen trotz Kühlung eine ausgeprägte Leukozyten-Endothelzell-Interaktion zu beobachten (360 ± 87%).

Schlussfolgerung

Anhand der hier erhobenen Ergebnisse lässt sich eine wesentliche Beteiligung von endogen produziertem NO und CO an der Protektion entzündeten Gewebes durch Kühlung annehmen, da deren Blockade zur Inhibition einer Rekonstitution der Mikrozirkulation nach Kühlung führt. Darüberhinaus zeigen unsere Untersuchungen, dass NO und CO die anti-adhäsive Wirkung der Kühlung und damit insgesamt die Reduktion der TNF-α-induzierten inflammatorischen Antwort vermitteln.

Literatur

1. White RJ, Albin MS, Harris LS, Yashon D (1969) Spinal cord injury: sequential morphology and hypothermic stabilization. Surg Forum 20432 – 20434
2. Westermann S, Vollmar B, Thorlacius H, Menger MD (1999) Surface cooling inhibits tumor necrosis factor-α-induced microvascular perfusion failure, leukocyte adhesion and apoptosis in the striated muscle. Surgery 126: 881 – 889
3. Thorlacius H, Vollmar B, Westermann S, Törkvist L, Menger MD (1998) Effects of local cooling on microvascular hemodynamics and leukocyte adhesion in the striated muscle of hamsters. J Trauma 45: 715 – 719
4. Murohara T, Lefer AM (1996) Autocrine effects of endothelin-1 on leukocyte-endothelial interaction: stimulation of endothelin B receptor subtype reduces endothelial adhesiveness via a nitric oxide-dependent mechanism. Blood 88: 3894 – 3900
5. Morisaki H, Katayama T, Kotake Y, Ito M, Tamatani T, Sakamoto S, Ishimura Y, Takeda J, Suematsu M (2001) Roles of carbon monoxide in leukocyte and platelet dynamics in rat mesentery during sevoflurane anesthesia. Anesthesiology 95: 192 – 199

Korrespondenzadresse: Dr. Michaela Amon, Abteilung für Klinisch-Experimentelle Chirurgie, Universität des Saarlandes, Kirrbergerstraße, Gebäude 65, 66421 Homburg/Saar, Tel: 06841/16-26561, Fax: 06841/16-26553, e-mail: micha99@hotmail.com

Neues Bohrsystem ermöglicht druckfreies Aufbohren des Femur-Markraumes

New reaming system allows pressure-free reaming of the medullary cavity of the femur

A. Joist[5], M. Schult[1], U. Frerichmann[1], T. Frebel[1], U. Joosten[1], H. Redl[2], A. Kröpfl[3], C. Ortmann[4] und U. Spiegel[1]

[1] Klinik und Poliklinik für Unfall- und Handchirurgie, Universitäsklinikum Münster
[2] Ludwig Boltzmann-Institut für Traumatologische und Klinische Forschung, Wien, Österreich
[3] Unfallkrankenhaus Linz, Österreich
[4] Institut für Rechtsmedizin, Universitätsklinikum Münster
[5] Abteilung für Unfall-, Hand- und Wiederherstellungschirurgie, Prosper-Hospital, Recklinghausen

Abstract

Use of intramedullary reamers (IR) is typically associated with pressure generation during the reaming process, which may result in the introduction of fat and marrow particles into the venous system. Thus, a new system was designed in order to avoid pressure generation and thus to reduce the risk of embolic events. In vitro testing was carried out using pig femura. Intramedullary pressure was recorded during drilling with either the new pressure-free intramedullary reamer (PF-IR; $n = 10$) or a standard AO-IR ($n = 10$). For in vivo testing, nailing of the femur was performed in sheep using either the PF-IR ($n = 7$) or the standard AO-IR ($n = 7$). Fat intravasation was measured using echocardiography and the Gurd test. Hemodynamic and pulmonary parameters as well as intramedullary pressure were continuously recorded during the experiments. The animals were then sacrificed and tissue samples were taken from all regions of the lungs. The incidence of lung fat emboli in histological sections was scored in a blinded manner. A finite element analysis was carried out to assess performance of the PF-IR under load. The in vitro tests showed that the new PF-IR resulted in significantly less intramedullary pressure (15 ± 12 mm Hg) than the standard AO-IR (813 ± 247 mm Hg; $p < 0.001$, Mann-Whitney-U test). These results were confirmed in vivo. Moreover, the PF-IR group had significantly less fat intravasation (Gurd test) and better hemodynamic and pulmonary values than the AO-IR group. The incidence of fat microemboli in the lungs was reduced by 90% in the PF-IR group. Finite element analysis showed that the new drilling system performed well under load. The newly developed pressure-free IR clearly outperformed a standard AO-IR. Use of the new PF-IR was associated with low intramedullary pressures, significantly less fat intravasation, and a markedly lower incidence of fat emboli in the lung. This, in turn, may have been the reason for the better hemodynamic and pulmonary values in the PF-IR group.

Einleitung

Die Crux der Marknagelung ist der hohe intramedulläre Druck [1]. Übersteigt dieser den physiologischen Druckbereich des menschlichen Femurs von 25 bis 40 mm Hg, kommt es zu einer Intravasation von Fett und Knochenmarkbestandteilen in das venöse System mit der Gefahr pulmonaler Komplikationen [2]. Dies gilt ebenso in der Hüft- und Knieendoprothetik, wo durch hohe Markraumdrücke Fettembolien bis hin zu letalem Ausgang beobachtet wurden [3]. Ziel der Forschung war die Entwicklung eines neuen Bohrsystems mit einer deutlichen Reduzierung des intramedullären Drucks und vermindertem Risiko eines Fettemboliesyndroms.

Methodik

Nach Abschluss der Entwicklungsphase schlossen sich in vitro-Versuche an mit je 10 Femora vom Schwein für das neue System und mit dem AO-Standardbohrer als Referenz. Die in vivo-Versuche wurden an 14 Bergschafen mit kompletter Instrumentierung der Marknagelung an beiden Systemen durchgeführt und die Fettausschwemmung echocardiographisch und mittels des Gurd-Tests bewertet. Die hämodynamischen und pulmonalen Parameter wurden ebenso wie die intramedullären Druckwerte durchgehend gemessen. Nach Sakrifikation der Tiere wurden Proben aus allen Lungenabschnitten entnommen und verdeckt auf die Fettembolierate hin histologisch ausgewertet.

Ergebnisse

Bei den in vitro-Versuchen fand sich bei der ersten Bohrung ein intramedullärer Druck von 1934 ± 584 mm Hg, der sich auf 121 ± 68 mm Hg im letzten Bohrschritt absenkte. Für das neue System fanden sich entsprechende Druckwerte von 20 ± 26 mm Hg (1. Bohrung) und 15 ± 9 mm Hg (letzte Bohrung) ($p < 0,0001$; Mann-Whitney-U-Test). In vivo wurden diese Ergebnisse bestätigt (AO-Bohrer: 1. Bohrung: 750 ± 210 mm Hg; letzte Bohrung: 138 ± 138 mm Hg; neues Bohrsystem: 1. Bohrung 34 ± 23 mm Hg; letzte Bohrung: 1 ± 3 mm Hg; $p < 0,001$; Mann-Whitney-U-Test).

Im Gurd-Test zeigte sich korrespondierend hierzu ebenfalls ein hoch signifikanter Unterschied. Die hämodynamischen und pulmonalen Parameter zeigten eine signifikante geringere Belastung beim neuen Bohrsystem. Die Mikrofettembolierate konnte lungenhistologisch um 90% gegenüber dem AO-Bohrer gesenkt werden. Die Finite-Element-Analyse zeigte eine hohe Belastbarkeit der neuentwickelten Welle.

Diskussion und Schlussfolgerung

Das neu entwickelte Bohrsystem reduziert beim Bohrvorgang den intramedullären Druck auf den physiologischen Bereich und zeigte eine deutliche Überlegenheit gegenüber dem konventionellen Bohrer in der intramedullären Druckentwicklung, der Fettausschwemmung und Lungenembolisation sowie in allen hämodynamischen und pulmonalen Messparametern. Damit bietet sich das System beim polytraumatisierten Patienten und in der Endoprothetik an.

Literatur

1. Kröpfl A, Davies J, Berger U, Hertz H, Schlag G (1999) Intramedullary pressure and bone marrow fat extravasation in reamed and unreamed femoral nailing. J Orthop Res 17: 261–268
2. Dewey P (1994) Femoral nailing and pulmonary embolism. J Bone Joist Surg [B] 67: 677–678
3. Patterson B, Healey J, Cornell C, Sharrock N (1991) Cardiac arrest during hip arthroplasty with a cemented long-stem component. J Bone Joist Surg [A] 73: 271–277

Korrespondenzadresse: Priv.-Doz. Dr. med. Alexander Joist, Abteilung für Unfall-, Hand- und Wiederherstellungschirurgie; Prosper-Hospital, Mühlenstraße 27; 45659 Recklinghausen, Tel.: 02361/542150

Wächst der Knochen in definierte Porenkanäle von Implantaten aus Titan besser ein als in Aluminiumoxid?

Is there an improved bone ingrowth in pores of titan implants as in aluminium oxide?

T. Rudy, K. Dresing, J. Urbach und K. M. Stürmer

Klinik für Unfallchirurgie, Plastische und Wiederherstellungschirurgie, Universitätsklinikum Göttingen

Abstract

11 titanium and aluminium oxide implants of $4 \times 5 \times 8$ mm size with cylindrical channels of 300 and 600 µm diameter were implanted in the femoral condyles of 11 rabbits. A sequential vital fluorescence staining was performed. After 6 months the animals were sacrificed and the bone ingrowth into the channels was determined by planimetry of the microradiographical and fluoroscopical results of serial sections.

Titanium implants showed in the superficial sections of the channels a significant increased bone ingrowth compared to aluminium oxide implants ($p < 0.01$). The 300 µm channels revealed a relative increased ingrowth vs. 600 µm channels independent of the implant material. The model is suited to detect and to quantify material-dependent differences in osteointegration of implants.

Einleitung

Das Einwachsverhalten von Knochen in verschiedene Werkstoffe mit definierten Bohrkanälen wurde in Abhängigkeit vom Implantatmaterial, der Oberflächenstruktur und der zeitlichen Wachstumsdynamik untersucht, um materialspezifische Unterschiede der Osteointegration zu erkennen [1].

Methodik

In einem validierten Tierversuch wurden rechteckige, $4 \times 5 \times 8$ mm große Keramik-Probekörper mit randomisiert verteilten, 4 mm langen, durchgehenden Bohrkanälen von 300 und 600 µm Durchmesser press-fit in das distale Femur von Kaninchen implantiert (Abb. 1). Es wurden je 11 Titan- versus Aluminiumoxid (Al_2O_3) -Implantate über 6 Monate im Rechts-Links-Vergleich untersucht [2]. Durch intravitale polychrome Fluoreszenzmarkierung wurde der zeitliche Verlauf der Osteointegration festgehalten. Die quantitative und qualitative Auswertung der Methacrylat eingebetteten Präparate erfolgte an Dünnschnitten mit 660 Bohrkanalquerschnitten mittels automatischer Planimetrie von Mikroradiographien [3] und Fluoreszenzmarkierungen mit dem Leica-Planimet 600 System [2, 3].

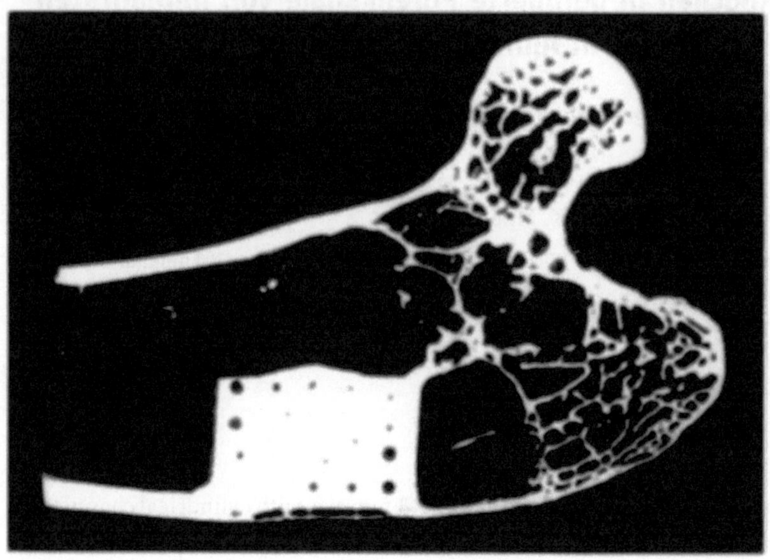

Abb. 1. Coronarer Knochenschnitt des distalen Kaninchenfemurs mit implantiertem Probekörper

Ergebnisse

Es zeigten sich signifikante materialabhängige Unterschiede in der prozentualen, knöchernen Besiedlung der Querschnitte des Eingangsbereichs (0 – 500 µm Einwachstiefe) der Bohrungen in den Implantaten: Nach 6 Monaten war die Eingangsebene der Titan-Implantate zu 61,3% gegenüber 42,6% bei Al_2O_3-Implantaten mit Knochen ausgefüllt (p < 0,01). Der Unterschied zwischen der knöchernen Besiedlung von 600 µm und 300 µm dicken Bohrkanälen betrug: Titan: 56,9% vs. 65,8%, Al_2O_3: 37,4% vs. 47,9%. In zentralen Bereichen der Bohrungen waren die Querschnitte der 600 µm Kanäle unabhängig vom Material und Schnitttiefe (800 – 1500 µm und 1500 – 2000 µm) mit Knochen ausgefüllt (Titan: 18,8% und 17,2% und Al_2O_3: 21,5% und 17,9%) (Abb. 2). Die zentralen Abschnitte der 300 µm dicken Bohrkanäle wiesen relativ mehr Knochen auf, unterschieden sich jedoch ebenfalls nicht im Hinblick auf Material und Schnitttiefe (Titan: 24,3% und 28,5% und Al_2O_3: 30,3% und 22,1%).

Die Fluoreszenzmikroskopie zeigte, dass bei den Titan-Implantaten die gegenüber Al_2O_3 vermehrte knöcherne Besiedlung der Eingangsebene in der Frühphase (2.–10. Woche) des Versuchs unabhängig vom Bohrkanaldurchmesser stattfindet (Titan: 33,9% vs. Al_2O_3: 20,0%; p < 0,001).

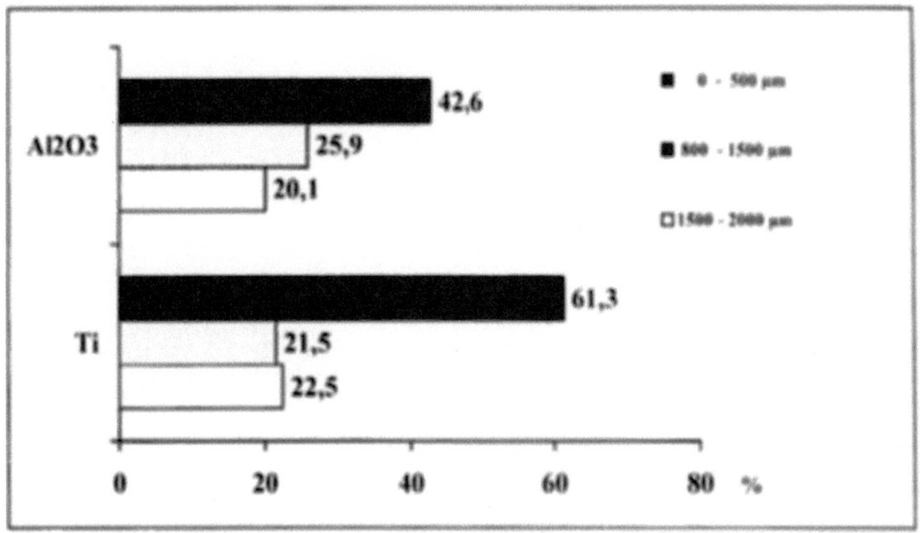

Abb. 2. Prozentuale Knochenausfüllung der Porenkanäle der Titan-(*Ti*) und der Aluminiumoxid-(Al_2O_3) Implantate in Abhängigkeit von der Schnitttiefe

Schlussfolgerung

Titan-Implantate zeigten in den oberflächennahen Anschnitten der Bohrkanäle ein signifikant höheres, insbesondere initiales Knochenwachstum im Vergleich zu Al_2O_3-Implantaten. Das experimentelle Versuchsmodell ist gut geeignet materialabhängige Unterschiede in der Osteointegration von Implantatwerkstoffen aufzuzeigen und zu quantifizieren.

Literatur

1. Predicki P, Stephan JE, Auslaender BA, Mooney VL, Kirkland K (1972) Kinetics of bone ingrowth into cylindrical channels in aluminium oxide and titanium. J Biomed Mater Res 6: 375 – 400
2. Dresing K, Stürmer KM, Busse U, Folwaczny E, Rack T, Kauer F, Schüller M, Ondracek G (1996) Erste mikroradiographische und fluoreszenzmikroskopische Ergebnisse im 6 Wochenversuch zum Einwachsverhalten in keramische und metallische Biowerkstoffe (Titan, Titanoxid, Aluminiumoxid) beim Kaninchen. Hefte Unfallchirurg 257: 271 – 278
3. Stürmer KM (1980) Mikroradiographie des Knochens, Technik, Aussagekraft und Planimetrie. Hefte Unfallheilkd 148: 247 – 251

Korrespondenzadresse: Dr. med. T. Rudy, Klinik für Unfallchirurgie, Plastische und Wiederherstellungschirurgie, Universitätsklinikum Göttingen, Robert-Koch-Straße 40, 37075 Göttingen, Tel.: 0551/396108, Fax: 0551/398981, e-mail: Dr.ThomasRudy@t-online.de

Kollagen-modifizierte Hydroxylapatit-Implantate führen zu einem erhöhten Knochenremodeling in der Rattentibia

Collagen-modified hydroxyapatite implants increase bone remodeling in the rat tibia

S. Rammelt[1], E. Schulze[1], M. Witt[2], E. Petsch[1], M. Holch[1], W. Pompe[3] und H. Zwipp[1]

[1] Klinik und Poliklinik für Unfall- und Wiederherstellungschirurgie
[2] Institut für Anatomie, Universitätsklinikum „Carl Gustav Carus"
[3] Institut für Werkstoffwissenschaften, Technische Universität Dresden

Abstract

In a rat tibia model bone remodeling was increased around collagen-containing hydroxyapatite bone substitutes as compared with pure HA as measured by increased immunoreactivity against cathepsin D and ED 1 in the early remodeling phase as well as increased immunostaining for extracellular matrix proteins (CD 44, osteopontin).

Einleitung

Zu den häufig auftretenden Problemen bei der Verwendung von Knochenersatzstoffen auf Calcium-Phosphat-Basis gehören die Formation bindegewebiger Membranen, Fremdkörperreaktionen auf Hydroxylapatit-Partikel, die Bildung von Seromen und aseptischen Nekrosen sowie mangelnde knöcherne Integration der Implantate [2]. Zur Beschleunigung und Verbesserung des Einwachsverhaltens wurde die „Biologisierung" von Hydroxylapatit-Implantaten durch Versetzen mit biomimetisch mineralisiertem Kollagen Typ I [3] insbesondere in der bislang unzureichend beschriebenen Frühphase der Einheilung untersucht.

Methodik

Ein bei Raumtemperatur unter physiologischem pH aushärtender Hydroxylapatit-Zement wurde als zylindrischer Probenkörper in Reinform (HA) sowie mit 3 vol% Kollagen-Zusatz (HAK) in die Tibiametaphyse von adulten Wistar-Ratten implantiert. Die Tötung von jeweils 6 Tieren pro Gruppe erfolgte nach 1, 2, 4, 6, 14 und 28 Tagen unter Narkose. Die Tibiae wurden nach Entfernung der Weichteile in 4% gepuffertem Formaldehyd fixiert, 9 Stunden säureentkalkt und lichtmikroskopisch (HE) sowie immunhistochemisch auf Auftreten und Verteilung extrazellulärer Matrixproteine untersucht. Die Zahl von ein- und mehrkernigen Cathepsin D- und ED1-positiven phagozytierenden Zellen für HA und HAK wurde zu den verschiedenen Zeitpunkten mittels Zählkammer ermittelt und zwischen den Gruppen mit dem Mann-Whitney- und Wilcoxon-Test verglichen, Signifikanz wurde mit $P < 0.05$ angenommen.

Ergebnisse

Einen Tag nach Implantation zeigten sich in der Interface-Region vorrangig Granulocyten und Lymphozyten. Ab dem 2. Tag wurde in beiden Gruppen eine dünne Zellschicht mit erhöhter Reaktivität auf ED1 und CD 44 an der Interface-Region zwischen Implantat und Knochen beobachtet. Es wurden signifikant mehr Cathepsin-D-positive mehrkernige Zellen (Osteoklasten) um HAK als um HA beobachtet. Am 4. Tag zeigte sich die osteogene Potenz der Interface-Region in beiden Gruppen mit positiver Reaktion auf CD 44, Osteopontin und Osteonectin, welche für HAK deutlich stärker ausgeprägt war. Die Zahl ED1- und Cathepsin D-immunoreaktiver mehrkerniger Zellen war um HAK signifikant erhöht. Nach 6 d waren noch reichlich Zellen der Makrophagen-Linie um die Implantate nachweisbar. Nach 14 d waren unmittelbar am Interface beider Gruppen neugebildete Kapillaren mit positiver Reaktion gegen v.-Willebrand-Faktor erkennbar, nach 28 d waren beide Prüfkörper von einer kompakten Knochenmanschette mit hohem osteoblastischen Potenzial nahezu vollständig umgeben. Um HAK waren nach 6, 14 und 28 Tagen signifikant mehr einkernige Cathepsin-D-positive Zellen bei insgesamt rückläufiger Tendenz nachweisbar (Abb. 1). Eine Degradation der Prüfkörper wurde nicht beobachtet.

Diskussion

Das Kleintiermodell hat sich in den durchgeführten Versuchen zur immunohistochemischen Charakterisierung der bislang unzureichend beschriebenen frühen Umbauvorgänge um HA-basierte Knochenersatzstoffe bewährt. Der vermehrte Nachweis von extrazellulären Matrixproteinen (CD 44, Osteopontin, Osteonectin), das frühere Auftreten von Osteoklasten sowie der signifikant erhöhte Anteil ED1- und Cathepsin-D-positiver

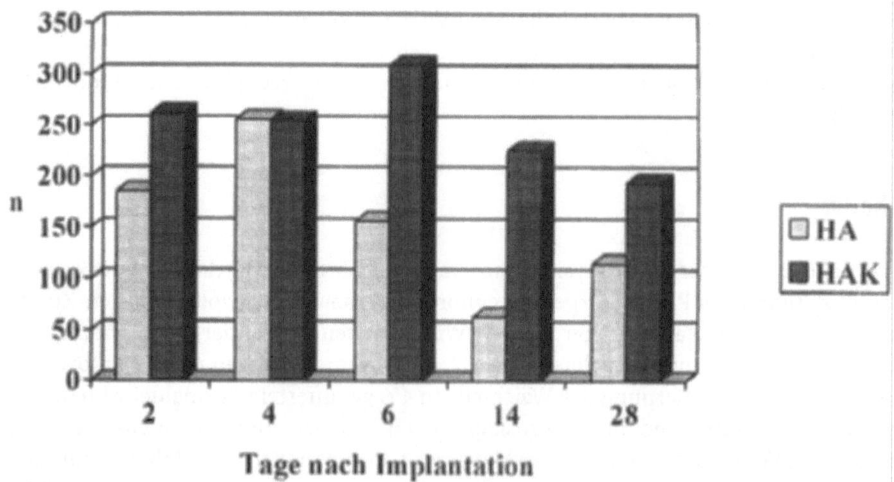

Abb. 1. Zeitlicher Verlauf des Auftretens mononukleärer Cathepsin D-positiver Zellen um Hydroxylapatit (HA) und Hydroxylapatit-Kollagen (HAK)-Probenkörper. Die Unterschiede zwischen beiden Gruppen waren am 6., 14. und 28. Tag statistisch signifikant ($P < 0.05$, Mann-Whitney)

mononukleärer phagozytierender Zellen lässt auf ein beschleunigtes und erhöhtes Knochenremodeling um HA-Probekörper durch den Zusatz von Kollagen schließen. Der Makrophagen-Marker ED1 wird vorrangig in Osteoklasten, jedoch auch in Fibroblasten und Epitheloidzellen gesehen [1], während Cathepsin D in Osteoklasten, Makrophagen, aber auch Osteoblasten-ähnlichen Zellen beobachtet wird [4]. Insbesondere den Cathepsinen wird eine bedeutende Rolle beim Knochenumbau unter physiologischen und pathologischen Bedingungen zugeschrieben [4]. Für eine tatsächliche Degradation der Knochenersatzstoffe soll in künftigen Versuchen die Porosität erhöht werden. Überlappend mit den resorptiven Vorgängen wurden Moleküle der extrazellulären Matrix beobachtet, welche für Adhäsion (CD 44) und Knochenneubildung (Osteopontin, Osteocalcin) charakteristisch sind. Während Osteopontin in der Ratte sowohl von Osteoblasten als auch Osteocyten exprimiert wird, wird der Interaktion von Osteopontin und dem Hyaluronan-Rezeptor CD 44 eine Schlüsselrolle bei der Frakturheilung und Knochenneubildung zugeschrieben [5].

Schlussfolgerung

Die unter physiologischen Bedingungen (kein pH-Abfall, keine Temperaturerhöhung) aushärtenden Zemente werden vom Knochen gut akzeptiert und ohne Fremdkörperreaktion oder bindegewebige Membranen fest inkorporiert. Die Kollagen-Komponente erhöht im Kleintiermodell die Knochenumbaurate und eignet sich zudem als Trägersubstanz für die Aufbringung bioaktiver Substanzen, wie Matrixproteinen oder Wachstumsfaktoren zur weiteren Verbesserung des Einwachsverhaltens von Knochenersatzstoffen [2].

Literatur

1. Blair HC, Sidonio RF, Friedberg RC, Khan NN, Dong SS (2000) Proteinase expression during differentiation of human osteoclasts in vitro. J Cell Biochem 78: 627 – 637
2. Blokhuis TJ, Termaat MF, den Boer FC, Patka P, Bakker FC, Haarman HJ (2000) Properties of calcium phosphate ceramics in relation to their in vivo behavior. J Trauma 48: 179 – 86
3. Bradt JH, Mertig M, Teresiak A, Pompe W (1999) Biomimetic mineralization of collagen by combined fibril assembly and calcium phosphate formation. Chem Mater 11: 2694 – 2701
4. Goto T, Kiyoshima T, Moroi R, Tsukuba T, Nishimura Y, Himeno M, Yamamoto K, Tanaka T (1994) Localization of cathepsins B, D, and L in the rat osteoclast by immuno- light and -electron microscopy. Histochemistry 101: 33 – 40
5. Yamazaki M, Nakajima F, Ogasawara A, Moriya H, Majeska RJ, Einhorn TA (1999) Spatial and temporal distribution of CD44 and osteopontin in fracture callus. J Bone Joint Surg [Br] 81: 508 – 515

Korrespondenzadresse: Dr. med. Stefan Rammelt, Klinik und Poliklinik für Unfall- und Wiederherstellungschirurgie, Universitätsklinikum „Carl Gustav Carus", Technische Universität Dresden, Fetscherstraße 74, 01307 Dresden, Tel.: 0351 458 3777, Fax: 0351 458 4307, email: strammelt@hotmail.com

Beeinflussung der osteoinduktiven Eigenschaften demineralisierter Knochenmatrix durch Reduktion proinflammatorischer Zytokine – Experimentelle Untersuchungen an der Ratte

Enhancement of bone induction by in vivo reduction of proinflammatory cytokines in the rat

G. Voggenreiter[1], St. Assenmacher[2], M. Majetschak[1], M. Bardenheuer[1], U. Obertacke[1] und F. U. Schade[3]

[1] Klinik für Unfallchirurgie, Universitätsklinikum Mannheim
[2] Abteilung für Unfallchirurgie, Ev. Bethesda Krankenhaus, Duisburg
[3] Klinische Forschergruppe Schock und Multiorganversagen, Universitätsklinikum Essen

Abstract

The influence of the reduction of proinflammatory cytokines on the osteoinductive capacity of demineralized bone matrix (DBM) was investigated. Cytokine synthesis was reduced by repeated injections of lipopolysaccharide (LPS). Induction of endotoxin tolerance increases bone induction in isogeneic DBM. By means of TNF-α synthesis a linear relationship between the reduction of cytokine synthesis and bone formation has been detected.

Einleitung

Es wurde überprüft, ob durch systemische Reduktion proinflammatorischer Zytokine invivo eine Steigerung der Knochenneubildung erreicht werden kann. Die Reduktion proinflammatorischer Zytokine erfolgte dabei durch wiederholte Applikationen von Lipopolysaccharid (LPS). Dadurch lässt sich eine Endotoxintoleranz mit konsekutiv reduzierter Synthesefähigkeit für proinflammatorische Zytokine induzieren [1]. Dieser Ansatz wurde mit der Zielsetzung die Knochenneubildung zu steigern bisher noch nicht untersucht.

Material und Methoden

Knochen von Lewis Ratten und einem erwachsenen Kaninchen wurden entfettet und entkalkt. Die Matrix (DBM) wurde dann lyophilisiert und zerkleinert. Je 50 µg DBM wurden unter i.m. Allgemeinnarkose in die Bauchwandmuskulatur von 42 Lewis Ratten implantiert (je 7 pro Gruppe): isogene und xenogene DBM und isogene und xenogene DBM bei Endotoxintoleranz (ET): Für die *Kurzzeit-Endotoxintoleranz (KET)* erfolgte die i.p. Injektion von LPS in einer Konzentration von 0,1 mg/kg KG an Tag − 7 und von 0,5 mg/kg KG an den Tagen − 6, − 5, − 4 und − 3. Der operative Eingriff wurde am Tag 0 durchgeführt.

Für die *Langzeit-Endotoxintoleranz (LET)* erfolgte die LPS-Applikation bis zur Operation (Tag − 7 bis − 3) nach oben angegebenem Schema und im weiteren Verlauf dann dreimal wöchentlich in zweitägigem Abstand. Die Versuchsdauer betrug 28 Tage. An Tag − 7, 0, 7 und 28 erfolgte die Bestimmung der in-vitro TNF-α-Synthesefähigkeit mittels ELISA. Der induzierte Knochen wurde histomorphometrisch untersucht. Der Gruppenvergleich wurde mittels Varianzanalyse und Zusammenhänge einzelner Variablen mit der Korrelationsanalyse nach SPEARMAN überprüft.

Ergebnisse

Die Induktion der ET über 5 Tage führte am Operationstag (Tag 0) in allen Gruppen zu einer drastischen Reduktion der TNF-Synthese ($p < 0,05$). Bei LET erreichte die verminderte TNF-Produktion auch nach 7 Tagen statistische Signifikanz ($p < 0,05$), nicht mehr jedoch am Versuchsende. Eine deutliche Reduktion der TNF-Synthese über 4 Wochen konnte bei 7 von 14 Tieren erreicht werden. Sowohl KET wie auch LET führten im Vergleich zur Kontrollgruppe zu einer Verdoppelung des Knochenvolumens. Dabei muss aber berücksichtigt werden, dass die Aufrechterhaltung der ET über 28 Tage nur bei der Hälfte der Tiere möglich war. Die separate Betrachtung dieser Untergruppe ergibt ein Knochenvolumen von im Mittel 5,7 mm^3, was im Vergleich zur Kontrollgruppe eine Steigerung um den Faktor 3 bedeutet. Es deutet sich ein Zusammenhang zwischen der in-vitro TNF Synthese und dem induzierten Knochenvolumen ($r = − 0.68$, $P < 0,001$) bzw. in erwartungsgemäß ähnlicher Weise mit der prozentualen Osteoidfläche an, wobei die rechnerische Größe der gefundenen Korrelationskoeffizienten r sicherlich stark von Extremwerten abhängt. Für die Parameter prozentualer Osteoidumfang und erodierter Umfang ergaben sich nahezu gleiche Punktwolken.

Diskussion

In der vorliegenden Untersuchung konnte nun erstmals gezeigt werden, dass durch Induktion einer Endotoxintoleranz eine systemische Einflussnahme auf die Knochenneubildung möglich ist. Sowohl nach Kurzzeit- wie auch nach Langzeit-Endotoxintoleranz konnte das durch isogene DBM induzierte Knochenvolumen verdoppelt werden, wobei dieser Unterschied nicht signifikant ist. Ob dies auf die geringe Fallzahl von 7 Tieren pro Gruppe reduziert werden kann, ist spekulativ.

Die Gegenüberstellung der LPS induzierten in-vitro TNF-Synthese des Vollblutes als Modell für die Zytokinsynthesefähigkeit mononukleärer Zellen und Parametern des Knochenan- und -abbaus ergab signifikante lineare Zusammenhänge. Mit abnehmender Fähigkeit proinflammatorische Zytokine wie TNF-α zu synthetisieren, kommt es zu einer Zunahme der Neubildung von Knochen. Eine reduzierte TNF-Synthese scheint aber auch mit einer Zunahme der Knochenresorption verbunden zu sein. Dies mag als Hinweis aufgefasst werden, dass es zu einer Steigerung des Knochenstoffwechsels mit seinen beiden Komponenten Knochenneubildung und Knochenresorption kommt. Auch an diesem Beispiel verdeutlicht sich die Problematik der Übertragung von in-vitro Ergebnissen auf die Situation im Versuchstier, da bei reduzierter TNF-Synthese eine Abnahme der Knochenresorption zu erwarten wäre [2].

Ein Grund für die Rückbildung der Endotoxintoleranz in der Hälfte der Fälle könnte eine durch wiederholte LPS-Applikation hervorgerufene Antikörperbildung gegen LPS sein. Diese Antikörperbildung tritt während der späten Phase der Endotoxintoleranz auf und ist gegen die O-Polysaccharide von Endotoxin gerichtet [3]. Während einzelne Gaben oder dauerhafte Infusionen von LPS zu einer raschen Induktion einer pyrogenen Widerstandsfähigkeit führen (frühe Phase), ist die Endotoxintoleranz nach mehrmaliger LPS-Applikation in zunehmendem Maße von der Antikörperbildung gegen Endotoxin abhängig. Bei täglicher Applikation von Endotoxin können jedoch auch beide Phasen gleichzeitig bestehen, wobei das Vorliegen der frühen Phase der Toleranz durch die reduzierte Zytokinsynthesefähigkeit gekennzeichnet ist. Es war das vorrangige Ziel unseres Versuchsansatzes, durch Aufrechterhaltung der frühen Phase der Endotoxintoleranz, die Zytokinsynthesefähigkeit dauerhaft zu unterdrücken. Wie oben aufgeführt, war dies jedoch nur bei 50% der Tiere möglich. Ein Grund dafür könnte in der Neutralisation des LPS durch Antikörper während der späten Phase gesehen werden [4, 5].

Schlussfolgerung

Es konnte nachgewiesen werden, dass die Induktion einer Endotoxintoleranz zu einer Steigerung der Knochenneubildung führt. Am Beispiel des TNF-α wurde gezeigt, dass ein linearer Zusammenhang zwischen der Reduktion der Zytokinsynthesefähigkeit und der Steigerung des Knochenstoffwechsels zu bestehen scheint.

Literatur

1. Schade FU, Flach R, Flohé S, Majetschak M, Kreuzfelder E, Dominguez-Fernandez E, Börgermann J, Reuter, M, Obertacke U (1999) Endotoxin tolerance. In: Brade H, Opal SM, Vogel SN, Morrison DC (Hrsg). Endotoxin in health and disease. New York Basel: Marcel Dekker, Inc.; S. 751 – 767
2. Lader CS, Flanagan AM (1998) Prostaglandin E2, interleukin 1alpha, and tumor necrosis factor-alpha increase human osteoclast formation and bone resorption in vitro. Endocrinology 139: 3157 – 3164
3. Johnston C, Greisman S (1985) Mechanism of endotoxin tolerance. In: Hinshaw L (Hrsg). Handbook of endotoxin. Amsterdam New York Oxford: Elsevier, S. 359 – 391
4. Lindberg A, Greisman S, Svenson S (1983) Induction of endotoxin tolerance with non-pyrogenic O-antigenic oligosaccharide-protein conjugates. Infect Immun 41: 888 – 895
5. Sánchez-Cantú L, Rode HN, Christou NV (1989) Endotoxin tolerance is associated with reduced secretion of tumor necrosis factor. Arch Surg 124: 1432 – 1436

Korrespondenzadresse: Priv.-Doz. Dr. med. Gregor Voggenreiter, Klinik für Unfallchirurgie, Universitätsklinikum Mannheim, Theodor-Kutzer-Ufer 1 – 3, 68135 Mannheim, Tel. +49-621-383-2335, Fax. +49-621-383-2009, e-mail: gregor.voggenreiter@uch.ma.uni-heidelberg.de

Systemische und lokale Entzündungsreaktionen auf verschiedene biodegradable Polylactid-Implantate nach Fixierung osteochondraler Frakturen. Eine vergleichende tierexperimentelle Langzeituntersuchung

Systemic and local inflammatory reaction of different biodegradable polylactide-implants used for refixation of osteochondral flake-fractures. A comparative long-term animal study

A. Prokop[1], A. Jubel[1], J. Andermahr[1], T. Eibach[2], C. Peters[1], S. Baldus[3] und K. E. Rehm[1]

[1] Unfall-, Hand- und Wiederherstellungschirurgie
[2] Anästhesie und operative Intensivmedizin
[3] Klinikum der Universität zu Köln

Abstract

Introduction: The effects of biodegradable implants used for refixation of osteochondral flakes on parameters of inflammation are not well analysed yet. *Methods*: Osteotomia of distal femur joint was performed in 36 sheep. The fragments were refixed using three poly-L-DL-lactide pins (70/30) (Polypin®) or composite pins [Polypin® plus 10% β-tricalciumphosphate (90/10)]. Histological studies of local lymphnodes, systemic lymphnodes and the femoral joint synovia were done 3, 18, and 36 months after operation. Furthermore serum parameters were measured in order to detect systemic inflammatory reactions. *Results*: The clinical follow-up during three postoperative years revealed no obvious functional deficits. In two of 18 individuals treated with composite pins minor unspecific inflammatory reactions of the synovia could be detected after 18 months. Statistical analysis of the inflammatory reaction of lymphnodes revealed no significant difference between both groups. *Conclusion*: The addition of 10% β-tricalciumphosphate had no effects on degradation time and inflammation.

Einleitung

Biodegradable Implantate werden mit sehr gutem Erfolg in der Behandlung kleinerer osteochondraler Frakturen in der Unfallchirurgie eingesetzt. Das Implantat löst sich nach Frakturheilung vollständig auf und erspart den Folgeeingriff zur Materialentfernung und somit Kosten und Risiken für den Patienten. Unter der Degradation bioresorbierbarer Implantate werden insbesondere bei den schnell resorbierbaren Produkten in bis zu 60% der Fälle Weichteil- und Knochenreaktionen beobachtet. Bei den langsam degradierbaren Poly-L-DL-Lactiden treten diese Reaktionen zwar seltener aber vereinzelt ebenfalls auf.

Fragestellung

Kommt es bei Polylactidimplantaten zu systemischen oder lokalen Entzündungsreaktionen im Gelenk oder den drainierenden Lymphknoten? Lassen sich Reaktionen ggfs. bei langsamerer Degradation durch Zusatz von Tricalciumphosphat verringern?

Methode

Prospektiv randomisierter Tierversuch. Refixation von Osteotomien an der Schafsfemurkondyle mit drei 2 mm durchmessenden Poly-L-DL-Lactidstift (70/30) oder mit drei Compositestiften (zusätzlich 10% Tricalciumphosphat). Nach 3, 18 und 36 Monaten Untersuchung von Serumentzündungsparametern (BSG, CRP, Leukozyten), Gelenkabstrichen, der Synovialis und der drainierenden Lymphknoten bis hin zum Leberhilus. Die Gelenkreaktionen wurden nach Hoffmann [1] und die Lymphknotenveränderungen nach Shea [2] eingeteilt.

Ergebnisse

Alle postoperativen Verläufe waren ungestört. Hinweise für eine laborchemisch nachweisbare Entzündungsreaktion ergaben sich zu keinem Zeitpunkt. Alle Abstriche aus allen Gelenken waren steril. An der Synovialis wurde nach 3 Monaten keine reaktiven Veränderung beobachtet. Nach 18 Monaten traten nur in der Composite-Gruppe zwei erstgradige Reaktionen (IA) nach Hoffmann auf. Nach 36 Monaten waren in beiden Gruppen keine Reaktionen mehr nachweisbar. In den Lymphknoten konnten nur inguinal Reaktionen nachgewiesen werden (s. Tabelle 1).

Zwischen den Stiften bestand nach dem Mann-Whitney-Wilcoxon-Rang-Test kein signifikanter Unterschied. Über den Zeitverlauf betrachtet traten die meisten Reaktionen zur Zeit der maximalen Degradation der Stifte auf, die bis zum 3. Jahr bis auf einen Composite-Stift vollständig resorbiert waren.

Schlussfolgerung

Die Stifte führen zu keinen bedeutsamen Entzündungsreaktionen im Gelenk. Unter der Degradation lassen sich klinisch asymptomatische Fremdkörperriesenzellen und Histiozyten mit polarisierendem Material in den Lymphknoten nachweisen, die sich nach

Tabelle 1. Lymphknotenreaktionen nach Shea [2]

jeweils n = 6	Poly-L-DL 3. Monat	Compos. 3.Monat	Poly-L-DL 18. Monat	Compos. 18. Monat	Poly-L-DL 36. Monat	Compos. 36. Monat
Grad O	1	1	0	0	0	0
Grad I	3	4	0	0	2	1
Grad II	2	1	6	4	3	4
Grad III	0	0	0	2	1	1

Stiftdegradation wieder zurückbilden. Eine signifikante Verbesserung durch Zusatz von Tricalciumphosphat konnte nicht erreicht werden. Die Implantate können zum Einsatz empfohlen werden.

Literatur

1. Hoffmann R, Weiler A, Helling HJ, Krettek C, Rehm KE (1997) Lokale Fremdkörperreaktionen auf biodegradierbare Implantate. Eine Klassifikation. Unfallchirurg 100: 658 – 666
2. Shea KG, Bloebaum RD, Avent JM, Birk GT, Samuelson KM (1996) Analysis of lymphnodes for polyethylene particles in patients who have had a primary joint replacement. J Bone Joint Surg 78A 497 – 504

Korrespondenzadresse: Priv.-Doz. Dr. med. Axel Prokop, Klinik und Poliklinik für Unfall-, Hand- und Wiederherstellungschirurgie, Klinikum der Universität zu Köln, Joseph-Stelzmann-Straße 9, 50924 Köln, Tel.: 0221-4784888, Fax: 0221-4787185, e-mail: axel.prokop@uni-koeln.de

Biofunktionalität von Biomaterialien im Knochenkontakt – Neue prädiktive Parameter auf molekularbiologischer Grundlage

Biofunctionality at the bone-biomaterial interface –
New molecular screening parameters in vitro

D. W. Sommerfeldt, W. Linhart und J. M. Rueger

Abteilung für Unfall- und Wiederherstellungschirurgie, Universitätsklinikum Hamburg-Eppendorf

Abstract

Cell adhesion to biomaterials is one of the key determinators of biocompatibility and biofunctionality of these materials *in vivo*. Integrin-mediated signaling has emerged as one of the fundamental pathways during cell-cell and cell-matrix interactions. In this study we wanted to determine whether some of the molecules involved during these signaling processes could serve as quantitative and more accurate markers of biocompatibility *in vitro* and possibly play their part in a screening assay during biomaterial evaluations for their potential as scaffolds or temporary tissue substitutes. We used osteoblasts (MC3T3-E1) on various protein-coated and uncoated biomaterials such as polystyrene and two clinically well-known titanium and steel alloys and measured cellular paxillin tyrosine phosphorylation (protein level) and c-fos gene expression (mRNA level) following 60 min of adhesion. Paxillin tyrosine phosphorylation increased 2.5-fold on protein-coated vs. uncoated charged polystyrene ($p < 0.05$), but was not altered on uncharged polystyrene. C-fos expression levels showed differences (up to 5-fold) on charged and uncharged polystyrene surfaces. Both parameters showed a clearly significant (5-fold) increase on titanium vs. steel alloy and thus resembled the clinically well-known better biocompatibility of titanium in the vicinity of bone. We conclude that among other molecular parameters yet to be determined, paxillin tyrosine phosphorylation and c-fos expression can serve as *in vitro* screening parameters for a biomaterial's projected performance *in vivo*. We are currently developing tools to monitor several hundred molecular parameters within a cell at once to gain a better understanding of osteoblast adhesion to biomaterials in general and to screen for materials with higher biofunctionality in an *in vivo* situation.

Einleitung

Für bestimmte Biomaterialien ist die Zelladhäsion extrem wünschenswert (Osteoblasten und Osteosynthesematerialien, z.B. Hüftprothesen), bei anderen nicht erwünscht (Bakterien und Schrittmacherelektroden). Hierbei ist die integrinvermittelte Adhäsion von großer Bedeutung [1]. Valide Parameter, die einen Aufschluss auf die zu erwartenden zellulären Reaktionen (Biofunktionalität) nach Implantation eines solchen Materials *in vivo* erlauben, sind bisher nur ungenügend charakterisiert und überprüft [2, 3]. In dieser Studie sollte evaluiert werden, inwieweit sich die molekularbiologischen Parameter der

424

adhäsions-abhängigen und integrinvermittelten Signaltransduktion (outside-in) sowie der davon abhängigen, proliferations-steuernden Genexpression des AP-1 (c-fos und c-jun) Transkriptionsfaktorkomplexes als molekularbiologische Parameter der Biofunktionalität eignen.

Material und Methoden

Vollserum (FBS) wurde auf zwei in der Ladungsdichte unterschiedlichen Polyethylenoberflächen sowie auf zwei gebräuchlichen Osteosynthesematerialien, nämlich Titan (Ti – Va – Al) und Stahl (Cr – Co – Mo), adsorbiert und Osteoblasten der MC3T3-E1 Zelllinie für eine Stunde auf diesen Oberflächen kultiviert. Anschließend erfolgte Protein- und mRNA – Extraktion und die quantitative Bestimmung der Tyrosinphosphorylierung von fokalen Adhäsions-Proteinen (pp125FAK, pp68Paxillin) im Western blot und die Bestimmung der c-fos und c-jun Transkription im Northern blot.

Ergebnisse

Geladene PE-Oberflächen waren den ungeladenen Oberflächen in Bezug auf die eingesetzten Parameter der Biofunktionalität deutlich überlegen. Gleiches galt für die Titanoberflächen im Vergleich zu den Stahllegierungen. Die höchste Induktion der

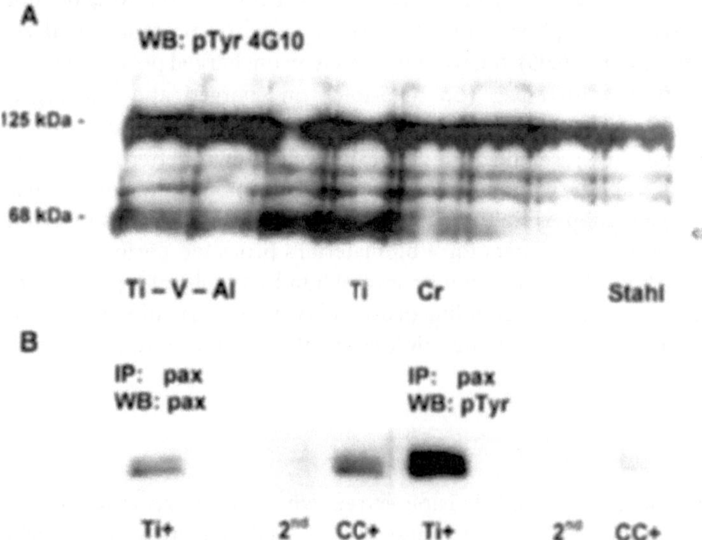

Abb. 1. Western Blot (A) und Immunpräzipitation (B) von Paxillin. Osteoblasten (MC3T3-E1) wurden für 1 h auf den angegebenen Biomaterialien kultiviert, die entweder eine Stunde mit 10% Vollserum (+) oder Ringerlösung präinkubiert wurden (Ti = Reintitan, Ti-Va-Al = Tivanium, CC = Chrom-Cobalt-Molybdän). WB = Western Blot, IP = Immunpräzipitation, pax = anti-paxillin Antikörper, pTyr = anti-phosphotyrosine Antikörper, kDa = Molekulargewicht in kiloDalton, ⇐ Paxillin

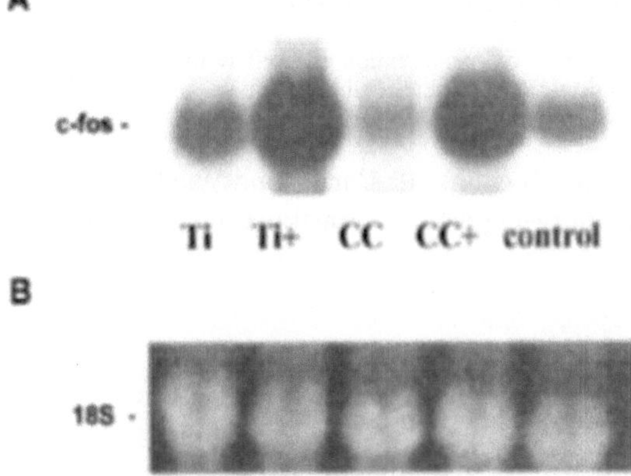

Abb. 2. Northern Blot von c-fos (**A**) und 18S ribosomale Referenz-RNA (**B**). Bei gleichen Untersuchungsbedingungen erfolgte die Extraktion der mRNA und nach Membrantransfer die Hybridisierung mit der radioaktiv markierten c-fos Sonde

Signaltransduktion und Genexpression wurde auf geladenem PE und FBS beobachtet (2.5-fache Erhöhung). Auf ungeladenem PE konnten bei der Phosphorylierung von Paxillin keine Unterschiede zwischen den proteinbeschichteten und unbeschichteten Oberflächen erfasst werden. Deutliche Unterschiede ergaben sich jedoch für die Genexpression von c-fos. Hier konnten auf beiden PE-Oberflächen nach Proteinadsorption Steigerungen der Genexpression um das fünffache nachgewiesen werden. Auch für Titan und Stahl waren die verwendeten Parameter in der Lage, die bessere Biofunktionalität von Titan im Vergleich zu Stahl nachzuvollziehen (3-fach für Tyrosinphosphorylierung Abb. 1; 8-fach für die c-fos Expression, Abb. 2).

Diskussion

Diese Ergebnisse zeigen, dass intrazelluläre Vorgänge bei Adhäsionsvorgängen von Zellen auf Biomaterialoberflächen molekularbiologisch quantifizierbar und statistisch auswertbar sind. Sie eignen sich somit für ein „high-throughput screening" von Biomaterialoberflächen in Bezug auf deren zu erwartende Biofunktionalität *in vivo*. Trotz der Vorläufigkeit dieser Ergebnisse erscheint es außerdem vorstellbar, entscheidende, zelluläre Vorgänge wie Proliferation, Differenzierung und Apoptose über die physikochemischen Eigenschaften der Biomaterialoberfläche, die Proteinadsorption und damit der Zusammensetzung der extrazellulären Matrix gezielt zu modulieren. Dies sollte für alle Zellen mesenchymalen Ursprungs möglich sein und könnte für die Generierung von Geweben *in vitro* von großer Bedeutung sein [4].

Literatur

1. Sommerfeldt DW, Hadjiargyrou M, Rubin CT, McLeod KJ (2001) Differential phosphorylation of paxillin in response to surface-bound serum proteins during early osteoblast adhesion. Biochem Biophys Res Commun 285: 355 – 63
2. Sommerfeldt DW, Linhart W, Rueger JM (2001) Expression of adhesion molecules on human osteoblasts in vitro – implications for biomaterial testing. Hefte Unfallchirurg 278: 74 – 78

3. Kirkpatrick CJ (1998) New aspects of biocompatibility testing: where should it be going? Med Device Technol 9: 22 – 29
4. Garcia AJ, Vega MD, Boettiger D (1999) Modulation of cell proliferation and differentiation through substrate-dependent changes in fibronectin conformation. Mol Biol Cell Mar: 10: 785 – 798

Korrespondenzadresse: Dr. D. W. Sommerfeldt, Abteilung für Unfall- und Wiederherstellungschirurgie, Universitätsklinikum Hamburg-Eppendorf, Martinistraße 52, 20246 Hamburg

Transplantation von hNT-Neuronen in immunsupprimierten Ratten nach lateraler „Fluid-Percussion" Gehirnverletzung

Transplantation of hNT neurons into immunosuppressed rats after lateral fluid percussion brain-injury

P. Riess[1], M. Williams[2], E. Neugebauer[1] und T. K. McIntosh[2]

[1] Chirurgische Klinik Köln-Merheim und Biochemische und Experimentelle Abteilung,
 II. Chirurgischer Lehrstuhl, Universität Köln
[2] Department of Neurosurgery, University of Pennsylvania, Philadelphia, USA

Abstract

Neuronal degeneration and dysfunction characterize the adult central nervous system following traumatic brain injury (TBI). One possible strategy in the treatment of this pathophysiological disorder is the replacement of degenerated or dysfunctional neural cells. Recent studies have demonstrated that highly purified postmitotic human NT2-N cells (commercially known as hNT neurons) survive and integrate up to 12 weeks after transplantation in immunosuppressed rats. Recent work with hNT cell transplants suggests that they can survive and integrate up to 1 month after transplantation into a single site after lateral fluid percussion brain injury in non-immunosuppressed rats. However, at 1 month post-injury grafts showed significant signs of graft rejection. Therefore, the present study evaluated the extended survival and integration of hNT cells following transplantation into the traumatically injured brain of immunosuppressed rodents (CyclosporinA (CsA)). *Methods*: Anesthetized male Sprague-Dawley rats ($n = 12$) were subjected to lateral fluid percussion brain injury of high severity (2.7 – 3.0 atm, $n = 7$). Sham animals ($n = 5$) were surgically prepared, but did not receive brain injury or transplantation. At 24 h following injury or sham surgery, the rats were re-anesthetized and 3x $\sim$ 33 000 hNT cells (freshly cultured, $n = 5$) or human fibroblasts ($n = 2$) were stereotactically injected into three sites from the ipsilateral cortex. Animals received daily injections of 10 mg/kg CsA and were sacrificed at 4 weeks post-transplantation. The viability of hNT grafts was assessed by Nissl staining, HO-14 and MOC-1 immunohistochemistry, which recognizes human neurofilament and neural cell adhesion molecules (NCAM) expressed on hNT cells. At 4 weeks following transplantation, transplanted hNT grafts remained viable with no evidence of graft rejection. Furthermore, there is evidence of incorporation and synaptogenesis of the hNT cells. *Conclusions*: Long-term survival and integration of hNT-cells in the peri-injured cortex of immunosuppressed rats provide an important cellular system that can be used therapeutically. Further studies of this neuroprotective strategy appear warranted.

428

Einleitung

Nervenzellschäden mit funktionellen und/oder kognitiven Beeinträchtigungen können die Folgen eines Schädel-Hirn-Traumas (SHT) sein. Ein neuer Behandlungsansatz dieser Störungen könnte die Zellersatztherapie degenerierter und funktionell beeinträchtigter Zellen durch embryonales ZNS-Gewebe oder embryonaler Stammzellen sein. Limitierende Faktoren wie Verfügbarkeit, Standardisierung, Reinheit und insbesondere ethische Bedenken führten zur Suche nach alternativen Zelllinien für die neurale Zellersatztherapie. Eine Alternative stellen die NT2-N Zellen (auch hNT-Neurone/Zellen genannt) dar. Sie stammen von menschlichen, embryonalen Teratokarzinomzellen welche durch Behandlung mit Retinsäure zu Neuronen differenzieren [1, 2]. Weiter konnte gezeigt werden, dass nach Transplantation in das gesunde Gehirngewebe von nackten Mäusen diese Zellen bis zu einem Jahr überleben, integrierten und keine Tumorbildung aufzeigen. Neueste Transplantationsstudien nach experimentellem SHT zeigen zudem, dass diese Zellen bis zu einem Monat nach Injektion in immunkompetenten Rattenhirnen überleben, wobei dann eine Transplantatabstoßung erkennbar ist [3]. Aus diesem Anlass untersuchten wir die Viabilität, das Ausmaß der Abstoßungsreaktion und die Integration der hNT-Zellen einen Monat nach Transplantation in hirnverletzten, immunsupprimierten Ratten.

Methodik

Männliche Sprague-Dawley Ratten (n = 12) erhielten eine schwere „Fluid-Percussion" (FP) Gehirnverletzung (2.7 – 3.0 atm, n = 7 [4, 5]). Die Kontrollgruppe (sham, n = 5) wurde chirurgisch vorbereitet, aber erhielt keine Verletzung des Gehirns und auch keine Transplantate. 24 Stunden danach wurden die verletzten Tiere erneut anästhesiert und sie erhielten 3 × 33 000 hNT Zellen (aus frischer Kultur, n = 5) oder menschliche Fibroblasten (n = 2) mittels stereotaktischer Injektion in drei verschiedene Lokalisationen in den verletzten Kortex (AP: − 3.6, − 4.3, − 5/ML: 5.5, 5.5, 6/ DV: − 3, − 3.2, − 3 von bregma). Zudem erhielten alle Tiere tägliche Injektionen von 10 mg/kg CsA und wurden 4 Wochen nach Transplantation getötet [5]. Das Überleben der hNT Zelltransplantate wurde dann durch Nissl Färbungen, HO-14 und MOC-1 Immunhistochemie geprüft. Diese Antikörper erkennen menschliches Neurofilament und neurale Zelladhäsionsmoleküle (NCAM) welche von den hNT-Zellen exprimiert werden. Die Immunreaktion wurde mit Antikörpern gegen Makrophagen- CD11, T-Helferzellen- CD4 und die Synapsenformierung wurde mit Antikörpern gegen menschliches Synaptophysin detektiert.

Ergebnisse

4 Wochen nach der Transplantation in immunsupprimierte Ratten können die hNT-Neurone durch Neurofilament und NCAM nachgewiesen werden. Zu diesem Zeitpunkt gibt es keinen Anhalt auf eine Transplantatabstoßung. Zudem integrieren die hNT-Neurone in den Zellverband und bilden Synaptophysin als Zeichen der Synapsenbildung.

Schlussfolgerung

Der Nachweis von lebenden hNT-Neuronen mit der Tendenz zur Integration und Synapsenbildung, vier Wochen nach Transplantation in hirnverletzten und immunsupprimierten Ratten, zeigt die Möglichkeit der therapeutischen Nutzbarkeit dieser Zellen. Allerdings bleiben Fragen der funktionellen Verbesserung und der Karzinogenese in weiteren Untersuchungen zu klären.

Literatur

1. Andrews (1984) Retinoic acid induces neuronal differentiation of a cloned human embryonal carcinoma cell line in vitro. Dev Biol 103: 285 – 293
2. Pleasure SJ and Lee VM-Y (1993) Ntera 2 cells: a human cell line which displays characteristics expected of a human committed neuronal progenitor cell. J Neurosci Res 35: 585 – 602
3. Philips MF, Muir JK, Saatman KE, Raghupathi R, Lee VM, Trojanowski JQ, McIntosh TK (1999) Survival and integration of transplanted postmitotic human neurons following experimental brain injury in immunocompetent rats. J Neurosurg 90: 116 – 124
4. McIntosh TK, Vink R, Nobel L, Yamakami I, Soares H, Faden AI (1989) Traumatic brain injury in the rat: characterization of a lateral fluid percussion model. Neurosci 28: 233 – 244
5. Riess P, Bareyre FM, Saatman KE, Cheney JA, Lifshitz J, Raghupathi R, Grady MS, Neugebauer E, McIntosh TK (2001) Effects of chronic, post-injury Cyclosporin A administration on motor and sensorimotor function following severe, experimental traumatic brain injury. Restor Neurol Neurosci 18: 1 – 8

Unterstützt durch Layton Bioscience Inc., USA

Korrespondenzadresse: Peter Riess, Chirurgische Klinik Köln-Merheim, II. Chirurgischer Lehrstuhl, Universität zu Köln, Ostmerheimer Straße 200, 51109 Köln, e-mail: p_riess @jahoo.com

Das Schädelhirntrauma dominiert die systemische Entzündungsreaktion im posttraumatischen Verlauf

Severe head injury dominates the posttraumatic systemic inflammatory response

M. Keel[1], L. Härter[1], A. Platz[1], R. Stocker[1], O. Trentz[1] und W. Ertel[2]

[1] Klinik für Unfallchirurgie, Universitätsspital Zürich
[2] Klinik für Unfall- und Wiederherstellungschirurgie, Universitätsklinikum Benjamin Franklin, Freie Universität Berlin

Abstract

Aim/Background: Severe trauma causes a systemic inflammatory response which may lead to multiple organ failure (MOF). The aim of this study was to evaluate the influence of the injury pattern on the incidence and severity of posttraumatic inflammatory complications. *Methods*: A total of 1273 patients with an injury severity score (ISS) ≥ 9 points, age > 16 years, and survival of ≥ 3 days were included in this retrospective study. Outcomes included different grades of systemic inflammatory response syndrome (SIRS), sepsis, and MODS (Goris score), as well as mortality. Logistic regression analysis was performed by SPSS-software to test injury pattern as well as age, sex, and ISS as risk factors. *Results*: Severe non-infectious SIRS occurred in 23%, sepsis in 14% and severe MODS in 14% of enrolled patients. Severe traumatic head injury was seen in 49% and the overall mortality rate was 7%. Severe head injury and a high ISS represented the most potent risk factors for severe SIRS. Complex injuries of extremities, pelvis or abdomen, as well as the ISS and male sex were predictors for sepsis. Severe MODS could be predominantly observed in patients with high ISS, male sex, severe head or abdominal injuries. A high mortality was determined by severe head injury, high ISS and progressive age. *Conclusion*: Severe head injury dominates non-infectious systemic inflammation, multiple organ failure, as well as late mortality. Septic complications were determined by abdominal and skeletal injuries. The incidence of life-threatening inflammatory complications during the posttraumatic course can be associated with distinct injury pattern.

Einleitung

Das schwere Trauma führt zu einer systemischen Entzündungsreaktion („Systemic Inflammatory Response Syndrome" (SIRS)) [1]. Bei Persistenz des SIRS tritt vermehrt ein Multiorganversagen (MOV) auf [2]. Ziel dieser retrospektiven Untersuchung war es, den Einfluss des Verletzungsmusters im Vergleich zu den Faktoren Alter, Geschlecht oder „Injury Severity Score" (ISS) auf die Häufigkeit und den Schweregrad posttraumatischer, inflammatorischer Komplikationen wie SIRS, Sepsis und MOV zu untersuchen.

Methodik

Krankenakten von 1273 Patienten, die einen ISS ≥ 9 Punkte (Pkt.), ein Alter > 16 Jahre aufwiesen und mindestens 3 Tage überlebten, wurden hinsichtlich erfüllter SIRS- oder MODS („Multiple Organ Dysfunction Syndrome" (Goris-Score))-Kriterien, Sepsis und Letalität ausgewertet [3]. Für ein schweres SIRS mussten 3 oder 4 Kriterien während drei aufeinanderfolgenden Tagen erfüllt sein [3]. Ein MOV war gegeben, wenn ein Goris-Score > 5 Pkt. über drei Tage bestand [3]. Eine Verletzung einer Körperregion mit einem AIS ≥ 3 Pkt. und maximal einer Verletzung einer anderen Region mit einem AIS ≤ 2 Pkt. wurde als schweres, isoliertes Trauma definiert. Die Regressionsanalyse wurde mittels SPSS-Software durchgeführt.

Ergebnisse

Das Gesamtkollektiv bestand aus 913 Männer und 360 Frauen mit einem Durchschnittsalter von $41,2 \pm 0,5$ Jahren und einem ISS von $19,5 \pm 10,3$ Pkt. 860 Patienten (67,6%) wiesen ein isoliertes Trauma, 413 (32,4%) eine Mehrfachverletzung auf. Ein schweres SHT war bei 49% aller Patienten zu beobachten. Ein schweres, nicht-infektiöses SIRS trat in 23% und eine Sepsis in 14% aller Patienten auf. Vierzehn Prozent des Patientenkollektives entwickelten ein MOV. Die Gesamtletalität lag bei 7%. In der Multivarianz-Analyse stellten sich ein hoher ISS und das schwere Schädelhirntrauma (SHT) als wichtigste, unabhängige Risikofaktoren für ein schweres SIRS ($p < 0,0001$) heraus. Schwere Extremitäten- ($p = 0,04$) oder Beckenverletzungen ($p = 0,008$), ein hoher ISS ($p < 0,0001$) und das männliche Geschlecht ($p = 0,02$) erwiesen sich als Risikofaktoren für die Entwicklung einer Sepsis. Unabhängig vom ISS stellte auch das Abdominaltrauma ein Risikofaktor für einen septischen Verlauf dar ($p < 0,0001$). Das MOV wurde durch das schwere SHT ($p < 0,0001$), das schwere Abdominaltrauma ($p = 0,02$), den ISS ($p < 0,0001$) und das männliche Geschlecht ($p = 0,004$) bestimmt, während für die Letalität das schwere SHT, ein hoher ISS und ein fortgeschrittenes Alter von Bedeutung waren ($p < 0,0001$).

Schlussfolgerung

Neben dem ISS bestimmt das schwere SHT den posttraumatischen Verlauf mit schweren systemischen Entzündungsreaktionen oder einem Multiorganversagen, während bei schweren Extremitäten-, Becken- oder Abdominalverletzungen septische Komplikationen beobachtet werden. Das schwere SHT ist *der* „killing factor", wobei der ISS und das hohe Alter zusätzlich von Bedeutung sind.

Literatur

1. Baue AE, Durham R, Faist E (1998) Systemic inflammatory response syndrome (SIRS), multiple organ dysfunction syndrome (MODS), multiple organ failure (MOF): are we winning the battle? Shock 10: 79–89
2. Ertel W, Keel M, Marty D, Hoop R, Safret A, Stocker R, Trentz O (1998) Die Bedeutung der Ganzkörperinflammation bei 1278 Patienten. Unfallchirurg 101: 520–526

3. Oberholzer A, Keel M, Zellweger R, Steckholzer U, Trentz O, Ertel W. (2000) Incidence of septic complications and multiple organ failure in severely injured patients is sex specific. J Trauma 48: 932 – 937

Unterstützt durch: Schweizerischer Nationalfonds (SNF): 32-52932.97, Schweizerische Bankgesellschaft (UBS)

Korrespondenzadresse: Dr. med. Marius Keel, Klinik für Unfallchirurgie, Universitätsspital Zürich, Rämistraße 100, 8091 Zürich, Schweiz, Tel: 0041-1-255-3657, Fax: 0041-1-255-4406, e-mail: marius.keel@chi.usz.ch

Endovaskuläre Stentprothesen zur Versorgung von traumatischen Aortenrupturen: ein neues Behandlungsverfahren mit besonderen Vorteilen beim polytraumatisierten Patienten

Repair of Traumatic Aortic Rupture with Endovascular Stent Grafts: a New Operative Approach with Special Benefit in Multiply Injured Patients

B. Zipfel[1], F. Knollmann[2], M. Bauer[1], Y. Weng[1] und R. Hetzer[1]

[1] Herz-, Thorax und Gefäßchirurgie, Deutsches Herzzentrum Berlin
[2] Strahlenklinik und Poliklinik, Charité, Campus Virchow-Klinikum, Humboldt-Universität zu Berlin

Abstract

Four male patients, 29 – 41 years of age, underwent stent-grafting for contained traumatic aortic ruptures. All patients had severe associated injuries. Stent graft repair was performed 1 – 61, mean 20 days after injury. The patients were hemodynamically stable for diagnostic evaluation with CT scan and transesophageal echocardiography (TEE). All ruptures were located at the isthmus; one additional rupture at the aortic bifurcation was found. The stent grafts (4 Talent tube grafts and 1 AneuRx bifurcated graft) were implanted in the operation room via surgical transfemoral approach with intraoperative angiography done by a surgical C-arm amplifier. Stent-grafting was technically successful by means of complete exclusion of the pseudoaneurysmal sac in all cases. Overstenting of the left subclavian artery was not necessary in any case. The first patient had to be reoperated on with conventional graft repair, because one bare spring of the stent graft had penetrated into the aortic wall without causing secondary rupture. No paraplegia occurred. All patients were referred back to the trauma units in stable conditions for further treatment and rehabilitation for their multiple injuries. Endovascular repair may be an alternative in the management of acute aortic rupture. In multiply injured patients the new method enables early treatment, when conventional repair with thoracotomy and extracorporeal circulation might not be possible. Long-term results are required for definitive evaluation of the method.

Einleitung

Die operative Versorgung von traumatischen Aortenrupturen sollte wegen der Gefahr von sekundären Rupturen möglichst früh angestrebt werden [1]. Das Risiko von Paraplegien steigt mit der Länge der Klemmzeit und kann durch distale Perfusion vermindert werden [1]. Die konventionelle Operation kann aber bei schweren Begleitverletzungen im Rahmen von Polytraumen oft nur verzögert vorgenommen werden. Durch den Einsatz endovaskulärer Stentprothesen soll das Trauma der Aortenoperation vermindert und die frühe Versorgung auch beim Schwerstverletzten ermöglicht werden (Abb. 1).

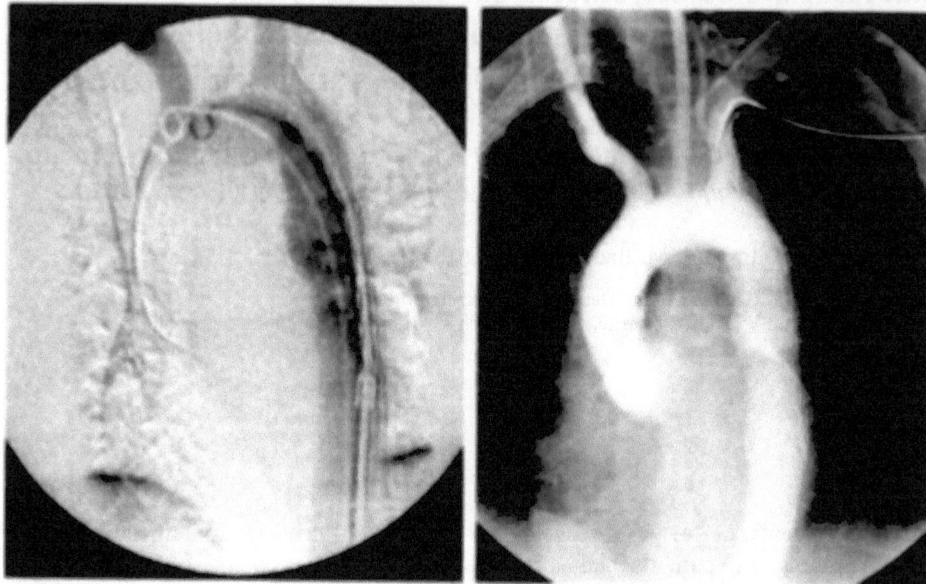

Abb. 1. Endovaskuläre Stentprothese bei traumatischer Aortenruptur. Intraoperative Angiographie (*links*): Das Einführungsbesteck mit der Stentprothese liegt in Position. Postoperative Angiographie (*rechts*): Die Stentprothese ist entfaltet, das Pseudoaneurysma ausgeschaltet

Methodik

Von Sept. 1999 bis Sept. 2001 wurden traumatische Aortenrupturen bei 4 männlichen Patienten im Alter von 29–41 Jahren durch endovaskuläre Stentprothesen versorgt. Klinische Daten, Ausmaß der Begleitverletzungen und Zeitpunkt der Operationen zeigt die Tabelle 1. Bei Patient Nr. 2 und 3 erzwangen schwere Wundinfektionen eine verzögerte Versorgung. Alle Rupturen waren gedeckt und lagen loco typico am Isthmus, bei Patient 2 fand sich eine zusätzliche Ruptur an der Bifurkation. Alle 4 Patienten waren ausreichend hämodynamisch stabil, um eine präzise Diagnostik mit Angio-CT und transoesophagealer Echokardiographie (TEE) durchzuführen. Die ersten beiden Patienten wurden zusätzlich präoperativ angiographiert. Wir verwendeten Talent®- Stentprothesen von 10 cm Länge

Tabelle 1. Klinische Daten und Begleitverletzungen

Pat. Nr.	Alter	Tage nach dem Unfall	Unfallmechanismus	Begleitverletzungen
1	41	6	Kompression	Herzkontusion, BWK-Frakturen, Milzruptur
2	32	61	Sturz	Schädel-Hirn-Trauma, Lungenkontusion, Kettenfrakturen beider Beine und Becken, offene Sprunggelenksfrakturen, infiziertes Frakturhämatom nach Beckenringfraktur
3	41	13	PKW frontal	Lungenkontusion mit ARDS, Wirbelfrakturen, Traumatische US-Amputation mit Gasbrand, Nachamputation
4	29	1	Sturz	Instabile LWK-Fraktur, Kettenfrakturen beider Beine und Becken, offene Sprunggelenksfrakturen

und Durchmessern zwischen 28 und 34 mm, die im Operationssaal über eine chirurgisch freigelegte Leistenarterie implantiert wurden, mit Hilfe eines mit digitaler Subtraktionsangiographie (DSA) ausgerüsteten chirurgischen Bildwandlers (Philips BV 300). Bei Patient Nr. 2 wurde simultan eine AneuRX® Bifurkationsprothese implantiert.

Ergebnisse

In allen vier Fällen wurde die Rupturstelle mit der Stentprothese abgedichtet und die falschen Aneurysmen komplett ausgeschaltet. Eine Überstentung der linken A. subclavia war in keinem Fall erforderlich. Bei Patient 1 fand sich postoperativ eine proximale Feder der Stentprothese in die Aortenwand penetriert ohne Zeichen einer sekundären Ruptur. Zwei Wochen später wurde elektiv ein konventioneller Aortenersatz durchgeführt. Bei Patient 4 wurde sofort im Anschluss die instabile LWK-I-Fraktur osteosynthetisch dorsal stabilisiert. Alle Patienten wurden postoperativ stabil in die zuweisenden Kliniken zur weiteren Versorgung zurück verlegt. In keinem Fall trat eine Paraplegie auf.

Schlussfolgerung

Bei für eine exakte präoperative Diagnostik ausreichend stabilen Patienten stellt die endovaskuläre Implantation von Stentprothesen eine minimal invasive Alternative zur konventionellen Operation mit linkslateraler Thorakotomie und femoro-femoralem Maschinenbypass [1] dar, von der insbesondere Polytraumatisierte profitieren. Patient Nr. 3 war wegen schwerster Lungenkontusion für einen offenen thoraxchirurgischen Eingriff nicht operationsfähig, für Patient Nr. 4 hätte alleine die Seitenlagerung für die posterolaterale Thorakotomie bei instabiler LWK-Fraktur mit Fragmentkompression des Rückenmarks ein hohes Risiko für eine Paraplegie bedeutet. Nach den bisher begrenzten Erfahrungen sind Paraplegien nach Stentprothesen bei traumatischen Aortenrupturen noch nicht beschrieben worden [3, 4]. Die Penetration der proximalen freien Feder bei dem ersten Patienten war verursacht durch einen Repositionsversuch nach schwieriger Freisetzung des Stentgrafts im distalen Aortenbogen. Dieses Problem wurde durch eine Modifikation des Einführungsbesteckes der Talent®-Prothese gelöst. Wegen des geringen perioperativen Risikos kann gerade mit der Stentgraft-Methode eine frühe Ausschaltung des Rupturaneurysmas erreicht werden [2]. Eine geplante verzögerte Versorgung [3] halten wir daher nicht für sinnvoll. Bei günstiger Lokalisation der Rupturen wurde das Überstenten der linken A. subclavia vermieden. Sollte dies bei proximalen Rupturen am Isthmus erforderlich werden, kann eine extrathorakale Subclavia-Carotis-Transposition sekundär bei Auftreten von Ischämiesymptomen erfolgen [4]. Rupturen mit Beteiligung des Aortenbogens und der Aorta ascendens erfordern weiterhin die konventionelle Operation, gegebenenfalls in Hypothermie und Kreislaufstillstand [1, 2]. Das Langzeitverhalten der Stentprothesen bei den vornehmlich jungen Trauma-Patienten muss sorgfältig beobachtet werden und wird über den Erfolg der Methode entscheiden.

438

Literatur

1. Hetzer R, Zipfel B (2000) Verletzungen des Herzens und der großen thorakalen Gefäße. In: Trentz O (Hrsg.), Tscherne Unfallchirurgie Bd. 2 Kopf und Körperhöhlen, Springer Verlag, Berlin – Heidelberg – New York, S. 159–226
2. Fujikawa T, Yukioka T, Ishimaru S, Kanai M, Muraoka A, Sasaki H, Honna H, Koike S, Kawaguchi S (2001) Endovascular stent grafting for blunt thoracic aortic injury. J Trauma 50: 223–229
3. Rousseau H, Soula P, Perreault P, Bui B, Janne d'Othée, Massabuau P, Meites G, Concina P, Mazerolles M, Joffre F, Otal P (1999) Delayed treatment of traumatic rupture of the thoracic aorta with endoluminal covered stent. Circulation 99: 498–504
4. Hausegger KA, Oberwaldner P, Tiesenhausen K, Tauss J, Stanger O, Schedlbauer P, Deutschmann H, Rigler B (2001) Intentional left subclavian artery occlusion by thoracic aortic stent-grafts without surgical transposition. J Endovasc Ther 8: 472–476

Korrespondenzadresse: Dr. Burkhart Zipfel, Herz-, Thorax- und Gefäßchirurgie, Deutsches Herzzentrum Berlin, Augustenburger Platz 1, 13353 Berlin (Wedding), Fax: +49 30 4593 2137, e-mail: zipfel@dhzb.de

Ergebnisse nach operativer Versorgung intraartikulärer Calcaneusfrakturen

Follow-up after operative treatment of intra-articular calcaneus fractures

S. Barthel, S. Rammelt, J. M. Gavlik und H. Zwipp

Klinik und Poliklinik für Unfall- und Wiederherstellungschirurgie, Universitätsklinikum „Carl Gustav Carus", Technische Universität Dresden

Abstract

The operative management of displaced intra-articular calcaneus fractures is demanding for the surgeon. Precise preoperative diagnosis, classification and planning is indispensable for succesful treatment. Surgery aims at anatomical restoration of the calcaneal shape as well as exact reduction of the joint facets, especially at the subtalar joint. Even minor steps of 1 – 2 millimeters are associated with the development of painful posttraumatic arthritis.

Einleitung

Alle Patienten mit frischen Calcaneusfrakturen wurden prospektiv erfasst und einer standardisierten klinischen und radiologischen Diagnostik unterzogen. Die Frühergebnisse wurden anhand von Nachuntersuchungen mit standardisiertem Untersuchungsschema evaluiert und der Schwere der Verletzung gegenübergestellt.

Methodik

Im Zeitraum vom 01.10.1993 bis 30.09.2000 wurden insgesamt 408 Calcaneusfrakturen bei 366 Patienten behandelt. Die häufigste Ursache war der Sturz aus großer Höhe (84%), gefolgt von Verkehrsunfällen (11%) und Privat- bzw. Sportunfällen (5%). Ein sehr hoher Anteil (56%) entfiel auf Arbeitsunfälle. Mit 82% waren die männlichen Patienten überdurchschnittlich vertreten. Von insgesamt 408 Frakturen waren 356 (87,3%) intraartikulär und 52 (12,7%) extraartikulär. Insgesamt waren 91 Patienten (22,3%) polytraumatisiert. 41 Patienten (18,6%) erlitten eine beidseitige Calcaneusfraktur, bei 12 Patienten (2,9%) lag eine ipsilaterale Talusfraktur vor.

Ergebnisse

Von 326 offen rekonstruierten intraartikulären Calcaneusfrakturen konnten bis zum 30.06.2001 182 Patienten im Mittel 18 Monate (10 – 46 Monate) postoperativ nach dem ±200-Punkte-Score nach Zwipp [1], modifiziertem Merle-d'-Aubigné-Score und Maryland-Foot-Score [2] nachuntersucht werden.

Nachuntersuchungsergebnisse waren mit dem reinen Funktionsscore nach Merle d' Aubigné (44% sehr gut, 42% gut, 11% befriedigend und 3% schlecht) signifikant besser, als nach dem ± 200-Punkte-Score nach Zwipp (11% sehr gut, 56% gut, 30% befriedigend und 3% schlecht), wobei das letztere strenge subjektive, funktionelle, radiologische und computertomographische Kriterien beinhaltet.

Diskussion und Schlussfolgerung

Bereits geringe Gelenkstufen, die im postop. CT bzw. Broden-Aufnahmen sichtbar wurden, ergaben signifikant schlechtere funktionelle Ergebnisse, wobei Minderungen des Tubergelenkwinkels im Vergleich zur Gegenseite erst bei ausgeprägter Seitendifferenz ein weniger gutes Nachuntersuchungsergebnis begründeten.

Die Resultate gaben die Schwere der bei uns behandelten intraartikulären Calcaneusfrakturen wieder, wobei die negativen Nachuntersuchungsergebnisse mit der Schwere der Verletzung korrelierten.

Die operative Versorgung dislozierter intraartikulärer Calcaneusfrakturen stellt hohe Anforderungen an den Operateur. Voraussetzungen für eine erfolgreiche Therapie sind exakte, standardisierte präoperative Diagnostik, Frakturklassifikation und Operationsplanung [3].

Literatur

1. Zwipp H (1994) Chirurgie des Fußes. Springer; Wien – New York; S. 100 – 130
2. Sanders R (2000) Displaced intra-articular fractures of the calcaneus. J Bone Joint Surg [Am] 82: 225 – 250
3. Gavlik JM, Rammelt S, Barthel S, Zwipp H (2001) Operationsmöglichkeiten und Indikationen bei Fersenbeinfrakturen. Chir Praxis 58: 649 – 664

Korrespondenzadresse: Dr. Sven Barthel, Klinik und Poliklinik für Unfall- und Wiederherstellungschirurgie, Universitätsklinikum „Carl Gustav Carus", Technische Universität Dresden, Fetscherstraße 74, 01307 Dresden, Tel.: 0351-458 2786, Fax: 0351-458 5749, e-mail: Sven.Barthel@mailbox.tu-dresden.de

Ist die Abrasionsplastik eine zeitgemäße Therapie zur Behandlung der Osteochondrosis dissecans tali? – Eine Follow-up-Studie von 45 Fällen nach 7,1 – 13,5 Jahren

Is the abrasion arthroplasty up to date in the treatment of osteochondrosis dissecans tali? A 7- to 13- year follow-up of 45 ankles

S. Hankemeier[1], E. J. Müller[2], A. Kaminski[2] und G. Muhr[2]

[1] Unfallchirurgische Klinik, Medizinische Hochschule Hannover
[2] BG-Kliniken Bergmannsheil, Chirurgische Klinik und Poliklinik, Bochum

Abstract

The optimal operative therapy in the treatment of symptomatic osteochondrosis dissecans tali is controversially discussed. This study reviewed the clinical, radiological and subjective long-term outcome of abrasion arthroplasty of 45 ankles with an osteochondrosis dissecans tali stage 3 and 4 according to Berndt and Harty. Abrasion arthroplasty was performed arthroscopically in 20 ankles, following arthrotomy in 13 cases and following osteotomy of the medial malleolus in 12 ankles. 33 ankles were treated with an additive anterograde drilling of the defect.

7.1 to 13.5 years postoperatively the AOFAS score revealed an average of 90.7 points (66 – 100 points). Using the score of Mazur, the outcome of 28 ankles (62.2%) was rated excellent, 12 ankles (26.7%) were rated good and 5 ankles (11.1%) fair or poor. Progressive osteoarthritic changes according to the classification of van Dijk were seen in 7 ankles (15.5%). Reoperations because of fragment loosening or degenerative changes were necessary in 8 cases (17.7%).

The results according to the AOFAS and Mazur score after arthroscopy, arthrotomy and osteotomy revealed no significant difference. Obesity, age of more than 40 years and preoperative osteoarthritic changes had a significant negative impact on the clinical outcome.

With regard to the international literature we recommend abrasion arthroplasty in the treatment of symptomatic Berndt/Harty stage III and IV lesions because of nearly 90% excellent and good long-term results.

Einleitung

Die optimale Therapieform der Osteochondrosis dissecans tali (ODT) ist umstritten. Ziel dieser Studie ist es, die Langzeitergebnisse der Abrasionsplastik der ODT im Stadium 3 und 4 nach Berndt und Harty mit Hilfe von funktionellen, radiologischen sowie subjektiven Parametern darzustellen.

Patienten und Methodik

45 Sprunggelenke von 44 Patienten mit einem Durchschnittsalter von 28,7 Jahren (17,4 – 57,8 Jahre) wurden 7,1 – 13,5 Jahre nach Abrasionsplastik einer Osteochondrosis dissecans tali des Stadiums 3 und 4 nach Berndt/Harty nachuntersucht. Die funktionellen Ergebnisse wurden anhand der Scores von Mazur und des Ankle and Hindfoot-Scores der American Orthopedic Foot and Ankle Society (AOFAS) sowie radiologisch nach van Dijk analysiert.

37 Patienten (82,2%) berichteten über vorausgegangene Sprunggelenksverletzungen, insbesondere Supinationstraumata im Rahmen von sportlichen Aktivitäten. In 30 Fällen (66,7%) war die mediale sowie in 15 Fällen (33,3%) die laterale Talusschulter betroffen. 15 Sprunggelenke wiesen präoperativ degenerative Veränderungen auf. Die Abrasionsplastik wurde an 20 Gelenken arthroskopisch durchgeführt. Ein offenes Verfahren wurde bei nicht vollständig einsehbaren Läsionen sowie bei Rezidiveingriffen gewählt (13 Arthrotomien und 12 Osteotomien). An 33 Sprunggelenken erfolgte eine additive Herdanbohrung.

Ergebnisse

Nach 10,4 Jahren (7,1 – 13,5 Jahre) erreichten 62,2% der Patienten ein exzellentes funktionelles Resultat anhand des Scores von Mazur, 26,7% ein gutes und 11,1% ein mäßiges oder schlechtes Resultat. Der durchschnittliche AOFAS-Score betrug 90,7 Punkte (66 – 100 Punkte). 8 Gelenke (17,7%) wurden innerhalb des Beobachtungszeitraumes revidiert (3 Osteophytenabtragungen, 3 Teilsynovialektomien und 2 Regeneratlockerungen). Progressive osteoarthrotische Veränderungen wurden an 7 Sprunggelenken (15,5%) nachgewiesen. 71,1% der Patienten waren zum Zeitpunkt der Nachuntersuchung beschwerdefrei, 24,5% der Patienten hatte geringe und 4,4% mäßige oder starke Beschwerden. 80,0% der Patienten gehen regelmäßig sportlichen Aktivitäten nach.

Die Resultate im AOFAS- und Mazur-Score nach Arthroskopie, Arthrotomie und Osteotomie zeigten keine signifikanten Differenzen. Signifikant schlechtere Ergebnisse wurden bei einem Patientenalter über 40 Jahren, adipösen Habitus sowie vorbestehenden osteoarthrotischen Veränderungen des Sprunggelenkes erzielt.

Schlussfolgerung

Die Abrasionsplastik führt, gegebenenfalls in Verbindung mit einer anterograden Herdanbohrung, zu einer hohen Prozentzahl guter und exzellenter Langzeitergebnisse später Stadien der Osteochondrosis dissecans tali. Die Ergebnisse neuerer Verfahren wie die autologe osteochondrale Transplantation und autologe Chondrozytentransplantation sind vielversprechend, haben sich jedoch an den nahezu 90% guten und exzellenten Langzeitergebnissen nach Abrasionsplastik der ODT im Stadium 3 und 4 zu messen.

Literatur

1. Berndt AL, Harty M (1959) Transchondral fractures (osteochondrosis dissecans) of the talus. J Bone Joint Surg Am 41: 988 – 1020

2. Hangody L, Kish G, Karpati Z, Szerb I, Eberhardt R (1997) Treatment of osteochondritis dissecans of the talus: Use of mosaicplasty technique-a preliminary report. Foot Ankle Int 18: 628 – 634
3. Kitaoka HB, Alexander IJ, Adelaar RS, Nunley JA, Myerson MS, Sanders M (1994) Clinical rating system for ankle-hindfoot, midfoot, hallux, and lesser toes. Foot Ankle Int 15: 349 – 353
4. Mazur J, Schwartz E, Simon SR (1979) Ankle arthrodesis. Long-term follow-up with gait analysis. J Bone Joint Surg [Am] 61: 964 – 975
5. van Dijk CN, Verhagen RAW, Tol JL (1997) Arthroscopy for problems after ankle fracture. J Bone Joint Surg [Br] 79: 280 – 284

Korrespondenzadresse: Dr. med. Stefan Hankemeier, Medizinische Hochschule Hannover, Unfallchirurgische Klinik, Carl-Neuberg-Straße 1, 30625 Hannover, Fax: 0511-5322175, e-mail: s.hankemeier@t-online.de

Steigerung der Implantateinheilung durch eine gradierte Hydroxylapatit-Beschichtung von Implantaten

A new electrochemically graded hydroxyapatite coating for osteosynthetic implants promotes implant osteointegration in a rat model

G. Schmidmaier[1], B. Wildemann[1], P. Schwabe[1], R. Stange[1], N. P. Südkamp[2] und M. Raschke[1]

[1] Unfall- und Wiederherstellungschirurgie, Charité Campus Virchow, Humboldt Universität Berlin
[2] Chirurgische Klinik, Abteilung Unfallchirurgie, Universitätsklinikum Freiburg

Abstract

Hydroxyapatite (HAP) is widely used as an osteoconductive coating for orthopedic implants. So far, standard coating methods like plasma spraying produce a relatively thick coating layer (> 30 µm). In addition the chemical structure of the HAP may be altered due to the heating throughout the coating process. This may have negative effects on the coating stability, implant fixation and induction of bone formation. The relatively thick layer may detach from the implant with the risk of wear debris. In the present study the potential of a newly developed HAP coating of implants on osteointegration was investigated in a rat model. The coating method, based on an electrochemical process, is applied in a graded manner and results in a biodegradable HAP coating with a thickness of approx. 2 µm. Coated vs. uncoated titanium Kirschner wires (1.4 mm diameter) were inserted retrogradely into the medullary cavity of the right femora of five months old female Sprague Dawley rats ($n = 36$). Throughout an experimental period of 2 months the osteointegration was traced radiologically. After this time the animals were sacrificed and the implant integration was tested biomechanically using a push-out test. To analyze the bone implant interface histological sections (80 µm) were investigated with an image analysing system. The biomechanical testing revealed a significantly higher implant fixation in the group treated with the HAP-coated implant (shear strength: 27.8 ± 6.7 Mpa) compared to control (shear strength: 8.08 ± 3.4 Mpa). The histological analyses demonstrated a better ingrowth of the implants in the HAP group with significantly more direct bone-implant contacts compared to the control group. The results demonstrate that the HAP coating promotes implant osteointegration in a rat model.

Einleitung

Experimentelle und klinische Studien beschreiben eine Verbesserung der Implantatein-heilung von Hydroxylapatit-beschichteten Implantaten mit einer möglichen Reduktion der Lockerungsrate von beschichteten Prothesen [1, 2]. Diese Beschichtungen weisen meist eine Schichtdicke von > 100 µm auf. Durch Abbauprodukte kann es zu unerwünschten lokalen und systemischen Wirkungen kommen [3]. Ziel dieser Studie war die Unter-suchung einer neuen, elektrochemisch aufgetragenen HAP-Beschichtung mit einer Schichtdicke von ca. 2 µm auf die Implantateinheilung.

Material und Methode

36 weiblichen Spraque Dawley Ratten wurde retrograd ein unbeschichteter versus HAP-beschichteter (BoneMaster, Dresden) Titan-Kirschner Draht in das rechte Femur implantiert. Nach einer Standzeit von drei Monaten erfolgte die Tötung der Tiere. Mittels eines biomechanischen push-out-Tests (Zwick, Ulm) wurde die Implantateinheilung untersucht. Des weiteren wurden histologische Schliffe mit innenliegendem Implantat angefertigt (80 µm) und der neu gebildete Knochen und die direkte Knochen/Implantat-Fläche quantifiziert (Becker CAD, Data Becker).

Ergebnisse

Der push-out Test ergab eine signifikant höhere initiale Kraft in der Gruppe mit HAP-beschichteten Implantaten gegenüber den unbeschichteten Implantaten. Die benötigte Kraft war ca. 3,5-fach über der Kontrollgruppe (Abb. 1).

Die histologische Auswertung zeigte signifikant ($p < 0,05$/T-Test) mehr direkte Knochen/Implantat-Kontaktflächen in der Gruppe mit HAP-beschichteten Implantaten ($68 \pm 21\%$) im Vergleich zu der Kontrollgruppe ($26 \pm 18\%$).

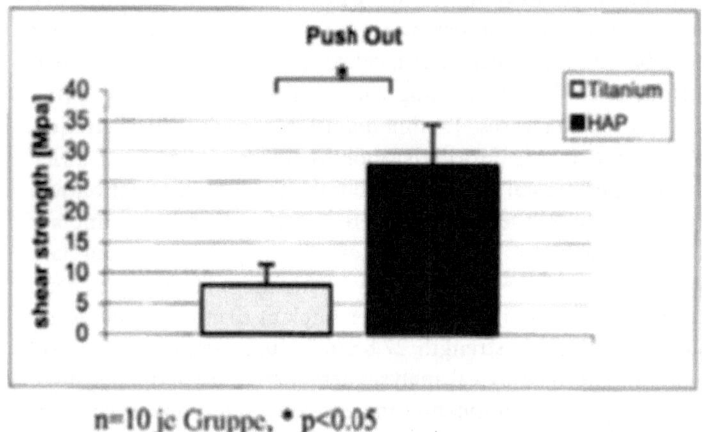

Abb. 1.
Biomechanische
Testung

Diskussion und Schlussfolgerung

Die elektrochemisch gestützt aufgetragene gradierte HAP-Beschichtung von Implantaten führt zur einer signifikant höheren Implantatverankerung mit mehr Kochen/Implantat-Kontaktflächen pro Implantat im Vergleich zur Kontrollgruppe. Die initiale Einheilung von Implantaten und Prothesen könnte durch diese Beschichtung erhöht und die Lockerungsrate reduziert werden. Lokale und systemische Komplikationen durch HAP-Abbauprodukte könnten aufgrund der geringen Schichtdicke verringert werden.

Literatur

1. Hara T, Hayashi K, Nakashima Y, Kanemaru T, Iwamoto Y (1999) The effect of hydroxyapatite coating on the bonding of bone to titanium implants in the femora of ovariectomised rats. Bone Joint Surg [Br] 81: 705 – 709
2. Rokkum M, Brandt M, Bye K, Hetland KR, Waage S, Reigstad (1999) A Polyethylene wear, osteolysis and acetabular loosening with an HA-coated hip prosthesis. A follow-up of 94 consecutive arthroplasties. J Bone Joint Surg [Br] 81: 582 – 589
3. Bauer TW, Schils J (1999) The pathology of total joint arthroplasty. Mechanisms of implant failure. Skeletal Radiol 28: 483 – 497

Korrespondenzadresse: Dr. med. Gerhard Schmidmaier, Unfall- und Wiederherstellungs-chirurgie, Charité, Humboldt Universität Berlin, Augustenburger Platz 1, 13353 Berlin, Tel.: +49 30 450 552 043, Fax: +49 30 450 552 943, e-mail: gerhard.schmidmaier@charite.de

„Tissue engineering des Knochengewebes" – Einfluss verschiedener Trägermatrices auf die Proliferation und die Differenzierung der humanen Osteoblasten

„Tissue engineering of bone" – The influence of different scaffold matrices on proliferation and differentiation of human osteoblasts

A. Hofmann[1], Ch. Hofmann[1], L. Konrad[2], M. Schnabel[1] und L. Gotzen[1]

[1] Klinik für Wiederherstellungs-, Hand- und Unfallchirurgie
[2] Klinik für Urologie, Philipps-Universität Marburg

Abstract

Surgical treatment of critical size bone defects is still a challenging problem in modern bone and joint surgery. The progress in cellular und molecular biology now permits novel approaches in bone engineering. Recent conceptual and technical advances have enabled the use of mitotically expanded bone cells as a therapeutic approach for tissue repair.

Using three different tissue carrier systems, we successfully cultivated human osteoblasts in a newly developed perfusion chamber. We studied cell proliferation and expression of osteocalcin, osteopontin, bone morphogenetic protein 2A, alkaline phosphatase, and vascular endothelial growth factor as parameters for osteoblast function and vitality.

Adherence of highly enriched human osteoblasts started already after one hour and resulted in completely overgrown human bone pieces after ten days. Expression analysis of bone-specific alkaline phosphatase indicated differentiating osteoblasts, whereas high mRNA expression of osteocalcin and osteopontin revealed terminally differentiated osteoblasts and the process of mineralization. Additionally, expression was significantly higher, when human demineralized bone was used as biomatrix, compared to autoclaved bone and hydroxyapatite ceramics. Since the hydoxylapatite biomatrix lacks biological active proteins, this may be one important reason, why osteoblasts expressed the lowest amounts of bone-specific markers in this group. We conclude that with our newly developed perfusion culture system vital autologous bone implants of clinically applicable size can be generated within ten days in order to manage critical size bony defects. Sterilized cancellous bone tissue combines excellent mechanical properties with natural porosity and osteoinductive and osteoconductive properties making it a perfect candidate as scaffold material in tissue engineering of bone.

Einleitung

Die aktuelle Forschung in der Knochenbiologie hat die Möglichkeit der Herstellung von artifiziellen Knochentransplantaten mit optimierten biomechanischen und biologischen Eigenschaften eröffnet [1]. Diese Methode beinhaltet die Transplantation von vitalen, autologen und in-vitro angezüchteten Osteoblasten im Sinne einer „self cell therapy", die im Wirtsgewebe überleben und aktiv zur Regeneration durch Bildung neuen Knochengewebes führen [2]. Man geht dabei von der Idee aus, dass die Therapie großer Knochendefekte, wie z.B. infolge eines ausgedehnten Traumas, mit Hilfe autologer Osteoblasten erfolgen kann. Die Osteoblasten können mit einfachen Mitteln gewonnen, auf geeigneten Trägermaterialien in-vitro vermehrt und dann für die Reimplantation verwendet werden.

Im Experiment wird die Möglichkeit der Verwendung von verschiedenen Trägermatrices für humane Osteoblasten geprüft. Es sollen Unterschiede zwischen der demineralisierten Knochenmatrix (Niedrig-Temperatur-Plasmasterilisiert, DNTP), Hydroxylapatit (HA) und autoklaviertem Knochen (AUT) gezeigt werden. Es sollte geprüft werden, ob verschiedene Trägermatrices die Proliferation und die Expression osteoblastenspezifischer Marker während der Proliferationssphase beeinflussen. Weiterhin stellte sich für uns die Frage, ob primäre humane Osteoblasten bereits unter in-vitro Bedingungen in der Perfusionskammer den Vaskulären Endothelialen Wachstumsfaktor (VEGF) exprimieren und dadurch nach der Transplantation die Angioneogenese aktivieren können.

Material und Methode

Primäre humane Osteoblasten wurden nach einer etablierten Methode isoliert und bis zur Präkonfluenz kultiviert. Die Zellen wurden anschließend auf demineralisierte Knochenmatrix-(Gruppe 1), autoklavierte Knochen-(Gruppe 2) und HA-Zylinder (Gruppe 3) mit 1 cm Durchmesser und 1 cm Höhe ausplattiert und in einer von uns entwickelten, absolut inerten Perfusionskammer für 10 Tage weiter kultiviert. Die Auswertung der Wachstumsgeschwindigkeit erfolgte histologisch und mit einem MTT-Proliferationsassay. Weiterhin wurden semiquantitative molekularbiologische Analysen wie folgt durchgeführt: Die Total-RNA wurde aus hergestellten Transplantaten isoliert und mittels RT-PCR in cDNA umgeschrieben. Die semiquantitative PCR für die osteoblastenspezifischen Faktoren Osteocalcin, Osteopontin, BMP-2a, knochenspezifische alkalische Phosphatase (AP) und VEGF wurde mit sequenzspezifischen Primern nach einem GAPDH-Abgleich durchgeführt. Die Validierung erfolgte mit der Northern-blot-Analyse für o.g. Faktoren. Die statistische Auswertung erfolgte mit der multifaktoriellen ANOVA-Analyse nach der Festlegung des Signifikanzniveaus auf $p < 0{,}05$ für alle Messungen.

Ergebnisse

Nach 10 Tagen der Inkubation waren die Träger in allen Gruppen von den Osteoblasten dicht besiedelt. In der mikroskopischen Darstellung nach der Anfärbung der alkalischen Phosphatase waren diese Zellen AP-positiv. Es bestanden keine Unterschiede im Wachstumsverhalten der Osteoblasten in den jeweiligen Gruppen. Die PCR-Ergebnisse zeigten die signifikant stärkste Expression von Osteokalzin, Osteopontin und der AP in der DNTP-Gruppe, gefolgt von der AUT-Gruppe. Die Osteoblasten der HA-Gruppen exprimierten ebenfalls alle diese Faktoren, die Bandensignalstärke war jedoch wesentlich schwächer als in den anderen beiden Gruppen. Auffallend niedrig war die Expression der alkalischen Phosphatase in der HA-Gruppe. Die Osteoblasten in allen drei Gruppen exprimierten VEGF, die semiquantitative densitometrische Analyse ergab jedoch keine signifikanten Unterschiede.

Diskussion und Schlussfolgerung

Die Ergebnisse zeigen, dass humane Osteoblasten auf der demineralisierten Knochenmatrix wesentlich schneller wachsen und innerhalb von 10 Tagen den Träger vollständig besiedeln. Die Osteoblasten der DNTP-Gruppe zeigten eine wesentlich höhere Expression der mRNA für OC, OP, BMP-2a und AP. Die demineralisierte Knochenmatrix eignet sich von den untersuchten Faktoren am besten als Trägermaterial zur Herstellung von vitalen Knochentransplantaten in einer wesentlich kürzeren Zeit.

Literatur

1. Minuth WW, Sittinger M, Kloth S (1998) Tissue engineering: generation of differentiated artificial tissues for biomedical applications. Cell Tissue Res 291: 1 – 11
2. Vacanti CA, Bonassar LJ, Vacanti MP, Shufflebarger J (2001) Replacement of an avulsed phalanx with tissue-engineered bone. N Engl J Med 344: 1511 – 1514

Korrespondenzadresse: A. Hofmann, Klinik für Wiederherstellungs-, Hand- und Unfallchirurgie, Philipps-Universität Marburg, Baldingerstraße, 35043 Marburg

Beschleunigung der Osseointegration von Titanimplantaten durch Besiedelung mit pluripotenten, mesenchymalen Vorläuferzellen

Pluripotent mesenchymal precursor cells significantly enhance osseointegration of titanium implants

K.-H. Frosch, I. Sondergeld, K. Dresing, T. Rudy, C. H. Lohmann, J. Rabba, J. Breme und K. M. Stürmer

Unfallchirurgie, Plastische und Wiederherstellungschirurgie, Universitätsklinikum Göttingen

Abstract

The goal of our study was the improvement of osseointegration of porous titanium implants by coating with autologous mesenchymal precursor cells. Titanium implants ($8 \times 5 \times 4$ mm) with pore channels of the diameters 400, 500 and 600 µm were coated with autologous mesenchymal precursor cells, isolated from tibial bone chips from 17 adult chinchilla bastard rabbits. The cell coated implants were implanted in the distal femur of the rabbits (group I). In the contralateral femur uncoated titanium implants were inserted (group II). The animals were sacrificed after 5 , 11 and 42 days. The bone tissue, grown in the titanium pore channels, was evaluated by fluorochrome labeling and micro-x-rays. After 5 days no mineralized tissue was detectable in both groups. After 11 days significantly more bone tissue (19.8% vs 5.8%, $p < 0.05$) with a significantly higher bone implant contact area (13.3% vs 5.7%, $p < 0.05$) was found in group I compared with group II. After 6 weeks 68.6% of the cross section of the channel orifice in group I was filled with lamellar bone, only 49.8% was seen in group II ($p < 0.05$). After 6 weeks the mean bone implant contact area was 56.5% in group I and 40.2% ($p < 0.05$) in group II. 600 µm pores demonstrated a significantly better integration with bone tissue than all other channel diameters ($p < 0.05$). The coating of titanium implants with mesenchymal precursor cells accelerates and improves the osseointegration of titanium implants and could be a successful bio-technology for clinical applications.

Einleitung

In der Bundesrepublik Deutschland werden jährlich rund 135 000 Hüftendoprothesen implantiert. Aufgrund demographischer Daten ist mit einem weiteren Anstieg dieser Zahlen in den nächsten Jahren zu rechnen. Ziel ist es deshalb die Einheilung der Implantatmaterialien in den Knochen zu beschleunigen und dauerhaft zu verbessern. Eine sichere, belastungsstabile knöcherne Integration der Implantate, mit dem Vorteil der frühzeitigen Mobilisation und schnellen Rehabilitation der Patienten kann dadurch erreicht werden. Durch eine schnelle und sichere Einheilung von Endoprothesen in den Knochen kann eine frühzeitige Implantatauslockerung vermieden und eine längere

Standzeit der Implantate erreicht werden. Die Besiedelung von Titanimplantaten mit körpereigenen mesenchymalen Vorläuferzellen und Stammzellen fand in der Literatur bisher keine Beachtung und soll deshalb in vorliegender Studie evaluiert werden.

Methodik

Von 17 adulten Chinchilla Bastard Kaninchen wurde Spongiosa aus dem proximalen Tibiakopf entnommen und eine Kultur aus mesenchymalen Vorläuferzellen angezüchtet. Nach Zellkonfluenz wurden Titanimplantate ($8 \times 5 \times 4$ mm) mit Porenkanälen der Durchmesser 400, 500 und 600 μm in die Zellkultur eingebracht, so dass die Zellen eigenständig die Bohrkanäle besiedelten. Die zellbesiedelten Implantate wurden in das distale Femur implantiert (Gruppe I). Auf der Gegenseite wurden unbesiedelte Titanimplantate eingesetzt (Gruppe II). Die Tiere wurden nach 5, 11 und 42 Tagen geopfert. Der in die Titankanäle eingewachsene Knochen wurde mittels polychromer, intravitaler Sequenzmarkierung und Mikroradiographie beurteilt sowie mit dem Quantimet-System (Leica, Bensheim, Germany) und dem Leica DC200 Bilddatenbanksystem statistisch ausgewertet.

Ergebnisse

5 Tage: Es zeigten sich Gefäßneubildungen in Form von Lakunen, die sich zentral im Bohrkanal befanden. Durchschnittlich fanden sich an beiden Bohrkanalmündungen 3 – 4 Gefäßlakunen an den Kanalmündungen. Knochengewebe konnte zu diesem Zeitpunkt bei keiner der beiden Gruppen nachgewiesen werden.

11 Tage: Das Einwachsen von Knochengewebe begann zentral an den Kanalmündungen als Faserknochen. Es zeigte sich, dass unabhängig vom Bohrkanaldurchmesser innerhalb der ersten 11 Tage in Implantaten der Gruppe I signifikant mehr ($p < 0{,}05$) Knochengewebe gebildet wurde (19,8%) als bei Gruppe II (5,8%). Der Knochen-Implantatkontakt war nach 11 Tagen Versuchsdauer bei Gruppe I (13,3%) ebenfalls höher als bei Gruppe II (5,7%, $p > 0{,}05$).

42 Tage: In beiden Gruppen fanden sich neben einem dichten Kapillarnetz 1 bis max. 2 arterielle Zentralgefäße, die den gesamten Kanal durchzogen. Die Porenquerschnitte an den Mündungen der Implantate waren bei Gruppe I durchschnittlich zu 68,6% von Knochengewebe ausgefüllt, diejenigen von Gruppe II zu 49,8% ($p < 0{,}05$) (Abb. 1). Die durchschnittliche Gesamtknochenmenge in den Bohrkanälen war bei Gruppe I (47,8%) deutlich höher als bei Gruppe II (39,8%, $p > 0{,}05$). Die größte Knochenmenge konnte bei 600 μm Kanälen nachgewiesen werden ($p < 0{,}05$). Der Knochen-Implantatkontakt an den Bohrkanalmündungen betrug bei Gruppe I durchschnittlich 56,5%, bei Gruppe II 40,2% ($p < 0{,}05$). Der durchschnittliche Knochen-Implantatkontakt im gesamten Bohrkanal war bei Gruppe I (44,7%) deutlich besser als bei Gruppe II (38,8%), jedoch statistisch nicht signifikant.

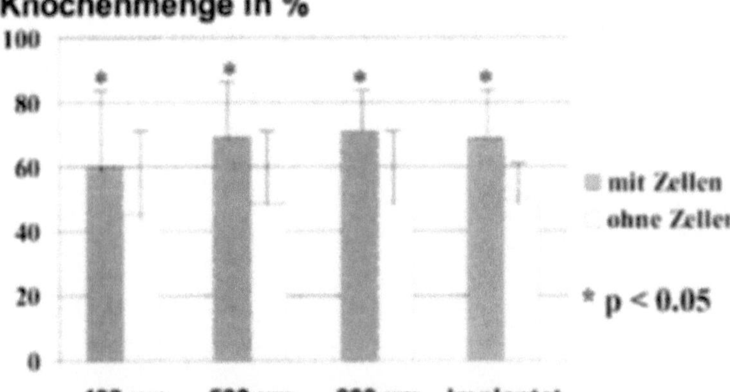

Abb. 1. Effekt der Besiedelung von porösen Titanimplantaten mit mesenchymalen Vorläuferzellen auf die Knochengewebeproduktion in Porenkanälen

Schlussfolgerung

Die Besiedelung von Titanimplantaten mit autologen mesenchymalen Vorläuferzellen beschleunigt signifikant die Bildung von Knochengewebe in den Implantatporen und erhöht signifikant den Knochen-Implantatkontakt. Dabei zeigten Poren von 600 µm Durchmesser die günstigsten Voraussetzungen. Die physiologisch kontrollierte und verbesserte Osseointegration von zellbesiedelten Titanimplantaten ist eine vielversprechende Biotechnologie für zukünftige klinische Anwendungen.

Das vorliegende Forschungsprojekt wurde von der Else Kröner-Fresenius-Stiftung mit Personal- und Sachmitteln gefördert.

Korrespondenzadresse: Dr. med. K.-H. Frosch, Unfallchirurgie, Plastische und Wiederherstellungschirurgie, Georg-August-Universität Göttingen, Robert-Koch-Straße 40, 37075 Göttingen, e-mail: karl-heinz.frosch@t-online.de

Wachstumsfaktoren regulieren die Expression von Smooth Muscle Actin und die Kontraktilität humaner Chondrozyten in einer Kollagen-Glycosaminoglycan Matrix

Growth Factor Regulation of Smooth Muscle Actin Expression and Contraction of Human Articular Chondrocytes in a Collagen-GAG Matrix

B. Kinner[1,3], J. Zaleskas[1], T. Freyman[2], K. P. Thon[3] und M. Spector[1,2]

[1] Department of Orthopaedic Surgery, Brigham and Women's Hospital, Harvard Medical School, Boston, MA
[2] Department of Material Science and Engineering, Massachusetts Institute of Technology, Cambridge, MA
[3] Abteilung für Allgemein-, Viszeral- und Unfallchirurgie, Robert-Bosch-Krankenhaus, Stuttgart

Abstract

Recent work has demonstrated that human articular chondrocytes can express the gene for a contractile actin isoform, α-smooth muscle actin (SMA), *in vivo*. The objective of the present study was to evaluate the effects of transforming growth factor (TGF)-β1 and platelet derived growth factor (PDGF)-BB, on the SMA content of these cells and their contraction of a collagen-glycosaminoglycan (GAG) analog of extracellular matrix *in vitro*. TGF-β1 was found to markedly increase SMA content of the cells and PDGF-BB tended to decrease SMA expression. A notable finding was the increased contraction of the collagen-GAG matrix induced by TGF-β1 and the decrease in contraction resulting from PDGF-BB treatment indicating a causal relationship between expression of SMA and the contractility of the cells. A novel cell force monitor, employed to estimate the force exerted per cell, demonstrated a higher force exerted by the TGF-β1 treated cells. The findings demonstrate that the expression of SMA by articular chondrocytes and their associated contractile behavior can be regulated by selected growth factors. This work provides a foundation for the rational investigation of the mechanisms underlying SMA-enabled contraction of these cell types and the control of this behavior in tissue engineering.

Einleitung

Verschiedene Untersuchungen haben gezeigt, dass Chondrozyten sowohl *in vivo* als auch *in vitro* das Gen für ein kontraktiles Muskel-Aktin, α-smooth muscle actin (SMA), exprimieren und in der Lage sind eine Kollagen-Glycosaminoglycan Matrix zu kontrahieren [1, 2]. Darüber hinaus konnte gezeigt werden, dass sowohl die SMA Expression, als auch das kontraktile Verhalten von Chondrozyten während der Expansion in Zellkultur steigt. Dies führt zu einer zunehmenden Verformung der Zell-Matrix-Konstrukte im Rahmen des Tissue Engineering. Ziel dieser Untersuchung war es zu prüfen, ob sich SMA Expression und Kontraktion von Chondrozyten durch den Einsatz von Wachstumsfaktoren (TGF-β1 und PDGF-BB) kontrollieren lassen.

458

Material und Methode

Gelenkknorpel wurde von 4 Patienten, die einer Gelenkersatzoperation unterzogen wurden, gewonnen. Die Qualität des Knorpels wurde klinisch und histologisch beurteilt. Nach enzymatischer Verdauung des Knorpels und Isolation der Zellen erfolgte die Amplifikation in Monolayerkultur. Zellen der Passage 2 wurden entweder mit 1 ng/ml TGF-β1 oder 10 ng/ml PDGF-BB behandelt. Die Bestimmung des SMA-Gehaltes erfolgte mittels Western Blot Analyse. Zur Ermittlung der Zell-vermittelten Kontraktilität wurden 2×10^6 Zellen in eine Kollagen-GAG Matrix [3] injiziert und die Änderung der Matrixdurchmesser über 2 Wochen bestimmt. Nach Subtraktion der Zell-beladenen von den Zell-losen Kontrollen erfolgte die Normalisierung zum DNA-Gehalt. Zusätzlich wurden die Kräfte, welche die Chondrozyten auf die Matrix übertragen mit einem neuartigen „Cell Force Monitor" gemessen [4].

Ergebnisse

SMA konnte mittels Western Blots in humanen Chondrozyten der Passage 2 nachgewiesen werden. Durch TGF-β1 kam es zu einer signifikanten Zunahme der SMA Expression (One-factor ANOVA mit Fisher's PLSD post-hoc test, p = 0,005), durch PDGF-BB zu einer

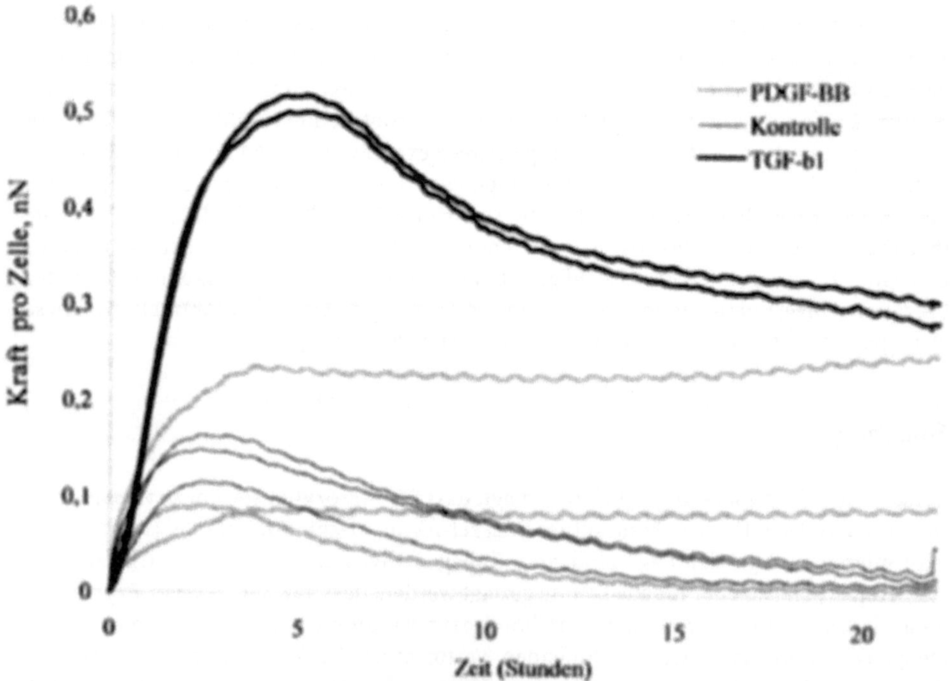

Abb. 1. Die Ergebnisse des Cell force Monitor zeigen die Änderung der Kräfte, die pro Chondrozyt mit (TGF-β1 und PDGF-BB) und ohne (Kontrolle) Behandlung von Wachstumsfaktoren über 24 Stunden auf eine Kollagen-GAG Matrix übertragen werden

signifikanten Reduktion (p = 0,009). TGF-β1 behandelte Zellen kontrahierten die Matrix auf 47% des Originaldurchmessers, unbehandelte auf 21%. Korrigiert zur Zellzahl ergibt sich folgendes Ergebnis für die zellvermittelte Kontraktilität: TGF-β1 behandelte Zellen kontrahieren die Matrix drei mal so stark wie unbehandelte Zellen (ANOA, p < 0,001), während PDGF-BB zu einer signifikanten Reduktion (22%) der zellvermittelten Kontraktilität führt (p = 0,002). Im Cell Force Monitor zeigt sich eine deutlich höhere Maximalkraft der Kontraktion für die TGF-β1 behandelten Zellen im Vergleich zu den Kontroll- oder PDGF-BB behandelten Zellen (Abb. 1).

Diskussion und Schlussfolgerung

Durch TGF-β1 wird die SMA Expression hoch-reguliert, durch PDGF-BB herunter. Beide Wachstumsfaktoren spielen eine wichtige Rolle im Rahmen von Gewebeverletzung und Reparation. Parallel zur SMA Expression verhält sich die Zell-vermittelte Kontraktilität. Ein kausaler Zusammenhang zwischen SMA Expression und der Kontraktilität von Chondrozyten liegt daher nahe. Messungen der Kräfte, die auf die Matrix übertragen werden zeigten ca. 20% der Kraft, die von Fibroblasten berichtet wird. Unter dem Einfluss von TGF-β1 erhöht sich dieser Wert auf ca. 50% der Kraft, die von Myofibroblasten aufgebracht wird [4]. Kenntnisse über die Regulierung von SMA und somit die Zell-vermittelte Kontraktilität von Chondrozyten sind wertvoll für das Tissue Engineering bzw. die Zelltherapie (autologe Chondrozyten Implantation), um die Zell-vermittelte Defor-mierung der eingesetzten Matrices zu kontrollieren.

Literatur

1. Kim AC, Spector M (2000) Distribution of chondrocytes containing alpha-smooth muscle actin in human articular cartilage. J. Orthop. Res. 18: 749 – 755
2. Kinner B, Spector M (2001) Smooth muscle actin expression by human articular chondrocytes and their contraction of a collagen-glycosaminoglycan matrix in vitro. J Orthop Res 19: 233 – 241
3. Yannas IV, Lee E, Orgill DP, Skrabut EM, Murphy GF (1989) Synthesis and characterization of a model extracellular matrix that induces partial regeneration of adult mammalian skin. Proc Natl Acad Sci USA 86: 933 – 937
4. Freyman TM, Yannas IV, Yokoo R, Gibson LJ (2001) Fibroblast contraction of a collagen-GAG matrix. Biomaterials 22: 2883 – 2891

Korrespondenzadresse: Dr. med. B. Kinner, Zentrum für Operative Medizin, Abteilung für Allgemein- Viszeral- und Unfallchirurgie, Robert-Bosch-Krankenhaus, Auerbachstraße 110, 70376 Stuttgart, Tel.: +49-711-9371766, Fax: +49-711-9371767, e-mail: DrKinner @aol.com (*jetzige Anschrift:* Abteilung für Unfallchirurgie, Klinikum der Universitäts-klinikum Regensburg, Franz-Josef-Strauss-Allee 11, 93042 Regensburg, Tel.: +49-941/944-6805, Fax: +49-941/944-6806, e-mail: DrKinner@aol.com)

Prostaglandine beeinflussen die Knorpelqualität von in vitro generiertem, menschlichen hyalinen Knorpelgewebe

Prostaglandins modulate the redifferentiation of culture-expanded adult human articular chondrocytes

M. Jakob[1], O. Demarteau[1], I. Martin[1], D. Schäfer[1], W. Dick[2], F. Harder[1] und M. Heberer[1]

[1] Chirurgische Forschung, Departement Chirurgie
[2] Orthopädische Klinik, Universitätsspital Basel, Schweiz

Abstract

Adult human articular chondrocytes (AHAC) redifferentiated by monolayer expansion are known to have a limited ability to re-enter the differentiation program and generate hyaline cartilage tissue ex vivo. We have shown that specific growth factors during the expansion and redifferentiation phases of AHAC culture enhance in vitro chondrogenesis. Using that system, we now investigated how different prostaglandins, that are known to be important factors in regulating healing processes, modulate the redifferentiation of AHAC and the generation of cartilaginous tissues in vitro. Our results indicate that prostaglandin E_2 negatively affects chondrogenesis by expanded AHAC in vitro. In contrast, prostaglandins D_2 and $F_{2\alpha}$ enhance the processes of differentiation and formation of cartilaginous matrix, but only if AHAC are previously expanded with specific growth factors.

Einführung

Mechanisch stabile, von autologen Zellen in vitro gebildete Knorpelgewebe würden die Reparatur von großen Knorpeldefekten ermöglichen und gleichzeitig eine frühe funktionelle Nachbehandlung des Gelenkes erlauben. Die Bildung von hyalinem Knorpel aus in vitro vermehrten Zellen beim Menschen ist aber bis heute nicht möglich: Während der Vermehrung in Kulturen dedifferenzieren die Chondrozyten zu fibroblasten-ähnlichen Zellen und verlieren ihre Fähigkeit zu redifferenzieren. Der Einsatz von Wachstumsfaktoren während der Vermehrung und der Redifferentierungsphase kann die Knorpelqualität von in vitro gebildetem Knorpel positiv beeinflussen [1]. Ziel dieser Arbeit war es, den Einfluss von Prostaglandinen, welche in vivo eine wichtige Regulationsfunktion in Heilungsprozessen haben und auch in der Gelenksflüssigkeit vorhanden sind, auf die in vitro Bildung von menschlichem hyalinen Knorpel zu untersuchen.

Methoden

Die Isolierung von Chondrozyten erfolgte durch enzymatische Verdauung von nicht arthrotisch verändertem Gelenksknorpel von 3 Patienten im Alter zwischen 48 und 62 Jahren. Die Zellen wurden in Petrischalen während 16 Tagen in DMEM mit 10% Kälberserum (FKS) und unter Zugabe von Wachstumsfaktoren (FGF-2; TGF-β1; PDGF$_{bb}$ =

PFT Medium) vermehrt. Nach der Vermehrung wurden diese zu kleinen Kügelchen zentrifugiert (5×10^5 Zellen/Kügelchen) und anschliessend für 2 Wochen in DMEM mit 10% FKS oder in einem definierten Serum-freien Kontrollmedium (SFM) [1] unter Zusatz von Prostaglandin D_2, E_2 und $F_{2\alpha}$ kultiviert. Die Analyse der Kügelchen erfolgte histologisch (Safranin-O-Färbung), biochemisch (DNA, Glycosaminoglykan (GAG), Kollagen Typ II) und auf der Stufe der Genexpression mittels quantitativer Echtzeit-PCR (Kollagen Typ I, II). GAG sowie Kollagen Typ II sind typische Bestandteile von hyalinem Knorpel, während Kollagen Typ I nur in sehr geringen Mengen vorkommt.

Statistische Unterschiede wurden durch Analyse der Varianz (ein Weg) erfasst und bei einem Wert von $p < 0.05$ als signifikant erachtet.

Ergebnisse

Alle getesteten Prostaglandine haben die Redifferenzierung von PFT vermehrten Zellen beeinflusst. Verglichen zur SFM Kulturbedingung war die Collagen Typ II Genexpression durch den Zusatz von Prostaglandin D ($5,6\times$) respektive Prostaglandin F ($5,3\times$) signifikant erhöht, während Prostaglandin E signifikant ($0.07\times$) die Kollagen Typ I Genexpression senkt. Die akkumulierte Menge an GAG/DNA in der Matrix wurde signifikant erhöht durch Prostaglandin D ($1,8\times$) respektive Prostaglandin F ($1,6\times$) und erniedrigt durch Prostaglandin E ($0,6\times$). Histologisch zeigten die PFT vermehrten und in SFM Kontrollmedium redifferenzierten Zellen eine moderate Färbung durch Safranin-O und die Zellen zeigten eine elongierte, fibroblastische Morphologie. Unter Zusatz von Prostaglandin E fand sich histologisch eine unregelmässige, schwach gefärbte Matrix. Wurde in der Redifferenzierungsphase Prostaglandin D oder F zugesetzt, bildeten die Zellen eine homogene, stark gefärbte Matrix als Zeichen einer GAG-reichen, für den hyalinen Knorpel typische Matrix. Die Zellen zeigten ebenfalls eine runde Morphologie, welche ebenfalls Knorpel-typisch ist. Die Knorpelbildung von Zellen, welche ohne Wachstumsfaktoren vermehrt wurden, war in allen untersuchten Parametern schlechter als von PFT vermehrten Chondrozyten. Der Zusatz von Prostaglandin D und F während der Redifferenziertungsphase bewirkte in dieser Gruppe auch keinerlei Veränderung der Knorpelqualität. Lediglich Prostaglandin E bewirkte eine signifikante Abnahme der GAG/DNA ($0,3\times$) sowie eine Verminderung der Kollagen Typ I und II Expression auf Stufe der Genexpression ($0,1\times$ respektive $0,02\times$).

Diskussion

Unsere Resultate zeigen, dass Prostaglandin E die in vitro Bildung von hyalinem Knorpel aus vermehrten Chondrozyten negativ beeinflusst. Im Gegensatz dazu verbessern Prostaglandin D und F die in vitro gebildete Knorpelqualität, aber nur, wenn die Chondrozyten mit Wachstumsfaktoren (PFT) vermehrt wurden. Es ist deshalb anzunehmen, dass die Stufe der Dedifferenzierung, die während der Vermehrung erreicht wird, und mit dem Zusatz der Wachstumsfaktoren bedeutend höher ist, die zelluläre Antwort auf die Prostaglandine reguliert, ähnlich der Reaktion auf andere Wachstumsfaktoren [1].

Chondrocyten, welche in PFT Medium vermehrt wurden und in einem Serumfreien Medium mit Zusatz von Prostaglandinen redifferentiert werden, sind in unserem Labor

z. Z. auf unterschiedlichen Polymer Gerüsten getestet mit dem Ziel, funktionelle Implantate herzustellen für den potentiellen klinischen Einsatz bei Gelenksknorpelverletzungen.

Literatur

1. Jakob M, Démarteau O, Schäfer D, Hintermann B, Dick W, Heberer M, Martin I (2001) Specific growth factors during the expansion and redifferentiation of adult human articular chondrocytes enhance chondrogenesis and cartilaginous tissue formation in vitro. J Cell Biochem 81: 368 – 377

Korrespondenzadresse: Dr. med. M. Jakob, Klinik für Unfall- und Wiederherstellungschirurgie, Charité, Campus Virchow Klinikum, Humboldt Universität zu Berlin, 13353 Berlin, e-mail: mjakob@uhbs.ch

Zyklische Dehnung von humanen Fibroblasten moduliert zeitabhängig die Synthese von Kollagen Typ I und III

Time-dependent modulation of type I and III collagen formation in human fibroblasts under cyclic strain

U. Bosch[1], J. Zeichen[1], M. Skutek[1], M. van Griensven[1] und N. Gässler[2]

[1] Labor für Histologie und Zellbiologie, Unfallchirurgische Klinik, Medizinische Hochschule Hannover
[2] Zentrum für Labordiagnostik, St.-Bernward-Krankenhaus, Hildesheim

Abstract

The capacity of mechanical strains to modulate cell behavior through several different signaling pathways has been shown. Understanding the response of ligament and tendon fibroblasts to mechanically induced strains may provide useful knowledge for treating ligament and tendon injuries, improving rehabilitation regimens and for engineering functional grafts for tissue repair. The aim of the in vitro study was to determine the effect of cyclic strain on type I and III collagen formation in human patellar tendon-derived fibroblasts. Monolayers of 3rd passage cells from 5 donors (mean age 29.2 years) were stretched on silicon dishes with cyclic movement. Cyclic strain (5%, 1 Hz) was applied for 15 min and 60 min, respectively. Carboxterminal procollagen type I propeptide (P-I-CP) and aminoterminal procollagen type II propeptide (P-III-NP) release was measured by radio-immunoassay 6 h and 12 h after stretching. Cells from each donor without any cyclic stretching served as individual controls. Compared with the controls, only cyclic stretching for 60 min resulted in a significantly increased release of P-I-CP. The release of P-III-NP was significantly increased 12 h after 15 min of cyclic stretching as well as 6 h and 12 h after 60 min of cyclic stretching, respectively. We provide evidence that cyclic stretching of fibroblasts causes a time-dependent, differential regulation of type I and III collagen formation. This may effect the quality and thus the mechanical properties of healing and engineered ligament and tendon tissues.

Einleitung

Bei Band- und Sehnengewebe wird der Einfluss von Belastung auf die Struktur der extrazellulären Matrix und den Zellmetabolismus allgemein anerkannt [1, 3, 4]. Hierbei ist auf zellulärer Ebene Dehnung der zentrale Stimulus [2]. Biomechanische Studien haben gezeigt, dass das vordere Kreuzband und das mediale Seitenband während normalen Alltagsaktivitäten einer Dehnung um 4% – 5% ausgesetzt sind [2]. Kenntnisse über die zelluläre Antwort auf zyklische Dehnung wären für das Verständnis der Band-, Sehnen- und Transplantatheilung von Bedeutung und könnten für die Optimierung von Zell-Matrix-Konstrukten im Rahmen des Tissue Engineering hilfreich sein. Das Ziel der in vitro Studie war daher den Einfluss von zyklischer Dehnung auf die Synthese von Kollagen Typ I und III bei humanen Fibroblasten aus der Patellarsehne zu bestimmen.

Methodik

Im Rahmen von Operationen zum Ersatz des vorderen Kreuzbandes wurden Gewebeproben aus der Patellarsehne von 5 Patienten (Alter: 18–40 Jahre) gewonnen. Die humanen Fibroblasten wurden unter Standardbedingungen (37°, 5% CO_2, 95% Luft) in Dulbeco's Modified Eagle Medium kultiviert. Zellen der 2. Passage wurden auf flexible Silikonschalen transferiert (500 000 Zellen/Schale). Die rechteckförmigen Silikonschalen wurden mit einem elektromechanischen Stimulationsgerät in Längsrichtung zyklisch gedehnt (Dehnung 5%, Frequenz 1 Hz, Dauer 15′ bzw. 60′). 6 h und 12 h nach Stressende wurden das carboxterminale Kollagen-Typ I-Propeptid (C-I-CP) und das aminoterminale Kollagen-Typ III-Propeptid (C-III-NP) mit einem Radioimmunassay im Überstand bestimmt. Als Kontrolle dienten die jeweiligen Fibroblasten aus gleicher Passage auf Silikonschalen ohne mechanische Dehnung. Die Unterschiede zu den Kontrollen wurden mit dem t-Test für paarige Stichproben geprüft. Signifikanzniveau $p < 0.05$.

Ergebnis

Zyklische Dehnung über 15′ führt im Vergleich zur Kontrolle nicht zu einer signifikanten Zunahme der C-I-CP-Synthese. 6 h nach 60′ zyklischer Dehnung ist die C-I-CP-Synthese im Mittel um 49% erhöht ($p = 0.04$), während sie nach 12 h nicht mehr signifikant gegenüber der Kontrolle erhöht ist. Für C-III-NP ergibt sich 12 h (14%) nach 15′ zyklischer Dehnung sowie 6 h (32%) und 12 h (21%) nach 60′ zyklischer Dehnung eine signifikante Zunahme gegenüber der Kontrolle.

Diskussion und Schlussfolgerung

In Abhängigkeit von der Zeitdauer der zyklischen Dehnung wird sowohl die Kollagen Typ I als auch Typ III Synthese stimuliert. Die Zunahme der Synthese von Kollagen Typ I ist dabei nur nach 60′ zyklischer Dehnung transient ausgeprägt, während die Zunahme der Expression von Kollagen Typ III nach 60′ Dehnung auch noch nach 12 h zu beobachten ist. Diese Effekte können die Gewebequalität und damit die mechanischen Eigenschaften von Reparaturgewebe beeinflussen. Beim Tissue Engineering von Ersatzgeweben könnten durch entsprechende mechanische Stimulation auch die mechanischen Eigenschaften von Zell-Matrix-Konstukten moduliert werden.

Literatur

1. Chiquet M, Matthisson M, Koch M, Tannheimer M, Chiquet-Ehrismann R (1996) Regulation of extracellular matrix synthesis by mechanical stress. Biochem Cell Biol 74: 737–744
2. Hsieh AH, Tsai CM, Ma QJ, Lin T, Banes AJ, Villarreal FJ, Akeson WH, Sung KL (2000) Time-dependent increases in type-III collagen gene expression in medical collateral ligament fibroblasts under cyclic strains. J Orthop Res 18: 220–227
3. Kamps BS, Linder LH, DeCamp CE, Haut RC (1994) The influence of immobilization versus exercise on scar formation in the rabbit patellar tendon after excision of the central third. Am J Sports Med 22: 803–811

4. Linder LH, Sukin DL, Burks RT, Haut RC (1994) Biomechanical and histologic properties of the canine patellar tendon after its removal of the medial third. Am J Sports Med 22: 136–142

Korrespondenzadresse: Prof. Dr. med. Ulrich Bosch, Unfallchirurgische Klinik, Medizinische Hochschule Hannover, Carl-Neuberg-Straße 1, 30625 Hannover, Tel.: ++49 511 532 2026, Fax: ++49 511 532 5877, e-mail: bosch.ulrich@mh-hannover.de

Artifiziell hergestellte Herzklappen mittels „tissue engineering" auf der Basis einer azellularisierten xenogenen Matrix: In-vivo Untersuchungen im Schafmodell

Tissue-engineered heart valve conduits based on a xenogenic matrix: In-vivo study in a sheep model

R. Leyh[1], M. Wilhelmi[1], T. Herden[2], A. Overbeck[2], T. Kofidis[1], S. Fischer[1], A. Haverich[1] und H. Mertsching[2]

[1] Thorax- Herz- und Gefäßchirurgie, Medizinische Hochschule Hannover
[2] LEBAO (Leibnitz Institut für Biotechnologie und Artifizielle Organe), Hannover

Abstract

Background: The ideal scaffold material for tissue engineered heart valves is discussed controversially. We evaluated acellularized xenogenic matrix constructs with and without seeding with autologous vascular cells in the pulmonary circulation in a sheep model. *Methods*: Porcine pulmonary valve conduits ($n = 8$) were acellularized by trypsin/EDTA incubation. Autologous myofibroblasts and endothelial cells were harvested from carotid arteries, xenogenic valve conduits ($n = 5$) were seeded first with myofibroblasts for 10 days and coated with endothelial cells for 7 days in a bioreactor, resulting in an uniform cellular restitution of the pulmonary valve conduit. Using these methods, we implanted autologous cell/xenogenic matrix constructs in 5 animals. In three control animals acellularized/ xenogenic matrix constructs were implanted. In each animal cardiopulmonary bypass was used to resect the pulmonary valve and replace it with the xenogenic valve conduits. After 6 months the animals were killed and the valves were examined histologically, and histochemically. *Results*: The autologous cell/xenogenic heart valves showed first signs of cusp degeneration, which resulted in functional loss of the heart valves. In comparison acellularized/xenogenic heart valves were completely repopulated by endothelial cells and myofibroblasts with preserved valvular function. In autologous cell/xenogenic heart valves a 2 to 3-fold higher population of fibroblast was observed, in contrast acellularized/ xenogenic heart valves resulted in a normal fibroblast population. *Conclusion*: Approaches to heart valve engineering based on acellularized/xenogenic matrices provide promising results and will hopefully led to the „ideal" valve substitute in clinical heart valve replacement.

Einleitung

Die heutzutage in der Klinik verwendeten mechanische und biologische Herzklappenprothesen sind nicht lebende Strukturen mit dem Nachteil, das weder Wachstum, Autoreparatur noch ein Remodeling möglich ist. Artifizielle Herzklappen mittels „tissue engineering" hergestellt haben das Potential diese Nachteile zu eliminieren. Das prinzipielle Konzept von bioartifiziell hergestellten Herzklappen ist die Verwendung von präformierten artifiziellen oder biologischen Strukturgerüsten die *in-vivo* oder *in-vitro* mit zellulären Bestandteilen besiedelt werden [1–5]. Die ideale Matrix für artifiziell hergestellte Herzklappen mittels „tissue engineering" ist bis heute nicht eindeutig definiert. In dieser Studie evaluieren wir eine azellularisierte Matrix als Basis für artifiziell hergestellte Herzklappen mit und ohne *in-vitro* Re-Besiedelung mit autologen Myofibroblasten und Endothelzellen im Schafmodell.

Methodik

Porcine Pulmonalklappenkonduits wurden mit Trypsin/EDTA azellularisiert. Autologe Myofibroblasten und Endothelzellen wurden aus Segmenten der A. carotis communis gewonnen und n = 5 xenogene azellularisierte Klappenkonduits mit diesen Zellen in einem Bioreaktor unter dynamischen Flussbedingungen rebesiedelt. Die Klappenkonduits wurden 10 Tage mit Myofibroblasten und anschließend 7 Tage mit Endothelzellen besiedelt. Mit Hilfe der extrakorporalen Zirkulation implantierten wir n = 5 autolog besiedelten xenogene Klappenkonstrukte (XK) und n = 3 unbesiedelte azellularisierte XK als Kontrolle. Nach 6 Monaten wurden die implantierten Herzklappen explantiert. Die Klappenfunktion wurde mittels epikardialer Echokardiographie bestimmt. Die histologische Untersuchung erfolgte mit Hilfe der HE, Pentachrome, van Gieson und der van Kossa Färbung. Immunhistochemich erfolgte der spezifische Nachweis von Endothelzellen, Myoblasten und Fibroblasten. Kollagenfasern wurden mit Hilfe eines Hydroxyprolin-Assays quantitativ nachgewiesen.

Ergebnisse

Echokardiographisch zeigten die autolog besiedelten XK partiell degenerierte Klappensegel einhergehend mit Verlust der Klappenschlussfähigkeit, die Kontrollgruppe war echokardiographisch unauffällig und die Klappen waren kompetent. Makroskopisch zeigten sich bei den autolog besiedelten XK deutliche Degenerationen und Verkalkungen, im Gegensatz dazu waren die Konduits der Kontrollgruppe unauffällig. Histologisch und immunhistochemisch zeigte sich bei den autolog besiedelten xenogenen Klappenkonstrukten eine 2 – 3fach erhöhte Myofibroblastenpopulation, eine inhomogene Besiedelung mit Endothelzellen im Vergleich zu nativen Herzklappen und deutliche makroskopische und mikroskopische Kalziumablagerungen im Gewebe. Die unbesiedelten azellularisierten xenogenen Klappenkonstrukte zeigten eine normale Myofibroblastenpopulation mit einem kontinuierlichen endothelialen Monolayer. In der van Kossa Färbung ließen sich jedoch vereinzelte Areale mit vermehrter Kalziumablagerung nachweisen, die als beginnende Verkalkungen zu bewerten sind. Die Quantifizierung der Kollagenfasern zeigte, das in der Kontrollgruppe eine der nativen Herzklappe entsprechende Menge, während bei autolog besiedelten XK eine bis zu 60% höhere Kollagenfasermenge nachweisbar war.

Diskussion

In dieser experimentellen Studie konnten wir im Schafmodel nachweisen, das die Implantation von azellularisierten xenogen Klappenkonduits durch *in-vivo* Rebesiedelung mit zellulären Bestandteilen zu vitalen funktionstüchtigen Herzklappen führt. Dies sind die ersten Langzeitergebnisse die den erfolgreichen Einsatz von *in-vivo* besiedelten bioartifiziellen Herzklappen auf der Basis einer azellularisierten xenogen Biomatrix im Tiermodell zeigen. Vorhergehende Studien benutzten entweder biodegradierbare Polymer-Strukturgerüste oder azellularisierte autologe Strukturgerüste zur Herstellung bioartifizieller Herzklappen [1 – 5]. Biodegradierbare Polymere als Matrix für bioartifiziell hergestellte Klappenkonduits haben den Vorteil der unbegrenzten Verfügbarkeit. Ein wesentlicher Nachteil der bis jetzt verwendeten biodegradierbaren Polymeren ist, dass die extrazellulären Matrixkomponenten nach Implantation *in-vivo* quantitativ stark verändert waren, im Vergleich zu den spezifischen nativen Herzklappen [1 – 4]. Da die extrazellulären Matrixkomponenten sich gegenseitig beeinflussen und einen wesentlich Einfluss auf die Regenerationsfähigkeit der Herzklappe ausüben, können Veränderungen der Zusammensetzung der extrazellulären Matrixkomponenten zu einer verfrühten Klappendegeneration beitragen. Ein wesentlicher Nachteil von autologen Strukturgerüsten ist die limitierte Verfügbarkeit, des weiteren haben die Ergebnisse von Steinhoff und Mitarbeiter gezeigt, das eine Besiedelung mit autologen vaskulären Zellen zwingend notwendig ist, um die Klappenfunktion aufrechtzuerhalten [5]. Wie sich in dieser Studie gezeigt hat ist ein xenogenes Strukturgerüst eine viel versprechende Biomatrix die zur Generierung vitaler funktionstüchtigen Herzklappen führt, ohne dass eine zelluläre *in-vitro* Rebesiedelung notwendig ist. Die Degeneration der XK, die *in-vitro* mit autologen vaskulären besiedelt wurde, konnte in dieser Studie nicht geklärt werden. Es bleibt jedoch zu diskutieren, ob 1). der *in-vitro* Besiedelungsprozess zu einer Schädigung der xenogenen Biomatrix geführt haben kann 2). die Zahl der zur Besiedlung herangezogenen Myofibroblasten zu hoch war und 3). die Fibroblasten während der *in-vitro* Expansionsphase in einen anhaltenden überhöhten Proliferationsprozess überführt wurden, der zu einer Schädigung der Biomatrix geführt hat. Weitere Studien sind notwendig, um diese Fragen beantworten zu können.

Zusammenfassend ist die azellularisierte xenogene Matrix eine viel versprechende Biomatrix mit guten funktionellen Ergebnissen und bildet somit ein mögliches Grundgerüst zur Herstellung von artifiziellen Herzklappen mittels „tissue engineering".

Literatur

1. Hoerstrup S, Sodian R, Daebritz S, Wang J, Bacha E, Martin D, Moran A, Guleserian K, Sperling J, Kaushal S, Vacanti J, Schoen F, Mayer J (2000) Functional living trileaflet heart valves grown in vitro. Circulation 102: III 44 – III 49
2. Stock U, Nagaashima M, Khalil P, Nollert G, Herden T, Sperling J, Moran A, Lien J, Martin D, Schoen F, Vacanti J, Mayer J (2000) Tissue-engineered valve conduits in the pulmonary circulation. J Thoracic Cardiovasc Surg 119: 732 – 740
3. Shinoka T, Breuer C, Tanel R, Zund G, Miura T, Ma PX, Langer R, Vacanti J, Mayer J (1995) Tissue-engineering heart valves: valve leaflet replacement in a lamb model. Ann Thorac Surg 60: 513 – 516
4. Shinoka T, Shum-Tim D, Ma P, Tanel E, Isogai N, Langer R, Vacanti J, Mayer J (1998) Creation of a viable pulmonary artery autograft through tissue-engineering. J Thoracic Cardiovasc Surg 115: 536 – 546
5. Steinhoff G, Stock U, Karim N, Mertsching H, Timke A, Meliss R, Pethig K, Haverich A, Bader A (2000) Tissue engeneering of pulmonary heart valves on allogenic acellular matrix conduits: In vivo restoration of valve tissue. Circulation 102: III 50 – III 55

Korrespondenzadresse: Dr. med. Rainer Leyh, Abteilung für Thorax- Herz- und Gefäßchirurgie, Medizinische Hochschule Hannover, 30623 Hannover, Carl Neuberg Straße 1, Tel.: 0511-532-6581, Fax: 0511-532-5404, e-mail: leyh@thg.mh-hannover.de

Die Chorioallantoismembran (CAM) – ein neues Angiogenese-Modell im Tissue Engineering

Cylinder-Chorioallantoic Membrane (CAM) Model – Angiogenesis Investigations for Tissue Engineering

J. Borges, F. T. Tegtmeier, N. Torio Padron, M. C. Mueller und G. B. Stark
Abteilung Plastische und Handchirurgie, Universität Freiburg

Abstract

Tissue engineering (TE) applications include establishing cells into a suitable matrix or scaffold prior to transplantation in vivo. After transplantation, vascularization of the scaffold is the principal limiting factor for cell viability 6 – 8 days post-transplantation (PT). We have established a new angiogenesis model, using the chorioallantoic membrane (CAM) of the chick embryo, to develop vascularization strategies to improve transplanted cell viability.

Fertilized White Leghorn eggs were incubated at 37.8 °C in 60% relative humidity and opened at incubation day 3 (ID). Constructs consisting of fibrin clots seeded with human preadipocytes were implanted in a specially designed plastic cylinder, placed through the opening, on the surface of the CAM at ID 8. Vascularization of constructs through CAM blood vessels was assessed, as well as transplanted cell viability, proliferation and differentiation, for up to 8 days PT. Macroscopic, histologic and immunohistologic studies were performed. Survival rate for embryos receiving transplanted constructs was ~90%. Histology confirmed a high transplant cell viability at day 4 PT and vascularization of constructs by chick endothelial cells began at this time. The degree of construct matrix resorption on day 4 PT was 20 – 80% of original construct volume, depending on fibrinogen/thrombin concentrations.

We have successfully established a new in vivo model to study the effect of angiogenesis in TE constructs including assessments of viability, proliferation and differentiation of transplanted cells and biomaterial properties. Furthermore, angio-inductive and -conductive approaches to establish an early vascularization of TE transplants can be studied using this model. Other advantages are easy access to the CAM's vascular network, missing immunocompetence of the embryo, the possibility of non-invasive, repeated in vivo observation of transplants, low costs and exclusion of the model from animal usage regulations.

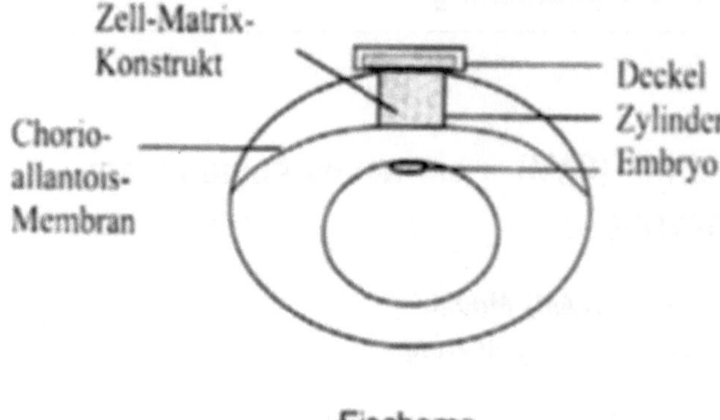

Abb. 1. Aufbau des
Zylinder-CAM-Modells

Einleitung

Tissue Engineering beinhaltet die Isolierung und Kultivierung körpereigener Zellen in einer geeigneten Trägermatrix vor ihrer Transplantation *in vivo*. Limitierender Faktor für die Überlebensrate dieser Zellen während der ersten 6 – 8 Tage nach ihrer Transplantation ist eine unzureichende Vaskularisierung des Zell-Matrix-Konstruktes. Um die initiale Vaskularisierung und damit die Überlebensrate transplantierter Zellen unter *in vivo*-Bedingungen zu untersuchen, haben wir ein neues Angiogenese-Modell auf der Grundlage der Chorioallantois-Membran (CAM) als einer hoch vaskularisierten Membran etabliert (Abb. 1).

Methodik

Fertilisierte White-Leghorn-Eier (n = 120) wurden bei 37.8 °C und einer Luftfeuchtigkeit von 60% inkubiert und am 3. Inkubationstag (IT) eröffnet. In einen Fibrin-Clot (1 ml) eingebrachte Zellen (1×10^6 humane Präadipozyten) wurden in einem speziell konstruierten Plexiglas-Zylinder am 8. IT auf die Oberfläche der CAM aufgebracht. Über eine Inkubationszeit von bis zu 10 Tagen wurde die Vaskularisierung des Zell-Matrix-Konstruktes, die Überlebensrate, Proliferation sowie Differenzierung der transplantierten Zellen untersucht. Der Effekt angiogener Wachstumshormone konnte durch die Applikation von bFGF und VEGF anhand dieses Modells ebenso analysiert werden, wie der Grad der Matrix-Resorption und Matrix-Stabilität in Abhängigkeit von der eingesetzten Fibrinogen- und Thrombinkonzentration. Makroskopische, histologische und immunhistologische Untersuchungen wurden durchgeführt.

Ergebnisse

Über 90% (n = 96) der für die Zell-Transplantation verwendeten Embryos überlebten. Histologische Untersuchungen zeigten eine hohe Zellüberlebensrate, eine Vaskularisierung der Zell-Matrix-Konstrukte sowie aus der CAM einsprossende Kapillaren ab dem 4. Tag post transplantationem (p.t.). Der Grad der Matrix-Resorption, abhängig von der eingesetzten Fibrinogen- und Thrombinkonzentration, betrug am 4. Tag p. t. zwischen 20% und 80% des Ausgangsvolumens.

Schlussfolgerung

Zur Untersuchung der Angiogenese und ihren Einfluss auf Überlebensrate, Proliferation und Differenzierung transplantierter Zellen sowie eingesetzter, biologisch abbaubarer Trägermaterialien, haben wir für zahlreiche Fragestellungen des Tissue Engineering ein neues *in vivo*-Modell etabliert. Darüber hinaus können angioinduktive und -konduktive Ansätze mit dem Ziel einer frühen Vaskularisierung von Tissue Engineering-Transplantaten verfolgt werden. Vorteile dieses Modells sind neben der leichten Zugänglichkeit des kapillären Netzwerkes der CAM die fehlende Immunkompetenz des Embryos, die Möglichkeit der kontinuierlichen *in vivo*-Beobachtung des Zell-Matrix-Konstruktes, ein geringer Kostenaufwand sowie die Vermeidung von Tierversuchen. Das Zylinder-Modell auf der CAM stellt somit eine geeignete Alternative zur *in vivo*-Untersuchung der Angiogenese im Bereich des Tissue Engineering dar.

Literatur

1. Wilting J, Weich HA, Christ B (1993) Effects of vascular endothelial growth factor and basic fibroblast growth factor: application with corneal grafts on the chorioallantoic membrane. Acta anatomica 147: 207–215
2. Quigley JP, Armstrong PB (1998) Tumor cell intravasation alu-cidated: the chick embryo opens the window. Cell 94: 281–284
3. Sethi N, Brookes M (1971) Ultrastructure of the blood vessels in the chick allantois and chorioallantois. J Anat 109: 1–15

Korrespondenzadresse: Dr. J. Borges, Abteilung Plastische und Handchirurgie, Universität Freiburg, Hugstetter Straße 55, 79106 Freiburg

Intravitalmikroskopie zum Online-Monitoring der Angiogenese in Tissue Engineering Produkten auf dem Wege zur Reparatur osteochondraler Defekte

Intravitalmicroscopy for the online-monitoring of angiogenesis in tissue engineering products for repair of osteochondral defects

D. Schumann[1], P. v. Breitenbuch[2], R. Kujat[1], M. Steinbauer[2], M. Guba[2], M. Nerlich[1] und P. Angele[1]

[1] Abteilung für Unfallchirurgie
[2] Klinik und Poliklinik für Chirurgie, Universitätsklinikum Regensburg

Abstract

The influence of a cell-loaded tissue engineering scaffold on angiogenesis was studied in an in vivo mouse model. For the quantification of the angiogenesis the intravital microscopy was used. After 14 days the vascular density of the cell scaffold constructs was significant higher compared to the control.

In conclusion, chondrogenic cells have intense angiogenic effects in tissue engineering scaffolds.

Einleitung

Biodegradable Tissue Engineering Scaffolds mit spezifischer Biomaterialzusammensetzung und räumlicher Struktur werden in Verbindung mit Zellen chondrogenen Differenzierungspotentials (z.B. mesenchymale Stammzellen) zur Reparatur von osteochondralen Defekten verwendet. Über die Wirkung eines Tissue Engineering Scaffolds auf das Angiogeneseverhalten des Wirtsorganismus ist wenig bekannt und soll daher in dieser Studie in vivo mittels Intravitalmikroskopie untersucht werden.

Methodik

Nach Aufbringen von transparenten Titan-Rückenhautkammern auf Balb/c nu/nu Mäusen wurden in diese Kammern biodegradable Scaffolds (Hyaluronsäure/Gelatine-Kompositträgerscaffold) mit definierter Porengröße (250 μm) eingesetzt.

Die Scaffolds der Experimentalgruppe (n = 8) wurden mit je 1 Million synchronisierten mesenchymalen Stammzellen beschichtet. Die Scaffolds der Kontrollgruppe (n = 8) waren zellfrei. Die gerichtete Gefäßeinsprossung in diese Scaffolds wurde über einen Zeitraum von 14 Tagen mikroskopisch dokumentiert. Für die Mikroskopie wurde ein modifiziertes Axiotech Vario Mikroskop der Firma Zeiss, Oberkochen, Deutschland verwendet. Zur späteren offline Analyse der kapillaren Gefäßdichte (Länge der neugebildeten Gefäße/

478

Flächeneinheit) wurde der Verlauf der Gefäßneubildung täglich per Videokamera aufgezeichnet (Abb. 1 und 2).

Abschließend wurden die Scaffolds, bezüglich osteochondraler Differenzierung und Angiogenese histologisch aufgearbeitet (Toluidinblau und Endothelfärbung).

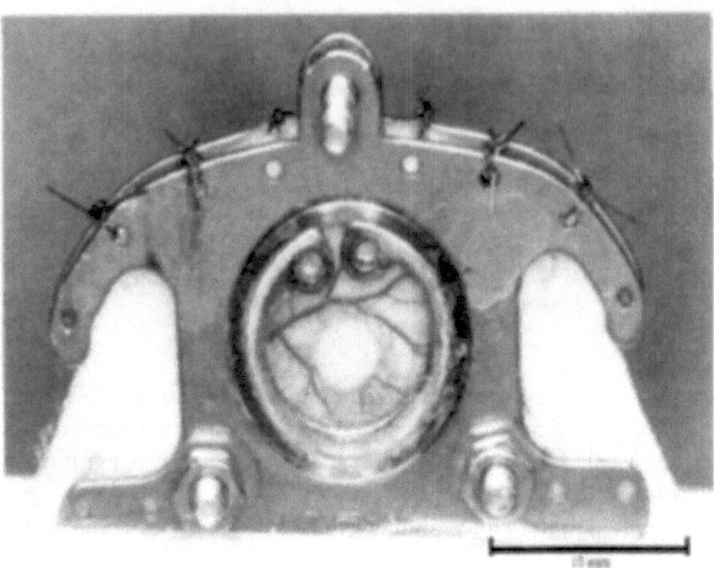

Abb. 1. Rückenhautkammer mit eingesetztem Tissue Engineering Scaffold

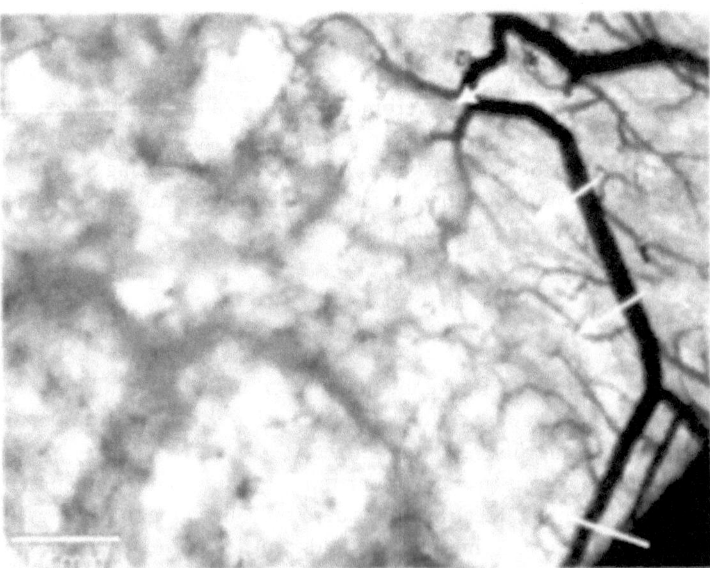

Abb. 2. Ausschnitt dorsale Rückenhautkammer mit Tissue Engineering Scaffold. Die Pfeile zeigen den Rand Scaffold-Rückenhautgewebe. Im Inneren des Scaffolds sind die neu gebildeten Gefäße ersichtlich

Ergebnisse

Die Kontrollgruppe zeigt nach 6 Tagen ein deutliches Gefäßwachstum am Rand der Scaffolds ohne in die Struktur selber einzudringen. Nach 14 Tagen ist histologisch nur eine auf den Scaffoldrandbereich begrenzte Angiogenese nachweisbar.

Im Zentrum war keine Angiogenese nachweisbar.

Demgegenüber lässt sich in der Experimentalgruppe (Scaffolds + mesenchymale Stammzellen) mit Hilfe der Intravitalmikroskopie nach 6 Tagen ein starker angiogenetischer Einfluss der chondrogenen Zellen nachweisen. Der Gefäßnachweis in der Peripherie war vergleichbar zur Kontrollgruppe. Im Zentrum der zellbeschichteten Scaffolds zeigte sich im Gegensatz zur Kontrollgruppe massive Gefäßneubildung. Diese Ergebnisse ließen sich histologisch bestätigen.

Schlussfolgerung

Die Verwendung der Intravitalmikroskopie in der transparenten Rückenhautkammer ermöglicht die Untersuchung der Wirkung von chondrokonduktiven Scaffolds auf die Angiogenese. Chondrogene Zellen besitzen hohe angiogenetische Wirkung im Zell-Scaffold-Konstrukt im Gegensatz zum zellfreien Scaffold.

Das hier vorgestellte Modell stellt eine neue, geeignete Methode dar, um Optimierungen von Biomaterialien in Hinblick auf deren Angiogenese zu untersuchen.

Korrespondenzadresse: Detlef Schumann, Abteilung für Unfallchirurgie, Universitätsklinikum Regensburg, Franz Josef Strauss Allee 11, 93042 Regensburg, Tel.: 0941 944 6979, Fax: 0941 944 6975, e-mail: Detlef.Schumann@klinik.uni-regensburg.de

Expression von wichtigen Differenzierungsmarkern im Tissue Engineering von Muskelgewebe

Expression of Trisk 51, Agrin and nAcetycholinreceptor-ε subunit in tissue engineering of skeletal muscle tissue

A. D. Bach, J. P. Beier und G. B. Stark

Abteilung Plastische und Handchirurgie, Universitätsklinik Freiburg i. Br.

Abstract

The construction of muscle tissue in vitro holds promise for the treatment of a variety of prevalent inherited and acquired human diseases including skeletal myopathies. Our approach is to create 3-dimensional muscle structures by co-culturing primary rat myoblasts with organotypic slices from rat spinal cord. In this study we investigated the influence of neuronal slices on differentiation and function of myoblasts in 3-D fibrin gel culture.

Rat skeletal muscle cell cultures were established from satellite cells of new-born rats. After three passages the myoblasts were homogeneously suspended in a 3-D fibrin matrix in 24-well plates. Organotypic slice cultures of the spinal cord were prepared from isogenic new-born rats and placed between two myoblast-containing fibrin clots. These constructs were cultured for up to 4 weeks. Differentiation and fusion of the myoblasts to myofibrils were evaluated morphologically and by analyzing the expression and localization of muscle and neuron specific markers (desmin, myogenin, myoD, agrin, neurofilament 200, trisk51, AchR-ε-subunit) by immunochemistry, RT-PCR and immunoblotting.

The fibrin matrix provided a suitable environment for a 3-dimensional myoblast culture. Co-culturing of organotypic spinal cord slices with myoblasts induced formation of spontaneously contracting multinuclear myofibrils. The number of contracting myofibrils increased over the observation period. Contraction could be blocked by muscle relaxants. The analysis of neuronal agrin expression and myogenic desmin, myogenin, myoD, trisk51 and nAchR-ε expression revealed the differentiation of the myoblasts to myotubes and the formation of endplates. This differentiation phenomenon could not be observed in 3-dimensional myoblast mono-cultures.

In vitro expanded myoblasts can be successfully cultured in fibrin as a 3-D matrix. Differentiation into myofibrils is strongly promoted by agrin expressing neuronal slice cultures. Muscle-like morphology and a myogenic expression pattern of myoD, myogenin, trisk51 and nAChR-ε suggest that skeletal muscle constructs may be achieved *in vitro* using tissue engineering methods. The presented 3-D co-culture system also allows the *in vitro* investigation of myoblast differentiation and neuron myoblast/myofibril interaction. Our approach may be a promising step towards the creation of tissue engineered skeletal muscle.

482

Einleitung

Der autologe Muskel-Transfer findet seine Anwendung sowohl bei erworbenen Muskeldefekten, als auch bei hereditären Muskelerkrankungen. Einen alternativen Ansatz für den strukturellen und funktionellen Ersatz von Skelettmuskulatur könnte das Tissue Engineering bieten, mit dem Ziel der Schaffung von funktionsfähigem Muskelgewebe *in vitro* auf der Grundlage kultivierter autologer Zellen. Ziel unserer Studie war es zum einen durch ein Muskelzell-Neuronen-Ko-Kultursystem funktionelles Muskelgewebe *in vitro* zu generieren und zum anderen durch den Nachweis der Expression von wichtigen Transkriptionsfaktoren und Expressionsmarkern der Myogenese anhand dieses Modells den Differenzierungsgrad des durch Tissue Engineering erzeugten Muskelgewebes zu untersuchen.

Methodik

Primäre Myoblasten wurden in *vitro* expandiert und in einer 3-dimensionalen Fibrin-Matrix mit organotypischen Gewebeschnittkulturen aus dem Rückenmark von P6 Ratten ko-kultiviert. Unter diesen Kulturbedingungen kam es zur Differenzierung und Fusion der Myoblasten zu funktionellen, kontraktilen Myofibrillen. Um den Differenzierungsgrad des so *in vitro* erzeugten Muskelgewebes zu charakterisieren, wurde die Expression, bzw. der Expressionsverlauf und die Lokalisation der Muskel- bzw. neuronenspezifischen Marker Desmin, Myogenin, Myo-D, Agrin, Trisk51 und der ε-Untereinheit des Acetylcholinrezeptors mittels Immunhistochemie, RT-PCR und Western-Blot Analyse untersucht.

Ergebnisse

Die Muskelzellen zeigten eine starke Proliferationsfähigkeit in der 3-dimensionalen Matrix und durch die Ko-Kultivierung mit den organotypischen Slice Kulturen des Rückenmarkes konnte die Differenzierung und Fusion der Zellen zu kontraktilen Myofibrillen und deren paralelle Organisation induziert werden. Die Untersuchung der neuronalen Agrin-Expression und des muskelspezifischen Expressionsmarkers Desmin, sowie von Transkriptionsfaktoren wie Myogenin und MyoD, welche bei der Steuerung der Myogenenese eine wichtige Rolle spielen, ebenso wie der Nachweis des Trisk51 und der ε-Untereinheit des Acetylcholinreceptors mittels der Western-Blot Analyse und RT-PCR bestätigten, dass in dem 3-dimensionalen Muskelzell-Neuronen-Ko-Kultursystem funktionsfähige, ausgereifte Myofibrillen entstanden sind und es zur Ausbildung von reifen Endplatten gekommen ist, vergleichbar nativem Muskelgewebe.

Diskussion

Es konnte gezeigt werden, dass durch die Expansion und Ko-Kultivierung von Myoblasten mit neuronalem Gewebe funktionelles Muskelgewebe, sog. Myoide, *in vitro* erzeugt werden kann. Diese Differenzierung wird offenbar durch die das Agrin exprimierenden neuronalen Slicekulturen induziert. Die dem nativen Muskel ähnliche Morphologie und die

Expression von Myogenin, Myo-D, Agrin, Trisk51 und der ε-Untereinheit des Acetylcholinreceptors zeigen, dass sich funktionsfähiges und hochdifferenziertes Muskelgewebe unter diesen Kulturbedingungen *in vitro* gebildet hat. Das dargestellte Konzept des Muskelzell-Neuronen-Ko-Kulturystems bietet die Möglichkeit, die Proliferation, Differenzierung und Fusion von Myoblasten in einer 3-dimensionalen Matrix, unter dem Einfluss von neuronalem Gewebe untersuchen zu können, als ein wichtiger Schritt im Tissue Engineering von Skelettmuskulatur.

Literatur

1. Petrosko P, Acarturk TO, Dimilla PA and Johnson PC (1989) Muscle Tissue Engineering. *In: Frontiers in Tissue Engineering.* Elsevier Science: 495 – 513
2. Blau HM and Webster C (1981) Isolation and characterization of human muscle cells. Proc Natl Sci USA 78: 5623 – 5627
3. Wise CJ et al. (1996) Conversion of dermal fibroblasts to amyogenic lineage is induced by a soluable factor derived from myoblasts. J Cell Biochem 61: 363 – 374
4. Askansas V et al. De novo neuromuscular junction formation on human muscle fibres cultured in monolayer and innervated by foetal rat spinal cord: ultrastructural and ultrastructural-cytochemical studies. J Neurocytol 16: 523 – 537

Korrespondenzadresse: Dr. Alexander D. Bach, Abteilung Plastische und Handchirurgie, Universitätsklinik Freiburg i. Br., Hugstetter Straße 55, 79106 Freiburg i. Br., Tel.: 0049-761-270-2817, Fax: 0049-761-270-2501, e-mail: Bach@ch11.ukl.uni-freiburg.de

Wundheilung am Schwein nach Transplantation einer Keratinozyten-Fibrin-Kleber-Suspension und azellulärer Dermis

Wound healing in a pig animal model after transplantation of autologous keratinocytes suspended in fibrin glue and decellularised dermis

H. Bannasch, G. B. Stark, T. Unterberg, B. Weyand, M. Föhn, A. D. Bach und R. E. Horch

Abteilung Plastische und Handchirurgie, Chirurgische Universitätsklinik Freiburg

Abstract

Successful epidermal regeneration by transplantation of cultured autologous keratinocytes as a single cell suspension in fibrin sealant has been shown clinically and experimentally in the nude mouse model. The advantages of using shortly cultivated keratinoctyes concerning both easy application and the wound healing potential of such a suspension have been discussed elsewhere.

The aim of this study was to combine the keratinocyte fibrin sealant suspension technique and a dermal matrix (AlloDerm™, LifeCell Inc., The Woodlands, TX) in a pig animal model. Full thickness skin defects ($n = 6$ per animal, 5×5 cm) in pigs ($n = 10$) were grafted with autologous cultured pig keratinocytes as fibrin sealant (Tisseel™, Baxter AG, Vienna) suspension, either with or without meshed acellularized dermis. Control wounds received either fibrin sealant or fibrin sealant and acellularized dermis without cells. Macroscopic wound healing including wound contraction measurement was studied for 4 weeks. Histological investigations included morphological (H&E, Elastica van Gieson), immunhistochemical (type VII collagen) and electronmicroscopical aspects.

The take of keratinocyte fibrin sealant suspensions with or without acellularized dermis was about 70%. Wound healing in both control groups was significantly delayed. Wound contraction was significantly reduced by the combination of dermis and keratinocytes. Histologically, the integration of acellular dermis could be shown. However, after two weeks signs of beginning dermal turnover could be noticed. Basement membrane reconstitution in both cell grafted groups was consistent.

The successful combination of a keratinocyte fibrin sealant suspension and acellular dermis in an attempt to regenerate full thickness skin defects in a pig animal model is shown for the first time with this study. The usefulness of subconfluently cultured keratinocytes – which can be harvested very early and are easy to handle – is enhanced by the possibility of co-transplantation with decellularized dermis.

Einleitung

Die Transplantation von kultivierten autologen Keratinozyten als Einzelzellsuspension in Fibrinkleber (KFGS) zur Epidermisregeneration stellt ein experimentell und klinisch etabliertes Verfahren zur Reepithelisierung von Wunden dar [1, 2]. Ziel aktueller Bemühungen im Bereich „Tissue Engineering" von Haut ist die gleichzeitige Kompensation des „lack of dermis" [3, 4]. In der vorliegenden Studie wurde die einzeitige Transplantation von KFGS mit prozessierter, azellulärer Leichenhaut zum Vollhautersatz am Wundheilungsmodell des Schweines untersucht.

Methodik

An 10 Hausschweinen wurden insgesamt 54 Vollhautdefekte (5×5 cm) gesetzt. Die Hälfte der Wunden wurden mit jeweils autologen kultivierten Keratinozyten (nach vorangegangener Hautbiopsie) als Suspension in Fibrinkleber (mit oder ohne azelluläre Dermis) gedeckt. Zur Kontrolle dienten Wunden, die nur mit Fibrinkleber (ohne Zellen) und Dermis behandelt wurden. Die Wundheilung wurde über 4 Wochen makroskopisch mit planimetrischen Untersuchungen zur Dokumentation der Wundkontraktion verfolgt. An den Tagen 7, 14 und 28 wurden Biopsien entnommen, welche lichtmikroskopisch (H&E, E. v. G., Trichrom-Masson, Herovici), immunhistochemisch (Kollagen Typ VII) und transmissions-elektronenmikroskopisch untersucht wurden.

Ergebnisse

Die mit der Keratinozyten-Fibrin-Kleber-Suspension transplantierten Wunden zeigten im Gegensatz zu den Kontrollwunden eine beschleunigte Wundheilung. Der „take" in den beiden Keratinozyten-Gruppen (mit und ohne Dermis) unterschied sich nicht und betrug etwa 70%. Das Ausmaß der Wundkontraktion wurde durch die gleichzeitige Transplantation der azellulären Dermis allerdings signifikant reduziert. Histologisch zeigte sich in der KFGS-Gruppe ein ausdifferenziertes Epithel mit intakter Basalmembran, in der KFGS/Dermis-Gruppe zeigte sich zusätzlich die Integration der Dermis in das Wundbett und die Präservierung der Reteleisten. Nach drei Wochen war ein beginnender dermaler „turnover" festzustellen, der sich histologisch als Verlust an elastischen Fasern und struktureller Integrität der azellulären Dermis darstellte.

Diskussion

Die Studie zeigt erstmals die Möglichkeit der einzeitigen Transplantation von kultivierten autologen Keratinozyten als Fibrinkleber-Suspension und azellulärer Dermis zum Vollhautersatz. Im klinisch relevanten Großtiermodell des Hausschweines konnten mit dieser Methode reproduzierbar Wunden beschleunigt reepithelisiert werden bei gleichzeitiger Reduktion der Wundkontraktion. Diese Technik stellt eine Neuerung im Tissue Engineering insofern dar, als hier auf die sonst aufwendigere Herstellung sogenannter „composite grafts" im Brutschrank zum künstlichen Vollhautersatz verzichtet werden konnte. Das Schicksal der azellulären Dermis soll nun im Langzeitversuch geklärt werden.

Literatur

1. Horch RE, Bannasch H, Kopp J, Andree CH, Stark GB (1998) Single cell suspension of cultured human keratinocytes in fibrin-glue reconstitute the epidermis. Cell Transplant 7: 309 – 317
2. Stark GB, Kaiser HW (1994) Cologne burn centre experiences with glycerol-preserved allogenic skin: Part II: Combination with autologous cultured keratinocytes. Burns 20 (Suppl): 34 – 38
3. Livesey SA, Herndon DN, Hollyoak MA, Atkinson YH, and Nag A (1995) Transplanted acellular allograft dermal matrix. Transplantation 60: 1 – 9
4. Wainwright DJ (1995) Use of an acellular allograft dermal matrix (AlloDerm®) in the management of full-thickness burns. Burns 21: 243 – 248

Korrespondenzadresse: Dr. Holger Bannasch, Abteilung Plastische und Handchirurgie, Chirurgische Universitätsklinik Freiburg, Hugstetterstraße 55, 79106 Freiburg, Tel.: 0761-270-2817, Fax: 0761-270-2501, e-mail: bannasch@ch11.ukl.uni-freiburg.de

Beschleunigung der kutanen Wundheilung durch transiente Inhibition von p53

Acceleration of cutaneous wound healing by transient inhibition of p53

A. M. El-Gibaly[1,2], M. W. Strik[2], M. D. Menger[1], H. P. Bruch[2] und B. Vollmar[1]

[1] Institut für Klinisch-Experimentelle Chirurgie, Universität des Saarlandes, Homburg/Saar
[2] Klinik für Chirurgie, Medizinische Universität zu Lübeck

Abstract

The increase of cell proliferation during early wound healing is thought to be regulated by a decrease of apoptosis. In contrast, the reduction of cellularity during final wound maturation may be controlled by an increase of apoptotic cell death. Herein we studied whether p53 is involved in wound healing-associated apoptosis, and whether transient inhibition of p53 is effective to improve the early healing process of cutaneous wounds. Using intravital microscopic and immunohistochemical techniques in hairless mice, we demonstrate that *in vivo* inhibition of p53 by pifithrin-alpha (PFT-α, 2.2 mg/kg ip) accelerates early epithelialisation and neovascularization of cutaneous wounds by [1] promoting leukocyte recruitment, [2] increasing cell proliferation, and [3] reducing apoptotic cell death. We further show that final wound closure with downregulation of cell proliferation is not inhibited by PFT-α treatment, indicating that transient blockade of p53 function does not affect the process of wound maturation. From our study we conclude that transient inhibition of p53 supports early cell proliferation required for rapid tissue repair, and we propose that PFT-α *may* thus represent an attractive approach in the treatment of delayed wound healing.

Einleitung

Der ungestörte Wundheilungsprozess setzt eine geordnete zeitliche und räumliche Abfolge verschiedener Aktivierungs- und Differenzierungsprozesse mikrovaskulärer, zellulärer und humoraler Systeme voraus [1]. Die frühe Phase der Wundheilung ist durch die Infiltration von Entzündungszellen mit Bildung von Granulationsgewebe gekennzeichnet, und beinhaltet eine verstärkte Proliferation aller beteiligten Zellfraktionen. Es wird aktuell diskutiert, dass diese intensive Proliferation auf eine Reduktion des zellulären 'turn – over' durch p53-abhängige Apoptose zurückzuführen ist, während die endgültige Ausheilung der Wunde mit Bildung einer azellulären Narbe mit vermehrter Apoptose einhergeht [2]. Um die Bedeutung der Apoptose für die Wundheilung näher zu klären, haben wir im Modell der haarlosen Maus den Einfluss von Pifithrin-α (PFT-α), einem reversiblen p53-Inhibitor [3], auf die Heilung kutaner Wunden untersucht.

Methodik

An 14 anästhesierten sk-1 Mäusen wurde eine standardisierte Wunde durch zirkuläre Exzision der Epidermis und des subkutanen Gewebes am Ohr gesetzt. Sieben Tiere erhielten PFT-α (2.2 mg/kg ip) am Tag vor Wundsetzung sowie nachfolgend an jedem zweiten Tag. Kontrolltiere erhielten entsprechend die Trägersubstanz Dimethylsulfoxid (DMSO, 100 µl/kg ip). Mit Hilfe der intravitalen Fluoreszenzmikroskopie und computergestützter off-line Analyse wurden Epithelialisierung und Neovaskularisierung der Wunden sowie die mikrozirkulatorischen Parameter funktionelle Kapillardichte und leukozytäre Adhärenz innerhalb der Wunde und am Wundrand an den Tagen 5, 10, 15 und 20 nach Wundsetzung evaluiert. Darüber hinaus erfolgte die histologische in situ-Evaluierung von TUNEL-gefärbten Wunden am Tag 5 und Tag 20 mittels eines semiquantitativen Score nach Brown et al. [4]. Die zelluläre Proliferation in den Wunden wurde anhand PCNA (proliferating cell nuclear antigen)-positiver Zellen pro Gesichtsfeld in mehreren konsekutiven Schnitten bestimmt.

Ergebnisse

Die Wundfläche an Tag 0 betrug 3.6 ± 0.3 mm^2 (DMSO) bzw. 3.8 ± 0.1 mm^2 (PFT-α). PFT-α führte zur Beschleunigung der Epithelialisierung mit $45 \pm 6\%$ bzw. $97 \pm 1\%$ Wunddeckung an Tag 5 und Tag 10. Die Wunden der DMSO-behandelten Tiere hingegen waren an Tag 5 mit lediglich $25 \pm 8\%$ bzw. am Tag 10 mit $86 \pm 4\%$ re-epithelialisiert (jeweils $p < 0.05$ vs. PFT-α). Nach 15 Tagen war in beiden Gruppen die Wundheilung (100% Re-Epithelialisierung) abgeschlossen. Die neovaskularisierte Fläche betrug – ohne signifikante Unterschiede zwischen beiden Gruppen – 50% bzw. 80% der initialen Wundfläche an Tag 10 und Tag 15 und war an Tag 20 mit nahezu 100% ebenso abgeschlossen. PFT-α-behandelte Tiere zeigten jedoch eine höhere funktionelle Kapillardichte innerhalb der Wunde (Tag 5: 171 ± 69 cm/cm^2) im Vergleich zu DMSO-behandelten Kontrolltieren (Tag 5: 82 ± 53 cm/cm^2). PFT-α führte weiterhin zu einer im Wundbereich erhöhten Anzahl intravaskulär adhärenter Leukozyten, welche sich im linearen Regressionsmodell als signifikante, prädiktive Größe ($r = 0.824$; $p = 0.024$) für die Epithelialisierung der Wunde erwies. Die histologische Analyse von Wunden an Tag 5 zeigte eine signifikant niedrigere Rate an apoptotischen Zellen bei Behandlung der Tiere mit PFT-α (Score: 2.25 ± 0.25 vs DMSO: 3.75 ± 0.48; $p < 0.05$). Weiterhin wiesen die Wunden PFT-α behandelter Tiere an Tag 5 eine wesentlich höhere Proliferation im Vergleich zu den Wunden nach DMSO-Behandlung auf ($52.6 \pm 0.8\%$ PCNA-positiver Zellen vs DMSO: $29.1 \pm 2.0\%$; $p < 0.01$). Die histologische Analyse aller Wunden an Tag 20 zeigte eine komplette Ausheilung, ohne wesentliche Unterschiede zwischen beiden Gruppen.

Zusammenfassung

Die vorliegenden Ergebnisse zeigen, dass transiente Hemmung von p53 durch PFT-α im Tiermodell die initiale Epithelialisierung von Wunden beschleunigt, ohne jedoch eine Ausheilung der Wunden durch Inhibition zellulärer Apoptose zu gefährden. Verbesserung der Proliferation durch transiente Inhibition p53-abhängiger Apoptose könnte einen entscheidenden Beitrag zu gegenwärtigen Behandlungsmöglichkeiten speziell schlecht heilender Wunden darstellen.

Literatur

1. Singer AJ, Clark RAF (1999) Cutaneous wound healing. New Engl J Med 341: 738.-746
2. Greenhalgh DG (1998) The role of apoptosis in wound healing. Int J Biochem Cell Biol 30: 1019 – 1030
3. Komarov PG, Komarova EA, Kondratov RV, Christov-Tselkov K, Conn JS, Chernov MV, Gudkov AV (1999) A chemical inhibitor of p53 that protects mice from the side effects of cancer therapy. Science 285: 1733 – 1737
4. Brown DL, Kao WWY, Greenhalgh DG (1997) Apoptosis down-regulates inflammation under the advancing epithelial wound edge: delayed patterns in diabetes and improvement with topical growth factors. Surgery 121: 372 – 380

Korrespondenzadresse: Dr. A. M. El-Gibaly, Institut für Klinisch-Experimentelle Chirurgie, Universität des Saarlandes, 66421 Homburg/Saar, Tel.: 06841 16 26561, Fax: 06841 16 26553, e-mail: amrgibaly@hotmail.com

Zytokin-Expressionsprofile in infizierten Verbrennungswunden

Inflammatory response after burn wound infection

L. Steinstraesser[1,2], O. Burghard[2], M. H. Fan[1], D. Druecke[2], H. Homann[2], M. Lehnhardt[2], G. Su, H. U. Steinau[2], D. Remick[1] und S. C. Wang[1]

[1] University of Michigan, Dept. of Surgery, Ann Arbor, USA
[2] BG Kliniken Bergmannsheil, Ruhr Universität, Bochum

Abstract

Inspite of dramatic improvements in the management of burns, infection still remains a serious risk for the burn patient. Bacterial infection and thermal injury have been shown to trigger the inflammatory response. The aim of this study was to shed light on the impact of acute and subacute burn injury with or without infection on cytokine profiles. Sprague-Dawley rats ($n =$ 20) were randomized into three groups: 1) burn only 2) burn and bacteria (10^6 colony forming units of multi-drug resistant pseudomonas aeruginosa) and 3) sham burn. Animals in the first two groups received a 30% TBSA partial thickness burn. Weight changes were monitored daily. Blood was collected after 12, 24, 48, 72 h and 6 and 12 days, and was used for cytokine ELISAs, LPS quantification, and peripheral blood analysis. Animals were sacrificed either after 6 or 12 days. Skin was harvested for bacterial counts, histological analysis and RNA isolation for microarray analysis. Infected animals showed substantial weight loss until day 6 postburn. We also found higher plasma levels ($p > 0.05$) of IL-1β, TNF-α and IL-10 in the infected group compared to the uninfected burn group throughout the observation periods. The m-RNA expression levels showed no difference in cytokine expression, except for IL-1. Endotoxin levels were elevated significantly in the infected burn group during the first 2 days postinjury. Our results suggest that burn wound infection elicits a systemic and local release of cytokines with corresponding upregulation of m-RNA levels. High TNF-α levels were seen in the infected group during the initial period of weight loss, with a later significant upregulation of the anti-inflammatory cytokine IL-10 seen when weight gain resumed.

Einleitung

Trotz beachtlicher Fortschritte in der Therapie von Schwerbrandverletzten stellt die Infektion von Verbrennungswunden weiterhin eine signifikante Komplikation dar [1]. Dabei werden massive inflammatorische Reaktionsmechanismen ausgelöst. Das Ziel unserer Studie war es, den Einfluss von Infektionen auf die Expression von pro und antiinflammatorischen Cytokinen beim Verbrennungstrauma zu analysieren.

Methodik

Sprague-Dawley Ratten (n = 20) wurden in drei Gruppen randomisiert: A. Standardisierte Verbrennung der Rückenhaut (30% Körperoberfläche, Tiefe IIA). B. Verbrennung und

Induktion einer Wundinfektion mit 10^6 cfu eines multi- resistenten *P. aeruginosa* Stammes und C. Kontrolltiere [2, 3]. Es wurden bei allen Tieren die folgenden Parameter bestimmt: Körpergewicht (tgl.), Endotoxin, Cytokine (IL-1β, Il-10, TNF-α) und Differentialblutbild nach 12, 24, 48, 72 Stunden, 6 und 12 Tagen. Bei einer Untergruppe (n = 10) wurden nach 6 und 12 Tagen in Hautresektaten quantitative Bakterienzählungen, histologische und immunhistochemische Untersuchungen vorgenommen. Des weiteren wurde von diesen Hautarealen mRNA für Microarray-Analysen [4] isoliert.

Ergebnisse

Die infizierten Tiere zeigten massiven Gewichtsverlust bis zum 6. Tag nach der Verbrennung. Außerdem wiesen die infizierten Tiere während des gesamten Beobachtungszeitraums signifikant (p < 0.05) höhere Plasma-Konzentrationen von IL-1β, TNF-α und IL-10 im Vergleich zur nichtinfizierten Gruppe auf. Bis zu 48 h Verbrennungstrauma waren die Endotoxinkonzentrationen in der infizierten Gruppe signifikant (p < 0.05) höher als in der Vergleichsgruppe. Die Ergebnisse der lokalen mRNA Expressionsprofile zeigten außer für IL-1α keine Unterschiede in den Zytokine-Expressionsprofilen.

Schlussfolgerungen

Die Infektion von Verbrennungswunden verstärkt die lokale und systemische Freisetzung von Cytokinen [5] . Der initiale Gewichtsverlust in der infizierten Gruppe ging mit einem Anstieg der TNF-α Konzentration einher, gefolgt von einer signifikanten Erhöhung des anti-inflammatorischen Cytokins IL-10 in der Phase der Gewichtszunahme. IL-10 könnte Bedeutung für das Monitoring der infektionsbedingten Katabolie beim Verbrenungstrauma haben.

Literatur

1. Allgöwer M, Schoenenberger GA, Sparkes BG (1995) Burning the largest immune organ. Burns, 21(Suppl 1): S7 – S47
2. Steinstraesser L, Klein RD, Aminlari A, Fan MH, Khilanani V, Remick DG, Su GL, Wang SC (2001) Protegrin-1 enhances bacterial killing in thermally injured skin. Crit Care Med 29: 1431 – 1437
3. Steinstraesser L, Föhn M, Klein R, Aminlari A, Remick D, Su G, Wang S (2001) Feasibility of Biolistic Gene Therapy in Burns. 15: 272 – 277
4. Nuwaysir EF, Bittner M, Trent J, Barrett JC, Afshari CA (1999) Microarrays and toxicology: the advent of toxicogenomics. Mol Carcinog 24: 153 – 159
5. Klein RD, Su GL, Aminlari A, Zhang H, Steinstraesser L, Alarcon WH, Wang SC (2000) Skin lipopolysaccharide-binding protein and IL-1beta production after thermal injury [In Process Citation]. J Burn Care Rehabil 21: 345 – 352

Korrespondenzadresse: Dr. med. Lars Steinstraesser, Klinik für Plastische Chirurgie und Schwerbrandverletzte, BG Kliniken Bergmannsheil, Universitätsklinik, Ruhr-Universität Bochum, Bürkle-de-la-Camp Platz 1, 44789 Bochum, Fax: +49(0234)302-6379, e-mail: lars.steinstraesser@Ruhr-Uni-Bochum.de

Einfluss des Pneumoperitoneum auf strukturelle Veränderungen des Peritoneum. Eine rasterelektronenmikroskopische Studie an der Ratte

Impact of pneumoperitoneum on morphological changes of the peritoneum – an electromicroscopy study

J. Ordemann, J. Jacob, C. Braumann und C. A. Jacobi

Klinik für Allgemein-, Viszeral-, Gefäß- und Thoraxchirurgie, Medizinische Fakultät der Charité, Humboldt-Universität Berlin

Abstract

The mechanism of potential tumor cell spread during laparoscopy is poorly understood. It is speculated that the increased intraabdominal pressure and the use of carbon dioxide during laparoscopy change the structure of the peritoneum and enhance adhesion of tumor cells.

In a rat model, the impact of a pneumoperitoneum with CO_2 and an intraabdominal pressure of 15 mmHg on the peritoneal surface and on intraperitoneal tumor cells were analyzed by an electron microscope. In our study, pneumoperitoneum induced no morphological changes of the peritoneum and, furthermore, did not enhance tumor cell infiltration as compared to the control group. Therefore, we believe, contrary to data of other groups, that changes of the morphology of the peritoneum and increase of tumor cell attachment and growth is unlikely to be induced by pneumoperitoneum.

Einleitung

Die rasante Entwicklung der Minimal Invasiven Chirurgie (Laparoskopie) hat zu einem vermehrten Einsatz der laparoskopischen Technik bei der Resektion von malignen Tumoren geführt. Berichte über die Entstehung von sogenannten Trokarmetastasen haben jedoch zu einer kontroversen Diskussion über die Indikation der Laparoskopie in der Tumorchirurgie geführt [1, 2], obwohl die klinische Relevanz dieser Beobachtung eher gering erscheint. Der Pathomechanismus möglicher Tumorzellverschleppung ist ungeklärt, grundsätzlich können jedoch ein erhöhter intraabdomineller Druck sowie das zum Aufbau des Pneumoperitoneums verwendete Kohlendioxid strukturelle Veränderungen des Peritoneums selbst verursachen und so die Adhäsion von Tumorzellen beeinflussen oder gar erleichtern.

Methodik

In einem Rattenmodell wurden die Auswirkungen des Pneumoperitoneums mit Kohlendioxid und einem intraabdominellen Druck von 15 mmHg auf die Struktur des Peritoneums und intraperitoneale Tumorzellen rasterelektronenmikroskopisch analysiert. Zunächst erfolgte bei insgesamt 30 BD-IX Ratten die intraperitoneale Applikation von jeweils 10^5 Kolonkarzinomzellen (DHD/TRb). Anschließend erfolgte die Einteilung von 25 Tieren in 5 verschiedene Gruppen. 5 Tiere dienten als Kontrollgruppe ohne Pneumoperitoneum, alle anderen Tiere erhielten ein Pneumoperitoneum mit Kohlendioxid mit einem Druck von 15 mmHg für 30 Minuten. Die Tiere wurden 2, 12, 24, 48 und 96 Stunden postoperativ erneut narkotisiert und Proben des Peritoneums zur rasterelektronenmikroskopischen Analyse gewonnen. Das verwendete Rasterelektronenmikroskop war ein DSM 982 Gemini (Zeiss, Deutschland). Der Kathodenstrom betrug 150 mA und die Beschleunigungsspannung 5 kV. Es wurde ein Arbeitsabstand von 10 mm eingehalten, die Biopsate wurden mit 20- bis 5000facher Vergrößerung betrachtet. Die Dokumentation erfolgte anhand von Photographien und digitaler Speicherung.

Ergebnisse

Die rasterelektronenmikroskopische Aufnahme des Peritoneums zeigt im Normalbefund die peritoneale Oberfläche als eine Schicht flacher Mesothelzellen. Die Deckzellen besitzen einen unregelmäßigen, polygonalen Umriss und messen im Durchmesser ca. 12 – 27 µm. Auf ihrer Oberfläche findet sich ein Teppich aus feinen Mikrovilli. Die Zellgrenzen sind als Rinnen angedeutet. Tumorzellen präsentieren sich als Rundzellen, die Oberflächenstruktur ist vielgestaltig, einige der malignen Zellen scheinen in Mitose befindlich oder nach der Mitose aneinandergeheftet.

Von den 25 Ratten, die laparoskopiert wurden, konnte bei 21 Tieren postoperativ zu keinem Zeitpunkt strukturelle Veränderungen des Peritoneums festgestellt werden (84%). In allen 25 Ratten bestand kein Verlust der Mikrovilli, keine Fibrinbeläge, keine Zelldesintegration, die Basalmembran war zu jedem Zeitpunkt intakt. Lediglich bei 4 Proben (1×12 h, 1×24 h, 2×96 Stunden) wurde eine Irritation des Mesothels mit Zellabrundungen diagnostiziert (16%). Tumorzellen wurden in sechs Präparaten nach Laparoskopie ohne Zeichen der Infiltration auf dem Mesothel gefunden. Das Peritoneum aller Kontrolltiere war intakt und zeigte keine Veränderungen, in zwei Proben wurden Tumorzellen ohne Zeichen der Infiltration gefunden.

Diskussion

Der Pathomechanismus möglicher Tumorzellverschleppung in der Laparoskopie ist ungeklärt, grundsätzlich jedoch könnte ein erhöhter intraabdomineller Druck sowie das zum Aufbau des Pneumoperitoneums verwendete Kohlendioxid strukturelle Veränderungen des Peritoneums selbst verursachen und so die Adhäsion von Tumorzellen erleichtern. Anhand von rasterelektronen-mikroskopischen Aufnahmen dokumentierten Volz et al. [3] eine deutlich erkennbare Entzündungsreaktion des Peritoneums von Mäusen als Folge eines Pneumoperitoneums. Es kam bei der Kombination von Pneumoperitoneum und

Tumorzellinjektion innerhalb von drei Tagen neben den entzündlichen Veränderungen zu einer diffusen Peritonealkarzinose. Ähnliche Ergebnisse konnten Suematsu et al. (4) zeigen, die in einem Tierversuch verschiedene Gase verwendeten. In unserer Studie verursachte ein Pneumoperitoneum (Kohlendioxid/15 mmHg) jedoch keine wesentlichen morphologischen Veränderungen des Peritoneums im Vergleich zur Kontrollgruppe. Ergebnisse anderer Studien können somit nicht bestätigt werden und eine Förderung der Tumorzellmetastasierung durch ein Pneumoperitoneum mit Veränderungen des Peritoneums scheint eher unwahrscheinlich.

Literatur

1. Jacobi CA, Ordemann J, Wenger F, Gutt C, Sabat R, Zieren HU, Müller JM (1998) The impact of elevated intraabdominal pressure during laparoscopy on tumor growth and trocar metastases in a rat model. Br J Surg 85: 1419–1422
2. Jones DB, Guo LW, Reinhard MK, Soper NJ, Philpott GW, Connet J, Fleshman JW (1995) Impact of pneumoperitoneum on trocar site implantation of colon cancer in hamster model. Dis Colon Rectum 38: 1182–1188
3. Volz J, Koster S, Spacek Z, Pawelek N (1999) The influence of pneumoperitoneum used in laparoscopic surgery on an intraabdominal tumor growth. Cancer 86 770–774
4. Suematsu T, Hirabayashi Y, Sheraishi N, Adachi N, Kitamira H, Hitano S (2001) Morphology of the murine peritoneum after pneumoperitoneum vs laparotomy: A scanning electron microscopy study. Surg Endosc 15: 954–956

Korrespondenzadresse: Dr. med Jürgen Ordemann, Klinik für Allgemein-, Viszeral-, Gefäß- und Thoraxchirurgie, Medizinische Fakultät der Charité, Humboldt-Universität zu Berlin, Campus Mitte, Charité, Schumannstraße 20/21, 10117 Berlin, Fax: 030-450-522922, e-Mail: juergen.ordemann@charite.de

Volumensubstitution, β-Blockade oder Nitrate – welches Konzept minimiert die negativen Auswirkungen des Capnoperitoneums in Kopfhochlage?

What minimizes the negative effects of capnoperitoneum – increase of intravascular volume, esmolol, or nitroprussidnatrium?

T. Junghans[1], B. Böhm[1], D. Modersohn[2], F. Dörner[1] und O. Haase[1]

[1] Klinik für Allgemein-, Viszeral-, Gefäß- und Thoraxchirurgie, Universitätsklinikum, Medizinische Fakultät
[2] Abteilung für Experimentelle Herzchirurgie, Klinik für Kardiovaskuläre Chirurgie, Charité Mitte, Universität Berlin

Abstract

A capnoperitoneum (CP) compromises venous blood return to the heart resulting in a decrease of cardiac output as well as an increase of mean arterial pressure (MAP) and heart rate. Therapeutical strategies to minimize these negative effects were studied in an experimental study in a porcine model during CP in head-up position. Invasive hemodynamic monitoring was placed. Major endpoint was the stroke volume (SV). With CP in head-up position, SV decreased from 57 to 39 ml. During controlled 10% decrease of MAP, SV decreased to 34 ml. After infusion of colloidal fluids up to an 50% increase of cardiac preload, the animals tolerated CP, head-up position and decrease of MAP without decrease of SV. An adequate increase of cardiac preload improved the SV during CP in head-up position. Nitroprussidnatrium or esmololhydrochlorid did not have an additional benefit.

Einleitung

Ein Capnoperitoneum reduziert das Herzminutenvolumen (HMV) und erhöht den mittleren arteriellen Druck (MAD) und die Herzfrequenz [1]. Der erhöhte intraperitoneale Druck vermindert den venösen Rückstrom zum rechten Herzen und reduziert die kardiale Vorlast [2]. Als Folge sinkt das Herzminutenvolumen, wodurch wiederum sympathikusgesteuerte Gegenregulationsmechanismen des Organismus ausgelöst werden, die die Herzfrequenz und den peripheren systemischen Gefäßwiderstand erhöhen. Aus diesem pathophysiologischen Modell ergeben sich therapeutische Ansatzpunkte, die die hämodynamischen Veränderungen minimieren können.

Methodik

In einer tierexperimentellen Studie wurde an 14 Läuferschweinen folgende H0-Hypothese untersucht: Eine gezielte und kontrollierte Erhöhung der kardialen Vorlast verbessert die

Herzauswurfleistung während eines Pneumoperitoneums in Kopfhochlage nicht. Zusätzlich sollte die Frage beantwortet werden, ob eine zusätzliche gezielte Nachlastsenkung mit Nitroprussidnatrium und eine partielle β-Blockade durch Esmololhydrochlorid [3] geeignet sind, die Herzauswurfleistung bei einem Capnoperitoneum zu verbessern. Hauptzielkriterium war das Herzschlagvolumen. Die Tiere mit einem Körpergewicht von 30 ± 3 kg wurden in Intubationsnarkose kontrolliert hyperventiliert und in eine Normovolämie gebracht. Nach Platzierung des kompletten invasiven hämodynamischen Monitorings inklusive zentralvenösem Katheter, COLD®-Katheter und Linksherzkatheter wurden die Basiswerte gemessen (M1). Anschließend wurden die Tiere in Gruppe A (n = 7) in 20° Kopfhochlage gebracht und ein Capnoperitoneum von 14 mm Hg aufgebaut (M2). Darauf folgte die gezielte Nachlastsenkung mit Nitroprussid-natrium um 10% des MAD (M3). Das Capoperitoneum wurde abgelassen und das Tier erneut in Horizontallage gebracht (M4). Schließlich wurde durch Infusion von maximal 1,5 l Hydroxyethylstärke 6% das intrathorakale Blutvolumen (ITBV) auf das 1,5fache erhöht (M5) und sämtliche Messungen in Kopfhochlage bei 14 mm Hg (M6), bei Nachlastsenkung um 10% des MAD (M7) und erneut in Horizontallage ohne Capnoperitoneum (M8) wiederholt. In Gruppe B erhielten die Tiere vor Aufbau des Capnoperitoneums eine Infusion des ultrakurzwirksamen β-Blockers Esmololhydrochlorid als Bolus in einer Dosierung von $1 \, \text{mg*kg}^{-1}$ und $200 \, \mu\text{g} \cdot \text{kg}^{-1} \cdot \text{min}^{-1}$ als Dauerinfusion. Gruppe A (n = 7) erhielt statt Esmololhydrochlorid eine gleichvolumige Infusion 0,9%iger Kochsalzlösung und wurde als unbehandelte Kontrollgruppe mitgeführt. Die Ergebnisse wurden deskriptiv ausgewertet.

Ergebnisse

Tabelle 1. Das Herzschlagvolumen (HSV) in ml als Mittelwert und Standardabweichung zu den verschiedenen Messzeitpunkten (M1 – M8) in Gruppe A (ohne Esmolohydrochlorid) und Gruppe B (mit Esmololhydrochlorid)

	Gruppe A	Gruppe B	Ablauf
M1	$57,1 \pm 8,7$	55 ± 7	Basiswerte, Horizontallage
M2	$39,2 \pm 9,8$	$40,7 \pm 6,8$	Capnoperitoneum, Kopfhochlage
M3	$34 \pm 7,3$	$33,4 \pm 10,2$	Nitropussid-Natrium
M4	$46,8 \pm 9,5$	$48,1 \pm 8,9$	Horizontallage ohne Capnoperitonuem
M5	$63,2 \pm 8,1$	$64,3 \pm 5,7$	Kolloidale Infusion von max. 1,5 l
M6	$63,7 \pm 5,2$	$59,3 \pm 5,9$	Capnoperitonuem, Kofhochlage
M7	$64,1 \pm 12,7$	$57,2 \pm 6,8$	Nitropussid-Natrium
M8	$56,2 \pm 5,4$	$57,3 \pm 10,7$	Horizontallage ohne Capnoperitoneum

Schlussfolgerungen

Durch die gezielte Erhöhung des ITBV tolerierten die Tiere das Capnoperitoneum in Kopfhochlage ohne Abfall des HSV. Die gezielte Nachlastsenkung mit Nitroprussidnatrium oder die partielle β-Blockade hatten keinen zusätzlichen günstigen Effekt. Auf eine ausreichende Flüssigkeitssubstitution noch vor Aufbau des Capnoperitoneums sollte geachtet werden.

Literatur

1. Dorsay D, Greene F, Baysinger C (1995) Hemodynamic changes during laparoscopic cholecystectomy monitored with transesophageal echocardiography. Surg Endosc 9: 128–133
2. Marathe U, Lilly R, Silvestry S, Schauer P, Davis J, Pappas T, Glower D (1996) Alterations in hemodynamics and left ventricular contractility during carbon dioxide pneumoperitoneum. Surg Endosc 10: 974–978
3. Koivusalo A, Scheinin M, Tikkanen I, Yli Suomu T, Ristkari S, Laasko J, Lindgren L (1998) Effects of esmolol on hemodynamic response to CO2 pneumoperitoneum for laparoscopic surgery. Acta Anesthesiol Scand 42: 510–517

Korrespondenzadresse: Dr. Tido Junghans, Klinik für Allgemein-, Gefäß-, Thorax- und Viszeralchirurgie, Humboldt-Universität Berlin, Charité Campus Mitte, Schumannstraße 20/21, 10117 Berlin, Tel.: 030-450522156, Fax: 030-450522922

Helium verbessert die Mikrozirkulation in der Leber im Vergleich zum CO$_2$-Pneumoperitoneum

Helium improves the microcirculation of the liver in comparison with a CO$_2$ pneumoperitoneum

I. Leister[1], P. Schüler[1], T. Stojanovic[1], L. Füzesi[2], H. Becker[1] und P. M. Markus[1]

[1] Abteilung für Allgemeinchirurgie
[2] Zentrum Pathologie, Georg-August-Universität Göttingen

Abstract

Background: The extent of microcirculation disorders in the liver under the conditions of helium pneumoperitoneum is unknown to date. This study examines the pathophysiological effects of helium pneumoperitoneum on the liver microcirculation in a rat model. *Method:* Under anesthesia (pentobarbital: 50 mg/kg), Wistar rats ($n = 8$) underwent laparotomy with continuous hemodynamic monitoring. The left hepatic lobe was exteriorized for examination by intravital microscopy. A tracheotomy was carried out, the rat being ventilated with regular monitoring by blood gas analysis. Preparation was performed in a transparent chamber with a lid which seals the chamber airtight and which has a built-in glass port for intravital microscopy. During intravital microscopy a positive CO$_2$ or helium pressure of 4 mmHg, respectively, was generated using a laparoflator. The control group was prepared in the same manner but without the positive pressure of CO$_2$ or helium. The sinusoidal perfusion rate was measured for the periportal, midzonal and pericentral regions of the acinus, respectively. *Results:* The maintenance of a CO$_2$ pneumoperitoneum of 4 mmHg causes a significant reduction in the sinusoidal perfusion rate (%) in the liver. The microcirculatory disturbances are more pronounced in the periportal area of the acinus, but less so in the pericentral region. Helium significantly attenuates these microcirculatory disturbances ($p < 0.05$, following multivariance analysis (ANOVA), Tukey's test). *Conclusion:* A helium pneumoperitoneum of 4 mmHg significantly improves hepatic microcirculation in comparison with a CO$_2$ pneumoperitoneum in our rat model. Disturbances in liver microcirculation may be of clinical relevance particularly in patients with a history of liver damage as well as during laparoscopic procedures with extended operation times. In those cases the use of helium for laparoscopy should be taken into consideration.

Einleitung

Der Einfluss des Helium-Pneumoperitoneum auf die Mikrozirkulation der Leber ist bisher nicht bekannt. In der vorliegenden Studie sollen die pathophysiologischen Auswirkungen des Helium-Pneumoperitoneums auf die mikrovaskuläre Perfusion der Leber im Vergleich zum CO$_2$-Pneumoperitoneum am Rattenmodell untersucht werden.

Methodik

Unter Pentobarbitalnarkose (50 mg/kg) wurden Wistar Ratten (n = 8) unter kontinuierlichem hämodynamischem Monitoring laparotomiert. Der linke Leberlappen wurde zur intravitalmikroskopischen Untersuchung ausgelagert. Die Ratte wurde tracheotomiert und unter regelmäßigen BGA-Kontrollen kontrolliert beatmet. Die Präparation erfolgte in einer transparenten Kammer, welche durch einen Deckel mit eingebautem Deckgläschen zur Intravitalmikroskopie der Leber luftdicht abzuschließen war. Mittels Laparoflator war es möglich in der Kammer während der Intravitalmikroskopie einen Helium- bzw. CO_2-Überdruck aufzubauen. Die Kontrollgruppe wurde in gleicher Weise jedoch ohne Anlage eines Überdrucks präpariert. Gemessen wurde die sinusoidale Perfusionsrate (%), getrennt für die periportale, die midzonale und die perizentrale Region des Leberazinus.

Ergebnisse

In der Kontrollgruppe zeigte sich in allen Regionen des Leberazinus eine homogene mikrovaskuläre Perfusion (M ± SEM %) (periportal 97,2 ± 0,6, midzonal 98,3 ± 0,5, perizentral 98,6 ± 0,6). Die Anlage eines CO_2-Pneumoperitoneums von 4 mmHg bewirkte eine signifikante Reduktion der sinusoidalen Perfusionsrate in der Leber (periportal 77,4 ± 0,8, midzonal 80,9 ± 0,7, perizentral 85,1 ± 0,8). Helium führte zu einer signifikanten Verminderung dieser mikrovaskulären Perfusionsstörung (periportal 86,5 ± 0,7, midzonal 80,9 ± 0,7, perizentral 94,3 ± 0,7) (p < 0,05, nach Multivarianzanalyse (ANOVA), Tukey's-Test).

Diskussion

Die Leberdurchblutung spielt hinsichtlich der Leberfunktion sowie der zellvermittelten lokalen Immunantwort eine bedeutende Rolle. Verschiedene Autoren beschreiben eine Verminderung makrozirkulatorischer Parameter viszeraler Gefäße im Rahmen der CO_2-Laparoskopie [1, 2, 3]. Gleichzeitig gibt es Hinweise auf eine verstärkte Lebermetastasierung bei der CO_2-Laparoskopie im Vergleich zur gaslosen Laparoskopie und zur Laparotomie im Rattenmodell [4, 5].

Helium führt im Vergleich zum CO_2-Pneumoperitoneum im Rattenmodell bereits bei einem Druck von 4 mmHg zu signifikant geringeren Alterationen der mikrovaskulären Perfusion in der Leber. Störungen der Lebermikrozirkulation können insbesondere bei längeren Operationszeiten und beim lebervorgeschädigten Patienten von klinischer Relevanz sein. In diesen Fällen sollte der Einsatz des Helium-Pneumoperitoneums erwogen werden.

Literatur

1. Gutt CN, Schmandra TC (1999) Portal venous flow during CO_2 pneumoperitoneum in the rat. Surg Endosc 13: 902 – 905

2. Tunon MJ, Gonzalez P, Jorquera F, Llorente A; Gonzalo-Orden M, Gonzalez-Gallego J (1999) Liver blood flow changes during laparoscopic surgery in pigs. A study of hepatic indocyanine green removal. Surg Endosc 13: 668 – 672
3. Sala-Blanch X, Fontanals J, Martinez-Palli G, Taura P, Delgado S, Bosch J, Lacy AM, Visa J (1998) Effects of carbon dioxide vs helium pneumoperitoneum on hepatic blood flow. Surg Endosc 12: 1121 – 1125
4. Ishida H, Murata N, Yamada H, Nakada H, Takeuchi I, Shimomura K, Fujioka M, Idezuki Y (2000) Pneumoperitoneum with carbon dioxide enhances liver metastases of cancer cells implanted into the portal vein in rabbits. Surg Endosc 14: 239 – 242
5. Gutt CN, Kim ZG, Schmandra T, Paolucci V, Lorenz M (2000) Carbon dioxide pneumoperitoneum is associated with increased liver metastases in a rat model. Surgery 127: 566 – 570

Korrespondenzadresse: Dr. med. Ingo Leister, Abteilung für Allgemeinchirurgie, Georg-August-Universität, 37075 Göttingen, Fax: 0551-396106, e-mail: Ileiste@chirurgie-goettingen.de

Der Einfluss von Dopamin und Endothelin-1-Rezeptorblockade auf den portalen Blutfluss während der laparoskopischen Chirurgie

Influence of dopamine and endothelin-1-receptor blockade on portal blood flow during laparoscopic surgery

Zun-Gon Kim, E. Sanli, M. Lorenz und C. N. Gutt

Klinik für Allgemein- und Gefäßchirurgie, Johann Wolfgang Goethe-Universität, Frankfurt am Main

Abstract

During the recent advent of laparoscopic surgery, clinical and experimental studies have revealed adverse hemodynamic effects of the pneumoperitoneum. Laparoscopic insufflation with carbon dioxide is well described to alter splanchnic blood flow. Furthermore, an impaired hepatic macro- and microcirculation has been demonstrated during laparoscopic CO_2-insufflation. Exogenous administration of dopamine and endothelin-1 antagonists increases splanchnic perfusion and portal venous blood flow to the liver. Whether dopamine or endothelin-1 antagonists might restore portal blood flow impairment during laparoscopic surgery has not been investigated yet.

30 male WAG/Rij rats were randomized into 2 groups to obtain pneumoperitoneum with CO_2 ($n = 15$) or helium ($n = 15$). All animals obtained a polyethylene 50 catheter implanted into the right V. jugularis and a Doppler ultrasound flow probe placed around the portal vein. In each group rats were administered dopamine ($n = 5$), JKC-10, a selective ET-1 antagonist ($n = 5$), or sodium chlorid as control ($n = 5$). Portal blood flow was measured during intraabdominal pressures from 2 mmHg to 12 mmHg. Data were analyzed by the Kruskal-Wallis h-test.

The application of dopamine and ET-1 antagonists significantly improved portal blood flow when compared to controls ($p < 0.05$). No significant differences were found between CO_2- or helium-insufflation ($p > 0.05$).

Dopamine and ET-1-antagonism restore portal blood flow during laparoscopic surgery. Portal blood flow improvement seems to be independent from the insufflation gas used. Whether improved hepatic perfusion might have beneficial effects on liver function needs further investigation.

Einleitung

Während des raschen Fortschritts der laparoskopischen Chirurgie innerhalb des letzten Jahrzehnts konnten einige adverse hämodynamische Auswirkungen der Laparoskopie nachgewiesen werden [1, 2]. Verschiedene klinische und experimentelle Studien konnten eine Beeinträchtigung der Splanchnikusperfusion während der laparoskopischen Insufflation von CO_2-Gas nachweisen. Vor allem die Durchblutung der Leber scheint durch die

CO_2-Insufflation beeinflusst zu werden. So konnte gezeigt werden, dass es während der laparoskopischen Cholezystektomie zu einer signifikanten Reduktion der hepatischen Mikrozirkulation [1] und zu einer Verminderung des portalvenösen Blutfluss kommt [2].

Unabhängig von der laparoskopischen Chirurgie konnte gezeigt werden, dass die Verabreichung von Dopamin und Endothelin-II-Rezeptorantagonisten zu einer Verbesserung des portalen Blutflusses führt [3, 4]. Daher untersucht die vorliegende Studie den Einfluss von Dopamin und Endothelin-II-Antagonisten auf den portal-venösen Blutfluss während der Anlage eines Pneumoperitoneums mit CO_2 und Helium.

Methodik

Es wurden 30 männliche WAG/Rij Ratten mit einem Gewicht von 200 g bis 250 g verwendet. Die Tiere wurden unter standardisierten, den Tierschutzgesetzen entsprechenden Laborbedingungen (25° Raumtemperatur, 12 h/12 h Tag-/Nachtrhythmus, 55% relativer Luftfeuchtigkeit und freiem Zugang zu Futter und Wasser *ad libitum*) gehalten.

Die Tiere wurden in 2 Versuchsarme randomisiert: einen CO_2-Insufflationsarm (n = 15) und einen Helium-Insufflationsarm (n = 15). In jedem Versuchsarm wurden die Tiere in 3 Versuchsgruppen randomisiert: eine Dopamin-Gruppe (n = 5), eine Endothelin-II-Rezeptorblockade (JKC-10)-Gruppe (n = 5) und eine NaCl-Kontrollgruppe (n = 5). Zur intravenösen Applikation wurde allen Versuchstieren ein Polyethylen-50 Katheter in die rechte V. jugularis interna implantiert. Für die Messung des portalvenösen Blutflusses erfolgte die offene Einlage einer periportalen Dopplersonde. Anschließend wurden die Bauchdecken in zwei Schichten luftdicht verschlossen und eine Veressnadel für die laparoskopische Gasinsufflation in den Unterbauch eingebracht.

Nach einer Äquilibrierungszeit von 30 min erfolgte die Messung des portalvenösen Blutflusses mit Hilfe einer Ultraschall-Dopplersonde während der Insufflation von CO_2 bzw. Helium mit stufenweise steigenden intraabdominellen Drücken (2 mmHg, 4 mmHg, 6 mmHg, 8 mmHg, 10 mmHg, 12 mmHg).

Die statistische Auswertung erfolgte mit Hilfe des Kruskal-Wallis, Dunn und Holm-Tests.

Ergebnisse

Die Messung des portalen Blutflusses konnte in allen Versuchstieren komplikationslos durchgeführt werden. Während der Äquilibrierungsphase zeigten sich keine signifikanten Unterschiede oder Schwankungen des portalen Blutflusses. Mit kontinuierlicher Zunahme des intraabdominellen Druckes zeigte sich eine fast lineare Abnahme des portalvenösen Blutflusses in der NaCl-Kontrollgruppe. Demgegenüber führten sowohl die Applikation von Dopamin als auch von Endothelin-II-Rezeptorantagonisten zu einer signifikant verbesserten Pfortaderdurchblutung (p < 0,05). Kein signifikanter Unterschied des PBF zeigte sich zwischen der Dopamin-Gruppe mit der Endothelin-II-Blockade-Gruppe (p > 0,05).

Diskussion

Die Ergebnisse der vorliegenden Studie konnten zeigen, dass die exogene Verabreichung von Dopamin und von Endothelin-1-Rezeptorantagonisten zur signifikanten Verbesserung des portalvenösen Blutflusses während der laparoskopischen Insufflation führt.

Die Durchblutung der Leber erfolgt etwa zu zwei Drittel über das portalvenöse System. Daher führt die Beeinträchtigung des portalen Blutflusses unweigerlich zu einer beträchtlichen Reduktion der Leberperfusion. Die Leberperfusion besitzt eine entscheidende Bedeutung für die Funktion des retikuloendothelialen Systems (RES) [2]. Eine Beeinträchtigung des RES könnte in diesem Zusammenhang zu einer Verminderung der lokalen und systemischen Immunreaktion führen.

Ob die verbesserte Leberzirkulation günstige Auswirkungen auf Leberfunktion, lokale und systemische Immunabwehr besitzt, bedarf jedoch noch weiterer experimenteller und klinischer Untersuchungen.

Literatur

1. Schilling MK, Redaelli C, Krähenbühl L, Signer C, Büchler MW (1997) Splanchnic microcirculatory changes during CO_2 laparoscopy. J Am Coll Surg 184: 378–382
2. Schmandra TC, Kim ZG, Gutt CN (2001) Effect of insufflation gas and intraabdominal pressure on portal venous flow during pneumoperitoneum in the rat. Surg Endosc 15: 405–408
3. Priebe HJ, Nöldge GFE, Armbruster K, Geiger K (1995) Differential effects of dobutamine, dopamine, and noradrenalin on splanchnic haemodynamics and oxygenation in pigs. Acta Anaesthesiol Scand 39: 1088–1096
4. Sogni P, Moreau R, Gomola A, Gadano A, Cailmail S, Calmus Y, Clozel M, Lebrec D (1998) Beneficial hemodynamic effects of bosentan, a mixed ETA and ETB receptor antagonist, in portal hypertensive rats. Hepatology 28: 655–659

Korrespondenzadresse: Dr. Zun-Gon Kim, Klinik für Allgemein- und Gefäßchirurgie, Johann Wolfgang Goethe-Universität, Theodor-Stern-Kai 7, 60590 Frankfurt am Main

Kann eine Heparinapplikation das Tumorwachstum reduzieren?

Does a heparin application decrease tumor growth?

M. Pross[1], S. Krüger[2], R. Kuhn[1], H. Langer[1], H. Lippert[1] und H.-U. Schulz[1]

[1] Klinik für Chirurgie
[2] Institut für Pathologie, Otto-von-Guericke Universität Magdeburg

Abstract

Background: Growth, metastasis, adhesion and invasion of tumor cells involve a cascade of complex phenomena which potentially can be affected. We studied the influence of a low-molecular weight heparin, reviparin natrium, on the intraabdominal tumor growth in rats undergoing laparoscopy. We used adenocarcinoma cells CC531 to study cytotoxicity, adhesive and anti-invasive effects of reviparin in vitro, and tumor growth in vivo. *Methods*: In vitro assays: Adhesion of 1×10^5 CC531 cells into microtiter plates coated with 10 µg/ml collagen type I or 10 µg/ml Matrigel was significantly reduced by 5,52; 11,04; 27,6 mg/ml reviparin vs. 0,9% saline ($p < 0.001$). The cytotoxicity on 1×10^4 adenocarcinoma cells was studied in a similar assay. Transwell dual chamber with polycarbonate filters coated with 100 µm/cm^2 Matrigel were used to investigate the effect of 0.27; 0.55; 1.10; 2.76 mg reviparin per well on the invasion of adenocarcinoma cells.

In vivo experiments: CC531 adenocarcinoma cells (5×10^6 cells/ml) were intraperitoneally applied to Wistar Albino Glaxo rats ($n = 150$) with a median weight of 278 g. Rats were divided into 15 groups with 10 animals each, underwent laparoscopy, and 1 ml saline containing 0; 0.5; 2.0; 4.0 and 10.0 reviparin per kg bodyweight was introduced for intraperitoneal lavage or s.c. After 21 days the animals were sacrified, and tumor weight was determined. *Results*: In vitro experiments: We found a highly significant inhibition of tumor cell adhesion and invasion ($p < 0.001$) by all reviparin concentrations used in our assay. There was no specific effect of reviparin on the viability of the cells in the cytotoxicity assay. In vivo experiments: We found that application of 4.0 and 10.0 mg/kg bodyweight, but not 0.5 or 2.0 mg/kg bodyweight significantly ($p < 0.01$) decreased the tumor weight compared to the control group. This effect was most pronounced after the combined i.p. and s.c. application, whereas after i.p. application alone only the highest dose of 10 mg/kg BW caused a significant inhibition of tumor growth. *Conclusion*: Low-molecular weight heparin, reviparin, given in combination of i.p. lavage and s.c. injections, significantly diminishes intraabdominal tumor growth of CC531 adenocarcinoma cells in rats undergoing laparoscopy. This may offer additional therapeutic options for patients undergoing cancer surgery.

Einleitung

In den letzten Jahren wurden molekulare Mechanismen der Tumorzellverschleppung erkannt [1, 2]. So ist die Ausbildung von Metastasen ein komplexer Prozess von Einzelschritten, in den therapeutisch eingegriffen werden kann. Die extrazellulären

Matrixproteine wie Elastin, Laminin, Proteoglykane, Kollagene und Fibronectin sind wichtige Bausteine im Schutzwall vor der Tumorzellmigration und -invasion [1, 2].

Die Zelladhäsion ist eine entscheidende Voraussetzung für die Tumorinvasion. In experimentellen Untersuchungen konnte eine verminderte extra- und intraperitoneale Metastasierung im Rattenmodel nach Heparinapplikation bereits gezeigt werden [3].

So stellt sich die Frage, ob der Einsatz des niedermolekularen Heparins (LMWH) Reviparin-Natrium das intraabdominelle Tumorwachstum im laparoskopischen Modell beeinflussen kann? Zielgrößen sollen dabei die Reduzierung des intraabdominellen Tumorwachstums sowie die optimale Applikationsart sein.

Material und Methoden

In den In-vitro sowie in den In-vivo Studien wurde die Adenokarzinomzelllinie CC531 (Cell Lines Service Heidelberg, Deutschland) eingesetzt.

In-vitro-Versuche: Die Zytotoxizität, das anti-adhärente sowie das anti-invasive Potential von 10 µl, 20 µl, 50 µl LMWH und 0,9% NaCl-Lösung auf diese Tumorzellen wurde in entsprechenden In-vitro-Assays untersucht.

In-vivo-Versuche: Als Versuchstiere wurden WAG Ratten (Wistar Albino Glaxo; HARLAN Deutschland; Borchen) mit einem Gewicht von 264 bis 297 g (median 278 g) für die Untersuchungen des intraperitonealen Tumorwachstums eingesetzt. Für die Durchführung der Tierversuche lagen Genehmigungen der zuständigen Behörde (Regierungspräsidium Dessau) vor.

Tierexperimentelles Modell. Die Tiere wurden mittels intraperitonealer Injektion von Ketavet (Ketanest®, 80 mg/kg KG Parke-Davis, Berlin) und einer intramuskulären Injektion von Xylazin (Rompun®, 12 mg/kg KG, Bayer, Leverkusen) narkotisiert.

In der Linea alba, in der Mitte zwischen Os pubis und Xiphoid, wurde ein 3 mm große Inzision angelegt, über die Tumorzellen (5×10^6 Zellen) intraperitoneal appliziert wurden. Anschließend erfolgte das Einbringen einen 3 mm-Trokars an dieser Inzision. Durch diesen Trokar wurde ein Pneumoperitoneum mit einem Flow von 0,4 l/min und einem maximalen intraperitonealen Druck von 6 mmHg installiert und die 30° Winkeloptik (Karl Storz GmbH & Co) eingeführt. Nach Exploration der Abdominalhöhle wurde im rechten mittleren abdominellen Quadranten eine Veressnadel eingebracht, über die die Bauchhöhle entsprechend der Gruppeneinteilung gespült wurde. Das Pneumoperitoneum wurde für 20 min aufrechterhalten. Zum Abschluss sind die Trokareinstichstellen durch eine Naht verschlossen worden.

Während der Laparoskopie applizierten wir 1 ml der Versuchssubstanz bzw. einer Kontrolllösung (physiologische Kochsalzlösung), entsprechend der Gruppeneinteilung. Die Tiere wurden in 15 Versuchsgruppen zu je 10 Tieren aufgeteilt. Die untersuchten Applikationsformen waren nur einmalig zum Zeitpunkt der Laparoskopie intraperitoneal (i.p.), nur täglich subcutan (s.c.) und die Kombination von einmaliger i.p. und täglicher s.c. Anwendung. Reviparin-Natrium (Clivarin® 1.750; Knoll Deutschland GmbH, Ludwigshafen) wurde dabei in einer Dosierung von 10 mg/kg KG, 1 mg/kg KG, 2 mg/kg KG oder 0,5 mg/kg KG verabreicht.

21 Tage nach der Tumorzellapplikation und der Laparoskopie erfolgte die Obduktion der Tiere mit Auswiegen des intraperitonealen Tumorgewichts.

Statistik. Die Daten werden als Mittelwerte und deren Standardfehler in den einzelnen Gruppen (n = 10) dargestellt. Die statistischen Berechnungen erfolgten als multipler Vergleich nach Tukey.

Ergebnisse

In-vitro-Versuche: Die Zelladhäsion sowie die Zellinvasion konnte in den Dosierungen 10 µl, 20 µl, 50 µl des LWMH signifikant (p < 0,05) im Vergleich zur Kontrollgruppe reduziert werden. Eine Zytotoxizität konnte nicht nachgewiesen werden.

In-vivo-Versuche: Im laparoskopischen Tiermodell ist nach der Applikation des LMWH (Reviparin-Natrium) eine Verminderung des intraabdominellen Tumorwachstums festzustellen. Diese Reduktion wird von der Dosierung und der Applikationsart bestimmt. Wir konnten nachweisen, dass in einer Dosierung von 0,5 mg/kgKG und 2 mg/kgKG keine signifikante Verminderung des Tumorwachstums im Vergleich zu den mit physiologischer Kochsalzlösung behandelten Tieren zu verzeichnen ist. Dagegen ist nach Anwendung von 4 und 10 mg/kgKG eine Reduzierung des intraabdominellen Tumorwachstums festzustellen. Bei der alleinigen intraperitonealen Behandlung während der Laparoskopie zeigt sich eine statistische Verminderung der Tumormasse erst bei einer Dosierung von 10 mg/kgKG. Die Applikationsformen s.c. und s.c kombiniert mit i.p. bewirken dagegen schon bei 4 mg/kgKG eine Verminderung.

Diese Ergebnisse zeigen, dass die Auswirkungen auf das intraabdominelle Tumorwachstum sowohl von der Dosierung als auch von der Applikationsform des niedermolekularen Heparins abhängig sind. Nach unserer Auffassung ist die intraperitoneale Lavage mit einer postoperativen s.c. Behandlung zu kombinieren.

Diskussion

Die Ergebnisse unserer tierexperimentellen Untersuchungen sowie die Daten verschiedener Arbeitsgruppen geben Anlass zu der Hoffnung, dass die Tumorzellinvasion effektiv zu reduzieren ist [4, 5]. Nach einer Behandlung mit Reviparin-Natrium wird in unserem In-vitro-Invasionsassay die Tumorzellinvasion durch die simulierte Basalmembran mit über 50% deutlich vermindert. Des weiteren können wir eine Verminderung der Adhäsion nach einer Behandlung nachweisen. Die in-vivo Studie zeigte, dass die s.c sowie die s.c. und i.p. Behandlung das intraperitoneale Tumorwachstum signifikant reduzieren.

Die molekularen Mechanismen der Tumorzellmetastasierung werden zunehmend erkannt. Die Bildung von metastatischen Absiedlungen eines Primärtumors beruht auf einer Kaskade von komplexen, interagierenden, jedoch unabhängigen Einzelschritten [2].

Die Wirkung des LMWH kann scheinbar nicht durch eine direkte Wirkung auf die Tumorzelle erfolgen, da im Zytotoxizitätsassay nur eine geringe Beeinflussung durch die Applikation festzustellen ist. Vielmehr stützen auch diese Ergebnisse die Auffassung, dass aus der Verminderung der Tumorzelladhäsion und somit der Zellinvasion die Reduzierung des Tumorwachstums resultiert. Wir konnten eine eindeutige Beziehung der Tumorreduktion mit der Dosierung sowie der Applikationsart feststellen. So ist die alleinige i.p. Lavage nicht als so effektiv anzusehen. Die Kombination der i.p. und s.c. Behandlung dagegen zeigt eine eindeutige Auswirkung auf das intraperitoneale Tumorwachstum. Da die LMWH Therapie im klinischen Alltag zur Thromboseprophylaxe verbreitet angewendet wird, ist gerade bei Patienten mit einem Tumorleiden die langfristige s.c. Behandlung anzustreben.

Literatur

1. Nagase H (1997) Activation mechanisms of matrix metalloproteinases. Biol Chem 378: 151 – 160
2. Ghadimi BM, Schlag PM (1998) [Tumor metastasis. Molecular principles and therapeutic options]. Chirurg 69: 1315 – 1322
3. Neuhaus SJ, Ellis T, Jamieson GG, Watson DI (1999) Experimental study of the effect of intraperitoneal heparin on tumour implantation following laparoscopy. Br J Surg 86: 400 – 404
4. Jacobi CA, Ordemann J, Bohm B, Zieren HU, Sabat R, Müller JM (1997) Inhibition of peritoneal tumor cell growth and implantation in laparoscopic surgery in a rat model. Am J Surg 174: 359 – 363
5. Pross M, Lippert H, Mantke R, Kruger S, Gunther T, Marusch F, Halangk W, Schulz HU (2001) A proteinase inhibitor decreases tumor growth in a laparoscopic rat model. Surg Endosc 15: 882 – 885

Korrespondenzadresse: PD Dr. Matthias Pross, Klinik für Chirurgie, Otto-von-Guericke Universität, Leipziger Straße 44, 39120 Magdeburg, Tel.: 0049-391-6715500, Fax.: 0049-391-6715570, e-mail: Matthias.Pross@medizin.uni-magdeburg.de

Einfluss unterschiedlicher optischer Systeme auf die Arbeit an einem Computerunterstützten Telemanipulator

Impact of various optical systems on telemanipulator performance

V. Falk[1], T. Walther[1], D. Mintz[2] und F. W. Mohr[1]

[1] Klinik für Herzchirurgie, Herzzentrum Leipzig
[2] Intuitive Surgical, Mountain Viewe, CA, USA

Abstract

Objective: Aim of this study was to compare the impact of different viewing conditions (2D-NTSC, 3D-NTSC, 2D-HDTV) on telemanipulator performance. *Methods*: 15 surgeons with endoscopic experience performed six endoscopic tasks at different levels of perceptual and motor skill using the intuitive telemanipulator. Performance time and errors were measured. The encoder data of the telemanipulation system were used for a kinematic analysis of motion. A standardized interview was performed. *Results*: Resolution was significantly better with the HDTV system. Relative estimate of distance was not influenced by the different visualization systems. Tasks requiring motor skill were performed faster and with less errors in 3D mode. For both 2D settings the deceleration phase of motion was significantly prolonged and the peak velocity reduced. The majority of subjects were in favor of the 3D system. *Conclusion*: A true 3D system enhances telemanipulator performance as compared to a 2D system at the same or higher level of resolution.

Einleitung

Ziel der Untersuchung war der Vergleich verschiedener optischer Systeme (2D-NTSC, 3D-NTSC und 2D-HDTV) im Hinblick auf die Leistung bei der Lösung endoskopischer Aufgaben bei Anwendung eines Telemanipulators (Intuitive Surgical, Mountain View, CA).

Methodik

Neben der NTSC-Standard-Optik des Telemanipulators (Auflösung 3,3 mrad bei 20% Modulation) im 2D- und 3D-Modus kam eine Olympus HDTV-Optik mit einer Auflösung von 1,4 mrad bei 20% Modulation zum Einsatz. Die Probanden (endoskopisch erfahrene Operateure mit normaler Sehschärfe) wurden über eine strukturierte Einweisung in die Bedienung des Telemanipulators unter Berücksichtigung der Händigkeit unterwiesen. Die Aufgaben hatten nicht die Beurteilung der Dexterität sondern der Visualisierung zum Inhalt, wurden dementsprechend einfach gestaltet und unterschieden sich hinsichtlich ihrer Funktion in Aufgaben zur isolierten Bewertung der Visualisierung (Auflösung, Tiefenwahrnehmung) sowie kombinierter Aufgaben zur Bewertung der motorischen Fähigkeiten unter verschiedenen Visualisierungsbedingungen. Alle Probanden führten die Versuche unter drei verschiedenen Sichtbedingungen durch (2D-NTSC, 3D-NTSC, 2D-

HDTV). Die erste Aufgabe diente zur Feststellung der bestmöglichen Auflösung anhand von standardisierten Balkenmustern. Aufgabe 2 beurteilte die relative Entfernung von Objekten. Aufgabe 3 bestand darin, tubuläre Hohlkörper auf einem Peg-Board zu platzieren. Aufgabe 4 entsprach einer einfachen Zielberührungsaufgabe mit unidirektionaler Bewegung. Vier Schalter wurden mit dem Telemanipulationssystem elektronisch gekoppelt und ermöglichten so das Einschleifen definierter Start-/Stopsignale in den Prozessor des Manipulators. Die Bewegungssequenzen wurden in ihrer räumlichen (Bewegungsvektoren) und zeitlichen Ausdehnung über die Impulsanalyse der Positionsencoder ausgewertet. Aufgezeichnet wurden die Gesamtzeit zwischen den Start-/Stop-Signalen sowie die Kinetik (u.a. zurückgelegte Wegstrecke, maximale und mittlere Geschwindigkeit, maximale und mittlere Beschleunigung, und die Dezelerationszeit). Aufgabe 5 bestand aus einer beidhändig instrumentierten, fortlaufenden Naht, Aufgabe 6 im Anfertigen von Instrumentenknoten. Die Probanden wurden in einem standardisierten Interview zur qualitativen Einschätzung der optischen Systeme, zur optischen Auflösung, Tiefen- und Farbwahrnehmung befragt. Die Daten wurden mittels einfaktorieller Varianzanalyse (ANOVA) und Post-Hoc-Analyse der Mittelwerte nach Scheffé analysiert.

Ergebnisse

Die Ergebnisse der Auswertung ergeben für die maximal wahrnehmbare Auflösung der beiden eingesetzten Videoskope erwartungsgemäß einen systembedingten Vorteil für das 2D-HDTV-System. Die Zuordnung des relativen Abstandes von Objekten zueinander war durch die zweidimensionale Sicht nicht beeinträchtigt (Aufgabe 2). Unter zusätzlichen Anforderungen an die motorischen Fähigkeiten (Aufgabe 3) zeigten sich für die einzelnen Sichtbedingungen erhebliche Unterschiede. Sowohl für den Vergleich 2D-NTSC- zu 3D-NTSC- wie auch für den Vergleich von 2D-HDTV- zur 3D-NTSC-Sicht ergab sich ein signifikanter Vorteil für die 3D-Optik. Die Analyse einzelner Bewegungskomponenten zeigte sich für den 3D-Modus eine signifikant kürzere Gesamtzeit. Bei annähernd gleicher Zeit bis zur Maximalbeschleunigung erklärt sich dies vor allem aus einer signifikanten Zunahme der Dezelerationsphase im 2D-Modus unabhängig von der besseren Auflösung. Die Maximalgeschwindigkeit sowie die mittlere Geschwindigkeit waren im 3D-Modus signifikant höher. Bei der klassischen Nähaufgabe, ergab sich ein deutlicher Vorteil für das Arbeiten unter dreidimensionalen Sichtbedingungen. Die mittlere Zeit zur Durchführung der Instrumentenknoten war im 3D-NTSC im Vergleich zum 2D-NTSC-Modus ebenfalls am kürzesten. Bezüglich des Vergleichs zwischen 2D-HDTV und 3D-NTSC ergab sich kein signifikanter Unterschied. Die Auswertung der Fragebögen spiegelt im wesentlichen die objektiv gemessenen Ergebnisse wider. Auf die Frage nach der global besten Visualisierung favorisierten 53% der Befragten das HDTV-set-up gefolgt von der 3D-Optik (33%). Auf die Frage nach der eigenen Leistung äußerten 80%, dass unter Verwendung der 3D-Optik die Aufgaben am besten gelöst werden konnten. 93% der Befragten gaben an, dass die 3D-Optik den besten Tiefeneindruck vermittelt. Auf die spezifische Frage nach der besten optischen Auflösung schien der Mehrzahl der Probanden (73%) die 2D-HDTV-Optik überlegen. Zusammenfassend zeigte sich für die Frage nach der optischen Auflösung ein tendentiell besseres Abschneiden der 2D-HDTV-Optik, während, bezogen auf die räumliche Darstellung sowie die Wertung der eigenen Leistung, die 3D-Optik als überlegen angesehen wurde.

Diskussion

Aus den Ergebnissen kann gefolgert werden, dass die Leistungsfähigkeit am Telemanipulator unter dreidimensionaler Sicht im Vergleich zu zweidimensionalen Sichtbedingungen signifikant besser ist. Die Bewegungen sind präziser und werden schneller ausgeführt. Erwartungsgemäß zeigt sich systembedingt für die 2D-HDTV-Optik die beste vertikale und horizontale Auflösung. Die verfügbare Auflösung hat einen erheblichen Einfluss auf die visuelle Informationsverarbeitung. Bei höherer Auflösung ist die Objektfixierungszeit und die Reaktionszeit kürzer. Diese Faktoren mögen die tendentiell bessere Bedienerleistung im 2D-HDTV-Modus im Vergleich zum 2D-NTSC-Modus erklären. Die Unterschiede zwischen der 2D- und 3D-Sicht mit der NTSC-Kamera waren zwar nicht signifikant, bestätigen aber möglicherweise den bekannten binokularen Summationseffekt corticaler Sehzentren, der bei gleicher Auflösung die Sehschärfe und Mustererkennung gegenüber dem monokularen Sehen verbessert. Im Einklang mit anderen Untersuchungen ergeben sich bezüglich der relativen Entfernungseinschätzung keine signifikanten Unterschiede. Monokulares Sehen ist aber mit einer Beeinträchtigung der absoluten Entfernungseinschätzung (systematische Entfernungsunterschätzung) verbunden; entsprechend zeigte sich für die absolute Entfernungseinschätzung (Platzierungsaufgaben) ein deutlicher Vorteil der 3D-Optik. Unter zweidimensionalen Sichtbedingungen ist die Geschwindigkeit einer gerichteten Bewegung geringer sowie die Dezelerationsphase verlängert, da die falsch eingeschätzte absolute Entfernung durch Anpassung der Trajektorie ausgeglichen werden muss. Für die Näh- und Knotaufgaben zeigte sich ebenfalls ein deutlicher Vorteil zwischen der Durchführung unter 2D- und 3D-Sichtbedingungen zugunsten der Stereooptik. Der Einsatz höher auflösender Optiken (z.B. HDTV) macht also nur Sinn, wenn die 3D-Visualisierung erhalten bleibt.

Literatur

1. Dion YM, Gaillard F (1997) Visual integration of data and basic motor skills under laparoscopy.nfluence of 2-D and 3-D video-camera systems. Surg Endosc 11: 995 – 1000
2. Von Pichler C, Radermacher K, Boeckmann W, Rau G, Jakse G (1997) Stereoscopic Visualization in Endoscopic Surgery: Problems, Benefits and potentials. Perception 6: 198 – 217
3. Servos P, Goodale MA (1994) Binocular vision and the on-line control of human prehension. Exp Brain Res 98: 119 – 127
4. Ziefle M (1998) Effects of display resolution on visual performance. Hum Factors 40: 554 – 568
5. Falk V, Diegeler A, Walther T, Autschbach R, Mohr FW (2000) Developments in robotic cardiac surgery. Curr Opinion Cardiol 15: 378 – 387

Korrespondenzadresse: PD Dr. med. Volkmar Falk, Klinik für Herzchirurgie, Herzzentrum Leipzig, Strümpellstraße 39, 04289 Leipzig, Tel.: 0341-865-1444 Fax: 0341-865-1452 e-mail: fav@medizin.uni-leipzig.de

In vitro Vergleich des Strömungsgeschwindigkeitsfeldes in termino-lateralen Anastomosen

In vitro comparison of the flow velocity field in end-to-side anastomoses

R. I. Rückert

Klinik für Allgemein-, Gefäß-, Thorax- und Viszeralchirurgie, Universitätsklinikum Charité, Humboldt-Universität Berlin

Abstract

Introduction: The prognosis of prosthetic femorodistal bypass grafts is limited, mainly due to the formation of myointimal hyperplasia (MIH). Local hemodynamics within the distal end-to-side anastomosis (ESA), in particular the flow velocity field, is known to strongly influence MIH. Near-wall low shear stress, low flow velocity (LV), stagnation and recirculation (RC) due to flow separation (FS) are precipitating factors for MIH. An optimal anastomotic geometry should minimize zones of LV, RC, and FS and thus MIH within the ESA. *Methods:* Silicone life-size models of 8 ESA with different geometries were perfused with a blood-analog fluid in a specifically designed flow rig, simulating physiological conditions (pulsatile flow, Wormersley's α-parameter 4.13, mean Reynolds' number Re 321, variable flow split of $1:2$, $1:1$, $2:1$). High-resolution color-coded Doppler sonography (CDS) was employed to visualize flow patterns in the plane of symmetry of the anastomosis. Still video analysis was performed for maximal systole and beginning of diastole. Quantification was achieved by calculating the relative area containing LV, RC, and FS for each anastomosis. Statistical analysis (SPSS software) employed Student's t-test for significance of differences between the means of relative area. *Results:* CDS enabled accurate and quantitative analysis of the flow velocity field within the anastomotic site. Areas containing LV, RC, and FS were clearly identified. The relative areas of LV, RC, and FS were dependent on anastomotic geometry, flow split, and time of the pulsatile cycle. With few exceptions, there were highly significant differences between all anastomotic shapes. *Conclusions:* CDS is an adequate method not only to visualize but also to quantitatively analyze local hemodynamics in ESA. The strong influence of anastomotic geometry on MIH-associated flow patterns was independent from flow split and time of the pulsatile cycle. Our experimental setting allows to identify an optimal anastomotic design.

Einleitung

Die Prognose einer Gefäßrekonstruktion mittels Bypass ist neben dem Fortschreiten der degenerativen Gefäßerkrankung durch die subendotheliale myointimale Hyperplasie (MIH) limitiert. Die lokale Hämodynamik hat entscheidenden Einfluss auf die Ausprägung und Lokalisation der MIH in termino-lateralen Anastomosen (TLA) [1, 2]. Die Quantifizierung von Zonen mit niedriger Strömungsgeschwindigkeit (NSG) und Strömungsablösung mit Rezirkulation (RZ) würde den Vergleich verschiedener geometrischer Formen von TLA ermöglichen.

Methodik

Silikon-Modelle von 8 verschiedenen TLA wurden mit einem blutanalogen Fluid (Glycerol/ Wasser; 0,1% Sephadex) pulsatil in einem hydrodynamischen geschlossenen Kreislaufmodell (Wormersley-Parameter $\alpha = 4{,}13$, mittlere Reynolds-Zahl Re = 321) unter Variation der Strömungsrandbedingungen (Qprox: Qdist = 1:2/1:1/2:1) perfundiert. Die quantitative Bildanalyse wurde anhand der Videoaufzeichnung der Strömung mittels farbcodierter Dopplersonographie (FKDS) mit einem hochauflösenden System (Acuson 128 XP/10,5 MHz Linearschallkopf) vorgenommen. Für jede Anastomosenform wurden die Zonen mit RZ und NSG als relativer Flächenanteil des Medianschnittes in der Frontalebene der Anastomose berechnet. Die Analyse erfolgte bei maximaler Systole und zum Beginn der Diastole. Die Berechnung wurde anhand der mit der Screen Machine (FAST Electronic, München) digitalisierten Bilder vorgenommen. Mit dem Bildbearbeitungsprogramm Photoshop (Version 5.0, Adobe Systems Inc., Seattle, WA, USA) wurden die Flächenanteile mit RZ und NSG quantifiziert. Die Berechnung erfolgte für jedes digitalisierte Standbild als Mittelwert aus 5 Einzelmessungen, wobei jeweils 5 aufeinanderfolgende Kreislaufzyklen analysiert wurden. Die Statistik (explorative Datenanalyse hinsichtlich Verteilungsform, Vergleich der Mittelwerte) erfolgte mit SPSS (Version 7.5 für Windows, SPSS Inc., Chicago, ILL, USA).

Ergebnisse

Die FKDS lieferte eine quantitative Verteilung des Flussgeschwindigkeitsfeldes in der Anastomosenregion. RZ und NSG waren eindeutig identifizierbar. Die explorative Datenanalyse zeigte eine Normalverteilung sämtlicher Messwerte. Der Flächenanteil mit für die MIH-Entstehung prädestinierten Strömungsmustern war abhängig von der Anastomosengeometrie, den Strömungsrandbedingungen und dem Zeitpunkt des Kreislaufzyklus. Eine neu entwickelte, gabelförmige Anastomosengeometrie (die sogenannte femorocrurale Patchprothese – FCPP) wies unter allen Bedingungen die niedrigsten Anteile von RZ und NSG im Vergleich mit den anderen TLA auf (p < 0,001). Bei asymmetrischer Anastomosenform der FCPP mit proximal (FCPP-plds) oder distal (FCPP-psdl) größerem Schenkel war in der entsprechenden Situation der Abstromwiderstände der Flächenanteil der RZ und NSG gegenüber der symmetrischen FCPP weiter verringert. Abb. 1 zeigt exemplarisch den Vergleich der verschiedenen Anastomosenformen zum Zeitpunkt der maximalen Systole bei einem Stromteilungsverhältnis in

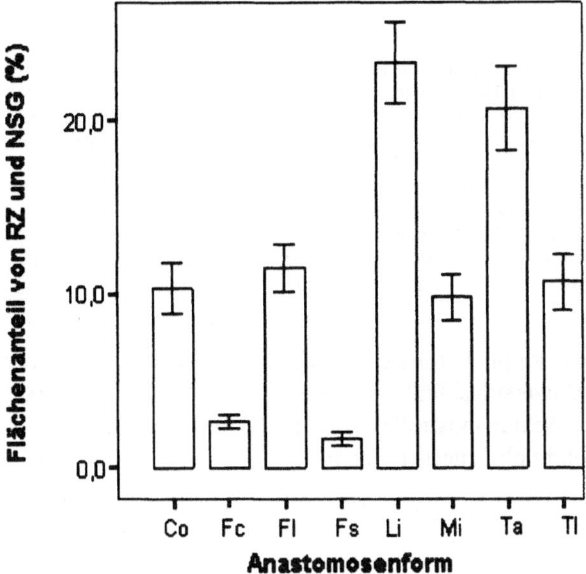

Abb. 1. Anteil der Fläche mit niedriger Flußgeschwindigkeit und/oder mit Rezirkulation an der Gesamtfläche des Medianschnittes durch die Anastomose. Maximale Systole, Qprox:Qdist = 1:2. *Co* – Composite graft, *Fc* – FCPP, *Fl* – FCPP-plds, *Fs* – FCPP-psdl, *Li* – Linton Patch, *Mi* – Miller Collar, *Ta* – Taylor Patch, *Tl* – termino-laterale Anastomose, p < 0,001 für alle Anastomosen, Ausnahmen: p < 0,05 (Mi – Tl), p = 0,004 (Fl – Co), Kein Unterschied: Co – Tl, Fl – Tl

proximale und distale Stromrichtung der Empfängerarterie Qprox: Qdist = 1:2. Analoge Darstellungen ergeben sich für alle weiteren Kombinationen aus den Strömungsrandbedingungen und dem Zeitpunkt des Kreislaufzyklus.

Diskussion

Die FKDS ist zur Visualisierung der lokalen Strömungsverhältnisse in Anastomosen geeignet. Das verwendete Stromzeitvolumen von 300 ml/min wurde gewählt, weil die Farbfüllung in der Anastomosenregion in der Diastole bei niedrigeren Geschwindigkeiten nicht mehr ausreichend war. Die Ursache hierfür liegt in einer relevanten Absorption von Schallenergie durch das Silikon. Neben der in dieser Studie verwendeten 2D-Darstellung ist mit der FKDS auch die 3D-Analyse des Strömungsgeschwindigkeitsfeldes möglich. Die Auswahl der FKDS-Bilder bedeutet eine komplette Fallunterscheidung aller Strömungsrandbedingungen (Qprox:Qdist = 1:2/1:1/2:1). Die Anastomosengeometrie bestimmt die MIH-assoziierten Strömungsphänomene unabhängig von der Phase des Kreislaufzyklus und den Strömungsrandbedingungen [1 – 4]. Daraus resultiert die Möglichkeit einer Optimierung der Anastomosenform, die in der vorliegenden Studie begründet wird. Die FCPP erlaubt zusätzlich eine Adaptation an die Strömungsrandbedingungen durch Modifikation dieser Anastomosenform.

Literatur

1. Wijesinghe LD, Mahmood T, Scott DJA (1999) Axial flow fields in cuffed end-to-side anastomoses: Effect of angle and disease progression. Eur J Vasc Endovasc Surg 18: 240–244
2. Noori N, Scherer R, Perktold K, Czerny M, Karner G, Trubel W, Polterauer P, Schima H (1999) Blood flow in distal end-to-side anastomoses with PTFE and a venous patch: Results of an in vitro flow visualization study. Eur J Vasc Endovasc Surg 18: 191–200
3. How TV, Rowe CS, Gilling-Smith GL, Harris PL (2000) Interposition vein cuff anastomosis alters wall shear stress distribution in the recipient artery. J Vasc Surg 31: 1008–1017
4. Fisher RK, How TV, Toonder IM, Hoedt MTC, Brennan JA, Gilling-Smith GL, Harris PL (2001) Harnessing haemodynamic forces for the suppression of anastomotic intimal hyperplasia: the rationale for precuffed grafts. Eur J Vasc Endovasc Surg 21: 520–528

Korrespondenzadresse: PD Dr. med. Ralph I. Rückert, Klinik für Allgemein-, Gefäß-, Thorax- und Viszeralchirurgie, Universitätsklinikum Charité, Humboldt-Universität Berlin, Campus Mitte, 10117 Berlin, Schumannstraße 20/21, 10117 Berlin, Tel.: 030-450-522203, Fax: 030-450-522932, e-mail: ralph-i.rueckert@charite.de

Beurteilung der intraoperativen Offenheit von Koronarbypässen sowie Bestimmung von Stenosen unterschiedlichen Schweregrades mittels Fluoreszenzangiographie

Assessment of intraoperative graft patency during graded coronary artery bypass stenosis by fluorescence angiography

C. Detter[1], D. Russ[2], S. Wipper[1], L. Burdorf[1], A. Iffland[3], M. O. Schurr[3], G. Buess[3] und B. Reichart[1]

[1] Herzchirurgische Klinik, Klinikum Großhadern, Universität München
[2] Institut für Lasertechnologien in der Medizin und Messtechnik (ILM), Universität Ulm
[3] Sektion für Minimal Invasive Chirurgie (MIC), Universität Tübingen

Abstract

Intraoperative graft patency verification is of major clinical importance for quality control after coronary artery bypass grafting (CABG). The purpose of this study was the assessment of graft patency and stenosis of variable severity by fluorescence angiography (FA) using indocyanine green (ICG). In this study 32 domestic pigs (40 – 70 kg) were examined by FA technique. ICG induced fluorescence imaging was performed on the native coronary vessels ($n = 6$) and stenoses ($n = 8$) of the left anterior descending coronary artery (LAD). In 18 pigs CABG was performed using left internal mammary artery or vein graft to LAD on the beating heart. Artificial obstructions of LAD or bypass anastomoses at various grade were created. FA was compared to coronary angiography (CA) and transit time flowmeter (TTFM) after each intervention. In all cases coronary flow and flow reduction could be determined by FA and correlated highly to TTFM values. Additionally, FA could measure myocardial perfusion and functional impairment of coronary bypass during graded stenosis, determined by the reduction of myocardial fluorescence. FA and CA identified the different stenoses as well as total occlusion of the LAD and the bypass anastomosis in all cases. FA can determine the degree of blood flow reduction in ischemic vs. normal myocardium during graded coronary and bypass stenoses. The method is highly sensitive and reproducible and an excellent technique for intraoperative quality control in CABG.

Einleitung

Die aortokoronare Bypassoperation zählt zu den häufigsten chirurgischen Eingriffen in der westlichen Welt. Vor allem auch durch die Zunahme an minimal-invasiven Techniken in der Koronarchirurgie mit technisch anspruchsvolleren Bypass-Anastomosen ist eine intraoperative Qualitätskontrolle von großer Bedeutung. In Zusammenarbeit mit dem ILM der Universität Ulm und der Sektion für Minimal Invasive Chirurgie in Tübingen haben wir die Fluoreszenzangiographie (FA), ein nicht-invasives bildgebendes System zur intraoperativen Darstellung und Beurteilung von Koronargefäßen, Bypässen und der Myokardperfusion, entwickelt (LLS GmbH, Ulm, Germany). Ziel der Studie war die intraoperative Darstellung und Beurteilung der Offenheit von Koronarbypässen sowie die Bestimmung von Stenosen unterschiedlichen Schweregrades mittels FA.

Methodik

Die tierexperimentellen Untersuchungen wurden an 32 Hausschweinen (40 – 70 kg) in 3 Gruppen durchgeführt. In der ersten Gruppe (n = 6) wurden die nativen Koronargefäße und die Myokardperfusion dargestellt und die Dynamik der Durchblutung dokumentiert. In der zweiten Gruppe (n = 8) wurden Stenosen unterschiedlichen Schweregrades sowie eine komplette Okklusion in unterschiedlichen Regionen der LAD erzeugt. In der dritten Gruppe (n = 18) wurden Bypass-Grafts am schlagenden Herzen ohne Einsatz der Herz-Lungen-Maschine angelegt und die Funktion der Bypass-Grafts durch FA und Koronarangiographie (KA) dokumentiert. Bei konstanten hämodynamischen Ausgangswerten wurde der LAD-Fluss distal der Bypassanastomose mit einer transit-time Flussmesssonde (CardioMed Flowmeter, Medi-Stim AS, Oslo) gemessen. Die LAD wurde proximal der Bypassanastomose durch eine Gefäßumschlingung okkludiert. Durch eine Naht im Bereich der Bypassanastomose wurde eine Stenose erzeugt. Die exakte Reduzierung des Querschnittes erfolgte mittels einer Mikrometerschraube. Dadurch konnten verschiedene Stenosegrade mit einer Flussreduktion von 25%, 50% und 75% des Ausgangswertes und eine komplette Okklusion erzeugt und mit Hilfe der FA und der KA dargestellt werden.

ICG ist ein wasserlöslicher, nebenwirkungsarmer Fluoreszenz-Farbstoff [1], der überwiegend intravasal gebunden ist [2]. Die schnelle hepatische Elimination (Halbwertszeit 2,4 min) [1, 3] ermöglicht eine mehrmalige ICG-Gabe. ICG wird systemisch intravenös injiziert (0,03 mg/kg KG). Die Fluoreszenzanregung erfolgt mit Licht der Wellenlänge 785 nm. Sobald der Farbstoff über den Blutkreislauf das beleuchtete Myokardareal erreicht, tritt eine breitbandige Fluoreszenz auf. Dieses Fluoreszenzlicht wird mit einer CCD Videokamera (KamPro02, EHD Imaging, Damme, Germany) in Verbindung mit einem optischen Bandpassfilter detektiert. Die FA Bilder wurden über einen hochauflösenden Monitor in Echtzeit dargestellt und parallel dazu digitalisiert. Die FA- und KA-Bilder wurden computergestützt (LLS GmbH, Ulm, Germany) ausgewertet und miteinander verglichen.

Ergebnisse

In Gruppe 1 konnten die nativen Koronargefäße bei allen Tieren dargestellt werden. 5 Sekunden nach intravenöser ICG-Gabe wird das arterielle Anfluten des Farbstoffes mit Darstellung der LAD sichtbar. Nach weiteren 5 Sekunden kommt es zu einer Zunahme der diffusen Fluoreszenz durch homogene Verteilung des Farbstoffs im kapillären Gefäßbett mit Darstellung der Myokardperfusion. Im Anschluss daran kann der Rückfluss über das venöse System beobachtet werden.

In Gruppe 2 wurden bei 8 Tieren insgesamt 14 Stenosen unterschiedlichen Schweregrades und 4 Okklusionen erzeugt. Alle Stenosen konnten mit der FA dargestellt werden und führten zu einer Beeinträchtigung der Myokardperfusion. Die Okklusion der LAD führte zu einem totalen Perfusionsdefekt des korrespondierenden Myokardareals im LAD-Gebiet.

In Gruppe 3 konnte die Bypassfunktion am Ende der Operation mit der FA und der KA dargestellt werden. Die progredienten Stenosegrade führten zu einer sukzessiven Verminderung der Myokardperfusion, die dem Stenosegrad direkt proportional war. Mit der FA und der KA konnten die verschiedenen Stenosegrade, die Totalokklusion sowie die Bypassanastomose visualisiert werden. Der Koronar- bzw. Bypassfluss und die Flussreduktion nach Stenosierung des Bypassgrafts konnte mit der FA bestimmt werden, wobei die Flussreduktion mit den durch die TTFM-Methode erhobenen Flusswerten korrelierte ($r = 0{,}95$). Die Okklusion des Bypassgrafts ließ mit beiden Methoden einen totalen Perfusionsausfall ohne messbaren Fluss (TTFM und FA) erkennen. Abb. 1 zeigt die Myokardperfusion nach ICG Applikation während verschiedener Messzeitpunkte.

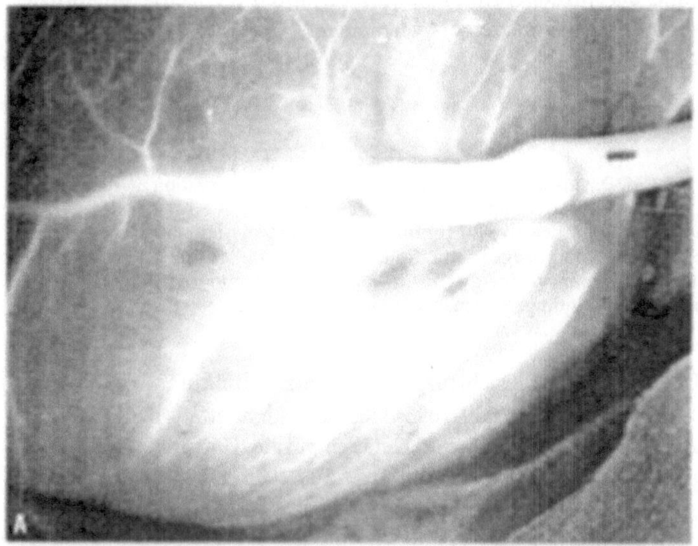

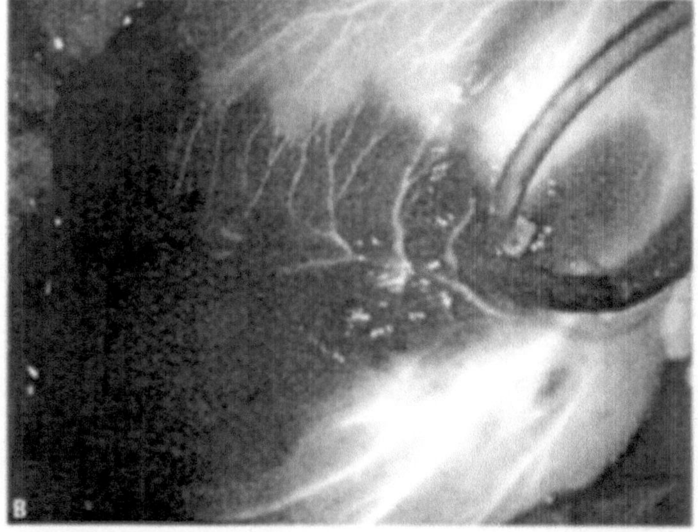

Abb. 1. A, B. Myokardperfusion nach ICG Applikation während verschiedener Messzeitpunkte. **A** Anfluten des Farbstoffs über den Bypass mit unauffälliger Anastomose und homogener Myokardperfusion im LAD-Gebiet. **B** Okklusion der LAD im Anastomosenbereich mit komplettem Perfusionsausfall

526

Diskussion

Die FA ist eine hoch sensitive, einfach anwendbare und reproduzierbare Methode zur intraoperativen Darstellung von Koronargefäßen, Bypassgrafts und Myokardperfusion ohne Kontrastmittel und Strahlenbelastung. Diese nicht-invasive Technik ermöglicht die Darstellung des Blutflusses und die Beurteilung der Offenheit von Koronarbypässen sowie die Bestimmung von Stenosen unterschiedlichen Schweregrades. Allerdings liefert die FA im Gegensatz zur KA nur Information aus oberflächennahen Schichten. Dadurch können senkrecht zur Oberfläche liegende Stenosen nur eingeschränkt dargestellt werden. Da jedoch, im Gegensatz zur KA, die Auswirkungen einer Stenose auf die Perfusion des korrespondierenden Myokardareals sichtbar gemacht werden können, wird dieser Nachteil ausgeglichen. So könnte die FA als bildgebendes Verfahren die Flußmessung mit der TTFM ersetzen und als intraoperatives Routineverfahren frühzeitig potentielle Komplikationen als Folge eines Perfusionsdefizits vermeiden.

Literatur

1. Cherrick GR, Stein SW, Leevy CM, Davidson CS (1960) Indocyanine green: Observation on its physical properties, plasma decay, and hepatic extraction. J Clin Invest 39: 592 – 600
2. Fox IJ, Brooker LGS, Wood EH (1956) A new dye for continuous recording of dilution curves in whole blood independent of variations in blood oxygen saturation. Circulation 14: 937 – 8
3. Ott P (1998) Hepatic elimination of indocyanine green with special reference to distribution kinetics and the influence of plasma protein binding. Pharmacol Toxicol 83 (Suppl 2): 1 – 48

Korrespondenzadresse: Dr. C. Detter, Herzchirurgische Klinik, Klinikum Großhadern, 81366 München, Tel.: 089-7095-3461, Fax: 089-7095-3465, e-mail: cdetter@hch.med.uni-muenchen.de (*Jetzige Adresse:* Klinik für Herz- und Gefäßchirurgie, Universitätsklinikum Hamburg-Eppendorf, Martinistr. 52, 20246 Hamburg, Tel.: 040-42803-2440, e-mail: detter@uke.uni-hamburg.de)

Vergleich des Gefäßwandtraumas bei manueller bzw. roboterunterstützter Anastomosentechnik in der Bypass-Chirurgie: eine Laborstudie

Experimental comparison of acute coronary artery wall changes after manual and robotic enhanced bypass grafting

D. H. Boehm[1], M. Arnold[1], C. Detter[1], B. Reichart[2] und H. Reichenspurner[1]

[1] Klinik für Herz- und Gefäßchirurgie, Universität Hamburg, Klinikum Hamburg-Eppendorf
[2] Herzchirurgische Klinik, Universität München, Klinikum Großhadern

Abstract

Telemanipulation systems have enabled surgeons to perform endoscopic coronary artery bypass surgery. Yet these systems still have limitations compared to the surgeon's hand. Therefore we compared the acute traumatic changes of the coronary artery wall caused by conventional manual suturing with anastomoses using the ZEUS telemanipulator (Computermotion Inc., Goleta, CA) in a laboratory setting. Specimens from the anastomotic sites were evaluated by lightmicroscopy, transmission electron microscopy and scanning electron microscopy in relation to the normal arterial wall morphology. The results indicate that there is an increased damage to the coronary artery wall caused by the surgical telemanipulator. Further studies are necessary to prove if those differences will have an effect on the long term outcome of coronary artery bypass grafting.

Einleitung

Die Einführung von Telemanipulatoren in die Herzchirurgie hat die Durchführung von endoskopischen Bypassoperationen ermöglicht [1, 2, 3]. Die klinische Anwendung des Robotersystems ZEUS (Computermotion Inc., Goleta, CA) hatte sehr gute Ergebnisse ergeben, die mit denen herkömmlicher Operationstechniken vergleichbar waren. Trotzdem fehlen den momentan kommerziell verfügbaren Systemen Fähigkeiten wie sie die Hand des Operateurs normalerweise aufweist. Beim ZEUS-System sind das vor allem die eingeschränkte Zahl von 5 – 6 Freiheitsgraden an der Instrumentenspitze und die fehlende Kraftrückkopplung. Ziel der Untersuchung war es zu zeigen, ob diese Faktoren einen Einfluss auf die Anastomosenqualität haben. Deshalb verglichen wir in einem Laborversuch die Veränderungen der Koronararterienwand nach der Anwendung herkömmlich manueller und roboterunterstützter Anastomosentechnik an Schweineherzen.

528

Methodik

15 Schweineherzen wurden direkt nach der Schlachtung entnommen, mit Bretschneiderlösung gespült und in eine Plastiktüte mit Bretschneiderlösung eingelegt. Zum Transport
wurden sie in eine weitere Plastiktüte verpackt und in eine mit Eis gefüllte Kühlbox
gebettet. Es ist von einer Aufbewahrungstemperatur zwischen 0° und 4° Celsius auszugehen.

Im Labor wurde an jedem Herz je eine Anastomose in manueller Technik mit
herkömmlichen Instrumenten und eine Anastomose unter Verwendung des ZEUS-
Telemanipulators durchgeführt. Dazu wurde ein freies Stück der RCA auf die LAD mit
einem 7 cm langen, doppelt armierten Gore-Tex CV-8 Faden (W.L. Gore & Associates
GmbH, Putzbrunn) in fortlaufender Technik genäht. Zum Einsatz des ZEUS-Systems
wurden die Herzen entsprechend der physiologischen Orientierung in einem Thorax-
modell platziert. Das Modell besteht aus einem Brustkorb aus Kunststoff, der mit einer
Schicht Neopren überzogen ist. Die Roboterinstrumente wurden über Zugänge im 3. und 7.
Interkostalraum (ICS) entlang der vorderen Axillarlinie, eine Endoskopkamera (Vista
stereo-matchbox, Vista Medical Technologies Inc., Westborough, MA) im 5. ICS in der
Medioklavikularlinie eingeführt. Das dreidimensionale Bild der Kamera wurde auf die
LCD-Monitore eines Headsets (Vista Medical Technologies Inc.Westborough, MA)
übertragen. Als Instrumente wurden Nadelhalter mit gebogenen Spitzen verwendet.
Sowohl das Endoskop als auch die Instrumente wurden ferngesteuert von den
Roboterarmen bewegt. Der Versuchsaufbau war so gewählt worden, um optimale
Einsatzbedingungen für das ZEUS-System zu gewährleisten.

Von jeder Anastomosenstelle und von einem Anteil der Koronararterienwand, der nicht
von dem Eingriff betroffen war, wurde eine Gewebeprobe entnommen. So ergaben sich drei
Gruppen: Proben der manuell genähten Anastomosen (Gruppe M), Proben der mit ZEUS
genähten Anastomosen (Gruppe Z) und Proben von benachbarten Wandabschnitten zur
Kontrolle der Veränderungen, die durch Transport und Aufbewahrung verursacht sind
(Kontrollgruppe).

Die Gewebeproben wurden fixiert und entsprechend der weiteren Untersuchung mittels
Lichtmikroskopie (LM), Transmissionselektronenmikroskopie (TEM) und Rasterelektro-
nenmikroskopie (REM) vorbereitet und gefärbt. Bei allen Untersuchung wurde die
Zerstörung des Endothels auf einer Skala von 1 bis 5 graduiert (1: unveränderte
Endothelschicht, 5: völlig zerstörte Endothelschicht). Weiterhin wurde in den SEM-
Aufnahmen die maximale Breite des Einstichs ausgemessen und in der Lichtmikroskopie
die Form des Stichkanals beurteilt. Der statistische Vergleich zwischen den Gruppen
erfolgte computergestützt mit SPSS für Windows 9.0.1 mit dem Wilcoxon-Test (Grad der
Endothelzerstörung), dem t-Test (Durchmesser des Einstichs) und dem Fisher-Test (Form
des Stichkanals).

Ergebnisse

In jeder der drei Gruppen wurden 14 Proben untersucht. Im REM zeigte sich, wie zu
erwarten, eine deutlich geringere Ausprägung des Endothelschadens in der Kontrollgruppe als in den Gruppen M und Z ($p < 0,001$). Ebenso zeigte sich bei Einsatz des ZEUS-
Telemanipulators (Gruppe Z) eine stärkere Schädigung als bei manueller Nahttechnik
(Gruppe M) ($p = 0,019$). Die Befunde der Untersuchung mittels LM und TEM stützen diese

Ergebnisse. Ein signifikanter Unterschied war aber nur zwischen den Gruppen M bzw. Z und der Kontrollgruppe, nicht aber zwischen den Gruppen M und Z nachweisbar.

Der Vergleich der gemessenen maximalen Durchmesser der Stichkanäle zeigte für die Gruppe Z (Mittelwert: 156,7 µm, SD: 87,00) deutlich größere Werte als in der Gruppe M (Mittelwert: 156,7 µm, SD: 29,98) ($p = 0{,}045$). Weiterhin fanden sich in Gruppe Z gehäuft asymmetrische Formen des Stichkanals im Gegensatz zu den zylindrischen Formen mit parallelen Begrenzungen der manuell ausgeführten Stiche. Auch hier konnte eine statistische Häufung nachgewiesen werden ($p = 0{,}02$).

Diskussion

Die Ergebnisse dieser Studie legen nahe, dass unter bestimmten Voraussetzungen beim Einsatz eines Telemanipulatorsystems ein größeres Ausmaß an Gefäßwandschäden verursacht wird als bei manueller Nahttechnik. Die Gewebeproben der Gruppe Z zeigen einen größeren Durchmesser des Einstichs, der unregelmäßiger geformt ist als bei Einstichen von Hand. Dies ist aber nicht bei jedem der Stiche der Fall. Diese Beobachtung könnte man dadurch erklären, dass es wegen des eingeschränkten Bewegungsumfanges der Roboterarme im Grenzbereich unmöglich ist, die Nadel optimal zu positionieren [4, 5]. Wegen fehlender Kraftrückkopplung wirken größere Kräfte schräg zur Oberfläche des Koronararterie und damit auf einen größeren Bereich, was den höheren Grad der Endothelschadens, den größeren Stichdurchmesser und die asymmetrische Form erklären würde. Die absoluten Ausmaße dieses Unterschiedes sind jedoch sehr klein, sodass keine Aussage getroffen werden kann, ob sie einen tatsächlichen Einfluss auf die Kurz- und Langzeitergebnisse von Bypass-Operationen haben. Zur Klärung dieser Frage sind weitere Untersuchungen erforderlich.

Literatur

1. Boehm DH, Reichenspurner H, Detter C, Arnold M, Gulbins H, Meiser B, Reichart B (2000) Clinical use of a computer-enhanced surgical robotic system for endoscopic coronary artery bypass grafting on the beating heart. Thorac Cardiovasc Surg 48: 198 – 202
2. Reichenspurner H, Damiano R, Mack M, Boehm DH, Gulbins H, Detter C, Meiser B, Ellgass R, Reichert B (1999) Use of the voice-controlled and computer-assisted surgical system ZEUS for endoscopic coronary artery bypass grafting. J Thorac Cardiovasc Surg 118: 11 – 16
3. Reichenspurner H, Boehm DH, Gulbins H, Detter C, Damiano R, Mack M, Reichart B (1999b) Robotically assisted endoscopic coronary artery bypass procedures without cardiopulmonary bypass. J Thorac Cardiovasc Surg 118: 960 – 961
4. Boyd WD, Desai ND, Kiaii B, Rayman R, Menkins AH, McKenzie N, et al. (2000b) A comparison of robot-assisted versus manually constructed endoscopic coronary anastomosis. Ann Thorac Surg 70: 839 – 843
5. Falk V, Gummert J, Walther T, Hayase M, Berry GJ, Mohr FW (1999) Quality of computer enhanced totally endoscopic bypass graft anastomosis- comparison to conventional technique. Eur J Cardiothorac Surg 15: 260 – 265

Diese Arbeit ist Teil der Dissertation von cand. med. M. B. Arnold, Ludwig-Maximilians-Universität, München

Korrespondenzadresse: Dieter Boehm, MD, PhD, Klinik für Herz- und Gefäßchirurgie, Universität Hamburg, Klinikum Hamburg Eppendorf, Martinistraße 52, 20246 Hamburg, Fax: + 49/40/42803-4931, e-mail: dboehm@uke.uni-hamburg.de

Systemische und lokale Mechanismen photodynamischer Therapie zur Hemmung vaskulärer Restenosen

Systemic and local mechanisms of photodynamic therapy to prevent vascular restenosis

J. Heckenkamp[1,2], M. Gawenda[1], M. Overhaus[2] und J. Brunkwall[1]

[1] Schwerpunkt für Gefäßchirurgie und der Klinik und Poliklinik für Visceral- und Gefäßchirurgie, Universität Köln
[2] Wellman Laboratories of Photomedicine and Department of Surgery, Division of Vascular Surgery, Massachusetts General Hospital, Harvard Medical School, Boston, USA

Abstract

Background: Photodynamic therapy (PDT), the light activation of photosensitizer dyes to produce free radicals, was shown to inhibit vascular restenosis. However, the systemic and local mechanisms of PDT are not fully understood. Therefore, the aim of this study was to investigate PDT effects on circulating blood cells and changes in the vessel wall biology. *Methods*: Rat common carotid arteries were balloon-injured and PDT-treated (photosensitizer: CASPc, 1 mg/kg i.v.; laserlight: 660 nm, 100 J/cm^2). Control animals were balloon-injured but not PDT treated. Blood samples and arteries (cross sections) were analyzed 2, 4, 10 and 24 hours after PDT and compared to control animals ($n = 6$ in each group). Circulating blood cell investigation (white and red blood cells, platelets) were performed using standard laboratory methods. Light- and electron microscopy and TUNEL apoptosis staining were used to evaluate changes in the vessel wall biology. Apoptotic cells were quantified and compared to controls. Data are shown as mean $\pm$ SD, statistical analyses used the two tailed Student's t-test. *Results*: Circulating blood cell investigation revealed no significant systemic changes after PDT compared to blood cells of untreated animals at all time points. PDT resulted in a time dependent and complete apoptotic cell death in the treated segments without induction of an inflammatory response or structural deterioration (apoptotic cells in controls: 7.7% $\pm$ 1.6, 2 h after PDT 7.4 $\pm$ 2.8, 4 h after PDT 53% $\pm$ 8.1, 10 h after PDT 100%; controls vs. PDT (4 h, 10 h): $p < 0.0001$). *Conclusions*: PDT *in vivo* represents a safe method to prevent restenosis without systemic effects on different blood cell parameters. Induction of complete and rapid apoptosis might be one major mechanism by which PDT leads to its favorable effects.

Einleitung

Die Ausbildung hämodynamisch signifikanter Gefäßstenosen durch Intimahyperplasie und konstriktives Remodeling nach Operation oder Angioplastie stellt weiterhin ein wesentliches Hindernis für befriedigende Langzeitfunktionsraten dar. Photodynamische Therapie (PDT) ist ein vielversprechender Therapieansatz zur Restenosehemmung, der momentan in ersten klinischen Studien evaluiert wird [1]. Hierbei handelt es sich um ein

Verfahren, bei dem biologisch zunächst inerte Farbstoffe (Photosensitizer) durch Bestrahlung mit Licht einer definierten Wellenlänge zur lokalen Bildung kurzlebiger freier Radikale angeregt werden [2]. Dies führt zur Zelleradikation in der Gefäßwand und langfristiger Hemmung von Intimahyperplasie, ohne eine inflammatorische Folgereaktion oder strukturelle Instabilität der Gefäßwand zu induzieren [3, 4].

Die Wirkungsweise der Restenosehemmung durch PDT und mögliche systemische Nebenwirkungen durch Affektion der zirkulierenden Blutbestandteile sind bisher jedoch nur unvollständig untersucht. Daher dient die vorliegende *in vivo* Studie der Aufklärung systemischer und lokaler Mechanismen vaskulärer PDT.

Methodik

Die Arteria carotis communis von Sprague-Dawley Ratten wurde vor PDT (Farbstoff: CASPc, 1 mg/kg intravenös, Laserlicht: $\lambda = 675$ nm, 100 J/cm^2) zur Induktion einer vaskulären Wundheilungsantwort mit einem Fogarty-Katheter (2 French) verletzt [3].

Nach 2, 4, 10 und 24 Stunden wurden Blutproben und direkt anschließend die A. carotis communis gewonnen. Zum einen wurden aus den Blutproben systemische Parameter (Hämoglobinwert, Leukozytenzahl, Thrombozytenzahl) untersucht. Zum anderen wurden die Arterienpräparate (Querschnitte) zur Durchführung von Licht- und Elektronenmikroskopie aufgearbeitet [3, 4]. Ebenso wurde an diesen Präparaten eine TUNEL Färbung durchgeführt, apoptotische Zellen quantifiziert und im zeitlichen Verlauf mit Kontrolltieren verglichen.

Die statistische Auswertung der dargestellten Ergebnisse (Mittelwert ± Standardabweichung, n = 6/Gruppe) erfolgte anhand des ungepaarten Student's t-Test.

Ergebnisse

PDT führte nicht zu einer Beeinflussung systemischer Blutparameter. PDT resultierte jedoch in einer Zelleradikation in der Gefäßwand durch Apoptose ohne Induktion einer inflammatorischen Reaktion. Apoptose wurde anhand von licht- und elektronenmikroskopischen Charakteristika wie Zellkernkondensation, Zellfragmentation und Vakuolenbildung nachgewiesen und durch die TUNEL Färbung bestätigt. TUNEL positive apoptotische Zellen traten zeitspezifisch auf (Kontrollen: 7,7% ± 1,6, 2 h nach PDT: 7,4% ± 2,8, 4 h nach PDT: 52% ± 8,1, 10 h nach PDT 100%; Kontrollen vs. PDT nach 4 und 10 h: p < 0,0001).

Schlussfolgerungen

Diese Ergebnisse deuten darauf hin, dass PDT nicht zu systemischen Folgewirkungen durch eine Kompromittierung zirkulierender Blutzellen führt. PDT-induzierte Apoptose ist der Mechanismus kompletter und präziser Zelleradikation ohne die Induktion einer inflammatorischen Folgereaktion. Dieser Mechanismus vaskulärer PDT, im Zusammenspiel mit weiteren PDT Effekten, wie der Inaktivierung von Zytokinen und Wachstumsfaktoren in der Gefäßwand [5], könnte ein wichtiger und erforderlicher Mechanismus in der langfristigen Hemmung der Intimahyperplasie sein. Aufgrund dieser vielfältigen Effekte ist PDT ein vielversprechender therapeutischer Ansatz zur Vermeidung postinterventioneller Restenosen.

Literatur

1. Jenkins MP, Buonaccorsi GA, Raphael M, Nyamekye I, McEwan JR, Bown SG, Bishop CC (1999) Clinical study of adjuvant photodynamic therapy to reduce restenosis following femoral angioplasty. Br J Surg 86: 1258–1263
2. Henderson BW, Dougherty TJ. How does photodynamic therapy work? (1991) Photochem Photobiol 55: 145–157
3. Heckenkamp J, Adili F, Kishimoto J, Koch M, Lamuraglia GM (2000) Local photodynamic action of methylene blue favorably modulates the postinterventional vascular wound healing response. J Vasc Surg 31: 1168–1177
4. LaMuraglia GM, ChandraSekar NR, Flotte TJ, Abbott WM, Michaud N, Hasan T (1994) Photodynamic therapy inhibition of experimental intimal hyperplasia: acute and chronic effects. J Vasc Surg 19: 321–331
5. Statius van Eps RG, LaMuraglia GM (1997) Photodynamic therapy inhibits transforming growth factor β activity associated with vascular smooth muscle cell injury. J Vasc Surg 25: 1044–1053

Korrespondenzadresse: Dr. J. Heckenkamp, Schwerpunkt für Gefäßchirurgie an der Klinik und Poliklinik für Visceral- und Gefäßchirurgie, Universität Köln, Joseph-Stelzmann-Straße 9, 50931 Köln, Fax: 0221/ 4786258, e-mail: j_heckenkamp@hotmail.com, (DFG Stipendiat He 2926/1-1)

Hemmung der Proliferation und autocrinen basic Fibroblast Growth Factor vermittelten Stimulation glatter Gefäßmuskelzellen nach Photodynamischer Therapie von extrazellulärer Matrix

Inhibition of proliferation and autocrine basic fibroblast growth factor mediated stimulation of vascular smooth muscle cells by photodynamic therapy of extracellular matrix

F. Adili[1], T. Scholz[1], S. Gathmann[1], S. Barth[2], A. Engert[2] und T. Schmitz-Rixen[1]

[1] Schwerpunkt Gefäß- und Endovascularchirurgie des Zentrums Chirurgie, Johann-Wolfgang-Goethe-Universität, Frankfurt am Main
[2] Medizinische Klinik I, Universität Köln

Abstract

Background: Basic fibroblast growth factor (bFGF) plays an important role for the proliferation of vascular smooth muscle cells (SMC) and the development of intimal hyperplasia, particularly within the first 72 hours following injury. Photodynamic therapy (PDT) is a technique which utilizes light activation of photosensitizer dyes to generate free radicals. The following *in vitro* study was designed to determine proliferation, as well as bFGF-mRNA and protein expression in bovine SMC seeded on PDT-treated extracellular matrix (ECM) to elucidate the role of bFGF for the remodeling process following PDT. *Methods:* Endothelial cell-derived ECM was isolated in 6-well plates using standard technique. Following 2 h incubation with the photosensitizer chloroaluminum sulfonated phthalocyanine (5 µg/ml; 1.5 ml) and irradiation with laser light emitted by a diode laser (fluence 100 J/cm^2; irradiance 100 mW/cm^2; $\lambda = 675$ nm) SMC were seeded at a density of 2×10^5 cells/well. Proliferation was assessed by fluorescence cell counting at 24, 48, and 72 h, and bFGF-mRNA and protein expression determined by quantitative PCR and ELISA at 24 and 48 h respectively. ANOVA was used to assess statistical significance. *Results:* SMC proliferation on PDT matrix and matrix-free plates (PL) was significantly inhibited at all time intervals as compared to normal matrix (KO; $p < 0.05$). bFGF mRNA-expression of PL was increased vs. KO at 24 h only ($p < 0.004$), whereas no changes were noted in PDT at all time points. However, intracellular bFGF protein concentration was increased in PDT at 24 h only ($p < 0.004$) and in PL at 48 h and 72 h vs. KO ($p < 0.0002$). *Conclusion:* PDT of extracellular matrix leads to inhibition of SMC proliferation. Unchanged bFGF-mRNA expression in conjunction with temporarily increased intracellular protein expression suggests a decreased release of bFGF with subsequent inhibition of autocrine stimulation.

Einleitung

Basic Fibroblast Growth Factor (bFGF, FGF-2) gehört zu einer Gruppe von 21 strukturell miteinander verwandten Heparin-bindenden Wachstumsfaktoren, die auf eine Vielzahl verschiedener biologischer Prozesse wie Zellproliferation, -migration, Plasminogenaktivierung, Integrinexpression sowie embryonale Entwicklung und Differenzierung wirken [1]. Insbesondere innerhalb der ersten 72 Stunden nach Gefäßwandverletzungen ist es an der Proliferationssteigerung glatter Gefäßmuskelzellen (SMC) und damit an der Entwicklung von Intimahyperplasie und Gefäßstenosen durch autocrine und paracrine Stimulation beteiligt [2]. Durch photodynamische Therapie (PDT), ein Verfahren bei dem ein zunächst biologisch unwirksamer Farbstoff (Photosensitizer) nach Bestrahlung mit sichtbarem Licht zur Radikalbildung angeregt wird und hierdurch Zytotoxizität induziert, wird matrix-assoziiertes bFGF inaktiviert und dadurch die Mitoserate und Migration von SMC inhibiert [3, 4]. Um festzustellen, wie ideales Remodeling nach Verletzung der Gefäßwand induziert werden könnte, untersucht die vorliegende *in vitro* Studie bFGF-mRNA- und Proteinexpression sowie Proliferation boviner aortaler SM nach PDT von isolierter extrazellulärer Matrix (ECM).

Methodik

Bovine aortale Gefässmuskelzellen (Passage 2 – 5, 5×10^5 Zellen/Well) wurden auf 6-Well Zellkulturplatten aufgetragen und zwischen 7 und 10 Tagen in Kultur gehalten. Die Zellen wurden anschließend vorsichtig mit einer 0,5%igen Triton X-100-Lösung abgelöst, die verbliebene ECM mit phosphat-gepufferter Kochsalzlösung (PBS) gewaschen und für die PDT 2 Stunden lang mit einer Lösung des Photosensitizers Chloraluminium-sulfoniertes Phthalocyanin (5 µg/ml) inkubiert. Es folgte eine Bestrahlung mit rotem Licht aus einem Diodenlaser (100 J/cm²; 100 mW/cm², $\lambda = 675$ nm) [4].

SMC (Passage 2 – 5) wurden mit einer Dichte von 2×10^5 Zellen auf die ECM gegeben und für den Proliferations-Assay nach 24, 48 und 72 Stunden mit Trypsin/EDTA-Lösung abgelöst und in einem Zellzählgerät (Partec, Münster) gezählt. Die Expression von bFGF-mRNA und bFGF-Protein wurden mit einer quantitativen PCR-Technik (LightCycler™) bzw. einem kommerziell erhältlichen ELISA Kit (Quantikine) quantifiziert. Die Ergebnisse sind als Mittelwert ± Standardabweichung in Relation zu unbehandelter ECM (KO) angegeben. Der statistische Vergleich zwischen SMC auf PDT-ECM (PDT), KO und Zellkulturplatten ohne Matrix (PL) erfolgte mit einem univariaten ANOVA bzw. dem Spjotvoll-Stoline- post-hoc Test.

Ergebnisse

Sowohl in PDT wie auch in PL war die Proliferation gegenüber KO gehemmt (p < 0,05) (24 h: PDT 91 ± 6,9% (n = 10); KO 100 ± 4,2% (n = 12); PL 83 ± 4,7% (n = 12); 48 h: PDT 91 ± 3,7% (n = 10); KO 100 ± 5,1% (n = 11); PL 67 ± 11,8% (n = 10); 72 h: PDT 87 ± 6,9% (n = 13); KO 100 ± 4,4% (n = 17); PL 76 ± 7,3% (n = 15)).

Die bFGF mRNA-Expression von PDT gegenüber KO zeigte keine Änderung (PDT 24 h: 99 ± 35,6% (n = 6); KO 100 ± 31,3% (n = 5); 48 h: PDT 103 ± 29,2% (n = 8); KO 100 ± 18,2% (n = 9)). SMC auf PL (194 ± 43,8%; n = 5) demonstrierten dagegen nach 24 Stunden eine erhöhte bFGF mRNA-Expression (p < 0,004) sowohl gegenüber KO als auch PDT. Die Konzentration von Zell-assoziiertem bFGF war nach 24 Stunden bei PDT (141 ± 28,5%; n = 14) gegenüber KO (99 ± 14,6%; n = 16) erhöht (p < 0,004). Nach 48 Stunden zeigte lediglich PL ($162 \pm 46,2\%$; $n = 15$) gegenüber KO ($100 \pm 25,6\%$; $n = 15$) noch eine erhöhte bFGF-Proteinexpression ($p < 0,0002$).

Diskussion

Die Abnahme der SMC-Proliferation nach PDT-Vorbehandlung der ECM legt den Schluss nahe, dass durch matrix-assoziierte Wachstumsfaktoren, wie beispielsweise dem bFGF, bioaktive Stimuli für die Zellvermehrung ausgeschaltet worden sind [4].

Nach 24 Stunden war die intrazelluläre bFGF-Proteinmenge bei PDT im Vergleich zu KO erhöht und später identisch, obwohl die mRNA-Expression über den gesamten Beobachtungszeitraum der von KO glich. Unter Berücksichtigung der deutlich erniedrigten Proliferationsrate im Vergleich zu KO lässt dies darauf schließen, dass in der PDT-Gruppe bFGF nicht oder nur in wesentlich geringerem Maße als bei KO aus der Zelle ausgeschleust werden konnte und eine autokrine Stimulation nicht bzw. stark reduziert stattfand. Da der genaue Mechanismus der bFGF-Ausschleusung nicht vollständig geklärt ist, bleibt letztlich unklar, warum eine erhöhte intrazelluläre bFGF Konzentration ohne Erhöhung der Proteinexpression und Proliferation bei PDT und PL vorlag. Durch die Armut an Mitogenen im umgebenden Medium waren die Zellen in einem 'Hungerzustand' und die unter diesen Bedingungen zur Verfügung stehende Energie in Form von ATP reichte möglicherweise nicht aus, um zumindest den bis dato einzig bekannten, ATP-abhängigen Exozytosemechanismus für bFGF suffizient in Gang zu setzen [5].

Zusammengefasst führen die PDT-Effekte in der Matrix zu einer Modulation der Funktion neu-einwandernder SMC und hierdurch möglicherweise zur Induktion eines vorteilhaften Remodeling *in vivo*.

Literatur

1. Nishimura T, Nakatake Y, Konishi M, Itoh N (2000) Identification of a novel FGF, FGF-21, preferentially expressed in the liver. Biochim Biophys Acta 1492: 203 – 206
2. Lindner V, Lappi DA, Baird A, Majack RA, Reidy MA (1991) Role of basic fibroblast growth factor in vascular lesion formation. Circulation 68: 106 – 113
3. LaMuraglia GM, Adili F, Karp SJ, van Eps RGS, Watkins MT (1997) Photodynamic therapy inactivates extracellular matrix-basic fibroblast growth factor: Insights to its effect on the vascular wall. J Vasc Surg 26: 294 – 301
4. Adili F, van Eps RGS, Karp SJ, Watkins MT, LaMuraglia GM (1996) Differential modulation of vascular endothelial and smooth muscle cell function by photodynamic therapy of extracellular matrix: novel insights into radical-mediated prevention of intimal hyperplasia. J Vasc Surg 23: 698 – 705
5. Florkiewicz RZ, Majack RA, Buechler RD, Florkiewicz E (1995) Quantitative export of FGF-21 occurs through an alternative, energy-dependent, non-ER/Golgi pathway. J Cell Physiol 162: 388 – 399

Korrespondenzadresse: Dr. med. Farzin Adili, Schwerpunkt Gefäß- und Endovascularchirurgie, Zentrum der Chirurgie, Johann-Wolfgang-Goethe-Universität Frankfurt am Main, Theodor-Stern-Kai 7, 60590 Frankfurt, Fax: (069/6301 5336), e-mail: f.adili@em.uni-frankfurt.de, (DFG-Projekt Ad 106/3-1)

Endovaskuläres Stenting im Vergleich zur offenen Aneurysmaoperation bei abdominellen Aortenaneurysma: Eine Meta-Analyse der Kurzzeitergebnisse

Elective endovascular versus open surgical repair of abdominal aortic aneurysms: a systematic review of short-term results

M. E. A. P. M. Adriaensen[1,2,3], J. L. Bosch[1,3], E. F. Halpern[1], M. G. M. Hunink[2,3,4] und G. S. Gazelle[1,4]

[1] Department of Radiology, Massachusetts General Hospital, Harvard Medical School, Boston, MA
[2] Department of Radiology Erasmus MC, Rotterdam, The Netherlands
[3] Department of Epidemiology and Biostatistics, Erasmus MC, Rotterdam, The Netherlands
[4] Department of Health Policy and Management, Harvard School of Public Health, Boston, MA

Abstract

Purpose: To summarize and compare published short-term results of elective endovascular and open surgical repair (EVR, OSR) of abdominal aortic aneurysms. *Material and Methods*: A Medline-search of the English literature was performed. Studies with at least 10 patients in each treatment group were included if they reported patient characteristics, complications and mortality. Two reviewers independently extracted the data. A random-effects model was used to pool the data and to calculate pooled odds ratios (EVR versus OSR). *Results*: Nine studies were included, reporting 1318 procedures (687 EVR and 631 OSR). Mean blood loss was 456 ml for EVR and 1202 ml for OSR ($p = 0.003$). EVR patients spent on average 0.5 days in the ICU and 3.9 days in the hospital, OSR patients 2.2 days ($p = 0.04$) and 10.3 days ($p = 0.02$) respectively. The pooled 30-day mortality was 0.03 for EVR (95% CI: 0.02 – 0.04) and 0.04 for OSR (95% CI: 0.00 – 0.07; $p = 0.03$), odds ratio 0.55 (95% CI: 0.33 – 0.92). The pooled local/vascular complication rate was 0.16 for EVR (95% CI: 0.06 – 0.25) and 0.12 for OSR (95% CI: 0.06 – 0.18) ($p = 0.46$), the odds ratio was 0.97 (95% CI: 0.62 – 1.54). The pooled systemic/remote complication rate was 0.17 for EVR (95% CI: 0.09 – 0.25) and 0.44 for OSR (95% CI: 0.21 – 0.66) ($p < 0.001$), odds ratio 0.22 (95% CI: 0.11 – 0.45). *Conclusion*: Based on this systematic review, EVR results in less blood loss, shorter ICU and hospital stays, a lower 30-day mortality, and a lower systemic/remote complication rate than OSR.

Einleitung

Zusammenfassung und Vergleich der veröffentlichten Kurzzeitergebnisse nach endovaskulärem Stenting (EVR, elective endovascular repair) und offener Aneurysmaoperation (OSR, elective open surgical repair) bei abdominellem Aortenaneurysma. Eine veröffentlichte Kosteneffektivitätsanalyse zum Vergleich der EVR und OSR zeigte, dass die Kosteneffektivität der EVR in hohem Maße von ihrem morbiditäts- und mortalitätssenkenden Vermögen bestimmt wird [1].

Material und Methoden

Wir führten eine Medline-Suche der englischen Literatur durch. Eingeschlossen wurden Studien mit einer Mindestzahl von 10 Patienten je Behandlungsarm und Angabe der Patientenmerkmale sowie der Komplikations- und Mortalitätsrate. Zwei Gutachter extrahierten unabhängig voneinander die Daten. Zum Poolen der Daten und zur Berechnung der gepoolten Odds-Ratios (EVR vs. OSR) wurde ein Random-Effects-Modell verwendet [2 – 4].

Ergebnisse

Neun Studien mit insgesamt 1318 Eingriffen (687 EVR und 631 OSR) wurden eingeschlossen. Dabei handelte es sich in allen Fällen um Beobachtungsstudien. Obwohl die Patienten auf unterschiedliche Weise rekrutiert wurden, waren die demographischen und klinischen Merkmale in beiden Behandlungsarmen nahezu gleich verteilt (Tabelle 1). Die Blutverluste beliefen sich in der EVR-Gruppe im Mittel auf 456 ml und in der OSR-Gruppe auf 1202 ml (p = 0,003). Die EVR-Patienten verbrachten durchschnittlich 0,5 Tage auf der Intensivstation und 3,9 Tage im Krankenhaus, bei den OSR-Patienten waren es 2,2 Tage (p = 0,04) bzw. 10,3 Tage (p = 0,02). Bei 0 – 10% der EVR-Patienten fand innerhalb von 30 Tagen nach dem Eingriff nachträglich eine OSR statt, mit einem gepoolten Schätzwert von 0,03 (95%-KI 0,00 – 0,05). Die gepoolte 30-tägige Mortalität betrug 0,03 bei EVR (95%-KI: 0,02 – 0,04) und 0,04 bei OSR (95%-KI: 0,00 – 0,07) (p = 0,03), Odds-Ratio 0,55 (95%-KI: 0,33 – 0,92). Die gepoolte lokale/vaskuläre Komplikationsrate betrug 0,16 bei EVR (95%-KI: 0,06 – 0,25) und 0,12 bei OSR (95%-KI: 0,06 – 0,18) (p = 0,46), Odds-Ratio 0,97 (95%-KI: 0,62 – 1,54). Die gepoolte systemische Komplikationsrate betrug 0,17 bei EVR (95%-KI: 0,09 – 0,25) und 0,44 bei OSR (95%-KI: 0,21 – 0,66) (p < 0,001), Odds-Ratio 0,22 (95%-KI: 0,11 – 0,45).

Zusammenfassung

Aufgrund der vorliegenden Meta-Analyse lässt sich feststellen, dass die EVR geringere Blutverluste, einen kürzeren Aufenthalt auf der Intensivstation und im Krankenhaus, eine

Tabelle 1. Merkmale von Patienten mit elektiver endovaskulärer Therapie und offener Chirurgie bei Bauchaortenaneurysma

	Anz. Patienten	männl. (%)	mittl. Alter (Jahre)	mittl. Aneurysma-$\varnothing$(cm)	kardial (%)	zerebral (%)	DM (%)	HL (%)	HT (%)	pulmonal (%)	AVK (%)	renal (%)	Raucher (%)
					Präoperative Risikofaktoren								
EVR	687	91*	72	5,5	60*	14	7	26	52	30	19	7	44*
OSR	631	85*	70	5,7	54*	14	8	24	51	27	17	8	48*

EVR = elektive endovaskuläre Therapie; OSR = elektive offene Chirurgie; DM = Diabetes mellitus; HL = Hyperlipidämie; HT = Hypertonie; AVK = periphere arterielle Verschlusskrankheit; * = statistisch signifikanter Unterschied (p < 0,05) zwischen dem gepoolten Mittel der EVR und dem gepoolten Mittel der OSR

niedrigere 30-tägige Mortalität und eine niedrigere systemische Komplikationsrate als die OSR mit sich bringt.

Literatur

1. Patel ST, Haser PB, Bush HL, Kent KC (1999) The cost-effectiveness of endovascular repair versus open surgical repair of abdominal aortic aneurysms: A decision analysis model. J Vasc Surg 29: 958–972
2. Laird NM, Mosteller F (1990) Some statistical methods for combining experimental results. Int J Technol Assess Health Care 6: 5–30
3. DerSimonian R, Laird N (1986) Meta-analysis in clinical trials. Control Clin Trials 7: 177–188
4. Fleiss JL, Gross AJ (1991) Meta-analysis in epidemiology, with special reference to studies of the association between exposure to environmental tobacco smoke and lung cancer: a critique. J Clin Epidemiol 44: 127–139

Korrespondenzadresse: M. E. A. P. M. Adriaensen, MSc, The Decision Analysis & Technology Assessment Group, Department of Radiology, Massachusetts General Hospital, Harvard Medical School, Zero Emerson Place, Suite 2H, Boston MA 02114, USA, Tel.: 617-724-4445, Fax: 617-726-9414, e-mail: scott@the-data-group.org

Ein Tiermodell für das humane Hepatoblastom

An animal model for human hepatoblastoma

J. M. Schnater[1,4,5], E. Köhler[1], E. Bruder[2], S. Bertschin[1], T. Woodtli[1], T. Pietsch[3], D. von Schweinitz[1], W. H. Lamers[5] und D. C. Aronson[4]

[1] Dept. Kinderchirurgie, UKBB, Hebelstraße 20, 4031 Basel
[2] Dept. Pathologie, KBS, 4003 Basel, Schweiz
[3] Dept. f. Neuropathologie, Wilhelm-Friedrich-Universität Bonn, Sigmund Freudstraße 25, 53105 Bonn
[4] Pediatric Surgical Center/ Emma Children's Hospital
[5] Dept. f. Anatomie & Embryologie AMC, Meibergdreef 15, 1105 AZ, Amsterdam, Niederlande

Abstract

Introduction: Hepatoblastoma (HB) and hepatocellular carcinoma (HCC) are rare pediatric malignancies with a current 5-year overall survival rate of 75% and 50%, respectively. In both tumors, α-fetoprotein (AFP) serves as a clinical tumor marker. To improve the outcome in patients who cannot be cured with chemotherapy and surgery, other treatment options must be tested. However, an animal model for intrahepatic HB is lacking. *Aim*: To establish an animal model for human HB in $NMRI^{nu}/_{nu}$ mice as a first step for a novel orthotopic model using well-characterized AFP-producing HB cell lines. *Methods*: The human HB cell lines HepT1, HepT3, and HuH6, and the HCC line HepG2 were tested for their AFP expression. The AFP secreting cell lines were injected subcutaneously in the left flank of 6 week old $NMRI^{nu}/_{nu}$ mice. Serum AFP was measured as a parameter for HB growth. *Results*: HepT1, HuH6 and HepG2 secreted measurable amounts of AFP, thus were used for tumor cell injection. Subcutaneous tumor growth occurred in 70% (HuH6 (HB)) and 50% (HepG2 (HCC)) of the mice after 3.5 and 4.5 weeks, respectively. Mice injected with HepT1 (HB) did not yield subcutaneous tumour growth. Serum AFP was highly elevated in HepG2- and HuH6-treated mice if tumor growth occurred, and tumor growth rate was faster for HuH6 than for HepG2. *Conclusions*: We established an efficient subcutaneous mouse model for human HB. Tumor growth is detected and monitored by serum AFP, and the histological characteristics of the tumor types are preserved. Therefore, this model seems promising both with respect to establishing an animal model for orthotopic human HB and with respect to characterizing and testing alternative treatment strategies in HB in a more physiologic environment.

Einleitung

Hepatoblastome (HB) und hepatozelluläre Karzinome (HCC) sind die häufigsten bösartigen Tumore der Kindheit. Serum α-Fetoprotein (AFP), welches in 90–95% der HB- und 60–90% der HCC-Patienten stark zunimmt, dient als klinischer Marker für Behandlungserfolg und Rückfall. Vollständige Tumorresektion wird zur Zeit bei 75% der HB- und ca. 40% der HCC-Patienten erreicht [1, 2]. Da immer noch eine große Anzahl der an HB oder HCC erkrankten Kinder ihrer Krankheit erliegen, sind dringend neue Therapieansätze notwendig. Diese können unter anderem in einem guten Tiermodell getestet werden. Subkutane Mausmodelle für HB sind beschrieben worden, aber intrahepatische Xenograft-Modelle existieren nicht (3). Wir haben daher das subkutane Modell für das humane Hepatoblastom mit dem expliziten Ziel, ein orthotopisches Modell zu entwickeln, re-etabliert.

Methodik

Zellkultur, AFP-Expression und Mäuse. Die humanen HB Zelllinien HepT1, HepT3 und HUH6, sowie die humane HCC Zelllinie HepG2 wurden in RPMI Medium mit 10% FCS, 2 mM Glutamin kultiviert. Die AFP-Expression in Cytosol und Kulturüberständen wurde mittels eines Radioimmunassays (RIA) gemessen (RIA-gnost® AFP).

Die Zellen wurden in 6–7 Wochen alte, weibliche, athymische Mäuse (24–30 g) (HsdCpb: NMRI^{nu}/$_{nu}$, Harlan, Niederlande) injiziert. Die Tierexperimente waren vom Schweizerischen ethischen Komitee für Tierversuche (Kantonales Veterinäramt, Basel) genehmigt.

Subkutane Injektion von Tumorzellen. Subkonfluente Kulturen wurden trypsiniert, die Zellen gezählt und in PBS (5×10^6 Zellen/ml) resuspendiert. Von den AFP-produzierenden Zelllinien wurden 200 µl subkutan in die linke Flanke von je 10 Mäusen injiziert. Von der Zelllinie HepT1 wurden auch noch 10 Mäuse mit der 10-fachen Konzentration ($=10^7$ Zellen/200 µl) injiziert. Die Tumorgröße wurde 1 mal pro Woche gemessen und das Volumen wie folgt approximativ bestimmt: (1) Tumorvolumen $=$ a/2$\times$b/2$\times$c/2$\times$4/3π, wobei a $=$ Länge, b $=$ Breite, und c $=$ Höhe in mm.

Bei einer Tumorgröße von 1,5–2 cm $\varnothing$ oder einem Gewichtsverlust der Mäuse von mehr als 20%, wurden diese durch CO_2-Inhalation getötet. Die Tumoren wurden präpariert, Formaldehyd fixiert und für die histologische Analyse in Paraffin eingebettet.

AFP Expression. 120 µl Blut wurden aus der Schwanzvene entnommen. 50 µl verdünntes Plasma (1:10) wurden in den RIA eingesetzt und AFP in IU/ml bestimmt. Eine Standardkurve von 3.5 bis 1000 IU/ml wurde ebenfalls bestimmt.

Ergebnisse

α-Fetoprotein Expression konnte in HUH6 (Cytosol 8 IU/ml / Kulturüberstand 62 IU/ml), HepT1 (10 IU/ml / 41 IU/ml) und HepG2 (72 IU/ml / > 1000 IU/ml) nachgewiesen werden, HepT3 war AFP negativ und wurde daher nicht für das Mausmodell eingesetzt.

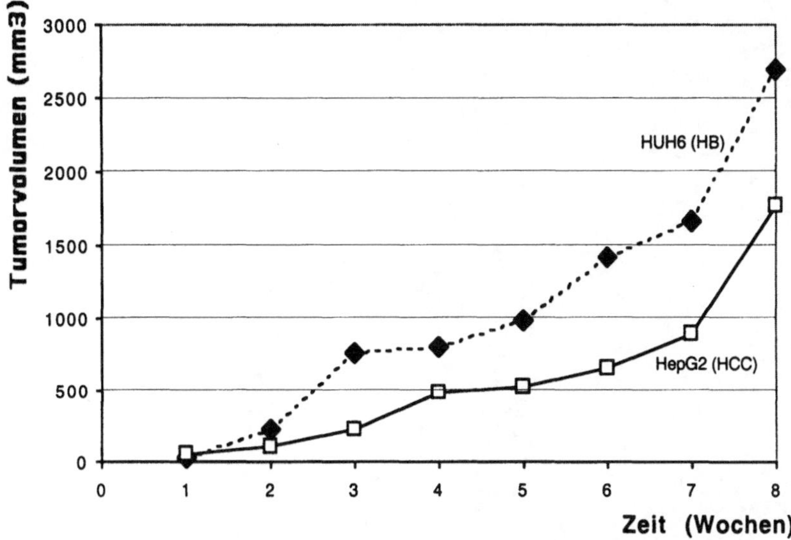

Abb. 1.

Subkutanes Tumorwachstum. Mäuse, die subkutan mit HepT1 (1×10^6 oder 1×10^7 Zellen) injiziert wurden, zeigten kein Tumorwachstum, während mit HUH6 und HepG2 70% bzw. 50% der Mäuse innerhalb von 3,5 – 9 Wochen lokale Tumoren bekamen. HuH6 Tumoren wuchsen schneller als HepG2 Tumoren, mit einer durchschnittlichen Zunahme von 230 mm³ bzw. 150 mm³ pro Woche (Abb. 1). In allen tumortragenden Mäusen konnte AFP im Serum nachgewiesen werden, während Kontroll- und HepT1 injizierte Mäuse AFP negativ blieben. Die AFP Konzentration war in HepG2 Mäusen (> 1000 IU/ml) viel höher als in HUH6 Mäusen (120 – 560 IU/ml). Mikroskopisch zeigten HUH6 Tumoren Rasen und Trabekulae kleiner hyperchromatischer Zellen, die zytoplasma-arm waren und fokale pseudoglanduläre Aggregate sowie nekrotische Regionen aufwiesen, ein Bild, das mit embryonalen HB übereinstimmt (Abb. 2). HepG2 Tumoren erschienen als Tumornoduli aus trabekulären zytoplasmareichen Tumorzellaggregaten, die fokale vakuoläre Lipidakkumulation sowie Regionen mit hämorrhagischer Nekrose und starker mitotischer Aktivität aufwiesen. Die Tumorzellen hatten ausgeprägt pleomorphe Nuklei mit prominenten eosinophilen Nukleoli.

Diskussion und Schlussfolgerung

Einfache Größenmessung und Beobachtung von Behandlungserfolgen sind die Vorteile des subkutanen Tumormodells [4]. Meistens wachsen subkutane Tumoren stark verkapselt, aber schlecht vaskularisiert und zeigen frühe Gewebenekrose und Hämorrhagie, welche eine korrekte Einschätzung des Tumorvolumens erschweren. Diese Eigenschaften sind vermutlich auf die unphysiologische Umgebung zurückzuführen, in der der Tumor wächst und Untersuchungsergebnisse müssen daher mit einiger Vorsicht interpretiert werden, wenn sie auf den tumorigenetischen Prozess ausgeweitet werden sollen. Im intrahepatischen Tumormodell können diese Probleme vermutlich vermieden

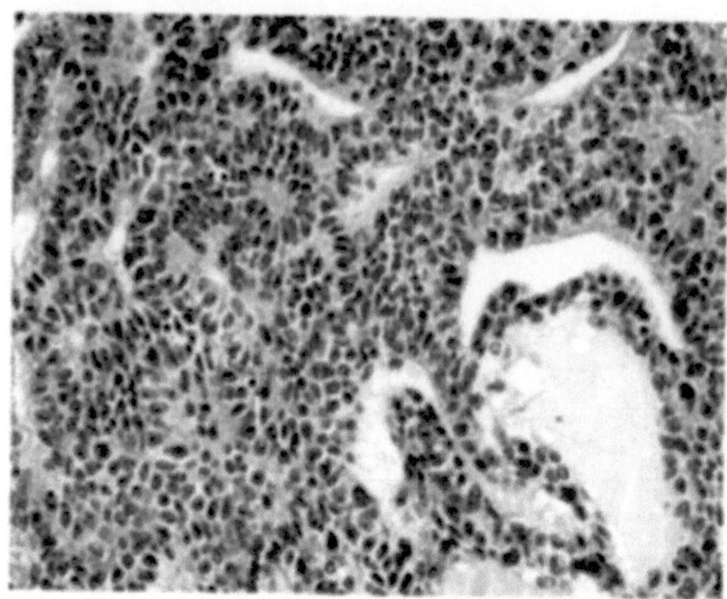

Abb. 2. HE-gefärbter Paraffinschnitt eines HUH6 (HB) Tumors. Der Tumor setzt sich aus Rasen und Trabekulae kleiner hyperchromatischer Zellen zusammen, die zytoplasma-arm sind und fokale pseudoglanduläre Aggregate aufweisen. Erythropoetische Foci sind nicht sichtbar

werden, da der Tumor in der hochvaskularisierten Leber wächst und die Mikro-Umgebung des Tumors der realen Situation im menschlichen Körper ähnlicher ist. Es zeigte sich allerdings, dass ein solches Modell schwieriger zu etablieren ist. Intrahepatische Modelle mit xenogener Transplantation von Tumorzellen sind für HCC beschrieben, nicht aber für HB [5].

Unser erstes Ziel war, *in vitro* zu analysieren, welche HB-Zellinien für ein intrahepatisches Modell geeignet waren. Notwendige Voraussetzungen waren 1.) hohe Wachstumsraten, die Tumorwachstum in einer relativ kurzen Zeit ermöglichen, 2.) anhaltende Expression des Tumormarkers AFP für Monitoring und zukünftige Nutzung als Therapietarget und 3). Konservierung der histologischen Eigenschaften von HB. Unsere Studie hat gezeigt, dass sowohl die HB-Zelllinie HUH6 als auch die HCC Zelllinie HepG2 diese Kriterien im Gegensatz zu HepT1 und HepT3 erfüllen.

Subkutanes Tumorwachstum in HepG2 und HUH6-injizierten Mäusen war immer mit hohen Konzentrationen an AFP im Serum verbunden, so dass das Tumorwachstum über die AFP-Konzentrationen in Schwanzvenenserum verfolgt werden konnte. Die *in vivo* gefundenen Konzentrationen von sekretiertem AFP reflektierten die in der Zellkultur gefundenen Verhältnisse, hohe Expression bei HepG2, niedrigere bei HUH6. Ein zuverlässiger Tumormarker ist besonders für das intrahepatische Xenograft Modell wichtig, wo Tumorwachstum nicht durch visuelle Inspektion analysiert werden kann. Die mikroskopischen Analyseergebnisse stimmten mit denen von HB und HCC überein, beide Zelllinien zeigten im Tumor für ihren Ursprungstumor typische Merkmale.

Wir haben subkutane HB und HCC Tumormodelle etabliert, die sich durch einfache Messbarkeit der Tumorgröße und der Behandlungseinflüsse auf den Tumor auszeichnen.

Tumorwachstum lässt sich durch AFP im Schwanzvenenserum nachweisen und histologische Charakteristika des embryonalen HB sind konserviert. Das Wachstum im hepatischen Parenchym wird die Charakterisierung dieses bösartigen kindlichen Tumors in einer physiologischen Umgebung erlauben.

Diese Studie wurde durch ein Stipendium der TerMeulen Stiftung, Königliche Niederländische Akademie der Wissenschaften unterstützt.

Literatur

1. Perilongo G, Shafford EA (1999) Liver tumours. Eur J Cancer 35: 953 – 959
2. Von Schweinitz D, Byrd DJ, Hecker H, Weinel P, Bode U, Burger D, Erttmann R, Harms D, Mildenberger H (1979) Efficiency and toxicity of ifosfamide, cisplatin and doxorubicin in the treatment of childhood hepatoblastoma. Study Committee of the Cooperative Paediatric Liver Tumour Study HB89 of the German Society for Paediatric Oncology and Haematology. Eur J Cancer 33: 1243 – 1249
3. Fuchs J, Wenderoth M, von Schweinitz D, Haindl J, Leuschner I (1998) Comparative activity of cisplatin, ifosfamide, doxorubicin, carboplatin, and etoposide in heterotransplanted hepatoblastoma. Cancer 83: 2400 – 2407
4. Labonte P, Kadhim S, Bowlin T, Mounir S (2000) Inhibition of tumor growth with doxorubicin in a new orthotopically implanted human hepatocellular carcinoma model. Hepatol Res 18: 72 – 85
5. Barajas M, Mazzolini G, Genove G, Bilbao R, Narvaiza I, Schmitz V, Sangro B, Melero I, Qian C, Prieto J (2001) Gene therapy of orthotopic hepatocellular carcinoma in rats using adenovirus coding for interleukin 12. Hepatology 33: 52 – 61

Korrespondenzadresse: Johannes Marco Schnater, Chirurgie, Albert Schweitzer Ziekenhuis, Albert Schweitzerplaats 25, 3318 AT Dordrecht, Niederlande, e-mail: m.schnater@dszh.nl

Hyperplasie oder Hypertrophie? Untersuchungen zur Lebervergrößerung bei der kongenitalen Zwerchfellhernie im Nitrofenrattenmodell

Hyperplasia or hypertrophy? Analysis of increased liver growth in congenital diaphragmatic hernia in nitrofen rat model

T. E. Langwieler[1,2], P. Pohlenz[2], R. Freese[2], J. R. Izbicki[1], W. Lambrecht[2] und D. Kluth[2]

[1] Abteilung für Kinderchirurgie
[2] Abteilung für Allgemeinchirurgie, Klinik und Poliklinik für Chirurgie, Universitätsklinikum Hamburg Eppendorf

Abstract

Background: Congenital diaphragmatic hernia (CDH) is still an unclear problem in pedriatic surgery. Nitrofen is an embryotoxic substance that can induce congenital diaphragmatic hernias in newborn rats. In the past, this model has been used to characterize changes of the lungs. In this study we focused mainly on the characteristics of the liver, its intrathoracic growth, and the question if this is a hypertrophy or hyperplasia of liver cells. *Methods*: A total of 121 newborns were exposed to nitrofen on day 11 of pregnancy and the proliferation marker BrdU at day 21 intrauterine. After sectio caesarea all newborns were microdissected. The liver were weighted and the intrathoracic area of the liver were measured. To visualize BrdU-positive liver cells a monoclonal antibody was used. *Results*: Our study has the following results: (1) We observed a significant increase of total liver weight in the severely affected groups. (2) The liver weight was closely correlated to the degree of the herniation. (3) The proliferation marker BrdU showed a significant increase in the intrathoracic part of the liver in newborns with a CDH. Newborns without CDH showed no increase of the labeling index of BrdU-positive cells. (4) We observed an increased hyperplasia in the intrathoracic part of the liver. *Conclusion*: Our results indicate that the total liver weight increased by detection of a hernia as an indicator for an active ingrowth in the intrathoracic cavity. The BrdU-labeling index showed a significant increase of proliferation in the intrathoracic part of the liver.

Einleitung

Die angeborene Zwerchfellhernie stellt seit vielen Jahren eine ungelöstes Problem in der Kinderchirurgie dar. Trotz intensiver Bemühungen, diese Kinder durch eine verbesserte intensivmedizinische Betreuung und chirurgische Korrektureingriffe, die zum Teil schon intrauterin durchgeführt werden, zu therapieren, konnte die Mortalität nicht wesentlich gesenkt werden. Bedingt durch das führende Symptom der Lungenhypoplasie und der damit verbundenen Hypooxygenierung galten in der Vergangenheit sämtliche therapeutischen und wissenschaftlichen Bemühungen diesem einen Aspekt. In vorausgegangenen

Untersuchungen konnten wir nach der Etablierung eines Rattenmodells, bei dem trächtigen Sprague-Dawley-Ratten Nitrofen – ein Herbizid – oral appliziert wird, die Leber in diesem Krankheitsbild genauer untersuchen [1]. So gelang uns der Nachweis eines aktiven Einwachsens der Leber in den Thorax durch morphometrische Messungen. Ziel dieser Untersuchung war es nun, die unterschiedlichen Leberlappen auf ihre Proliferation [2, 3] zu untersuchen und ob es sich hierbei um eine Hyperplasie oder Hypertrophie handelt.

Methodik

Nach Verpaarung und positivem Vaginalabstrich wurde den Muttertieren am Tag 11,5 Nitrofen in Einzeldosis von 100 mg oral appliziert. Einen Tag (Tag 20) vor dem errechneten Geburtstermin wurden die Muttertiere mittels Ether narkotisiert. Im folgenden wurde eine vena sectio der V. jugularis sinitra mit anschließender Kanüleneinlage durchgeführt. Über die Kanüle wurde den Muttertieren der Proliferationsmarker BrdU (100 mg/kg) injiziert. Nach 120 min Kreislaufzeit wurden die Neugeborenen via sectio caesarea geborgen, unter der Stereolupe mikropräpariert und anschließend für 24 Stunden in Bouin'scher Lösung fixiert. Nach Beendigung der Tierversuche erfolgte die histologische Aufarbeitung und Gegenfärbung mit einem monoclonalen Antikörper. Die Auszählung der BrdU-positiven Zellen erfolgte in 25 Gesichtsfeldern bei einer 400er-Vergrößerung. Nach Identifikation der Leberlappen wurde die Zählung immer dorso-caudal begonnen.

Ergebnisse

Bei insgesamt 121 Neugeborenen Ratten wurden, sofern vorhanden, die intrathorakalen Leberanteile mit den intraabdominellen Anteilen verglichen.

Zunächst wurde das Gesamtgewicht der Lebern bestimmt. Das Gesamtlebergewicht lag dabei in der Herniengruppe-0 bei 145 ± 2 mg, in der Gruppe-1 bei 186 ± 7,8 mg, in der Gruppe-2 bei 220 ± 5,4 mg und in der Gruppe-3 bei 255 ± 7,9 mg (Abb. 1).

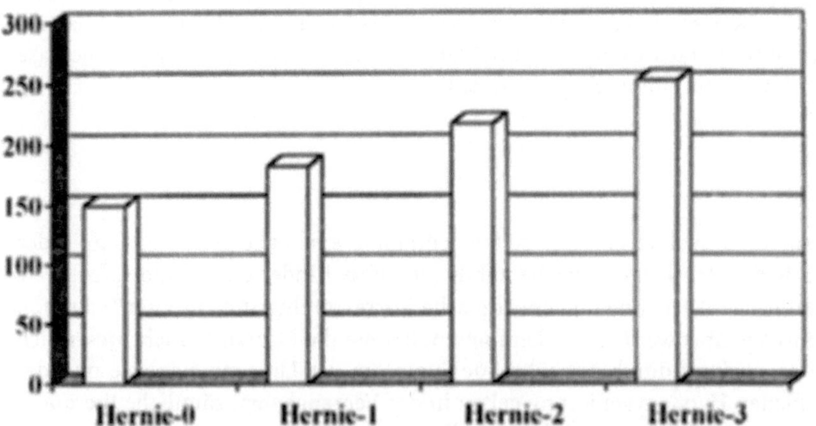

Abb. 1. Gesamtlebergewicht (mg) in den verschiedenen Herniengruppen (p < 0,0001)

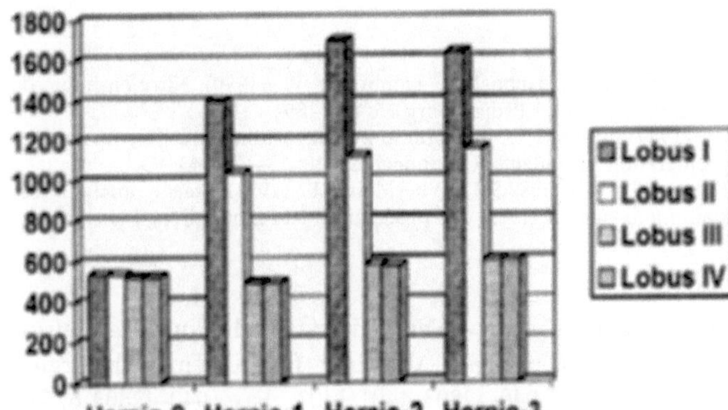

Abb. 2. Auszählung der BrdU-positiven Zellen nach Herniengröße und Lobus (p < 0,0001)

Die Auszählung der BrdU-positiven Zellen nach dem o.g. labeling-index ergab eine hochsignifikanten Anstieg (p < 0,0001) von proliferierenden Zellen im Lobus I/II bei den Tieren, bei denen eine Hernie nachgewiesen wurde. Die höchste Proliferationsaktivität wurde im Lobus 1 bei den Hernien 2 gezählt. Es konnte weiterhin eine deutliche Zunahme der Proliferationsaktivität gegenüber Lobus III und Lobus IV festgestellt werden. Bei den Tieren ohne Hernie war die Verteilung der poliferierenden Zellen nahezu gleich verteilt (Abb. 2).

Diskussion

Durch diese Untersuchungen konnte gezeigt werden, dass bei der Ausbildung einer Zwerchfellhernie eine deutliche Gewichtszunahme der Leber zu verzeichnen ist. Diese korreliert eng mit dem Ausmaß der Hernierung. Bei der Auszählung der BrdU-positiven Leberzellen konnte eine deutlich erhöhte Proliferation im Lobus I und II festgestellt werden. Diese war bei den Tieren mit einer Hernie 2 am stärksten ausgeprägt, während die Proliferationsaktivität der Lebern bei Tieren ohne Hernie gering ausfiel und kein signifikanter Unterschied in den unterschiedlichen Leberabschnitten gemessen werden konnte. Somit gelingt hier der histopathologische Nachweis einer Leberzellhypertrophie in den intrathorakalen Leberabschnitten als Zeichen des aktiven Vorwachsens.

Schlussfolgerung

Diese Befunde demonstrieren, dass die Gewichtszunahme der Leber hauptsächlich vom intrathorakalen Anteil und damit dem verbundenen Hernienausmaß abhängt. Gleichzeitig konnte durch den Proliferationsmarker BrdU erstmals der Nachweis einer Leberzellhypertrophie in den intrathorakalen Abschnitten erbracht werden. Ob sich durch eine chirurgische Intervention z.B. Blockade der venösen Blutzufuhr im intrathorakalen Leberanteil eine Wachstumsreduktion erzielen lässt, müssen weitere Untersuchungen klären.

Literatur

1. Kluth D, Kangah R, Reich P, Tenbrink R, Tibboel D, Lambrecht W (1990) Nitrofen-induced diaphragmatic herias in rats; an animal model. J Pediatr Surg 25: 850–854
2. Lanier TL, Berger EK, Eacho PI (1989) Comparison of 5-bromo-2-deoxyuridine and [^{3}H]-thymidine for studies of hepatocellular proliferation on rodents. Carcinogenesis 10: 1341–1343
3. Soames AR, Lavender D, Foster JR, Williams SM, Wheeldon EB (1994) Image analysis of Bromodeoxyuridine (BrdU)s staining for measurement of s-phase in rat and mouse liver. J Histochem Cytochem 42: 939–944

Korrespondenzadresse: Dr. med. Thomas E. Langwieler, Universitätsklinikum Hamburg-Eppendorf, Klinik und Poliklinik für Chirurgie, Abteilung für Allgemeinchirurgie, Martinistraße 52, 20246 Hamburg, Tel.: 040-42803-4401/5403, Fax: 040-42803-6756, e-mail: langwieler@uke.uni-hamburg.de

Progressive Motilitätsstörungen des Kolons bei Kindern, bedingt durch Darmwandfibrose: Elektronenmikroskopischer Nachweis und erste Zytoproteinanalysen als Frühdiagnose

Progressive motility disorders of the large bowel in children caused by fibrosis: electron microscopic findings and cytoprotein-analytic results for early diagnosis

G. H. Willital, C.-M. Meier und R. R. Lehmann

Klinik und Poliklinik für Kinder- und Neugeborenenchirurgie, Universitätsklinikum Münster

Abstract

Aim: Reasons for motility disorders of the large bowel can be found by aganglionosis, hypoganglionosis, Nid-A, Nid-B, immaturity of ganglionic cells, desmosis or by a non-aganglionic megacolon (formally described as idiopathic or psychogenic megacolon). Which are the histomorphological alterations of this megacolon causing functional disorders of the large bowel? *Methods*: Electron microscopic and cytoprotein-analytic investigations of the large bowel in children with a non-aganglionic megacolon have been performed ($n = 8$). *Results*: Histological and electron-microscopical findings of the bowel wall are:
1. increase of collagen fibres in the bowel wall
2. destruction of smooth muscle cells of the bowel wall
3. proteoglycan deposits in the bowel wall
4. transformation of smooth muscle cells into connective tissue
5. rupture of neurogenic connections between smooth muscle cells

There is an increase of collagen fibres inside the intercellular matrix. Smooth muscle cells are separated from each other. This causes an alteration of the structure and the function of the bowel wall. In an increasing number proteoglycans can be found causing a rigid structure of the bowel wall. Smooth muscle cells are transformed in fibrous tissue. In the lamina muscularis you can find mucosa cells which show on one side structural elements of smooth muscles and on the other side fibroblastic-similar cell structures. The typical structural elements of the smooth muscle cells as actin and myosin filaments, dense bodies, calcium vesicles and the basal lamina are destructed. Connexin connections between smooth muscle cells with a communication channel of 1.5 nm, responsible for exchange of calcium and magnesium are interrupted. These alterations of the large bowel are often connected with malrotations and malfixation of the colosigmoid junction (corresponding to the classification of Töndury) and with a hypertonus of the internal sphincter, similar to sphincter achalasia.

Following the first results of histological and electron microscopical changes of the bowel wall we determined the cytoprotein structure of the bowel wall and compared it with the cytoprotein structure of the bowel wall in children with no functional disorders and no megacolon: cytoprotein analytic results of the bowel ball are: the cytoprotein pattern of the bowel in cases of megacolon demonstrates a protein pattern showing proteins of extreme high and low molecular weight on behalf of proteins with a medium weight. This corresponds histologically with the quantitative increase of collagen tissue inside the bowel wall on behalf of muscle layers. These findings have been correlated with manometric findings, endoscopic findings and x-ray findings. These alterations can be found before histological and electron microscopical alterations have occurred. The so-called 'gradient of morphological findings' (R. R. Lehmann) is possible applicable at a very early stage of motility disorders of the large bowel in children as a diagnostic tool.

Einleitung

Motilitätsstörungen des Dickdarms können bedingt sein durch Aganglionose, Hypoganglionose, NID-A, NID-B, Ganglienzellunreife oder durch ein nichtaganglionäres Megakolon mit sekundärer Darmwandfibrose.

Welche histomorphologischen Veränderungen zeigt dieses Megakolon, das funktionell eine entsprechend langjährige klinische Symptomatik aufweist?

Methodik

Es wurden elektronenmikroskopische Untersuchungen und zytoproteinanalytische Untersuchungen der Darmwand bei Kindern mit einem nichtaganglionären Megakolon in 8 Fällen durchgeführt.

Ergebnisse

I) Es ergaben sich im Einzelnen folgende Veränderungen, sowohl im histologischen wie im elektronenmikroskopischen Bild:

1. Vermehrung von kollagenen Fibrillen in der Darmwand
2. Destruktion glatter Muskelzellen
3. Proteoglykan-Ablagerungen in der Darmwand
4. Transformation glatter Muskelzellen in Bindegewebszellen
5. Ruptur der neurogenen Kopplung glatter Muskelzellen

Es kommt zu einer Vermehrung der kollagenen Fibrillen in der interzellulären Matrix. Dadurch werden benachbarte glatte Muskelzellen auseinandergedrängt und die Entfernung zwischen ihnen wird immer größer. Die Zunahme der kollagenen Fibrillen ist das Ergebnis einer Stoffwechselstörung, die zu einem Ungleichgewicht zwischen Aufbau und Abbau kollagener Fibrillen führt. Strukturveränderungen im funktionellen Aufbau der Darmwand treten durch den Untergang glatter Muskelzellen auf. Muskelzellen verlieren durch die Verbreiterung des Interzellularraums ihren Kontakt zu benachbarten Muskelzellen und gehen zugrunde. Die verbleibenden Gewebereste werden von Makrophagen aufgenommen. In zunehmendem Maße treten Proteoglykane auf. Sie füllen den Interzellularraum mehr und mehr aus und sind verantwortlich für die porzellanartige Versteifung des Darms. Die Transformation glatter Muskelzellen in Bindegewebszellen findet in der Lamina muskularis mucosae statt, die auf der einen Seite noch die strukturellen Merkmale einer glatten Muskelzelle tragen, auf der gegenüberliegenden Seite bereits einem fibroblastenähnlichen Zelltyp gleichen. Typische Strukturmerkmale der glatten Muskelzelle wie Aktin- und Myosinfilamente, Dense bodies, Calciumtransportvesikel und Basallamina sind hier nur noch teilweise nachweisbar. Ein Teil derselben Zelle hat diese Strukturmerkmale bereits eingebüßt. Dafür haben das rauhe endoplasmatische Retikulum als Proteinsyntheseapparat und die Anzahl der Mitochondrien als Energielieferanten zugenommen. Die ortsgebundene kontraktile glatte Muskelzelle wandelt sich in eine mobile, fibroblastenähnliche Zelle mit vermehrter Proteinsynthese um.

II) Darüber hinaus wurden zytoproteinanalytische Untersuchungen der Darmwand durchgeführt. Das Zytoprotein-Pattern der Darmwand beim Megakolon, das die eben beschriebenen morphologischen Veränderungen aufweist, zeigt ein anderes Proteinverteilungsmuster als die normale Dickdarmwand, die vorwiegend aus Muskulatur besteht. Das Proteinverteilungsmuster beim Megakolon zeigt Proteine extrem niedrigen und extrem höheren Molekulargewichts zu Ungunsten von Proteinen im mittleren Molekulargewicht.

Diskussion

Eine normale Weiterleitung der Erregung von einer Muskelzelle zur benachbarten glatten Muskelzelle findet nicht mehr statt, da die sogenannten Nexus, dies sind charakteristisch angeordnete Proteineinheiten in der Zellmembran, die aus dem Proteinconnexin und sechs Untereinheiten zusammengesetzt sind und mit benachbarten Zellen einen Porenkanal von 1,5 nm Durchmesser bilden, zerrissen sind. Dieser Kanal ist aber wichtig, da über ihn Ionen und Moleküle ausgetauscht werden, insbesondere was Calcium- und Magnesiumionen anbelangt. Die glatten Muskelzellen sind über diese Nexus verkoppelt. Dies ist die Voraussetzung für eine geordnete Kontraktion. Die Koppelung ist in diesen Fällen unterbrochen, da die Connexin-Einheiten zerrissen sind. Alle fünf aufgezählten Veränderungen stehen in engem Zusammenhang mit der Innervation der glatten Muskelzellen und haben damit Konsequenzen für den Ablauf der Darmperistaltik. Unterschiedliche Ausprägung und Kombination der beschriebenen Veränderungen in der Darmwand führen zu einem graduellen Übergang von reversiblen zu irreversiblen Prozessen. Die praktischen Konsequenzen, die sich aus diesen histologischen, elektronenmikroskopischen Untersuchungen ergeben sind: Frühdiagnostik von Funktionsstörungen des Enddarms ist wichtig, um sekundärpathologische Veränderungen mit Irreversibilität nicht eintreten zu lassen. Sind derartige Veränderungen bereits eingetreten, so ist zu überprüfen, ob es notwendig ist, dass sekundär-irreversible geschädigte Darmstück zu resezieren.

Das veränderte Zytoproteinpattern der Darmwand entspricht auch der quantitativen Vermehrung von Bindegewebe in der Darmwand auf Kosten der glatten Muskulatur. Diese Befunde wurden dann korreliert mit manometrischen, endoskopischen und röntgenologischen Untersuchungen. Die Zytoproteinanalyse der Darmwand ist eine äußerst differenzierte Untersuchung, die bereits im Frühstadium derartige Veränderungen aufzeigt, bevor es histologisch und elektronenmikroskopisch zu entsprechenden Veränderungen kommt.

Mit diesem sogenannten 'Gradienten morphologischer Ordnung' (R. R. Lehmann) hätte man dann möglicherweise bei Motilitätsstörungen des Dickdarms bei Kindern eine Frühdiagnostik und eine entsprechende Möglichkeit einer frühzeitigen Therapie.

Literatur

1. Kamm MA, Hawley PR, Lennard Jones JE (1988) Outcome of colectomy for severe idiopathic constipation. Gut 29: 969 – 973
2. O Suilleabhain CB, Anderson JH, McKee RF, Finlay IC (2001) Strategy for the surgical management of patients with idiopathi megarectum and megacolon. Br J Surg 10: 1392 – 1396
3. Pemberton JH, Levin KE (1990) The surgery of intractable constipation. Curr Pract Surg 2: 117 – 124
4. Willital GH (1996) Chirurgie im Kindesalter im Krankenhaus der Grund- und Regelversorgung. Chirurg 67: 567 – 575
5. Willital GH, Lehmann RR (2000) Chirurgie im Kindesalter. In: Willital GH, Lehmann RR (Hrsg) Chirurgie im Kindesalter. Spitta Verlag, Balingen, S. 1 – 1331

Korrespondenzadresse: Prof. Dr. G. H. Willital, Klinik und Poliklinik für Kinder- und Neugeborenenchirurgie, Universitätsklinikum Münster, Albert-Schweitzer-Straße 33, 48149 Münster, Tel.: +49/251/83-47710, Fax: +49/251/83-47716, e-mail: kinderchirurgie @uni-muenster.de

Intrauterine Oberkieferrekonstruktion am Beispiel der Lippen-Kiefer-Gaumenspalten beim Schafmodell

Intrauterine maxillary reconstruction by cleft lip and palate in the sheep model

N. A. Papadopulos[1], M. A. Papadopoulos[2], H.-F. Zeilhofer[3], J. Henke[4], W. Erhardt[4], P. Boettcher[5], R. Stolla[6], L. Kovacs[1], J. Schaff[7] und E. Biemer[1]

[1] Abteilung für Plastische und Wiederherstellungschirurgie, Technische Universität München
[2] Abteilung für Kieferorthopädie, Aristoteles Universität Thessaloniki, Thessaloniki, Griechenland
[3] Klinik und Poliklinik für Mund-Kiefer-Gesichtschirurgie, Technische Universität München
[4] Institut für Experimentelle Onkologie und Therapieforschung, Technische Universität München
[5] Allgemeine und Spezielle Chirurgie und Institut für Tieranatomie, Ludwig-Maximilians-Universität München
[6] Gynäkologische und Ambulatorische Tierklinik, Ludwig-Maximilians-Universität München
[7] Abteilung für Hand-, Mikro- und Plastische Chirurgie, Klinikum Dachau

Abstract

Aim: The purpose of this study was to evaluate the usefulness of fetal bone grafts and bone-regenerating implant material in the therapy of surgically created cleft lip and palate (CLP) in the pregnant sheep model. *Material and Methods*: Seventeen pregnant sheep at 75 to 100 days of gestational age (GA; term = 145 – 150 days GA) were used. For the closure of the surgically created alveolar defect a fetal bone graft from the iliac crest (Group I; $n = 4$) and from the ulna (Group II; $n = 3$) was used. This bone graft was also used, being covered by a membrane (Group III; $n = 4$), as it was used also in group IV with collagen-lyophilisate ($n = 4$). At 140 – 145 days of GA animals underwent second look operation. *Results*: The phenotypic analysis revealed no to slight asymmetry of the upper lip and the maxilla, with some notching and thinning at the repaired-side. Two-dimensional maximal intensity projection (2D-MIP) findings confirmed healing of the alveolar defect without callus formation in 66.6% of the cases, and the histological analysis the scarless healing in all, and bone healing without callus formation in 16.6%. *Discussion and Conclusion*: The intrauterine treatment of the alveolar defect by cleft lip is technically feasible. Healing occurs without scar or callus formation.

Einleitung

Die intrauterine Chirurgie hat in den letzten Jahren zunehmend an Bedeutung gewonnen. Da sie aber mit einem hohem Risiko für Mutter und Fetus verbunden ist, wird diese Methode nur für einige wenige, lebensbedrohliche Fehlbildungen angewandt. Deswegen wurde ein internationaler Konsensus bezüglich der Kriterien und Indikationen der intrauterinen Chirurgie innerhalb der Internationalen Gesellschaft für Fetale Medizin und Chirurgie (IFMSS) erreicht (Harrison, 1991).

Die seit kurzem entwickelte endoskopische intrauterine Chirurgie stellt eine neue, schonendere Möglichkeit für die intrauterine Chirurgie dar (Papadopulos et al. 2000). Durch diese letztere Methode können bestehende Nachteile der klassischen offenen intrauterinen Chirurgie vermieden werden, und somit die Sicherheit der Operationen am humanen Fetus sowohl bei lebensbedrohlichen Fehlbildungen als auch bei nicht lebensbedrohlichen Fehlbildungen wie der Myelomeningozele (Bruner et al., 1999) oder den LKG-Spalten (letztere zunächst nur tierexperimentell) verbessert werden. Dadurch kann der Fetus mit einer solche Spalte doppelt profitieren: erstens durch die narbenlose Wundheilung und die kallusarme Knochenheilung, die ein normales Wachstum des Mittelgesichts fördern würden, und zweitens durch die Verringerung der fetalen und mütterlichen Morbidität im Vergleich zur offenen Methode (Papadopoulos et al., 2002a). Da die pränatale Diagnostik, die Fortschritte der Operationstechniken und die pathophysiologischen Kenntnisse parallel sich stetig weiter verbessern, ist eine Ausweitung der klinischen pränatalen Chirurgie auch bei nicht lebensbedrohlichen Fehlbildungen wie den LKG-Spalten zu erwarten.

Aus diesen Gründen war das Ziel dieser Studie, diese außergewöhnlich interessanten Eigenschaften der fetalen Wund- und Knochenheilung zur intrauterinen Behandlung von LKG-Spalten am mittelträchtigen Schaffetus zu erforschen. Unser langfristiges Ziel ist exzellente Ergebnisse zu erreichen, die eine sekundäre postnatale Korrektur bzw. Therapie nicht nötig hätten, da nur in solchen Konditionen in der Zukunft den humanen Fetus geholfen werden könnte.

Material und Methode

Als Modell diente das mittelträchtige Schaf (Trächtigkeitsdauer: 145 – 150 Tage). Insgesamt umfasste unsere Studie 17 Schafe. Bei den Tieren der *Pilotgruppe* (n = 2) betrug das Trächtigkeitsalter ca. 100 Tage (TT), bei allen anderen Gruppen lag dieses bei ca. 85 TT (zwischen 75 und 95 TT). Als *negative Kontrollgruppe* dienten nicht-operierte Feten (n = 6) bei Mehrlingsträchtigkeiten.

Nach Durchführung der Prämedikation und Einleitung der Narkose erfolgte die Intubation der Tiere und deren allgemeine Anästhesie. Anschließend wurde eine Mittellinienlaparotomie mit anschließender Elevation des Uterus aus dem Abdomen durchgeführt sowie eine Hysterotomie. Danach wurde der Kopf vorverlagert und ein einseitiger, paramedianer Lippen- und Kieferdefekt erzeugt. Hierbei wurden chirurgische Lupenbrille mit 4-facher Vergrößerung und Mikroinstrumente benutzt. Anschließend wurde das Knochentransplantat entnommen und der Defekt verschlossen. In der *Pilotgruppe* (n = 2) sowie in der *Studiengruppe I* (n = 4) wurde ein fetales Transplantat aus dem Beckenkamm benutzt, das mit Fibrinkleber am Oberkieferdefekt fixiert wurde. In *Studiengruppe II* (n = 3) wurde ein Transplantat aus der fetalen Ulna benutzt und in gleicher Weise fixiert. In *Studiengruppe III* (n = 4) wurde das gleiche fetale Transplantat benutzt, in gleicher Weise fixiert und von einer GoreTex®-Membrane bedeckt. In *Studiengruppe IV* (n = 4) wurde das Kollagen-Lyophilisat (Coloss®: ein knochenregenerierendes Implantationsmaterial) benutzt, bedeckt auch von der GoreTex®-Membrane. Anschließend erfolgte mit der Hilfe der Lupenbrille die präzise Adaptation der Lippenmuskelränder sowie der Haut- und Mukosaverschluss. Im Abschluss wurde der Kopf in den Uterus zurückverlagert. Fehlendes Fruchtwasser konnte durch körperwarme

Ringer-Lösung ersetzt werden. Am Ende erfolgte der schichtweise Verschluss des Uterus und der Bauchdecke.

Am 140.–145. TT wurden die Tiere der Studiengruppen und der negativen Kontrollgruppe euthanasiert und anschließend folgendermaßen untersucht: fotografische Dokumentation, Knochendichtemessung mittels 2D MIP und histologische Untersuchung der Lippen und der Maxilla. Bei den Tieren der Pilotgruppe erfolgten diese Untersuchungen 2 bzw. 4 Wochen nach der Geburt.

Ergebnisse

Die Applikation dieses Verfahrens bei der intrauterinen Behandlung von LKG-Spalten zeigte sich technisch gut machbar. Jedoch 3 Feten (der Studiengruppen) wurden postoperativ verworfen. Diese 3 Tiere wurden in der Studie nicht berücksichtigt. Durch die Benutzung von Lupenbrille konnte unter sehr guter Sicht präzise gearbeitet werden. Bei der Überprüfung der Oberlippenränder nach Opferung der Tiere konnte die präzise Adaptation der Lippen-Rotweiß-Grenze nachgewiesen werden. Trotzdem zeigte es sich keine bis leichte aber erkennbare Asymmetrie der Oberlippe und des Oberkiefers. Zusätzlich war ein Höhenverlust sowie eine Einziehung der Lippe an der operierten Stelle bei allen Tieren feststellbar.

Die Knochendichte-Messung mittels einer 2D-MIP konnte die Knochenheilung ohne Kallusformation in 66.6% der Fälle bestätigen.

Die histologische Untersuchung zeigte die narbenlose bzw. Übergangs-Wundheilung in allen Fällen. Bei keinem dieser Tieren waren Entzündungszellen vorhanden. Im Bereich der Maxilla konnte diese Untersuchung die kallusarme Knochenheilung nur in 16.6% der Fälle nachweisen, bei jedoch vorhandenen falsch-positiven Ergebnissen in der negativen Kontrollgruppe.

Diskussion

Die weitverbreitete Anwendung von hochauflösendem Ultraschall erlaubt heute eine sorgfältige und frühe Diagnose von kongenitalen Fehlbildungen. Obwohl zur Zeit nur wenige Fehlbildungen die Kriterien zur Durchführung der intrauterinen Chirurgie erfüllen, wird dies sich jedoch in den nächsten Jahren ändern, da die pränatale Diagnostik, die Fortschritte der Operationstechniken und die pathophysiologische Kenntnisse sich stetig weiter verbessern (Papadopulos et al. 2000).

Trotz der bewiesenen narbenlosen Wundheilung und der Möglichkeit der fetalen Knochen-Transplantation, ist weitere Erforschung erforderlich, um exzellente Ergebnisse bei der Behandlung von LKG-Spalten zu erreichen, die eine sekundäre postnatale Korrektur bzw. Therapie nicht nötig hätten.

Zweck unseres Forschungsvorhabens war es, diese außergewöhnlich interessanten fetalen Eigenschaften am Modell des mittelträchtigen Schaffetus zu erforschen.

Mit der Hilfe von Knochendichtemessung konnten wir zeigen, dass die intrauterine chirurgische Behandlung der Oberkieferspalte beim trächtigen Schaf technisch möglich ist, bei histologisch gesicherter narbenlosen Wundheilung und kallusarmen Knochenheilung. Eine Deviation der Schnauze konnten wir nicht nachweisen, jedoch die Tendenz, dass eine Kieferknochenheilung nach der fetalen Operation eine Überlegenheit in Bezug auf ein normales Prämaxillawachstum hat. Da wir aber die Indikationserweiterung zur klinischen Anwendung dieses o.g. Vorgehens beabsichtigen, wurde die Durchführbarkeit eines solchen komplexen endoskopischen Eingriffs im Uterus evaluiert und bestätigt (Papadopulos et al. 2002b).

Trotzdem soll jedoch aufgrund der bisher erzielten Resultate betont werden, dass die pränatale Therapie von LKG-Spalten an Menschen zum gegenwärtigen Zeitpunkt nicht empfohlen werden kann. Noch werden viele weitere Studien notwendig sein, bevor eine intrauterine Behandlung von LKG-Spalten in absehbare Nähe rückt. Nur wenn die Hintergründe verstanden werden, ist es möglich eine zufriedenstellende Behandlung zu finden. Dennoch, es ist nicht sicher ob wir eines Tages die optimale Behandlungsmethode für LKG-Spalten finden werden können!

Literatur

1. Bruner JP, Richards WO, Tulipan NB, Arney TL (1999) Endoscopic coverage of fetal myelomeningocele in utero. Am J Obstet Gynecol 180: 153–158
2. Harrison MR (1991) Professional considerations in fetal treatment. In: Harrison MR, Golbus MS and Filly RA (Hrsg). The unborn patient. WB Saunders, Philadelphia, S. 8–13
3. Papadopulos NA, Deprest JA, Dumitrascu I, Miserez M, Yesildaglar N, Vandenberghe K, Lerut TE (2000) Endoskopische fetale Chirurgie: eine neue Perspektive in der fetalen Therapie? Sozialpädiatrie – Kinder- und Jugendheilkunde 22: 14–22
4. Papadopoulos MA, Jannowitz Chr, Christou P, Henke J, Boettcher P, Sader R, Kovacs L, Zeilhofer HF, Biemer E, Papadopulos NA (2002a) Fetal surgical treatment of cleft lip and palate: A real possibility or an utopia? Hellenic Plastic Surgery (eingereicht)
5. Papadopulos NA, Zeilhofer HF, Papadopoulos MA, Feussner H, Papadopoulos MA, Kovacs L, Horch HH, Biemer E (2002b) Endoskopische intrauterine Chirurgie bei kraniofazialen Fehlbildungen am Beispiel der Lippen-Kiefer-Gaumenspalten. Mund-, Kiefer- und Gesichtschirurgie (eingereicht)

Unterstützt vom Konto für Klinische Forschung (KKF) der Medizinischen Fakultät der Technischen Universität München (KKF F 12 – 98/8744550)

Korrespondenzadresse: Dr. med. Nikolaos A. Papadopulos, Abteilung für Plastische und Wiederherstellungschirurgie, Technische Universität München, Klinikum rechts der Isar, Ismaningerstraße 22, 81675 München, Tel.: +89 4140 2171, Fax +89 4140 7399, e-mail: n.papadopulos@lrz.tum.de

Die Trichterbrust – Resultat eines gestörten Proteinstoffwechsels

Funnel chest – result of disturbances in protein metabolism

C. M. Meier, S. Nitsche, S. Noß und G. H. Willital

Klinik für Kinder- und Neugeborenenchirurgie, Universitätsklinikum Münster

Abstract

The etiology of funnel chest is rather unclear. Different alterations in physiology of cartilage and chest wall as well as the metabolism of trace elements (zinc) are presumed to be involved in the etiology of chest wall disorders. The aim of this study was to determine disturbances in protein metabolism in correlation to light and electron microscopic findings. Results: Electron microscopic investigations of parasternal cartilage obtained from funnel chest patients demonstrated collagen fibrils parallelly arranged and excessive amounts of proteoglycans in the extracellular matrix. Protein analysis of cartilage demonstrated an increase of protein synthesis of collagen II, which concentration was as twice as high as normal, and its procollagen pN-collagen II molecule. Metabolism of pN-collagen II molecule is zinc-dependent. Conclusion: Cartilage in funnel chest presents with altered extracellular matrix that correlates with microscopic findings. These changes could provide the explanation for the deformation of cartilages in funnel chest patients.

Einleitung

Die Ätiologie der Trichterbrust ist bis heute ungeklärt. Das Auftreten zeigt eine uneinheitliche Altersverteilung. Ein teilweise familiär gehäuftes Auftreten ist ebenfalls bekannt [2]. Untersuchungen des parasternalen Rippenknorpels bei Patienten mit Trichterbrust zeigten lichtmikroskopisch Veränderungen im Sinne einer vorzeitigen Knorpelalterung und einer daraus resultierenden Instabilität. Untersuchungen bei Ratten hatten bei Zinkmangel eine Entwicklung von Thoraxveränderungen gezeigt. Die Rolle des Zinks wurde in seiner Katalysatorfunktion bei chemischen Reaktionen gesehen [1]. Diese Daten lassen auch Stoffwechselveränderungen vermuten, die die Ursache für diese Veränderungen sind. Im Folgenden wurde parasternaler Rippenknorpel von Patienten mit Trichterbrust elektronenmikroskopisch und biochemisch untersucht.

Material und Methodik

Knorpelgewebe von 32 Patienten wurde in Epon eingebettet. Aus diesen wurden Semidünnschnitte angefertigt, die lichtmikroskopisch beurteilt wurden. Von repräsentativen Abschnitten wurden anschließend Ultradünnschnitte angefertigt, die elektronen-

562

mikroskopisch untersucht wurden. Desgleichen wurden bei zwei Patienten mit Trichterbrust und drei Patienten ohne Thoraxdeformität Knorpelproben biochemisch untersucht. Die Untersuchungen erfolgten in Form von Proteinextraktion, sequentieller Salzfällung, SDS-Polyacrylamidgelelektrophorese und Western-Blot sowie sequentieller Extraktion von Kollagenen.

Ergebnisse

Die elektronenmikroskopische Auswertung ergab eine im Gegensatz zum Normalknorpel vorhandene Ausrichtung der Fibrillen in einer Vorzugsrichtung. Die Fibrillen wie auch die Enden der Fibrillen sind verdickt und sägezahnartig ausgefranst. Die Chondrozyten zeigen als Hinweis auf eine gesteigerte Proteinsynthese ein ausgeprägtes endoplasmatisches Retikulum. In der extrazellulären Matrix finden sich große Mengen aggregierter Proteoglykane. Biochemisch ließ sich aus Knorpelgewebe bei Trichterbrust etwa die doppelte Menge an Kollagenen (15% – 30% gegenüber 6% – 13%) extrahieren. In der Proteinextraktion sowie im Western-Blotting konnte das 'pN-Kollagen-II-Molekül', ein Kollagen-II-Vorläuferprotein, für die abnormale Fibrillenmorphologie verantwortlich gemacht werden. Die Verstoffwechselung dieses Moleküls erfolgt über die Pro-N-Peptidase. Die Enzymaktivität dieses Enzyms ist zinkabhängig. Ein generalisierter Zinkmangel konnte bei Patienten mit Trichterbrust bislang jedoch nicht nachgewiesen werden.

Schlussfolgerung

Zusammenfassend zeigt sich bei Trichterbrustknorpel eine veränderte Kollagenmatrix, die sich durch eine Vermehrung von Kollagenen und Proteoglykanen auszeichnet. Das Kollagen wurde als Kollagen vom Typ II identifiziert. Die Ergebnisse deuten darauf hin, dass es sich bei den aggegierten Proteinen um 'pN-Kollagen-II-Molekül' handelt.

Literatur

1. Rupprecht H, Neue Aspekte zur Pathogenese der Brustdeformitäten- Laborchemische Analysen, morphologische Untersuchungen sowie tierexperimentelle Studie, Habilitation an der Universität Erlangen-Nürnberg 1990
2. Leung AK, Familial congenital funnel chest, Am J Med Genet 1987; 26: 887 – 890

Korrespondenzadresse: Dr. C. M. Meier, Klinik für Kinder- und Neugeborenenchirurgie, Universitätsklinikum Münster, Albert-Schweitzer-Straße 44, 48149 Münster

Traumatische extraparenchymale Blutung der hinteren Schädelgrube als Warnsymptom einer atlantoaxialen Instabilität

Traumatic extra-cerebral hemorrhage of the posterior cranial fossa as a warning sign of atlanto-axial instability due to ligament tear

J. Wurm[1], K. Holl[2], K. Rolli[2], A. Olschowski[2], K. Nussbaumer[3], G. Wurm[2] und M. Engels[1]

[1] Kinderchirurgische Abteilung
[2] Neurochirurgische Abteilung
[3] Neuroradiologische Abteilung, Landesnervenklinik Linz, Austria

Abstract

Introduction: We report on five patients following cranio-cerebral trauma. In all cases, cranial computer tomography (CT) scan showed evidence of extra-cerebral bleeding of the posterior cranial fossa (PCF) in a pattern unrelated to the other intra-cranial lesion. *Patients*: The patients were children or young patients averaging 14.8 years. While three of the cases showed epidural bleeding in the area of the clivus or the posterior cranial fossa, one patient showed sub-arachnoid bleeding around the cerebellum, the other in the 4th ventricle. Hemorrhagia was a first sign pointing to a lesion in the upper cervical spine (CS) and suggested the need for further diagnostic imaging. In five of these patients a lesion of the ligament with C1/C2 instability was diagnosed as an underlying cause of hemorrhage, with additional osseous lesion of the CS only present in one case. *Therapy*: Surgical treatment was necessary in all four cases with proven instability, while the fifth case was treated conservatively. *Results*: All patients undergoing surgery showed clinical improvement or continued to lack neurological symptoms. Following a median 5 years and 8 months' follow-up, a stable situation with good functionality was proved in all patients. *Conclusion*: Traumatic extra-cerebral bleeding of PCF as evidenced in imaging scans must be interpreted as a warning sign of ligament lesion of the upper CS necessitating exact functional screening of the cranio-cervical transition and the upper CS.

Einleitung

In den Jahren 1991 – 1995 wurden an unserer Abteilung 944 Patienten nach Schädel-Hirn-Trauma behandelt. Bei vier Kindern und einem Erwachsenen aus dieser Gruppe fand sich in der Akut-CT-Untersuchung des Schädels eine Blutung im Bereich der hinteren Schädelgrube (HSG), welche nicht zum übrigen intrakraniellen Verletzungsmuster passte (Abb. 1). Das Durchschnittsalter der Patienten betrug 8,8 Jahre (4 – 22 Jahre). Es handelte sich um drei männliche und zwei weibliche Patienten. Ursache für das SHT waren in allen Fällen Akzelerations- und Dezelerationstraumen mit extremen Flexions- bzw. Hyperextensionsbewegungen des Kopfes, zum Teil mit gleichzeitiger Rotation; vier hatten im Rahmen eines Verkehrsunfalles stattgefunden (Patient 1, 2, 4, 5), ein Kind (Patient 3) war von einer umstürzenden Mauer erfasst worden (Lit. 1, 2, 3, 4, 5).

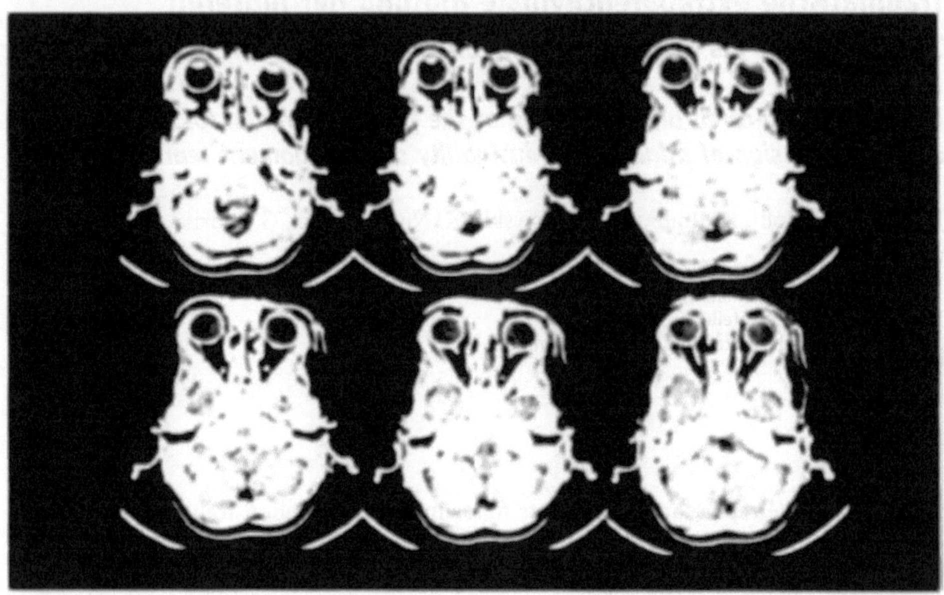

Abb. 1. Patient 1, 4 Jahre, m; im Schädel-CT Nachweis einer epiduralen Blutung am Clivus als Warnsymptom einer atlantoaxialen Instabilität

Klinische Befunde bei Aufnahme

Patient 3 war neurologisch und elektrophysiologisch unauffällig. Bei der elektrophysiologischen Untersuchung wurden bei Patient 1, der nur einen beidseits positiven Babinski aufwies, Hinweise für das Vorliegen einer Störung der somatosensorischen Reizverarbeitung auf hochmyelärem bzw. Hirnstamm-Niveau in der SSEP-Untersuchung (somatosensorisch evozierte Potentiale) gefunden. Bei drei Patienten (Patient 2,4,5) war die initiale neurologische Befunderhebung wegen Intubation und Sedierung erschwert: Es wurde bei diesen Patienten die Narkose abgeflacht, um eine initiale neurologische Beurteilung zu ermöglichen. Dabei zeigte sich bei Patient 2 eine Tetraparese, Patient 5 war neurologisch und elektro-physiologisch (SSEP) unauffällig, Patient 4 hatte lediglich Pyramidenbahnzeichen.

Bildgebende Diagnostik

Siehe Tabelle nächste Seite.

Operative Behandlung

Bei zwei Patienten (Patient 3 und 5) erfolgte die präoperative Reposition mittels Crutchfieldextension. Bis auf eines der beiden jüngsten Kinder (Patient 1) wurden alle Patienten operiert. Der erwachsene Patient (Patient 5) wurde mit einer Densschraube

Tabelle 1. Bildgebende Diagnostik

Patientendaten		CT-Schädel bei Aufnahme		Weiterführende Untersuchungen		
Patient	Alter/ Sex	supratentoriell	HSG	CT C0-Th1	MR HWS und kraniocervikaler Übergang	Kinematographie HWS
1	4/m	multiple kleinste Kontusionsherde	epidurale Blutung, Clivus	keine Subluxation, epidurale Blutung C0-C2	keine Myelopathie	keine Instabilität
2	4/w	kein pathologischer Befund	Blutung 4. Ventrikel	Rotations-Subluxation C1/2, epidurale Blutung C0-C2	Myelopathie C0-C2	Instabilität C1/C2
3	7/m	kein pathologischer Befund	epidurale Blutung, Clivus	sagittale Subluxation C1/C2, C2/C3, epidurale Blutung C0-C2		Instabilität C1/C2, C2/C3
4	7/w	frontale Kontusionen bds.	SAB	Rotations-Subluxation C1/2, pidurale Blutung C0-C2	Myelopathie C2	Instabilität C1/C2
5	22/m	kein pathologischer Befund	epidurale Blutung, Foramen Magnum	sagittale Sub-luxation C1/C2, Fraktur C1, C2		Instabilität C1/C2

bleibend versorgt. Die drei Kinder mit Instabilität C1/C2 stabilisierten wir vorübergehend von dorsal. Bei dem Kind mit der zusätzlichen C2/C3-Instabilität erfolgte auch eine vorübergehende ventrale Stabilisierung. Bei allen Kindern hoben wir die Stabilisierung nach im Mittel 8 Monaten (4–12 Monaten) wieder auf. Es wurde bei allen operierten Kindern eine Fusionierung C1/C2 erreicht.

Nachuntersuchung

Die klinische und radiologische (Kinematographie) Nachuntersuchung fand nach 5,2 Jahren im Mittel (4 bis 8,2 Jahren) statt. Neurologisch waren drei Patienten (Patient 1, 3, 5) unauffällig, zwei Patienten (Patient 2 und 4) gebessert. Bei allen Patienten konnte in der Kinematographie eine stabile Situation bei harmonischem Bewegungsablauf der HWS nachgewiesen werden. Subjektiv beklagte nur eine Patientin (Patient 4) einen verminderten Bewegungsumfang. Nacken- und Hinterkopfschmerzen wurden von einem Patienten angegeben (Patient 3).

Danksagung: Die Autoren danken Herrn H. Ringler und Herrn F. Knogler für die technische Unterstützung.

Literatur

1. Adams VI (1993) Neck injuries: III. Ligamentous injuries of the craniocervical articulation without occipito-atlantal or atlanto-axial facet dislocation. A pathologic study of 21 traffic fatalities. J Forensic Sci 38: 1097–1104
2. Cattell HS, Filtzer DL (1965) Pseudosubluxation and other normal variations in the cervical spine in children: a study of one hundred and sixty children. J Bone Joint Surg 47: 1295–604

3. Dallek M, Meenen NM , Jungbluth K -H , Bentele KHP, Grzyska U (1995) Traumatische Luxationen der kranialen Halswirbelsäule im Kindesalter. Unfallchirurgie 21: 40 – 44
4. Iida H, Tachibana S, Kitahara T, Horiike S, Ohwada T, Fujii K (1999) Association of head trauma with cervical spine injury, spinal cord injury, or both. J Trauma, 46: 450 – 2
5. Keiper, Zimmermann, Bilaniuk, (1998) MRI in assessment of supportive soft tissues of cervical spine in acute trauma in chilren. Neuroradiology, 40: 359 – 63

Korrespondenzadresse: Dr. Jürgen Wurm, Kinderchirurgische Abteilung, Landeskinderklinik Linz, Krankenhausstraße 26, 4020 Linz, Österreich, Tel.: 0043/732/6923-0, Fax: 0043/732/6923/1109, e-mail: juergen.wurm@kk.lkh.ooe.gv.at

Computergestützte Visualisierung von Daten der Lebensqualität zur Therapieoptimierung am Beispiel von Patienten mit kolorektalem Karzinom

Computerized visualization of quality of life data for improving therapy: the example of patients with colorectal cancer

M. Middeke[1], I. Kopp[1], A. Bauhofer[1], U. Plaul[2], A. Torossian[3], I. Celik[1], W. Lorenz[1] und M. Koller[1]

[1] Institut für Theoretische Chirurgie
[2] Klinik für Visceral-, Thorax- und Gefäßchirurgie
[3] Klinik für Anästhesiologie und Intensivmedizin, Philipps-Universität Marburg

Abstract

Introduction: A variety of questionnaires (EORTC-QLQ30, SF-36 a. o.) are available to assess quality of life (QL). A lot of data are collected with these questionnaires but the interpretation of these data is very complex. *Methods*: We developed a method to visualize these complex data: the QL profile. In this profile different questions composing a particular QL dimension were aggregated and linearly transformed to a scale from 1 to 100. The resulting score values were graphically arranged to a comprehensive QL profile [1]. This procedure was repeated for each QL measurement (e.g. 2, 6, 9 etc. month after surgery). *Results*: We showed that these profiles are understandable for physicians not educated in QL measurement. The interpretation of the profiles sometimes leads to a different treatment of patients and shows that it is possible to control the quality of treatment any point of time. *Conclusion*: With our QL profiles it is possible to visualize complex data from QL-questionnaires in an intuitive comprehensible way. Therefore, QL questionnaires can become a routine tool for physicians to follow-up their patients.

Einleitung

Es existiert bereits eine Vielzahl von Fragebögen, die der Erfassung der Lebensqualität (LQ) von Patienten, insbesondere von Tumorpatienten dienen (EORTC-QLQ30, SF-36 u.a.). Der flächendeckende Einsatz dieser Fragebögen im ärztlichen Alltag scheitert häufig an der Interpretation der Ergebnisse. Ziel war es deshalb, eine Methode zu entwickeln, mit welcher eine anschauliche Darstellung der Daten aus LQ-Fragebögen möglich ist.

Methodik

Als Grundlage für die Erfassung der Lebensqualität im Rahmen einer prospektiven Kohortenstudie [2] und einer randomisierten kontrollierten Studie zum kolorektalen Karzinom [3] diente der EORTC-QLQ30 Lebensqualitätsfragebogen mit dem Zusatzmodul CR38. Die Daten wurden bei Entlassung aus der Klinik und dann parallel zur klinischen Nachsorgeuntersuchung (2 bzw. 3, 6, 9, 12 etc. Monate) erhoben und in einer Datenbank (MS-ACCESS) abgelegt. Einzelne Fragen wurden zu Untergruppen der drei Hauptdomänen der Lebensqualität (somatisch, psychologisch und sozial) zusammengefasst und die entsprechenden Antworten mit einer Statistiksoftware (SPSS) mathematisch auf eine Skala von 0 bis 100 transformiert. Ein Wert von 50 stellt hierbei die kritische Grenze für eine Intervention dar. Zur Visualisierung wurde ein Computerprogramm (LQ-Profiler) entwikkelt, welches die Ergebnisse für jeden Erhebungszeitpunkt grafisch darstellt. In einem Pilotversuch wurden die Ergebnisse den behandelnden Ärzten (n = 4) von 16 Patienten vorgelegt.

Ergebnisse

Durch Visualisierung in LQ-Profilen (siehe Abb. 1) ist es möglich, die komplexen Datenreihen aus LQ-Fragebögen auch im zeitlichen Ablauf anschaulich und verständlich darzustellen. Aus diesen Profilen wird ersichtlich, in welcher Domäne der Lebensqualität ein Patient Defizite aufweist. Eine gezielte und individuell abgestimmte Therapie wird möglich (Krankengymnastik, ambulante Pflege zur Wund- oder Stomaversorgung,

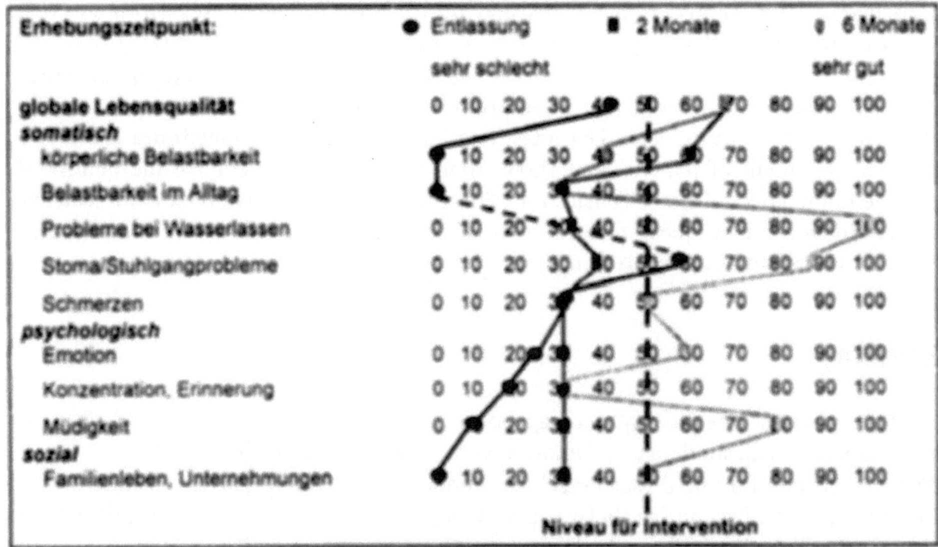

Abb. 1. Lebensqualitätsprofil eines Patienten mit kolorektalem Karzinom, bei Entlassung, nach 2 und 6 Monaten. Dargestellt ist die Entwicklung über die Zeit in den einzelnen Teilbereichen der Lebensqualität

individuelle Schmerztherapie, psychotherapeutische Unterstützung, etc.). Die Profile wurden von den behandelnden Ärzten als verständlich bewertet (100%) und zusätzliche Informationen konnten daraus gewonnen werden, die in zwei Fällen zu Handlungskonsequenzen führten. Da die zeitliche Entwicklung der unterschiedlichen Domänen anschaulich dargestellt wird, ist eine ständige Kontrolle der Effektivität der eingesetzten Maßnahmen möglich und somit eine kontinuierliche Qualitätskontrolle gegeben.

Diskussion und Schlussfolgerung

Mit der hier vorgestellten Methode ist es möglich, die komplexen Daten aus Lebensqualitätsfragebögen anschaulich darzustellen – zu visualisieren – und damit dem behandelnden Arzt eine verständliche Hilfe zur Beurteilung der selbstberichteten Lebensqualität seiner Patienten an die Hand zu geben. Durch die zeitliche Darstellung der Ergebnisse ist eine kurzfristige Anpassung der individuellen Therapie möglich und eine ständige Qualitätskontrolle gegeben.

Literatur

1. Koller M, Kussmann J, Lorenz W und Rothmund M (1994) Die Messung von Lebensqualität in der chirurgischen Tumornachsorge: Methoden, Probleme und Einsatzmöglichkeiten. Chirurg 65: 333 – 339
2. Kopp I, Koller M, Rothmund M und Lorenz W (2000) Evaluation der Therapie von Patienten mit Rektumkarzinom. Ziele des Heilens (Outcomes) und Implementierung des Konzepts Lebensqualitat in die medizinische Gesamtversorgung. Zentralbl Chir 125: 940 – 946
3. Bauhofer A, Lorenz W, Stinner B, Rothmund M, Koller M, Sitter H, Celik I, Farndon JR, Fingerhut A, Hay JM, Lefering R, Lorijn R, Nystrom PO, Schafer H, Schein M, Solomkin J, Troidl H, Volk HD, Wittmann DH und Wyatt J (2001) Granulocyte-colony stimulating factor in the prevention of postoperative infectious complications and sub-optimal recovery from operation in patients with colorectal cancer and increased preoperative risk (ASA 3 and 4). Protocol for a controlled clinical trial developed by consensus of an international study group. Part two: design of the study Inflamm Res 50: 187 – 205

Korrespondenzadresse: Dr. Martin Middeke, Institut für Theoretische Chirurgie, Klinikum der Philipps-Universität Marburg, Baldingerstraße, 35033 Marburg, Fax: 06421/28-68926, e-mail: Martin@Middeke.de

Positives Denken und Lebensqualität bei chirurgischen Karzinompatienten

Positive thinking and quality of life in surgical cancer patients

M. Koller[1], M. Jenkins[2], I. Kopp[1], M. Rothmund[3] und W. Lorenz[1]

[1] Institut für Theoretische Chirurgie, Klinikum der Philipps-Universität, Marburg
[2] Living Beyond Breast Cancer®, Philadelphia, Pennsylvania, USA
[3] Klinik für Visceral-, Thorax- und Gefäßchirurgie, Klinikum der Philipps-Universität, Marburg

Abstract

Background: The present study investigates the idea that the relationship between positive thinking and quality of life depends on the very nature of the thought content. Opposite results are expected for optimism/positive affect and thinking about positive health-related personal qualities (e.g., patience, optimism, self-worth). *Methods*: Cross-sectional study. One-hundred surgical cancer patients with predominantly gastrointestinal tumors filled out a questionnaire (EORTC QLQ-C30, positive affect, positive self-related thinking) in the course of a routine follow-up examination. Patients' objective health status was quantified by five-year survival probability. *Results*: Positive affect was associated with low somatic symptom distress ($r = -0.40$, $p < 0.001$), high global quality of life ($r = 0.47$, $p < 0.001$), and high social functioning ($r = 0.38$, $p < 0.001$). In contrast, thinking about positive personal qualities was strongly correlated with somatic symptom distress ($r = 0.40$, $p < 0.001$), poor global quality of life ($r = -0.23$, $p < 0.05$), negative affect ($r = 0.37$, $p < 0.001$), poor social functioning ($r = -0.40$, $p < 0.001$) and poor prognosis ($r = -0.25$, $p < 0.05$). Person-related thinking and positive affect were unrelated ($r = -0.04$, n.s.). In hierarchical multiple regression analyses the block of demographic/clinical variables did not account for a significant proportion of the variance in somatic symptoms and global quality of life, whereas a set of psychosocial variables was a good predictor ($p < 0.001$). *Conclusions*: Patients who suffer from symptoms and impaired quality of life try to compensate their condition through preoccupation with positive person-related thoughts. Patients' responses to standardized quality of life questionnaires cannot be explained through clinical variables and require an understanding of underlying psychological processes.

Einleitung

In der vorliegenden Studie wird die Hypothese überprüft, dass positives Denken nicht automatisch mit einer hohen Lebensqualität verknüpft ist, sondern dass es auf die spezifischen Gedankeninhalte ankommt. Unstrittig ist, dass Optimismus und positive Stimmung mit hoher Lebensqualität assoziiert sind [1]. Hingegen lassen kompensationstheoretische Überlegungen erwarten, dass das Nachdenken über positive gesundheitsrelevante Persönlichkeitseigenschaften (z.B. Geduld, Willensstärke, Selbstwert) mit geringer Lebensqualität einhergeht [2].

Methodik

Einhundert chirurgische Tumorpatienten (Alter = 65 [26 bis 83]; 57 männlich, 43 weiblich; Karzinome: 61 kolorektal, 15 Magen, 6 Ösophagus, 4 Bronchial, 14 andere) füllten im Zuge einer regulären Nachsorgeuntersuchung den EORTC QLQ-C30, eine Symptomliste für kolorektale Symptome, eine Stimmungsskala [3] und eine Skala zur Messung von selbstbezogenen Gedanken aus (Tabelle 1). Ferner wurde der objektive Gesundheitsstatus erhoben (Klinik, Labor, Bildgebung).

Ergebnisse

Positiver Affekt war korreliert mit geringer körperlicher Symptombelastung, hoher globaler Lebensqualität und guter sozialer Funktion (Tabelle 2). Im Gegensatz dazu war die gedankliche Beschäftigung mit positiven gesundheitsrelevanten Persönlichkeitseigenschaften korreliert mit hoher körperlicher Symptombelastung, schlechter globaler Lebensqualität, negativem Affekt, schlechter sozialer Funktion (alle) und schlechter Prognose (Tabelle 2). Zwischen positivem Affekt und positivem Denken gab es keine Beziehung, r = − 0.04.

Weiterführende multiple Regressionsanalysen haben gezeigt, dass der Block von demographischen und klinischen Variablen (Alter, Geschlecht, Prognose, Monate seit der

Tabelle 1. Beschreibung der Variablen

Variable	Frageninhalte	Skalierung
Positiver Affekt	Aufmerksam, konzentriert, optimistisch, aktiv, entspannt, zuversichtlich	0 (überhaupt nicht) bis 4 (sehr stark)
Positives Denken	'Wie häufig haben Sie an die positiven Eigenschaften (z.B. Geduld, Zuversicht) gedacht?'	0 (nie) bis 4 (sehr häufig)
Körperliche Symptome	Insgesamt 18 Symptome wie Kurzatmigkeit, Schmerzen, Müdigkeit, Brechreiz, Appetitlosigkeit, ...	1 (überhaupt nicht) bis 4 (sehr)
Globale Lebensqualität	Genereller körperlicher Zustand und generelle Lebensqualität während der letzten Woche	1 (sehr schlecht) bis 7 (sehr gut)
Negativer Affekt	Angespannt, sorgenvoll, reizbar, niedergeschlagen	1 (überhaupt nicht) bis 4 (sehr)
Soziale Funktion	Einschränkung des Familienlebens und sozialer Aktivitäten durch Erkrankung und medizinische Behandlung	1 (überhaupt nicht) bis 4 (sehr)
Prognose	5-Jahres-Überlebenswahrscheinlichkeit in Abhängigkeit von Tumorlokalisation und pTNM-Status	Prozentwerte

Tabelle 2. Korrelationen

	Positiver Affekt	Positives Denken
Körperliche Symptome	− 0.40**	0.40**
Globale Lebensqualität	0.47**	− 0.23*
Negativer Affekt	− 0.41**	0.37**
Soziale Funktion	0.38**	− 0.40**
Prognose	− 0.02	− 0.25*

Bei den Werten handelt es sich um Pearson-Korrelationskoeffizienten
** $p < 0.001$, * $p < 0.05$

Operation) keinen signifikanten Beitrag zur Varianzaufklärung von somatischen Symptomen (R^2change $= 0.038$) und der globalen Lebensqualität (R^2change $= 0.028$) leistete, während die psychosozialen Variablen positiver Affekt, positives Denken und negativer Affekt gute Prädiktoren darstellten (R^2change $= 0.492$ und 0.368, beide $p < 0.001$).

Diskussion

Patienten, die unter körperlichen Symptomen und mangelnder Lebensqualität leiden, versuchen, diese Einschränkungen durch positive Gedanken zu kompensieren. Der psychologische Mechanismus, der diesem Effekt zugrunde liegt und der in vielen experimentellen Studien untersucht und bestätigt werden konnte, kann wie folgt beschrieben werden [2]: Solange Personen eine Aufgabe beherrschen, wenden sie ihre Gedanken dieser Aufgabe zu. Wenn die Aufgabe unlösbar erscheint, beginnen die Personen an Voraussetzungen zu denken, die eine Lösung begünstigen. Diese Voraussetzungen werden in unserem sprachlichen System durch Persönlichkeitseigenschaften charakterisiert. Das Denken an diese Persönlichkeitseigenschaften ist eine Ersatzhandlung, die an die Stelle einer tatsächlichen Problemlösung tritt. Viele Krebspatienten stehen einer unlösbaren Aufgabe gegenüber, nämlich der Wiedererlangung ihrer Gesundheit. Daher sind derartige Kompensationsmechanismen für sie besonders relevant. Dieser Kompensationsmechanismus ist verantwortlich dafür, daß, wie in dieser Studie gezeigt, positive Gedanken nicht immer gleichbedeutend mit hoher Lebensqualität sind.

Die Antworten von Patienten auf standardisierte Lebensqualitäts-Fragebögen können durch klinische Variablen nur unzureichend erklärt werden [4, 5]. Es bedarf psychologischer Konzepte. Nur die Kenntnis und Messung solcher psychologischen Konzepte erlaubt eine Interpretation von Lebensqualitäts-Studien und läßt Aussagen darüber zu, wie die Situation der Patienten verbessert werden kann.

Literatur

1. Koller M, Lorenz W, Wagner K, et al. (2000) Expectations and quality of life of cancer patients undergoing radiotherapy. J R Soc Med 93: 621–628
2. Wicklund RA (1986) Orientation to the environment vs. preoccupation with human potential. In: Sorrentino RM, Higgins ET (Hrsg) Motivation and cognition: Foundations of social behavior. Guilford Press, New York, S. 64–95
3. Siegrist J, Broer M, Junge A (1996) PLC – Profil der Lebensqualität chronisch Kranker. Beltz Test, Göttingen
4. Koller M, Heitmann K, Kussmann J, Lorenz W (1999) Symptom reporting in cancer patients II: Relations to social desirability, negative affect, and self-reported health behaviors. Cancer 86: 1609–1620
5. Koller M, Kussmann J, Lorenz W, et al. (1996) Symptom reporting in cancer patients: The role of negative affect and experienced social stigma. Cancer 77: 983–995

Danksagung: Die Fertigstellung des Manuskripts erfolgte im Rahmen des vom Bundesministerium für Gesundheit geförderten Projekts 'Feldstudie zur Verbesserung der Versorgung Krebskranker' (FB 2-43332-70/6).

Korrespondenzadresse: Priv.-Doz. Dr. Michael Koller, Institut für Theoretische Chirurgie, Klinikum der Philipps-Universität, Baldingerstraße, 35033 Marburg, Tel.: (0 64 21) 286-2250, Fax: (0 64 21) 286-8926, e-mail: koller@mailer.uni-marburg.de

Prospektiv-randomisierte Studie zur Lebensqualität nach Lichtenstein-Herniotomie – Vergleich zwischen alter und neuer Mesh-Generation

A randomized controlled study for assessment of quality of life in Lichtenstein hernia repair: comparison between old and new mesh generation

B. Weiß[1], T. Neufang[1], M. Willer[1], D. Lorenz[2] und S. Post[1]

[1] Chirurgische Universitätsklinik Mannheim
[2] Chirurgische Klinik, Dr. Horst-Schmidt Kliniken Wiesbaden

Abstract

The use of alloplastic prosthetic materials in hernia repair is generally accepted. However, many patients complain of foreign body sensations after mesh-graft implantation. The aim of this study was to compare 2 mesh-grafts in terms of quality of life. Short- and long-term postoperative complications and quality of life were also assessed.

In a randomized controlled study we compared heavy-weight multifilament mesh (Polypropylene; Surgipro®) and low-weight multifilament mesh (Polypropylene and Polyglactin 910, Vypro®) with regard to quality of life and postoperative complications. Preoperatively and 6 months postoperatively the quality of life index SF-36 was assessed, clinical findings and ultrasound examinations were recorded at day 1 and 6 months postoperatively.

Between July 1999 and December 2000 108 patients with inguinal hernia (104 primary hernias, 13 recurrent hernias, 9 bilateral hernias) were enrolled. There were no significant differences between both groups in postoperative surgical complications and rate of recurrences. 6 months after surgery quality of life index increased ($p < 0.01$), but was no different between both groups. Foreign body sensations were significantly lower ($p < 0.004$) following hernia repair using Vypro® mesh (10/57) compared to Surgipro® mesh (20/45). Physically active patients had significant less pain following Vypro® mesh implantation than following Surgipro® mesh implantation using a visual analogue scale 0 to 10 (0.16 vs. 0.79, $p < 0.05$).

Our results show that acceptance of Lichtenstein hernia repair by patients was positive as measured by quality of life index SF-36.

Significantly less foreign body sensations were complained after surgery with new compared to old generation mesh-grafts (Vypro® vs. Surgipro®).

Einleitung

Die Bewertung der Ergebnisse von Leistenbruchoperationen allgemein konzentrierte sich in den vergangenen Jahren ausschließlich auf den technischen Erfolg und die Rezidiv-Rate [1, 2], während die Lebensqualität noch vergleichsweise wenig zur Beurteilung des Operationserfolges herangezogen wurde. Nach allgemeiner Etablierung der standardisierten Mesh-Reparation nach Lichtenstein wurde im eigenen Krankengut die Lebensqualität zum Vergleich von alter und neuer Mesh-Generation validiert.

Material und Methoden

Von Juli 1999 bis Dezember 2000 erfüllten insgesamt 108 Patienten die Einschlusskriterien dieser Studie. Bei allen Patienten erfolgte eine standardisierte Erfassung von Risikofaktoren, des perioperativen Verlaufes sowie eine klinische Nachuntersuchung nach 6 Monaten. Die Operationstechnik der Hernienreparation nach Lichtenstein erfolgte standardisiert nach Amid und Lichtenstein [4]. Die Patienten konnten zwischen Intubationsnarkose, Spinalanästhesie und Lokalanästhesie wählen, letztere wurde ebenfalls in der nach Amid [4] beschriebenen Technik durchgeführt. Die beiden im Rahmen dieser Studie zum Vergleich eingesetzten Netzarten waren zum einen ein aus reinem Polypropylen bestehendes, nicht resorbierbares, schwergewichtiges Multifilamentnetz (Surgipro®, 13×8 cm)) mit einem Flächengewicht von ca. 100 – 110 g/m^2, zum anderen ein aus gleichen Teilen bestehendes resorbierbares und nicht resorbierbares, leichtgewichtiges Multifilamentnetz (Vypro®, 15×10 cm) mit einem Flächengewicht von ca. 27 – 30 g/m^2. Der resorbierbare Anteil entspricht einem Polyglactin-Garn, ein Copolymer aus 90% Glycolid und 10% Lactid mit einer Resorptionszeit von 56 – 70 Tagen, wodurch sich das im Körper verbleibende Fremdmaterial um ca. 70% reduziert.

Die Lebensqualität wurde bei allen Patienten praeoperativ und 6 Monate postoperativ mit Hilfe der Short Form (SF) 36 [2] in einem persönlichen Patientengespräch durch einen unabhängigen Untersucher erhoben. Der Fragebogen enthielt 36 Items zur Messung von 8 Dimensionen der Lebensqualität (Körperliche Funktionsfähigkeit, Rolleneinschränkung durch körperliche und psychische Probleme, Soziale Funktionsfähigkeit, Psychisches Wohlbefinden, Vitalität, Schmerz, Allgemeine Gesundheitswahrnehmung).

Darüber hinaus wurde der postoperative Schmerz anhand einer Visuellen Analogskala (VAS) gemessen und die körperliche Aktivität des Patienten im Verlauf beurteilt. In Analogie zur VAS wird das Schmerzempfinden einer Zahl zwischen 0 (keine Schmerzen) und 10 (unerträgliche Schmerzen) zugeordnet. Eine der wichtigsten Evaluationsgrößen war die subjektive Beurteilung des Fremdkörpergefühls unmittelbar postoperativ und im Verlauf von 6 Monaten.

Alle Daten wurden nach dem Programm SAS ausgewertet, alle nicht normalverteilten Scores wurden mit dem Wilcoxen-signed-rank-Test für verbundene Stichproben bzw. dem Wilcoxon-Test für nicht verbundene Stichproben untersucht. Der Fishers Exact Test oder der Chi-Square-Test wurde zur Auswertung der binomialen Parameter verwendet. Das Signifikanzniveau wurde mit p < 0,05 festgelegt.

Ergebnisse

Insgesamt wurden 108 Patienten im Durchschnittsalter von 60,7 Jahren (20 – 85) mit 117 Hernien in die Studie eingeschlossen. Es wurden 100 Männer und 8 Frauen operiert. Bei den insgesamt 117 Leistenhernien handelte es sich um 104 primäre Hernien, 13 Rezidiv-Hernien und 9 beidseitige Hernien. Die beidseitigen Hernien wurden in einer Sitzung operiert und beide Netzarten nach Randomisierung der Seite implantiert.

Die Operation wurde bei 45 Patienten in Lokalanästhesie, bei 57 Patienten in Intubationsnarkose und bei 15 Patienten in Spinalanästhesie durchgeführt. Intraoperative Komplikationen traten nicht auf. Bei den postoperativen Komplikationen zeigten sich keine signifikanten Unterschiede zwischen den beiden Netzarten. Die postoperative

Verweildauer lag bei durchschnittlich bei 2,4 Tagen ohne Unterschied zwischen beiden Gruppen.

Der Erhebung des summarischen Lebensqualitätsindex 6 Monate postoperativ zeigte eine signifikante Verbesserung (p < 0,01) bei allen Patienten. Signifikante Unterschiede zwischen beiden Gruppen konnten nicht aufgezeigt werden.

Ein signifikanter Unterschied ergab sich in dem vom Patienten nach 6 Monaten angegebenen Fremdkörpergefühl (20/45) mit Surgipro® Netz gegenüber (10/57) Patienten mit Vypro® Netz (p < 0,004). Sportlich aktive Patienten lagen in der Visuell-Analogen Schmerzskala (0 – 10 Punkte), mit einem Vypro® Netz versorgt, signifikant niedriger bei 0,16 Punkten im Vergleich zur Surgipro®-Gruppe mit einer durchschnittlichen Bewertung von 0,79 Punkten (p < 0,05).

Diskussion

Das Ziel dieser Studie war es, die postoperative Lebensqualität nach Lichtenstein-Herniotomie im Vergleich zwischen alter und neuer Mesh-Generation zu untersuchen. Im Kontext mit der Literatur (5) lässt sich generell eine signifikante Verbesserung der Lebensqualität postoperativ nachweisen. Unterschiede zwischen beiden Netzarten sind statistisch durch den SF-36 ermittelt nicht nachweisbar und auch bei größeren Patientenzahlen nicht zu erwarten. Das für die Beurteilung des Operationsergebnisses durch den Patienten sehr wichtige Fremdkörpergefühl war bei den implantierten Vypro®-Netzen signifikant niedriger im Vergleich zum Surgipro®-Netz.

Der Schmerz, als wesentlicher Faktor bei der Beurteilung der körperlichen Integrität des Patienten, wurde bei sportlich aktiven Patienten anhand der Visuell-Analogen Schmerz-skala signifikant niedriger nach Vypro®-Netz Implantation empfunden. Somit ließ sich anhand der untersuchten Patientenpopulation zeigen, dass durch den Einsatz von leichtgewichtigen Multifilamentnetzen der neuen Mesh-Generation eine erhöhte Patien-tenzufriedenheit bei reduziertem Fremdkörpergefühl und eine Reduzierung der körper-liche Einschränkung unter sportlicher Belastung erreicht werden kann.

Literatur

1. Troidl H (1997) Qualitätskontrolle in der Leistenhernienchirurgie. Chirurg; 68: 1225 – 1234
2. Williams MH, Frankel SJ, Nachahal K et al. (1994) Hernia Repair IN: Stevens A, Raferty J HRSG.) Health Care Needs Assessment: The epidemiologically based needs assessment reviews: Volume 2. Oxford, New York: Radcliffe Medical Press: 2 – 77
3. Bullinger M, Kirchberger I (1998) SF-36 Fragebogen zum Gesundheitszustand: Handanweisung. Hogrefe-Verlag für Psychologie Göttingen, Bern, Toronto, Seattle
4. Amid PK, Lichtenstein IL (1997) Aktuelle Einschätzung der spannungsfreien Hernienreparation nach Lichtenstein. Chirurg 68: 959 – 964
5. Lawrence K, McWhinnie D, Jenkinson C, Coulter A (1997) Quality of life in patients undergoing inguinal hernia repair. Ann R Coll Surg Engl 79: 40 – 45

Korrespondenzadresse: Dr. B. Weiß, Chirurgische Universitätsklinik, Klinikum Mannheim der Universität Heidelberg, Theodor-Kutzer-Ufer, 68135 Mannheim

Implementierung der Ergebnisse einer Kosten-Effektivitätsanalyse für die endoskopische Injektionstherapie bei oberer gastrointestinaler Blutung

Cost-effectiveness analysis for endoscopic injection therapy for upper gastrointestinal bleeding: implementation of research results

H. Sitter[1], W. Lorenz[1], U. Nicolay[2], W. Krack[1], A. Zielke[3] und H. Gajek[2]

[1] Institut für Theoretische Chirurgie, Philipps-Universität Marburg
[2] Centeon Pharma GmbH, Marburg
[3] Klinik für Visceral-, Thorax- und Gefäßchirgie, Philipps-Universität Marburg

Abstract

Introduction: A previous upper gastrointestinal bleeding trial [5] had shown that patients treated with repeated fibrin glue injection for upper gastrointestinal bleeding have significantly less rebleeding than those treated with polidocanol. Our aim was to analyze if repeated fibrin glue injection is cost-effective and to investigate how implementation of new research results changes physicians attitudes. *Methods*: A random sample of 5 hospitals from the previous study [5] was drawn. Cost identification and follow-up data on 319 patients (154 in the polidocanol group, 165 in the fibrin glue group) were collected. An incremental cost-effectiveness analysis and comparison of outcomes was performed by χ^2-tests and Kaplan-Meier survival analysis. A survey with a questionnaire on local guidelines for management of ulcer bleeding and a qualitative analysis of its results were conducted in the 5 hospitals. *Results:* The cost for the prevention of one additional rebleeding by repeated FG treatment amounts to 14,316 EUR (incremental cost-effectiveness ratio). There were no significant differences in length of stay in ICU and hospital. The physicians did not change their management plans for patients with upper gastrointestinal bleeding. In the survey it was seen that other factors like local guidelines, attitudes towards new treatment options and easiness of handling of drugs are more important factors for a behavioral change of the doctors than a result of a single study. *Conclusions:* A significantly lower rebleeding rate in the fibrin glue group did not result in significant differences in length of ICU or hospital stay.

Einleitung

Die Anzahl der Hospitalisierungen wegen oberer gastrointestinaler Blutung in Deutschland beträgt ungefähr 60000 pro Jahr [4]. Die Inzidenz von Operationen, die wegen einer Ulkusblutung durchgeführt werden, liegt zwischen 2,8 und 10 pro 100000 Einwohner. In Deutschland müssen sich 14% – 27% der Patienten mit blutendem peptischem Ulkus einer Notfalloperation unterziehen. Die jährlichen Ausgaben des deutschen Gesundheitswesens für die Pharmakotherapie von gastrointestinalen Erkrankungen betragen ca. 22,1 Millionen EUR (EURO).

In einer früheren Multizenterstudie [5] wurde die Effektivität von mehrfacher endoskopischer Fibrinklebung untersucht. Dazu wurden Patienten mit einer aktiven gastrointestinalen Blutung oder mit einem Ulkus mit sichtbarem nicht blutendem Gefäßstumpf randomisiert der Gruppe mit mehrfacher endoskopischer Fibrinkleberinjektion oder der Gruppe mit einmaliger Polidocanolinjektion zugeteilt. Hauptzielvariable war die Anzahl der Rezidivblutungen. Die Rezidivrate in der Fibringruppe war signifikant niedriger ($p < 0{,}05$).

Aufgrund von Therapieversagern (keine Hämostase erreichbar) wurden andere Behandlungen (einschliesslich Operation) notwendig und zwar in der Polidocanolgruppe in 13% und in der Fibringruppe in 7,7% der Fälle. Dieser Unterschied war ebenfalls auf dem 0,05-Niveau signifikant. Die 30-Tage-Mortalität betrug in der Polidocanolgruppe 4,7% und in der Fibringruppe 4,3%. Die Rezidivraten waren in den unterschiedlichen Stadien der Forrestklassifikation [2] verschieden und sind in Tabelle 1 dargestellt.

Da die mehrfache Fibrinklebung teurer als die einfache Polidocanolbehandlung ist, stellt sich die Frage, ob die effektive, aber teurere Therapie auch kosteneffektiv ist und inwieweit die effektivere Therapie in der Praxis angewendet wird.

Methodik

Wir führten eine Kosten-Effektivitätsanalyse aus der Perspektive des Krankenhauses durch, bei der die Kostenermittlung retrospektiv, aber für jeden Patienten individuell, gemäß der Studiendokumentation, erfolgte. Es wurde das inkrementelle Kosten-Effektivitäts-Verhältnis (KEV) bestimmt, dieses berechnet sich gemäß

$$KEV = \frac{\text{Kosten Fibrin} - \text{Kosten Polidocanol}}{\text{Effektivität Fibrin} - \text{Effektivität Polidocanol}},$$

wobei die Effektivität durch die Anzahl der verhinderten Rezidivblutungen gemessen wird. Eine Sensitivitätsanalyse wurde durchgeführt. Da eine Vollerhebung der Kostendaten wegen dem immensen Arbeitsaufwand nicht möglich war, wurde eine Stichprobe der beteiligten 21 Zentren zufällig bestimmt und 5 Zentren (Leuven, Amsterdam, Helsinki, Bozen, Augsburg) mit insgesamt 320 Patienten ausgewählt. Die Liegedauer auf Intensivstation und im Krankenhaus wurde mit einer Kaplan-Meier-Analyse verglichen. Für verstorbene Patienten wurde die maximale Liegedauer gewählt. In einer qualitativen Analyse wurde die Arzteinschätzung zu hausinternen Leitlinien beim Management der oberen gastrointestinalen Blutung mit Hilfe einer schriftlichen Arztbefragung analysiert [1].

Ergebnis

Die beiden Gruppen waren hinsichtlich Forreststadien, Gewicht, Alter und Ulkusgröße nicht signifikant verschieden. In der Polidocanolgruppe starb 1 von 154 Patienten, in der Fibringruppe 2 von 165 innerhalb von 9 Tagen (Tabelle 1). In der Polidocanolgruppe traten 39 und in der Fibringruppe 24 Rezidive auf.

Die aufgrund der oberen gastrointestinalen Blutung benötigte Intensivtherapiedauer und Krankenhausliegezeit war in der Kaplan-Meier-Analyse nicht signifikant unter-

Tabelle 1. Rezidivraten in Abhängigkeit von den Forrest-Stadien in der Kontroll- und Behandlungs-gruppe. Forrest Ia: spritzende arterielle Blutung, Forrest Ib: Sickerblutung, Forrest IIa: nicht blutender sichtbarer Gefäßstumpf

Forrest-Klassifikation	Polidocanol	mehrfache Fibrinklebung
Ia	34,8%	16,0%
Ib	18,7%	16,0%
IIa	20,4%	9,5%
Summe	21,3%	12,1%

Tabelle 2. Kenngrößen der Effektivität der beiden Verfahren und die von ihnen verursachten Kosten pro Patient in EUR

	Polidocanol	mehrfache Fibrinklebung
Anzahl der Patienten	154	165
Rezidive	39	24
Mortalität (9 Tage)	1	2
Mortalität (30 Tage)	4	4
Intensivstation (Tage)	1,6	1,8
Liegedauer (Tage)	8,6	9,7
Mittlere Kosten pro Patient	4253	5272
Minimale Kosten pro Patient	1529	1820
Maximale Kosten pro Patient	30645	45845

schiedlich (Tabelle 2). Die durchschnittlichen Kosten in der Polidocanolgruppe beliefen sich auf 4253 ($\pm$ 3201) EUR, in der Fibringruppe auf 5271 ($\pm$ 4739) EUR (Tab. 2).

Die Verhinderung eines Rezidivs durch mehrfache Fibrinklebung kostete ungefähr 14 316 EUR (inkrementelles Kosten-Effektivitätsverhältnis).

Die qualitative Analyse zeigte, dass der Nachweis der Effektivität oder Überlegenheit einer Therapie nicht ausreicht, um diese Therapie in der klinischen Routine zu implementieren. Zahlreiche Co-Morbiditätsfaktoren und klinikspezifische Vorgehens-weisen (z.B. jeder Patient mit oberer gastrointestinaler Blutung erhält Intensivtherapie versus obere gastrointestinale Blutung ist per se kein Grund zur Intensivtherapie) bestimmen das Patientenmanagement. Die intuitive Arzteinschätzung wich erheblich von den ermittelten Daten ab (z.B.: 4,8 Tage geschätzte Liegedauer gegenüber der ermittelten Liegedauer von 9,2 Tagen). Den Studienärzten war auch die Kostensituation nicht bewusst.

Diskussion

Trotz niedriger Rezidivrate führt die mehrfache Fibrinklebung weder zu einem kürzeren Aufenthalt auf der Intensivstation, noch zu einer kürzeren Krankenhausliegedauer. Dies weist darauf hin, dass bei zukünftigen Studien relevantere Endpunkte gewählt werden sollten.

Die unterschiedlichen Zentren zeigten eine große Variation bei der Länge des Intensivstationaufenthalts (z.B. einen Mittelwert der Polidocanolgruppe von 2,7 Tagen in Bozen gegenüber 0 Tagen in Amsterdam). Auch die Kosten variierten stark. Eine Ursache dafür ist die große Anzahl multimorbider Patienten, bei denen die obere gastrointestinale

582

Blutung als Begleiterkrankung auftritt. Zwei solcher Patienten in der Fibringruppe zeigten außergewöhnlich lange Liegezeiten. Durch eine vorgeschriebene Mindestanzahl von Endoskopien durch das Studienprotokoll wurde die routinemäßige Vorgehensweise und die dadurch verursachten Kosten beeinflusst. Auch die Nichtverblindung der Studie kann zu Verzerrungen führen.

In der ambulanten Versorgung ohne routinemäßige Krankenhauseinweisung konnte Friedrich [3] eine Reduktion der Rezidivrate und der Kosten durch mehrfache Fibrinklebung zeigen. In der qualitativen Analyse zeigte sich auch, dass praktische Gesichtspunkte Einfluss auf die Therapieentscheidung haben. Um Zeit und Energie zu sparen, wird die mehrfache Fibrinklebung nicht angewendet, da sie nur sehr umständlich zu handhaben ist. Nach dem Ende der Hauptstudie aufgetretene neue Techniken (z.B. Clipping) werden bei spezifischen Patientengruppen angewendet.

Diese europäische Studie zeigt, dass Kosten-Effektivitätsaspekte alleine nicht ausreichen, um eine Verhaltensänderung bei Ärzten herbeizuführen.

Danksagung. Wir danken der gesamten Studiengruppe, insbesondere P. Rutgeerts (Leuven), E. Rauws (Amsterdam), J. Halttunen (Helsinki), L. Piazzi (Bozen), W. Schmidbaur (Augsburg), A. Hellenbrandt (Marburg), G. Ledertheil (Marburg). Diese Studie wurde von der Centeon Pharma GmbH, Marburg, unterstützt.

Literatur

1. Dey I (1993) Qualitative data analysis. Routledge London and New York, 1 – 285
2. Forrest JAH, Finlayson NDC, Shearman DJC (1974) Endoscopy in gastrointestinal bleeding. Lancet 2: 394 – 397
3. Friedrichs O (1996) Fibrinklebung, das Konzept der frühelektiven endoskopischen Therapie. In: Friedrichs O (Hrsg.): Fibrinkleber in der Endoskopie – Submuköse Applikation bei Blutungen im Gastrointestinaltrakt; Blackwell Wissenschafts-Verlag, Berlin Wien; 1 – 52
4. Ohmann C, Imhof M, Röher HD (2000) Trends in peptic ulcer bleeding and surgical treatment. World J Surg 24: 284 – 293
5. Rutgeerts P, Rauws E, Wara P, Swain P, Hoos A, Solleder E, Halttunen J, Dobrilla G, Richter G, Prassler R (1997) Randomised trial of single and repeated fibrin glue compared with injection of polidocanol in treatment of bleeding peptic ulcer. Lancet 350: 692 – 696

Korrespondenzadresse: Dr. Helmut Sitter, Institut für Theoretische Chirurgie, Philipps-Universität Marburg, Baldingerstraße, 35033 Marburg, Fax: 06421-2868926, e-mail: sitter@mailer.uni-marburg.de

Verbesserung der medizinischen Dokumentation im Krankenhaus mit Hilfe eines mobilen Taschencomputers – eine randomisierte Studie

A comparison of microcomputer-assisted documentation with conventional paper chart documentation of medical records

K. Bauwens[1,3,4], D. Stengel[1,3,4], M. Walter[1], S. Hentsch[1], T. Köpfer[2], F. Porzsolt[4] und A. Ekkernkamp[1,3,4]

[1] Klinik für Unfall- und Wiederherstellungschirurgie
[2] Stabsstelle Medizincontrolling, Unfallkrankenhaus Berlin
[3] Abteilung für Unfallchirurgie, Ernst-Moritz-Arndt-Universität, Greifswald
[4] Institute of Clinical Economics (ICE)

Abstract

Background: Transparency of hospital charts form the major basis for any legal, ethic, scientific, and, of course, economic question arising in capitated health care. *Methods*: Eighty consecutive patients were randomized for documentation made on standard paper forms, or by using a specifically designed software package running on a handheld computer for bedside use. The experimental software provides structured decision trees for physical examination and history taking, and offers relevant ICD-10 diagnoses for clinical signs and symptoms. Study endpoints comprised the number of documented diagnoses, case-mix measures (patient clinical complexity level [PCCL]), satisfaction of the participating physicians with either documentation system and expert ratings of chart quality. *Results*: Patients in both study arms were similar with respect to age, sex, disorders leading to hospital admission, mean length of stay, and surgical treatment. Documentation with the handheld computer increased the mean number of ICD-10 diagnoses collected during the study period (10.6 vs. 4.1, $p < 0.0001$), but produced some sort of overcoding for false or redundant items (risk difference 7.2% [95% confidence interval, 2.0 to 11.4%]). A trend was observed for higher PCCL values in the experimental arm. Different aspects of documentation quality were addressed on five-point scales, and significantly improved with the introduction of the handheld device. There were no differences with respect to satisfaction of the participating physician (**p** for trend $= 0,13$). *Conclusions*: Structured documentation tools such as microcomputer systems for bedside use increase the total numbers of collected diagnoses and improve the quality of hospital charts.

Einleitung

Die ärztliche Dokumentation dient der Informationsweiterleitung und ist aus forensischen und sozialmedizinischen Gründen unerlässlich, in der Realität jedoch oftmals unzureichend [1]. Es wurde die Hypothese aufgestellt, daß durch den Einsatz eines mobilen Taschencomputers (Handheldcomputer) und einer speziell entwickelten Dokumentationssoftware die Vollständigkeit und Kontinuität der täglichen medizinischen Dokumentation verbessert werden kann.

Methodik

Auf einer unfallchirurgischen Station wurde eine offene, randomisierte Studie zum Vergleich der konventionellen und der Handheldcomputer gestützten ärztlichen Dokumentation durchgeführt. Im Kontrollarm erfolgte die tägliche Aufnahme-, Visiten- und Verlaufsdokumentation mit dem weit verbreiteten Optiplan-System. Im experimentellen Arm wurde ein PDA-Psion-Taschencomputer mit der Dokumentations-Software Meditrace (KI AG, Köln/Darmstadt) verwendet. Die Dateneingabe erfolgt über Touchscreen oder Tastatur; das Programm bietet strukturierte Entscheidungsbäume und Diagnose-Vorschläge. Die während Anamnese und klinischer Untersuchung gewonnenen ICD-10 Diagnosen wurden danach in beiden Gruppen mit klinikinterner EDV erfasst. Patienten wurden unabhängig von demografischen Faktoren zentral durch einen Medizincontroller balanciert randomisiert (sealed envelopes). Hauptzielkriterium war die Anzahl dokumentierter Diagnosen. Die Fallzahlkalkulation basierte auf einer relevanten Differenz von 1,2 Diagnosen, einer Standardabweichung von 1,8, einem Testniveau von 5% und einem beta-Fehler von 20%. Die Qualität der Dokumentation wurden bzgl. Korrektheit und Vollständigkeit vom Stationsarzt, seinem Stellvertreter und vom zuständigen Medizincontroller auf einer 5-Punkte-Likert-Skala (1 = exzellent, 5 = schlecht) per Konsensus eingeschätzt. Weitere Nebenzielkriterien waren der PCCL-Wert (Patient Clinical Complexity Level) sowie die Zufriedenheit der dokumentierenden Ärzte (ebenfalls erfasst auf einer 5-Punkte-Skala [1 = sehr gut praktikabel, 5 = vollkommen unpraktikabel]). Die statistische Auswertung erfolgte je nach Datentyp mit Chi^2-, Mann-Whitney-U- oder Cochrane-Armitage-Trend-Test. 95% Konfidenzintervalle (KI) wurden durch 1000fach Bootstrapping ermittelt.

Ergebnisse

Nach Überprüfung der Ein- und Ausschlusskriterien wurden 80 Patienten in die Studie eingeschlossen und randomisiert. Ein Pat. pro Studienarm wurde gemäß Studienprotokoll nicht ausgewertet, da im Verlauf ein Aufenthalt auf einer anderen Station notwendig wurde. Bei drei weiteren Patienten in der konventionellen Gruppe und bei einem Patienten in der Handheldcomputer Gruppe konnten aufgrund von 'missing data' nicht alle Nebenzielkriterien ermittelt werden. Gruppenunterschiede bezüglich der Alters- und Geschlechtsverteilung, Krankenhausverweildauer und OP-Häufigkeit bestanden nicht. Im konventionellen Arm wurden im Durchschnitt 4,1 (95% KI, 3,5 bis 4,8), im experimentellen Arm 10,6 (95% KI, 8,9 bis 12,6) Diagnosen pro Patient dokumentiert (p < 0,001). 11,7 Prozent aller in der experimentellen Gruppe erfassten Diagnosen stellten sich als falsch oder redundant heraus (überwiegend Mehrfachcodierung für ein und dieselbe Erkrankung), gegenüber 4,5 Prozent in der konventionellen Gruppe (Risikodifferenz 7,2% [95% KI, 2,0 bis 11,4]). Die mobile Dokumentation führte zu einer signifikanten Verbesserung der Dokumentationsqualität (p < 0,005 bzgl. Korrektheit und Vollständigkeit). Für die auf der Basis der Nebendiagnosen ermittelten PCCL-Werte ergaben sich Trends zugunsten der elektronischen Dokumentation. Die Integration in den täglichen Arbeitsprozess, den Zeitaufwand und die Benutzerfreundlichkeit schätzten die dokumentierenden Ärzte sowohl für die herkömmliche Dokumentation als auch für das elektronische Systems überwiegend mit 2 ein (p für Trends = 0,13).

Diskussion

Im Gesundheitswesen werden eine zunehmende Qualitätskontrolle und Transparenz erbrachter medizinischer Leistungen gefordert [2]. Gemäß den gesetzlichen Vorgaben werden in den meisten EDV-Systemen bislang jedoch weniger der Behandlungsprozess als vielmehr die durch ICD und ICPM verschlüsselbaren Diagnosen und Therapien abgebildet. Patienten werden jedoch mit Problemen und nicht mit fertigen Diagnosen vorstellig [3], welche sich erst aus den diagnostischen und therapeutischen Bemühungen ergeben und am Ende des Behandlungsablaufes stehen. Dies unterstreicht die Notwendigkeit klinische Daten patienten- und zeitnah zu erfassen. Der Einsatz mobiler Taschencomputer mit spezifischer Dokumentationssoftware stellt einen Lösungsansatz dar und kann zu einer qualitativen und quantitativen Verbesserung der medizinischen Dokumentation im Krankenhaus führen.

Literatur

1. Kugler C, Freytag S, Stillger R, Bauer P, Ferbert A (2000) Australian Refined Diagnosis Related Groups. Formale und inhaltliche Problematik der Anwendung am Beispiel der Schlaganfallversorgung. Dtsch Med Wschr 125: 1554 – 1559
2. Laufs A, Uhlenbrock W (1999) Handbuch des Arztrechts, Kapitel 10: Die ärztliche Dokumentation. Beck, München, S. 442 – 448
3. Okamoto C (1998) Legal medical record redefinition in a multimedia environment. J AHIMA 69 (http://www.ahima.org)

Korrespondenzadresse: Dr. med. K. Bauwens, Klinik für Unfall- und Wiederherstellungschirurgie, Unfallkrankenhaus Berlin, Warener Straße 7, 12683 Berlin, Tel.: (030) 5681 0, Fax: (030) 5681 3003, e-mail kai.bauwens@ukb.de

Praktische Umsetzung evidenz-basierter Chirurgie im Stations- und Ambulanzbetrieb

Implementation of evidence-based surgery on the ward and in the emergency department

S. Sauerland[1], J. Krahn[1], D. Rixen[2], S. Gregor[2], H. Steffens[2], B. Bouillon[2] und E. A. M. Neugebauer[1]

[1] Biochemische und Experimentelle Abteilung
[2] Chirurgische Klinik Köln-Merheim, II. Chirurgischer Lehrstuhl, Universität Köln

Abstract

Introduction: Although the idea of evidence-based medicine (EBM) has gained wide popularity, only a few studies have evaluated whether and how EBM works in clinical practice. *Methods*: During two months, physicians on a traumatology ward and the emergency department were asked to come up with open questions on patient care. We used literature databases (PubMed and Cochrane Library), clinical practice guidelines and conventional textbooks to answer the clinical questions. The study's main endpoint was the rate of questions for which relevant evidence was available. Additionally, time was recorded. *Results*: In total, 44 questions were searched for in PubMed (39 times), textbooks (14), Cochrane Library (11), online guidelines (9), and other sources (4). Among the 157 pieces of evidence, journal articles predominated (83%). Three quarters of the questions (33 of 44) were answered, either on level Ia/b ($n = 13$ questions), IIa/b ($n = 6$) or IV ($n = 14$). Trying to answer a question required on average 53 min (median 40; IQR 18 bis 65). *Conclusions*: Time will be the main barrier against the introduction of clinical EBM. Our concept of EBM was successfully implemented.

Einleitung

Obwohl Evidenz-basierte Medizin (EBM) als Schlagwort omnipräsent ist, gibt es bisher nur wenige Modelle und Erfahrungsberichte zur praktischen Umsetzbarkeit im klinischen Alltag [2]. Viele der bisherigen Berichte untersuchen nicht prospektiv die real auftretenden Fragen, sondern nur retrospektiv die Evidenz für die Haupttherapieentscheidung. Wir haben die tatsächliche Machbarkeit Evidenz-basierter Chirurgie klinisch erprobt.

Methodik

Über je 4 Wochen wurden auf einer unfallchirurgischen Normalstation und in der chirurgischen Ambulanz kontinuierlich klinische Fragen gesammelt. Die Fragen wurden überwiegend von den Ärzten selbst aufgeworfen, dann auf Hypothesenformat präzisiert, und schließlich bis zum Folgetag durch einen nicht-klinischen Mitarbeiter recherchiert.

Das Diskutieren der Fragen und der Antworten erfolgte gemeinsam auf der täglichen Nachmittagsvisite. Die beteiligten Mitarbeiter verfügten über die notwendigen Kenntnisse in EBM und Datenbankrecherchen. Als Evidenzquellen kamen zum Einsatz: Erstens Literaturdatenbanken (primär PubMed über MeSH-Terme, sowie die Cochrane Library), zweitens klinische Leitlinien (deutsch via AWMF, international via www.leitlinien.de) und drittens diverse Lehrbücher (Papierform oder CD-ROM, z.B. UpToDate®). Jeder relevant erscheinende Text wurde entweder via Internet vom Online-Journal oder aus der Abteilungsbibliothek besorgt. War dies nicht erfolgreich, wurde das Abstract als Entscheidungsbasis verwendet, der Artikel aber später in der Zentralbibliothek Medizin besorgt. Hauptzielkriterium war der Anteil der EBM-Fragen, zu denen relevante Evidenz (Evidenz-Niveau > V nach Sackett) gefunden werden konnte. Zusätzlich wurde die Zeit erfasst, die für das Beantworten der Fragen notwendig war.

Ergebnisse

Es wurden 44 EBM-Fragen formuliert, zu denen PubMed (39 Mal), Lehrbücher (14), Cochrane Library (11), Leitlinien (9), und sonstige Evidenzquellen (4) gesucht wurden. Durchschnittlich wurden 157 Texte (je Frage 3) herangezogen. Dies waren zu 83% Zeitschriftenartikel und zu 10% Lehrbuchabschnitte. In 33 der 44 Fragen (75%) war eine Antwort möglich: Auf Evidenz-Niveau Ia/b 13 Mal, IIa/b 6 Mal und IV 14 Mal. Zu 4 Fragen ließ sich keinerlei Literatur finden. Die Beantwortung der 44 Fragen kostete durchschnittlich 53 (Median 40; IQR 18 bis 65) Minuten Zeit, zusammengesetzt aus 39 (Median 20) Minuten Literaturrecherche und 25 (Median 17) Minuten Literaturbeschaffung. 25% der Texte konnten online besorgt werden. In nur 4 Fällen deutete die externe Evidenz auf die Notwendigkeit hin, eine Therapie- oder Diagnoseentscheidung abzuändern oder zu erweitern. Das Projekt wurde von klinischer Seite sehr gut aufgenommen, dann allgemeiner vorgestellt, und hat dazu beigetragen, dass EBM heute in der täglichen chirurgischen Arbeit und in den Besprechungen eine gern genutzte Technik geworden ist.

Diskussion

EBM ist zwar mit zeitlichen Aufwand verbunden, kann aber in mindestens der Hälfte der Fälle die klinische Frage adäquat beantworten. Der von uns gemessene Zeitaufwand (53 Minuten) bestätigt damit weder eine ähnliche Studie aus Neuseeland (3 Stunden und 32 Minuten, [1]), noch die initial erhofften Zeiten von unter einer Minute [4]. Die Erfolgsquote lag bei uns bei 75%, was die Vorläuferstudien bestätigt: 79% [1], 86% [3] und 90% [4]. Der Nutzen von EBM im Sinne von tatsächlichen Änderungen im klinischen Handeln scheint eher gering zu sein. Für die Implementation von EBM in ein chirurgischen Krankenhaus muss das klassische Modell einzelfall-basierter Fragen um andere Modelle ergänzt werden, z.B. evidenz-basierte Leitlinien [5]. Grundsätzlich besteht ein hoher Bedarf an EBM, der weitergehende Untersuchungen rechtfertigt.

Literatur

1. Del Mar CB, Silagy CA, Glasziou PP, Weller D, Spinks AB, Bernath V, Anderson JN, Hilton DJ, Sanders SL (2001) Feasibility of an evidence-based literature search service for general practitioners. Med J Aust 175: 134–137
2. Fritsche L, Jonitz G, Neumayer HH, Kunz R (2000) Evidenzbasierte Medizin: Umsetzbarkeit und Umsetzung in die deutsche Praxis. Dt Ärztebl 97: A766- A767
3. Lindberg DAB, Siegel ER, Rapp BA, Wallingford KT, Wilson SR (1993) Use of MEDLINE by physicians for clinical problem solving. JAMA 269: 3124–3129
4. Sackett DL, Straus SE (1998) Finding and applying evidence during clinical rounds: the 'evidence cart'. JAMA 280: 1336–1338
5. Sauerland S, Lefering R, Neugebauer EAM (1999) The pros and cons of evidence-based surgery. Langenbeck's Arch Surg 384: 423–431

Korrespondenzadresse: Dr. med. Stefan Sauerland, Biochemische und Experimentelle Abteilung, II. Chirurgischer Lehrstuhl der Universität zu Köln, Ostmerheimer Straße 200, 51109 Köln, Tel.: 0221-98957-0, Fax: 0221-98957-30, e-mail: S.Sauerland@uni-koeln.de

Verzeichnis der Erstautoren

Sachverzeichnis

Chirurgisches Forum 2003

München, 120. Kongreß 29.04. – 02.05.2003

Vortragsanmeldungen

Die Sitzungen des FORUMs für experimentelle und klinische Forschung sind ein fester Bestandteil im Gesamtkongreßprogramm. Sie bestehen aus 8-Minuten-Vorträgen mit 5-minütiger Diskussionszeit über Ergebnisse aus der experimentellen und klinischen Forschung. Zur Beteiligung sind bevorzugt der chirurgische Nachwuchs, aber auch junge Forscher aus anderen medizinischen Fachgebieten zur Pflege interdisziplinärer Kontakte aufgefordert. Verhandlungssprachen sind Deutsch und Englisch.

Als Leitthema der einzelnen Sitzungen sind vorgesehen: Wundheilung, Viszeralchirurgie (Oesophagus/Magen/Darm und Leber/Galle/Pankreas); Laparoskopische Chirurgie; Onkologie und onkologische Molekularbiologie; SIRS und Sepsis, Schock; perioperative Pathophysiologie; Organtransplantation; Endokrinologie; klinische Studien; Traumatologie inklusive Poly/Neurotrauma; Herzchirurgie; Thorax- und Gefäßchirurgie; Kinderchirurgie; Plastische Chirurgie und Tissue-Engineering.

Die Auswahl der Sitzungstitel für das endgültige Programm richtet sich nach dem zahlenmäßigen Überwiegen der eingereichten Beiträge zu den verschiedenen Themenkreisen auf der Basis der Qualitätsbewertung.

Bedingungen für die Anmeldungen

1. Für die Anmeldung von Beiträgen zum CHIRURGISCHEN FORUM ist eine Kurzfassung in **einfacher Ausfertigung** bis spätestens **30. September 2002** einzusenden:

   Sekretariat „Chirurgisches FORUM"
   Institut für Klinisch-Experimentelle Chirurgie
   Universitätsklinikum des Saarlandes

   66421 Homburg/Saar

   Bereits veröffentlichte Arbeiten dürfen nicht eingesandt werden, dies entspricht den Richtlinien der s.g. „Ingelfinger rule". Konkret beinhaltet dies Arbeiten, die über eine ISBN-Nummer abrufbar sind.

   (Angelik, M., J. P. Kassirer: The Ingelfinger rule revisited. New Engl. J. Med. 325 (1991), 1371).

   Eine FORUM-Anmeldung schließt eine gleichzeitige Anmeldung zu einem deutsch/englischsprachigen internationalen Fachkongreß **nicht** aus.

2. Der Erstautor bestätigt durch seine Unterschrift, daß die gesetzlichen Bestimmungen des Tierschutzes bei tierexperimentellen Untersuchungen eingehalten worden sind.

3. Grundsätzlich ist die Anmeldung mehrerer verschiedener Beiträge möglich. Die Nennung als **Erstautor** ist nur **einmal** möglich!

4. Die Anmeldung eines Beitrages zum FORUM schließt die Anmeldung eines Vortrages mit dem gleichen Grundthema für eine andere Kongreßsitzung im Chirurgenkongreß aus.

Kurzfassung

5. Die Kurzfassung soll in klarer Gliederung ausschließlich objektive Fakten über die Zahl der Untersuchungen oder Experimente, die angewandten Methoden und endgültigen Ergebnisse enthalten. Ausführliche Einleitungen, historische Daten und Literaturübersichten sind zu vermeiden. Nur Mitteilungen von wesentlichem Informationswert ermöglichen eine sachliche Beurteilung durch die Mitglieder des wissenschaftlichen Beirates.

6. In der Internet-Anmeldung bzw. auf dem Formblatt (Beilage in den MITTEILUNGEN, ansonsten über die Deutsche Gesellschaft für Chirurgie oder Sekretariat „Chirurgisches FORUM" erhältlich) sind die Namen der Autoren, beginnend mit dem Vortragenden, Anschrift der Klinik oder

des Institutes und der Arbeitstitel einzutragen. Die Anmeldungen sollten bevorzugt im Internet und nur noch in Ausnahmefällen auf dem Formblatt erfolgen. **Bitte beachten Sie, daß Ihr Abstract im Falle der Annahme im Internet veröffentlicht wird und sich daher nicht von Ihrem Manuskript unterscheiden darf (Autoren, Titel, Daten).**

7. Da sich die Deutsche Gesellschaft für Chirurgie einer „Empfehlung über die Begrenzung der Autorenzahl" angeschlossen hat (siehe MITTEILUNGEN Heft 4/1975, Seite 140), können einschließlich des Vortragenden nur 4 Autoren genannt werden. Lediglich bei interdisziplinären Arbeiten aus 2 Instituten sind insgesamt 6 Autorennamen möglich, bei Arbeiten aus 3 oder mehr Instituten ist die Nennung von max. 8 Autoren möglich. Die Richtlinien zur Koautorenschaft beinhalten, daß nur der Koautor sein kann, der einen substantiellen Beitrag zu Konzeption, Design, Analyse oder Interpretation der Untersuchung geleistet und das Manuskript miterarbeitet bzw. kritisch durchgesehen und gebilligt hat (Anderson, C.: Writer's cramp. Nature (Lond.) **355** (1992), 101). Seniorautoren sollten nur als Autoren erscheinen, wenn sie die Entstehung des Manuskriptes von der Erarbeitung der Daten bis zur Abfassung kennen und es auch gelesen haben (M. Rothmund: Qualitätssicherung bei Publikationen. Dtsch. Med. Wschr. 117 (1992), 1854–1858).

8. Dem Text der Kurzfassung wird nur der Arbeitstitel ohne Autorennamen vorausgestellt, damit eine anonyme Weiterbearbeitung gesichert ist. Der Umfang darf das angegebene Feld nicht überschreiten. Die eigene Klinik (Institut) darf im Text nicht erwähnt oder zitiert werden. Der Erstautor (bitte korrekte Anschrift!) erhält vom Forumssekretariat eine Bestätigung des Eingangs der Kurzfassung.

9. Jeder Beitrag soll vom Autor durch Ankreuzen für eines der oben angegebenen Leitthemen vorgeschlagen werden.

10. Bitte schicken Sie mit Ihrer Kurzfassung eine Diskette, die die Kurzfassung enthält, falls Sie **nicht** über das Internet anmelden.

Anonyme Bearbeitung

11. Vor der Sitzung des FORUM-Ausschusses werden die Beiträge anonym (ohne Nennung der Autoren und der Herkunft) zur Beurteilung an die Mitglieder des wissenschaftlichen Beirats und die externen Fachgutachter versandt (Bestimmung für den FORUM-Ausschuß, siehe MITTEILUNGEN, Heft 5/1990, Seite 24).

12. Die Autoren der Beiträge werden bis Mitte November des Vorjahres vor dem Kongreß verständigt, ob ihr Beitrag angenommen wurde. **Bei Annahme muß ein Manuskript erstellt werden (s. u.); ansonsten muß der Vortrag aus dem Kongreßprogramm gestrichen werden.**

Manuskript

13. Das Manuskript ist in doppelter Ausfertigung mit folgender Gliederung einzureichen:
    - deutscher und englischer Titel
    - sämtliche Autoren
    - beteiligte Institutionen und Kliniken
    - Abstract in Englisch
    - Einleitung, Methodik, Ergebnisse, Diskussion in Deutsch
    - Literaturangaben (max. 5)
    - vollständige Korrespondenzadresse des Erstautors mit Fax und e-mail.

Zusätzlich muß eine Diskette (MS Word 6.0 für Windows oder Mac) dem Manuskript beiliegen. Ein identischer Ausdruck in doppelter Ausfertigung ist ebenfalls mitzusenden.

Wenn keine Bilder oder Tabellen eingereicht werden, darf das gesamte Manuskript im Ausdruck **maximal $3\frac{1}{2}$ Seiten** (bei 4 cm Rand allseitig, maximal 35 Zeilen pro Seite bei $1\frac{1}{2}$-zeiligem Abstand, pitch 11) umfassen.

Jede Schwarzweiß-Abbildung (schematische Strichabbildung) oder Tabelle verkürzt den zulässigen Schreibmaschinentext mindestens um $\frac{1}{2}$ Textseite. Es werden Positivabzüge (tiefschwarz) in Endgröße erbeten. Abbildungen und Tabellen sind arabisch zu numerieren, die Abbildungen sind mit einer Überschrift zu versehen. Für jede Abbildung oder Tabelle ist eine prägnante Legende auf gesondertem Blatt erforderlich, dabei müssen die Autoren darauf achten, daß sämtliche in den Abbildungen oder Tabellen vorkommenden Abkürzungen in der Legende erklärt werden. Halbtonbilder oder Röntgenbilder werden nicht angenommen. Strichabbildungen, die mit einem PC erstellt werden, müssen über Laserdrucker ausgegeben werden (kein Nadeldrucker).

Das Literaturverzeichnis darf 5 Zitate nicht überschreiten. Es sind 1. sämtliche Autorennamen mit den Initialen der Vornamen (grundsätzlich nachgestellt); 2. Jahreszahl in Klammer; 3. vollständiger Titel der zitierten Arbeit; 4. abgekürzter Titel der Zeitschrift (nach Index medicus); 5. Bandzahl (arabische Ziffern); und 6. Anfangs- und Endseitenzahl der Arbeit anzugeben, z. B.:

Sawasti P, Watsnabe M, Weronawitti T (1979) Gallensteine in Asien. Chirurg 50:57–64.

Bei Büchern sind 1. sämtliche Autorennamen mit den Initialen der Vornamen (grundsätzlich nachgestellt); 2. Erscheinungsjahr in Klammer; 3. Titel des Kapitels; 4. Namen der Herausgeber (Initialen des Vornamens nach den Herausgebern gestellt); 5. vollständiger, nicht abgekürzter Buchtitel; 6. Verlag; 7. Verlagsort; und 8. Anfangs- und Endseitenzahl des zitierten Kapitels anzugeben, z. B.:

Encke, A., Hanisch E (1990) Management inklusive intensivmedizinischer Überwachung und Therapie bei gastrointestinaler Blutung. In: Häring R (Hrsg.) Gastrointestinale Blutung. Blackwell Überreuter, Berlin, S. 39–43.

14. Die redaktionellen Vorschriften sind sorgfältig zu beachten. Gelegentlich trotzdem erforderlich werdende redaktionelle Änderungen im Rahmen der gegebenen Vorschriften behält sich die Schriftleitung vor.

15. Das Manuskript wird nach Korrektur der Druckfahnen mit Unterschrift vom Erstautor zum Druck freigegeben.

16. Das Manuskript wird im FORUM-Band, der als Periodikum fortlaufend numeriert geführt wird, jedoch nicht in Medline etc. gelistet ist, vor dem nächsten Kongreß gedruckt vorliegen; das Abstract wird zusätzlich im Internet unter der Kongreßadresse veröffentlicht.

Einsendeschluß

17. Manuskripte, die nicht termingerecht eingehen, können im FORUM-Band nicht berücksichtigt werden und **schließen eine Aufnahme in das endgültige Kongreßprogramm aus.**

18. Die Prüfung der Druckfahnen erfolgt durch den Erstautor, ein nachträglicher Wechsel in der Autorenfolge ist nicht zulässig.

19. Lieferung von Sonderdrucken nur bei sofortiger Bestellung nach Aufforderung durch den Verlag und gegen Berechnung.

Wissenschaftlicher Beirat im FORUM-Ausschuß der Deutschen Gesellschaft für Chirurgie

M. D. Menger, Homburg/Saar
Vorsitzender des Beirates

M. Laschke und J. Slotta
für das FORUM-Sekretariat